RUH SAĞLIĞI VE HASTALIKLARI TÜRKÇE TERİMLER SÖZLÜĞÜ

Mustafa Yıldız

UMUTTEPE
YAYINLARI

Umuttepe Yayın No: 330
Sözlük Dizisi: 3

Ruh Sağlığı ve Hastalıkları Türkçe Terimler Sözlüğü
Mustafa Yıldız

1. Basım: Haziran 2020

ISBN: 978-605-7858-30-6

Yayın Yönetmeni: Mustafa Bulut
Sayfa Tasarımı: Merve Aksoy
Kapak Tasarımı: Bilge Yaman
Düzelti: Kübra İpçi
Baskı-Cilt: Yazın Basın Yayın Matbaacılık Trz. Tic. Ltd. Şti.
Çevre Sanayi Sitesi B Blok No: 38-40-42-44
İkitelli-Başakşehir-İstanbul Tel: 0 212 565 01 22 Sertifika No: 12028

Umuttepe Yayınları®
Kadıköy Mahallesi Ziya Gökalp Cad. No: 56/A İzmit-Kocaeli
Tel: (0262) 325 03 24
Fax: (0262) 323 18 58
www.konseykitap.com
www.umuttepeyayinlari.com
e-posta: umuttepeyayinlari@yahoo.com

RUH SAĞLIĞI VE HASTALIKLARI TÜRKÇE TERİMLER SÖZLÜĞÜ

Mustafa Yıldız

Prof. Dr. Mustafa Yıldız

Kocaeli Üniversitesi Tıp Fakültesi Ruh Sağlığı ve Hastalıkları Anabilim Dalı'nda öğretim üyesi olarak çalışmaktadır. Temel ilgi alanları: Düşünce ve algı bozuklukları, bilişsel davranışçı tedaviler, ciddi ruhsal hastalıklarda iyileştirim, ruhsallık ve dildir.

Yayımlanmış diğer kitapları

Şizofreni: Hastalığı Anlamak ve Onunla Yaşamayı Öğrenmek
(1999, 2005, 2018)

Ruhsal Toplumsal Beceri Eğitimi Eğitici Elkitabı
(2011, 2019)

Bilim Dili Bağlamında Dil ve Kimlik
(2017)

Yetiyitiminden İyileşmeye: Psikiyatrik İyileştirim Elkitabı
(2011, çeviri)

Kaşgarlı Mahmut'un anısına.

Önsöz

Ruh sağlığı ve hastalıkları alanında Türkçe terim kullanmaya özen gösteren, Türkçe terim önerisinde bulunan, Türkçe bilim dilinin bu alandaki gelişimine katkısı olan tüm meslektaşlarım ve öncü bilgelere saygılarımı sunarım. Türk Dil Kurumunun başlatmış olduğu Türkçe bilim ve meslek terimleri sözlük çalışmaları çerçevesinde Hekimlik Terimleri Kılavuzu'yla (1978) alandaki ilk çalışmada yerini alan Atalay Yörükoğlu, Orhan Öztürk ve Yaman Örs'e, Ruhbilim Terimleri Sözlüğü'nü (1980) yazan Mithat Enç'e, Ruhbilim Sözlüğü'nü (1993) yazan Orhan Hançerlioğlu'na, Psikiyatri Terimleri Sözlüğü'nü (2003) yazan Süheyla Ünal'a, Psikiyatri Sözlüğü'nü (2015) hazırlayan Ertuğrul Köroğlu'na ve nerdeyse yaşamını tıp terimlerini Türkçeleştirmeye adamış olan Süreyya Ülker'e teşekkür ederim. Onların çabaları olmasaydı bizler bugün bile anksiyeteden, psikoz manyak depresiften, obsesyonel nevrozdan, psikojenik amneziden, borderline personaliteden, şizotipalden, vajinismustan, erektil disfonksiyondan, insomnilerden, vasküler demanstan, konversiyondan, kognitiv terapiden, transferanstan, narkoanalizden söz ediyor olacaktık.

Yabancı terimlerle öğrenilen bilgiler anadilden sözcüklerle yeni bağlantılar kuramayacağı için ancak ezberlendikleri oranda anımsanır sonra da kolayca unutulur. Ezber bilgiyle bilimsel bilgi üretilemez. Anadilde eğitim, temel eğitimle birlikte yüksek eğitim, ileri araştırmalar ve toplum eğitimini de içerir. Konuyu yeterince açıkladığını düşündüğüm dil, ekin, özerklik, yaratıcılık ve kimlik ekseninde yazılmış kitaplar (8,26,32,36,51 sayılı kaynaklar) incelendiğinde anadilde eğitimin önemi daha iyi anlaşılacaktır. Adıyla birlikte yabancı kalan bir meslek alanı olarak psikiyatrinin Türkçe terimlerle yazılması ve konuşulması onun değerini düşürmez, tam tersine yükseltir. Ruhsallığı konu edinen bir bilimin dili toplumun dili olmak zorundadır.

Sözlüğü hazırlarken alanda yazılmış temel kitaplardan yararlandım. Türkçeleri konusunda çoğu yazarın uzlaşmış olduğu kaygı, düşünselleştirme, iki uçlu bozukluk, bedenselleştirme, erken boşalma gibi terimlerde sorun yoktu. Uzlaşılmamış olanlar içinse önümde iki yol vardı. Ya temel kitaplarda geçtiği gibi alacaktım (örneğin, skizofreni/şizofreni, bipolar) ya da Türkçe karşılığını (usyarılımı, iki uçlu) verecektim. Ne yazık ki, Türkiye'de çağdaş tıbbın gelişiminde yer almış olan İtalyanca, Fransızca, Almanca ve İngilizce eğitim, okuma ve çeviriler ruh sağlığı ve hastalıkları alanında da etkisini göstermiş, terimlerin çoğunun yabancı sözcüklerin Türkçe okunuşuyla benimsenmesine yol açmıştır. Oysa bu dillerden gelen terimlerin tümünün Türkçe karşılığı bulunmaktadır.

Ad verme edimi bir ulusun dil bilincini yansıtır. Eğer siz kullandığınız terime kendi dilinizden ad veremiyorsanız o bilim alanında üretici değil ancak kopyalayıcı olursunuz. Türkçe'nin yabancı diller boyunduruğundan kurtulması gerektiğine inandığım için ruh sağlığı ve hastalıkları terimler sözlüğünü yazarken Türkçe kullanmaya özen gösterdim. Terimlere karşılık bulurken önce Türkçe yazılmış kitaplarda hangi terimler kullanılmış ona baktım, sonra İngilizce ve Türkçe kökenbilim sözlüklerini inceledim, eşanlamlı sözcükler için Türkçe sözlüklere baktım. Topladığım bilgileri deneyimlerimle birleştirerek terimlere karşılık vermeye çalıştım.

Uluslararası kısaltmaların çevrilmeden kullanılması gerektiği söylenmekle birlikte bu kuralın yeri geldiğinde değiştirildiği görülür. Örneğin, Dünya Sağlık Örgütü Türkçe'de World Health Organization'ın kısaltması olan WHO olarak değil DSÖ olarak geçer. Yine United States of America, USA diye değil de ABD diye kısaltılır. Türkçe, yazıldığı gibi okunan bir dil olduğu için, bu kısaltmaların çevrildiği dildeki gibi kalmasının bize sağlayacağı herhangi bir yarar yoktur. Çünkü Diagnostical and Statistical Manual of Psychiatric Disorders'un kısaltması olan DSM'yi yabancılar *diesem* olarak okurken biz *deseme* diye okuruz. Dünya Sağlık Örgütü tanı kitabının kısaltması olan ICD'yi yabancılar *aysidi* diye okurken biz *icede* diye okuruz. Bilimsel terimlerde kısaltmalar arttıkça kafa karışıklığı da artar. Bunu engellemenin yolu ise tam Türkçeleştirmeden geçer. Bu inançla sözlükte ICD karşılığında Uluslararası Tanı Sınıflaması'nın kısaltması olarak UTS'yi, DSM karşılığında da Ruhsal Hastalıkların Tanısal ve Sayımsal Elkitabı kısaltması olarak RH-TSE'yi kullandım. Aynı şekilde, ölçekler için de Türkçe karşılık ve kısaltma verme konusunda çekingen davranmadım.

Bu sözlükte önerilen terimlerin en uygun önermeler olduğunu söyleyemem. Burada temel olarak terimlerin Türkçe ve anlaşılır olması ilkesini benimsedim. Bir terim, hem köken aldığı dili konuşan bireyler tarafından anlaşılır olmalı hem de anlattığı kavram için yeni sözcük türetimlerine yol açabilmelidir. Türkçe, başka alanlarda olduğu gibi ruh sağlığı ve hastalıkları alanında da sözcük türetmek ve terim yapmak için fazlasıyla yeterlidir. Sürekli gelişen ve işleyen bir öz olan dil ancak kullanıldığında canlı kalır ve gelişir. Kullanılmayan ya da başka dillerin boyunduruğuna girmiş olan dil ise ölüme yatar. Anadili ve eğitim dili Türkçe olan uzmanların hem kendi aralarında hem de hastalarıyla olan iletişimlerinde anlaşılması kolay, günlük dilin sıradan sözcüklerinden köken alan terimlerle eğitim ve uygulama yapmasının önünde herhangi bir engel bulunmamaktadır.

Bu sözlük bilimsel çalışmalarını ve meslek uygulamalarını anlaşılır dille gerçekleştirmek isteyen bilimci ve sağaltmanlar için hazırlandı. Alanda okuma ya da çeviri yapanlar için de önemli bir kaynak olacağını düşünüyorum. Gelişmesi ve yeni yeşermelere yol açması dileğiyle.

29 Mayıs 2020, Kocaeli

A

A türü kişilik Yarışmacı, girişimci, sabırsız, tutkulu, denetleyici ve eylem-odaklı kişiliği tanımlamak üzere kardiyolog Meyer Friedman ve Ray Rosenman tarafından 1950'lerde önerilmiş olan kişilik türü. Bu kişilerde kalp damar hastalığı gelişme riskinin yüksek olduğu söylenir.

AA Adsız Alkolikler.

abartma ve azımsama Bir olay ya da duyumun olduğundan daha önemli, daha çok, daha büyük ya da daha önemsiz, daha az, daha küçük görülmesi. Bilişsel çarpıtma olarak değerlendirilir.

abece 1. Dili yazıya dönüştürmek için kullanılan her türlü yazılı biçimler dizgesi. Ses ya da ses dizilişlerini belirten ve uzlaşılmış bir düzen içinde sunulan yazaçların tümü. 2. Sözlü dil temel alınarak oluşturulmuş bildirişim dizgesinde kullanılan simgeler bütünü (ör. sağır-dilsiz abecesi, mors abecesi).

acı çekme Üzüntü ya da bunalım duygusu içinde olma durumu.

acı ilkesi Kişide başkalarına acı verme, öldürme, yıkıp yok etme biçiminde bilinçdışı bir çaba olduğu görüşü.

acı-haz ilkesi Ruhsal işlevsellikte kişinin haz arama ve acıdan kaçınma eğiliminde olduğunu belirten ruhsal çözümleyici kavram. *Ayrıca bakınız* haz ilkesi.

açgözlülük Kişinin aşırı zengin olma ya da sürekli eşya alma isteğinin olduğu ruhsal durum.

açık bellek Bilincin erişebileceği ve dille ifade edebileceği bellek. Açık bellek, bir kez olan olaylara yönelik dönemsel ve dünyaya ilişkin genel bilgilerimizle ilgili anlamsal olmak üzere iki işlevlidir. Öyküsel (anısal) bellek ya da bildirimsel bellek olarak da bilinir.

açık davranış Kolayca gözlenebilen, ortada olan davranış.

açık eşcinsellik Davranışsal olarak açığa vurulmuş eşcinsellik. İfade edilmemiş ve denetlenebilen bilinçli ya da bilinçdışı eşcinsel isteklerden farklıdır. *Karşılaştırın* gizil eşcinsellik.

açık hastane Fiziksel kısıtlamaları olmayan, kapıları açık akıl hastanesi.

açık içerik Rüya ya da düşlemin kişi tarafından anımsanan ve aktarılan parçası. Rüyanın gizli içeriğinin maskeli ya da simgesel olarak ifade edilmesidir.

açlık 1. Besin gereksinimini belirten bedenişlevsel tepki. 2. Besin arama dürtüsü. 3. Kişinin yoksun kaldığı temel gereksinime duyduğu aşerme. Örneğin duygu açlığı, cinsel açlık.

adaktarma Doğru sözcük ya da ifade yerine, olağan koşullarda kullanılmayan fakat aynı sözcükle ilişkili olan başka sözcük ya da ifadeler kullanılır. Örneğin, *yemek yeme* yerine *menü yemek* ya da *ipin ucunu kaçırmak* yerine *halatın ucunu kaçırmak* denebilir. Usyarılımında yaygın olarak görülür. *Ayrıca bakınız* sözcük çarpıtma, sözcük yakıştırma.

adalet Hizmetlerin hak temelinde dağıtılması ve uygulanmasını ifade eden terim.

Adasal, Rasim (1902-1982) Türkiye'de psikiyatrinin toplum tarafından benimsenmesinde önemli rol oynamış olan ruh hekimi. Gülhane Askeri Tıp Akademisi (Ankara) Ruh ve Sinir Hastalıkları Kliniği öğretim üyeliği yanı sıra Ankara Tıp Fakültesi Ruh Hastalıkları Kliniği'nin kuruculuğunu (1946) ve yöneticiliğini yaptı. Ruh sağlığı ve hastalıkları alanında önemli kitaplar yazdı: *Ruh Hastalıkları ve Cinsel Bozukluklar, Psikonevrozlar ve Seksüel İflaslar, Ruh Hastalıkları Psikozlar, Cinsiyet Aşk Evlilik Tabii ve Hasta Cepheleriyle, Ruh Hastalıkları, Normal ve Anormal Yönleriyle Yeni Medikal Psikoloji, Yeryüzü Tanrıları, Liderler, Komutanlar, Kahramanlar Psikolojisi.*

adet öncesi bunaltı bozukluğu (AÖBB) Adetten yaklaşık 1 hafta önce başlayan ve adet döngüsünün tamamlanmasından sonra geçen uyarılganlık, duygusal değişkenlik, başağrısı, kaygı ya da çökkünlükle giden bozukluk. *Ayrıca bakınız* geç sararma evresi bunaltı bozukluğu.

adlandırma yitimi Nesnenin adını doğru söylemekte zorlanma durumu. *Ayrıca bakınız* unutkanlık sözyitimi.

Adler, Alfred (1870–1937) Avusturyalı ruh hekimi. Freud'un ilk öğrencilerinden. Bireysel ruhbilim, aşağılık karmaşası ve aşırı yerinekoyum kavramlarını ileri sürdü. *Ayrıca bakınız* eril başkaldırı. Önemli kitapları: *Bireysel Ruhbilimin Kuram ve Uygulaması, İnsan Doğasını*

Anlamak, Sinirce Sorunları, Yaşamın Anlamı.

Adlerci Alfred Adler tarafından açıklanan ya da ona atfedilen düşünceleri benimseyen kişi.

adli psikiyatri Ruhsal hastalıkların tüzel (hukuki) yönlerini inceleyen psikiyatri dalı.

adli psikoloji Ruhbilimin sorgulama yöntemleri, suçun saptanması, tanıklığın değerlendirilmesi, tüzel yöntemler, cezaevlerinde ruhsaltedavi girişimleri, suça sürüklenmiş çocuklar, evlat edinme gibi alanlarda uygulama ve araştırma yapan dalı.

adrenalin *Bakınız* epinefrin.

adrenerjik 1. Özerk sinir dizgesinde epinefrin ya da norepinefrin tarafından etkinleştirilen süreçlerle ilgili. 2. Uyartıcı sinir dizgesinin etkilerini taklit eden ilaçlarla ilgili olan.

adrenerjik almaçlar Adrenerjik ilaçların bağlandığı almaçlar. Alfa 1, 2 ve beta 1, 2 alt türleri vardır.

adrenerjik dizge Özerk sinir dizgesinin sinir iletici olarak norepinefrini kullanan sinir hücreleri ya da lifleri.

Adsız Alkolikler (AA) 1935'te New York'ta alkol bağımlısı bireyler tarafından bağımlıların iyileştirimine destek olmak üzere kurulmuş, destekleyici teknikleri içeren grup tedavilerini kullanan kendine yardım örgütü. Temel amacı 'ayık kalmak ve diğer alkoliklerin ayık kalmasına yardımcı olmaktır'. İyileşmeye odaklanan 12 basamaklı yaklaşım ve sürdürülebilir güvenli ilişkilere odaklanan 12 gelenek anlayışını benimsemiştir. Uluslararası düzeyde yaygınlaşmıştır. Türkiye'de 1988 yılından beri etkinlik gösteren AA'nın şu anda bilinen 35 grubu vardır.

adyitimi Nesnelerin adlarını anımsama yetisinde azalma ya da kayıp.

AGB Anlak Gelişim Bozukluğu.

agomelatin Melatonin almaçları (MT_1, MT_2) eşetkini ve serotonin ($5HT_{2C}$) karşıtetkini çöküntügiderici ilaç.

AGTE Ankara Gelişim Tarama Envanteri.

ağdalı konuşma Aşırı kibar, resmi ya da eskil (antik) konuşma.

ağır zeka geriliği *Bakınız* zeka geriliği.

ağırkanlı Durgunluk, soğukluk, kolayca duygulanamama gibi nitelikleri olan kişilik türü. Hipokrat tarafından önerilmiştir.

ağız kasılımı *Bakınız* geç kasılım.

ağızla ilişki Cinsel organları uyarmak için ağız ya da dilin kullanımı.

ağızsal bağımlılık Anne kucağından ve memesinden sağlanan güçlü doygunluğun verdiği güvenliği yeniden ele geçirme özlemiyle ağız yolunu aşırı kullanma.

ağızsal dönem Ruhsal cinsel gelişimin en erken evresi. Doğumdan 18. aya kadar sürer. Bu dönemde ağız bölgesi bebeğin gereksinimlerinin, ifadelerinin ve zevk veren deneyimlerinin merkezi konumundadır. Bu dönemin, çocuğun ruhsal yapısının örgütlenmesi ve gelişimi üzerinde önemli etkisi olduğuna inanılır.

ağızsal kişilik Süt çocukluğu döneminde emzirilmeyle sağlanan güçlü doygunluğa tutkunluğun sonucu olarak geliştiği ileri sürülen bencil kişilik.

ağızsal kösnüllük 1. Emme ve benzeri ağız devinimlerinde olduğu gibi, dudakların ve ağzın uyarılmasından cinsel doyum sağlama. 2. Çocuk cinselliğinin gelişim basamaklarının ilki.

ağızsal saldırganlık Freud'a göre ağızsal dönemdeki ısırma eyleminin yüceltilmesi sonucunda saldırganlık, imrenme, hırs, başkalarını sömürme gibi kişilik özellikleri gösterme.

ağrı İç ya da dış uyaranların canlıda yarattığı acı duyusu. Çeşitli uyarıcılar ağrı duyargalarını etkinleştirir. Bu duyargalardan beyne giden bilgiler ağrı duyusunun oluşmasına yol açar.

ağrı bozukluğu Belirgin fiziksel nedeni olmadan, ruhsal etmenlerle ilişkili olarak tekrarlayan ağrı yakınmalarıyla giden bozukluk. Ağrı bozukluğu, ağrı belirtilerinin baskın fiziksel yakınmalar olduğu RB-TSE-5 tanısı olan bedensel belirti bozukluğu çeşididir.

ağrı duyarlığı Ağrı veren duyumları algılamada belirgin artış.

ağrı ürküsü Ağrıdan olağandışı düzeyde korkma.

ağrı yitimi Ağrılı uyaranlara karşı duyarlılığın azalması ya da ağrı duyumunun yitirilmesi.

ağrılı cinsel ilişki RB-TSE-5'e göre aşağıda belirtilen durumların bir ya da daha fazlası için kullanılan tanı kategorisi: Cinsel organlarda-kalçada ağrı/içe girme bozukluğu, ağrı ya da giriş korkusu, kalça taban kaslarının gerginliği, ağrılı ilişki ve kın kasılması.

ağrılı ilişki Cinsel ilişki sırasında duyumsanan fiziksel ağrı. Genellikle duygusal nedenli olup daha çok kadınlarda görülür. İdrar yolları yangısı ya da diğer tıbbi durumlardan da kaynaklanabilir. *Ayrıca bakınız* cinsel organlarda-kalçada ağrı/içe girme bozukluğu.

ağsı oluşum Beyin sapı boyunca uzanan 90'ın üzerinde çekirdek, yoğun akson ve saçaklardan örülü yaygın sinirgöze ağı. Dikkat, hareket, uyku, uyarılma ve tepkelerde (refleks) önemli rol oynar. Solunum, kalp, kas gerimi ve derin duyu işlevlerinde düzenleyici etkisi vardır.

ağtabaka Göz küresinin arka yüzeyinde ışığı sinirsel işaretlere dönüştüren sinirsel katman. Önden arkaya doğru düğüm (gangliyon) hücreleri, iki-uçlu (bipolar) hücreler ve ışık-almaçları (fotoreseptör) katmanlarından oluşur. Işık-almaçları katmanı yetersiz ışıkta (karanlıkta) görmeyi sağlayan 115 milyon kadar çubuk ile renkli ve ayrıntılı görmeyi sağlayan yaklaşık 6 milyon koni hücresinden oluşur.

ahlak *Bakınız* töre.

ahmaklık Zeka yaşının 8 civarında olduğu zeka geriliği (ZK=40-70) olan kişiler için eskiden kullanılan terim. Debillik olarak da bilinir.

AIDS *Bakınız* Edinilmiş Bağışıklık Yetmezliği Belirgesi.

AİK Alıcı İşletim Karakteristiği.

aile eğitimi Ruhsal hastalığı olan bireylerin aile üyelerine hastalık ve tedaviyle ilgili eğitim verilmesi. Özellikle ciddi ruhsal hastalığı olan bireylerin aile üyelerine verilen eğitim hastalığın gidişini olumlu etkilemektedir. Bu tür aile eğitimleri genellikle davranışçı yaklaşımları da içerir. *Ayrıca bakınız* ruhsal iyileştirim.

aile tedavisi Aile üyelerinden bir ya da birkaçında görülen ruhsal bozukluğun olası nedenleri olarak aile ilişkileri ve süreçlerini ele alan tedavi. Ailenin birden fazla üyesi aynı oturumda tedaviye alınır. *Ayrıca bakınız* geniş aile tedavisi.

ailesel sinirce Kişinin ruhsal sayrısının diğer aile bireylerinin sayrılarıyla bilinçdışı olarak ilişkili olduğu ruhsal bozukluk.

akıcı olmayan sözyitimi *Bakınız* devinimsel sözyitimi.

akıcı sözyitimi Konuşulanı anlama yetersizliğinin olduğu, akıcı fakat tutarsız konuşmayla giden sözyitimi. Wernicke sözyitimi, alıcı sözyitimi ve duyusal sözyitimi olarak da bilinir.

akıl hastası Ruhsal hastalık nedeniyle davranışlarını yönlendirme yetisi bozulmuş kişiler için kullanılan tüzel terim.

akıl okuma 1. Diğer insanların düşüncelerini bildiğini düşünme şeklindeki bilişsel çarpıtma. Genellikle olumsuz yorumlama söz konusudur. 2. Başkalarının ne düşündüğü hakkında yüz ifadeleri, ses titremi ve beden duruşu gibi ipuçlarını kullanarak kestirimde bulunma. *Ayrıca bakınız* ussallaştırım. 3. Başkalarının aklından geçen düşünceleri bilme. Sanrısal olarak değerlendirilir.

akılcı duygusal davranış tedavisi Albert Ellis'in (1913-2007) geliştirdiği bilişsel davranışçı tedavi yöntemi. İnsanları rahatsız eden olayların kendisi değil, olaylara verilen anlamdır bakış açısına dayanan bu yaklaşım bilgi kuramı, usyürütme, değer yargıları ve törel ilkeleri temel alır.

akış yaşantısı *Bakınız* olumlu çözülümsel deneyim.

akışka Tanı ya da klinik sorunları çözmek için bir dizi yönerge olarak kullanılan çizge sunum. Karar ağacı olarak da bilinir.

akla uygunlaştırma *Bakınız* usabürüme.

akli yeterlilik Kişisel yaşamını idare edecek, davranışlarının sorumluluğunu üstlenecek düzeyde ussal yetileri olan anlamına gelen tüzel terim.

akliyeci Eskiden ruh hekimleri için kullanılan terim.

akomprosat Alkol kullanım bozukluğunda kullanılan ilaç. Bağımlılarda alkol alma isteğini azalttığı gösterilmiştir. Glutamat ve GABA dizgeleri üzerinden etki ettiği ileri sürülmektedir.

akran baskısı Akranların birbiri üzerinde olumsuz nitelikte yönlendirici etkisi. Akran baskısına boyun eğme eğilimi ergenlik döneminde artar.

akran destek grubu Aynı sorunu yaşayan ve genellikle yaşça birbirine yakın bireylerin oluşturduğu destek grubu.

Aksel, İhsan Şükrü (1899-1987) Türkiye'de ilk sinirsel sayrıbilim (nöropatoloji) laboratuvarını kurmuş olan Ruh ve Sinir Hastalıkları uzmanı. Emraz-ı Akliye ve Asabiye Hastanesi şefliği (1925) yapmış, İstanbul Üniversitesi Tıp Fakültesi Psikiyatri Kliniği'nin ve Çocuk Psikiyatri Enstitüsü'nün kurulmasına öncülük etmiş olan Aksel *Nörotrop Virüslü Ansefalitler, Psikosların Anatomisi* ve *Psikiyatri* kitaplarını yazmıştır.

akson Sinir hücresinden sinir iletimini taşıyan yapı. Kılıf yapısından dolayı beyaz görünümü ve sinirgözeden çıkan uzun uzantı olması nedeniyle bu adı alır.

akşam belirgesi Yaşlılarda genellikle akşamları ortaya çıkan, uyuşukluk, bilinç karışıklığı, sarsaklanım ve ilaçların aşırı yatıştırıcı etkisine bağlı düşmelerle giden durum. Günbatımı belirgesi de denir.

aktarım Bireyin geçmişindeki önemli kişilerle bağlantılı duygu ve tutumlarını yakın çevresinde bulunan başka kişilere aktarmaya yönelik bilinçdışı eğilim. Örneğin, anababaya karşı olan duyguların sağaltmana aktarılması. Olumsuz aktarım (düşmanca) ya da olumlu aktarım (sevecen) biçiminde olabilir. Aktarım olgusunun çözümlenmesi bireysel ve grup tedavilerinde hastanın davranışlarını, davranışlarının kökenlerini daha iyi anlamasına ve içgörü kazanmasına yardım etmek amacıyla sağaltım aracı olarak kullanılır. *Ayrıca bakınız* karşı aktarım, aktarım sinircesi.

aktarım direnci Ruhsaltedavi sırasında aktarım konusu olan duygulardan bir kısmının baskı altına alınması.

aktarım sinircesi Ruhsal çözümleme sürecinde gerçekleşen bir olut. Hasta sağaltmanına simgeleştirilmiş çekirdek aile üyesi gibi güçlü duygusal bağ geliştirir. Bu yanılgı ya da simgeleştirmenin tekrarı ve derinliği aktarım sinircesi olarak nitelendirilir.

akyuvar sayımı Yangıya ve vücuda giren yabancı maddelere karşı savunma yapan bağışıklık dizgesi hücrelerinin bazı ilaçların kullanımı sırasında düzenli aralıklarla sayımının yapılması. Akyuvarların lityum kullanımında miktarı artarken klozapin ve karbamazepin kullanımında azalabilmektedir. *Ayrıca bakınız* tanecikli akyuvar yitimi.

alacakaranlık durumu Bilincin geçici olarak bozulması ya da bilinçsizlik nedeniyle farkında olmaksızın birtakım davranışlarda bulunma. Bazı sara nöbetlerinde ve delirimde görülebilir.

alan bağımlılığı Çevresel uyarıcıları bir bütün, ayrık nesneleri bütünün parçaları olarak algılama, çevresel ipuçlarına bağlılık gösterme, yanıltıcı olanları ayırt edememe eğilimi. Bu kişiler uzamsal yönelim için daha çok görsel bağlamı kullanır.

alan bağımsızlığı Yanıltıcı çevresel ipuçlarına rağmen doğru yönelim sergileme, bilinmeyen bağlamlarda bilinen öğeleri doğru algılama yetisi. Bu kişiler uzamsal yönelimde duruş ve yerçekimiyle ilgili ipuçlarını daha çok kullanır.

alan çalışması Kişi ya da grupların, araştırma amacıyla yönlendirilmeksizin, kendi doğal çevrelerinde doğrudan gözlem yoluyla incelendiği çalışma.

alan kuramı Kurt Lewin (1890-1947) tarafından ileri sürülmüş olan, insan davranışlarının nedensel belirleyicilerinin işevuruk çözümlemesine odaklanan kişilik kuramı. İnsan davranışlarını bilimsel bir çerçevede açıklamak amacıyla fizik, matematik ve geometri terimleri kullanılır. Kurama göre, kişi çevresiyle birlikte yaşam alanını oluşturur, karmaşık güç alanları kişilik üzerinde etki eder ve davranışı belirler.

alan ürküsü Kişin park, meydan, sokak gibi açık alanlarda bulunduğunda ya da kendi yaşam alanından ayrıldığında yardımsız ve çaresiz kalacağı korkusu. Ürküntüyle birlikte ya da ürküntü atağı olmaksızın ortaya çıkabilir.

alanin transaminaz (ALT) Karaciğerde bulunan bir enzim. Karaciğer hasarlanması olduğunda kan düzeyi artar.

Al-Anon Alkol kullanım bozukluğu olan hastaların yakınları tarafından ortak sorunların tartışılması ve çözüm bulunması için kurulmuş olan kendine yardım grubu. Adsız Alkoliklerden sonra ortaya çıkmıştır.

albümin Plazmada bol bulunan protein. Besinlerin ve bazı ilaçların kanda taşınması ve kanın asit-baz dengesinin korunmasında önemli işlevi vardır. Böbrek işlevleri bozulduğunda idrarda saptanır.

alevlenme Tam olarak geçmemiş olan süreğen bir hastalığın yoğun zorlanımlarla ya da ilaç bırakma nedeniyle yeniden şiddetlenmesi.

Alexander, Franz (1891–1964) Chicago Psikanaliz Enstitüsü'nü kuran ruhsal çözümleyici. Ruhsal bedensel bozukluklarda düzeltici duygusal deneyim ve özgüllük kavramlarını geliştirmiştir. 1946'da Thomas French'le birlikte çalışarak kısa devimsel ruhsaltedavinin temel özelliklerini tanımlamıştır.

alfa dalgaları Elektrikli beyin çizeneğinde 8-13 Hz arasındaki beyin dalgaları olup gevşeklik ve dinlenme durumunu gösterir.

alfa hata *Bakınız* birinci tür hata.

algı Duyusal uyaranların usta işlenmesi sonucunda çevredeki olaylara yönelik farkındalık. Nesnel dünyanın duyular yoluyla öznel bilince aktarılması. Bazen daha geniş anlamda, anlaksal, duygusal ve duyusal olarak her türlü verinin anlamlı şekilde düzenlendiği ussal sürece atıfta bulunmak için kullanılır. *Ayrıca bakınız* tamalgı.

algı alanı Belirli bir süre içinde deneğin ayırt edici tepkiler gösterebildiği çevre, özellik ve varlıkların tümü.

algı yolu *Bakınız* ne-yolu.

algılama Duyu organları aracılığıyla çevrede var olan nesne ve olayların bilincine varma.

algısal bütünlük Bir varlık ya da nesnenin, soyut özellikler ya da ayrıntılar toplamı olarak değil, tümünün birden algılanmasından doğan bütünlük.

algısal değişmezlik Bir nesnenin çevresindeki uyaranlara, yapısındaki değişkenliklere karşın algısal niteliğini koruması.

algısal kurulum Başka kişi, nesne ya da olayları belirli bir kalıba uygun olarak algılama eğilimi.

algısal maskeleme Bir uyarıcının diğerini engelleyerek ya da bozarak o uyarıcının kaynağı olan nesnenin algılanmasını engellemesi.

algısal öğrenme Bireyin çevresindeki nesne ve varlıkları algılayarak öğrenmesi ya da önceden öğrendiklerini yeni algılarla değiştirmesi.

algısal süzme Dikkatin çeşitli duyu alıcılarını etkileyen sürekli uyarı bombardımanı içinden, o sırada yalnızca kişi için anlamlı olan veriler üzerine odaklanması. Seçici algının bir işlevidir. *Ayrıca bakınız* kapılama.

algısal-devinimsel öğrenme Sözel olmayan nesnel bir uyaran karşısında devinimsel tepki göstermeyi öğrenme.

algısallaştırma Duyumsal öğeleri anlamlı yeni bir bütün olarak örgütleme ya da eski bir algıya yeni anlam verme.

alıcı işletim karakteristik (AİK) eğrisi Son zamanlarda psikiyatride de kullanılan özel bir sayımbilim yöntemi. Örneğin, Deksametazon Baskılama Testi gibi bir tanısal test için özgüllük ve duyarlılık arasındaki dengeyi verir. Yöntem, elektronik bir alıcının sinyali gürültüden ne kadar iyi ayırt edebildiğini belirlemenin yolu olarak sinyal algılama kuramından alınmıştır. AİK eğrisi olabilirlik oranının görselleştirilmesinde ya da bir ölçüm için yeni eşik değer belirlenmesinde kullanılır.

alıcı konuşma bozukluğu Sözel dili kavrama zorluğu, bozulma hem kavrama hem de üretim ya da dili kapsar.

alıcı sözyitimi Sözcüklerin anlamını kavrama yetisinin organik nedenli kaybı. Akıcı ve kendiliğinden ancak tutarsız ve anlamsız konuşma vardır. *Ayrıca bakınız* akıcı sözyitimi, duyusal sözyitimi.

alıklık Bebeklik ve çocukluk döneminde kalkan bezinin az çalışmasından (tiroit yetersizliği) kaynaklanan ussal gerilik. Bedensel gelişim geriliği de vardır.

alınma dayanağı Bir eylem, düşünce ya da inancın altında yatan ve bunları denetleyip sınırlandıran değer ve anlamlar dizgesi.

alınma düşüncesi Dış dünyadaki olay ve durumların, kişinin doğrudan kendisiyle ilgili olduğu şeklinde yanlış yorumlanması. Kuşkucu kişilerde sık rastlanır. Yeterli sıklık ya da şiddette, örgütlü ve dizgeli olursa alınma sanrısı olarak değerlendirilir.

alınma sanrısı Başkalarının davranışlarının, kişinin kendisine yönelik olduğu ya da olayların, nesnelerin ya da diğer insanların özel, sıradışı anlamları olduğu şeklinde yanlış inanç.

alışkanlık 1. Sık tekrarla elde edilen ve başarımın artması ya da sürekli hale gelmesini sağlayan öğrenilmiş davranış örüntüsü. 2. Bir madde ya da eylemden alınan zevkin devamı için aynı madde ya da eylemi sürdürme eğilimi.

alışkanlık yozlaşması Usyarılımı gibi ciddi ruhsal hastalıklarda görülen ve kişinin temizlik, dışkı ve idrar tutma, görgü kuralları gibi alışkanlıklarını yitirerek daha düşük düzeyde yaşamaya başlaması.

alışma Yineleyen uyaranlara verilen tepkinin zamanla azaldığı yalın öğrenme biçimi.

alkalen fosfataz (ALP) Daha çok kemik oluşum hücrelerinde ve karaciğerde bulunan enzim. Karaciğer ve kemik hastalıklarında kan düzeyi artar.

alkol Merkezi sinir dizgesinin etkinliğini azaltan, yatıştırıcı olarak sınıflandırılan ruhsaletkin madde. Bira, şarap, rakı gibi içeceklerde bulunan alkol (etil alkol ya da etanol) sarhoşluğa neden olur. Üzüm ve elma gibi meyvelerdeki şekerin mayalanmasıyla şarap, patatesteki şekerin mayalanmasıyla votka, arpanın mayalanmasıyla bira oluşur. Alkolün kendisi renksiz ve tatsızdır. Alkollü içeceklerin tadı, kokusu ve rengi içerdiği diğer maddelerden, mayalanma, damıtma ve yaşlanma özelliklerinden gelir.

alkol bunaması *Bakınız* Wernicke-Korsakoff belirgesi.

alkol çıldırısı Sürekli alkol alımından kaynaklanan, titremeli delirim ve Korsakoff çıldırısında olduğu gibi organik beyin hasarıyla ilişkili olan ruhsal bozukluk.

alkol kesilme belirgesi Yoğun alkol kullanımı olan kişide alkol alımının kesilmesi ya da azaltılması sonucunda ortaya çıkan belirtiler kümesi. Titreme, nöbet, varsanı ve özerk canlanma (titremeli delirim) görülebilir. *Ayrıca bakınız* kesilme belirgesi.

alkol kesilmesi *Bakınız* alkol kesilme belirgesi.

alkol kötüye kullanımı Sağlık, iş, toplum ve aile yaşamına zararları görüldüğü halde kişinin alkol alımını sürdürmesi.

alkol kullanım bozukluğu Kişinin bedensel ve ruhsal sağlığına zarar verecek düzeyde aşırı alkol alma alışkanlığı ya da bağımlılığı. Dönemsel ya da sürekli, hafif, orta ve ağır şiddette olabilir. Eskiden alkol kötüye kullanımı ve bağımlılığı olarak bilinen durumun RB-TSE-5 adlandırması. Alkolizm olarak da bilinir.

alkol ve madde bağımlılığı tedavi ve eğitim merkezi (AMATEM) Alkol ve madde bağımlılığı olan erişkin hastaların tedavi ve iyileştirim çalışmalarının yapıldığı özelleşmiş merkez.

alkol özüştürümü Alkol aç karnına alındığında mide-barsak dizgesinden hızla emilir ve yaklaşık bir saat içinde kanda doruk düzeye ulaşır. Çoğu karaciğerde asetaldehide ve sonunda karbondioksit ve suya dönüşür, az bir kısmı solunum ya da idrar yoluyla atılır.

alkol zehirlenmesi Alkol alımı sonrasında ortaya çıkan özgül sinirsel, ruhsal ve davranışsal belirtiler. Yaygın görülen etkileri geveleyerek konuşma, sarsak hareketler, cinsel ve saldırgan dürtülerin artması, duygudurumda oynaklık, dikkat, bellek ve yargılama bozukluğudur. *Ayrıca bakınız* zehirlenme.

alkole bağlı bellekyitimi bozukluğu Korsakoff çıldırısı için kullanılan RB-TSE terimi.

alkole bağlı bunama Alkole bağlı yıkımı tanımlayan RB-TSE terimi.

alkole bağlı kesinti Alkol kullanan bireylerde, içme dönemindeki davranışlarıyla ilgili olarak görülen unutkanlık. Genellikle, geri dönüşlü olan beyin hasarına işaret eder.

alkole bağlı varsanılanım Alkol bağımlılığı öyküsü olan kişide farkında olunan varsanıların görülmesi. Genellikle uzun süren bir içme döneminden sonra ortaya çıkar. *Ayrıca bakınız* titremeli delirim.

alkole bağlı yıkım Süreğen aşırı alkol kullanımı ile ilişkili bunama ve ussal bozulma. RB-TSE'de alkole bağlı bunama olarak adlandırılır.

alkolik DSÖ tanımına göre alkolün işine engel olduğunu değil, işinin alkol almasına engel olduğunu söyleyen kişiyi anlatan terim.

alkolizm *Bakınız* alkol kullanım bozukluğu.

Alport grup ilişkileri kuramı Gordon W. Allport (1897-1967) tarafından geliştirilen, bireyin davranışının kendi kişiliğinden ve toplumsal güçlere uyum sağlama gereksiniminden etkilendiğini ileri süren kuram. Grup tedavisi ve toplumsal ruhbilim ilişkiselliğene vurgu yapar.

almaç Sinirgözesi zarında yerleşik olup kısmen hücre dışı sıvıya maruz kalan ve özel olarak sinirileticileri tanıyan protein yapı. Almaçların uyarılması genellikle tepki oluşmasına yol açar. Örneğin, kastaki asetilkolin almacı devinim sinirinden salgılanan sinirileticiyi seçerek bağlanır ve kasın kasılmasına aracılık eder.

ALP Alkalen Fosfataz.

alprazolam Benzodiyazepin grubundan orta etki süreli, kaygıgiderici ilaç.

ALS Amyotrofik Lateral Skleroz. *Bakınız* kaseriten yanal sertleşim.

ALT Alanin Transaminaz.

altbenlik Freud'un yapısal kuramında yer alan ruhsal aygıtın üç bileşeninden biri. Diğerleri benlik ve üstbenliktir. Bilinçdışı olarak çalışır. Doğuştan, dirimsel ve içgüdüsel dürtülerle ilgilidir. Severkin kaynağı olup haz ilkesine göre hareket eder. Dış dünya gerçekliğini dikkate almaksızın dürtüsel gerginliğin hemen azaltılmasını ister. Birincil süreç ussal etkinliklerle çalışır.

Alzheimer hastalığı *Bakınız* Alzheimer türü bunama.

Alzheimer türü bunama Yaşlı kişide başka bir nedene bağlanamayan, anlaksal işlevlerde, yer, zaman ve mekan yöneliminde sinsi ve ilerleyici bozulmayla giden sinir yozlaşması hastalığı. 65 yaşından önce gelişirse erken bunama, 65 yaşından sonra gelişirse yaşlılık bunaması olarak adlandırılır. Alzheimer hastalığı olarak da adlandırılır. *Ayrıca bakınız* Pick hastalığı.

amaca yönelik davranış Görünüş ve niteliği açısından bir amaca erişmek için yapıldığı izlenimi veren davranış.

AMATEM Alkol ve Madde Bağımlılığı Tedavi ve Eğitim Merkezi.

Amerikan Psikanaliz Birliği (APA) Çeşitli ruhsal çözümleyici eğitim programı mezunları tarafından Amerika'da 1911'de kurulan ulusal meslek örgütü.

Amerikan Psikiyatri Birliği (APA) Psikiyatri uygulamalarında uzmanlaşmış Amerikalı hekimlerin meslek örgütü. Örgüt, 1844 yılında kıdemli 13 hekim tarafından Amerikan Akıl Hastalıkları Kurumları Tıbbi Yöneticileri Birliği adıyla kurulmuştur. Adını 1891'de Amerikan Tıbbi Psikoloji Birliği olarak değiştirmiş ve 1921'de bugünkü adını almıştır.

Amerikan Psikoloji Birliği (APA) Deneysel, klinik, araştırma ve eğitim psikolojisinde uzmanlaşmış olan Amerikalı ruhbilimciler tarafından 1892'de kurulan örgüt.

amfetamin Kimyasal yapı ve etki olarak uyartıcı etkili aminlerle yakından ilişkili olan, dopamin salınımını artırarak merkezi sinir dizgesinde uyarıcı etki yapan madde. Çöküntü, dikkat eksikliği hareket aşırılığı bozukluğu, aşırı uyku ve uyuyakalım bozukluğu tedavisinde kullanılır. Uyanıklığı artırmak, iştah azaltmak ve dikkati sürdürmek için kötüye kullanımı söz konusudur.

amigdala *Bakınız* badem.

amilaz Kulakaltı tükürük bezleri ve pankreas bezi tarafından üretilen enzim. Alkol bağımlılığı ve yeme bozukluklarında düzeyi artabilir.

amiloid Hastalık süreçlerinde dokularda hücre dışı biriken karmaşık protein için kullanılan genel terim. Alzheimer hastalığında beta-amiloid ve amiloid öncü protein miktarı artar.

aminler Hidrojen atomlarını katekolaminler gibi organik gruplarla değiştirerek amonyumdan üretilen organik bileşikler. *Bakınız* dirimsel amin, monoamin.

amino asit Proteinleri oluşturan temel yapı taşı. Yapısında hem amino grubu hem de karboksil grubu bulunan organik asit. Beyinde bağlaçların %60-70'inde yer alan dirimsel aminlere benzer siniriletici (glutamat, aspartat, glisin) proteinlerin yapısında yer alır.

amital görüşmesi Damar içine amobarbital (Amytal) verilerek hastayla yapılan ruhsaltedavi görüşmesi. Bilinç değişikliği sağlayarak bastırılmış duygu ve anıların yeniden yaşanması ya da anımsanmasına yol açar. Çözülüm durumları, ruhsal bellekyitimi ve döndürme bozukluğunun tedavisinde kullanılır.

amitriptilin *Bakınız* üç halkalı çöküntügidericiler.

amok Daha çok Malezyalı erkeklerde görülen, aniden ortaya çıkan, genellikle de elkıyımla sonuçlanan vahşi kızgınlık nöbeti.

anababa imgesi Çocuk ya da yetişkinin, küçüklüğünde anne ve babasının nasıl bir kişi olduğuna dair anısından oluşan imge.

anababa-çocuk sorunu Anababa ve çocuk arasındaki sorunu tanımlayan RB-TSE kategorisi. Örneğin, anne ve babanın boşandığı bir ailede, velayet hakkı olan ya da olmayan anababa ile çocuğun yaşadığı sorun ya da boşanmış ya da dul anababanın yeniden evlenmesi durumunda ortaya çıkan sorunlar.

anaerkil Toplumsal örgütlenmede kadının, özellikle 'ana' olan kadının baskın olma durumu. Egemenlik kadınlardadır, soy kadın tarafından belirlenir. Günümüzde anaerkil toplumsal yapılanma bazı toplum katmanlarında gizil olarak gözlenebilmektedir.

analeptik *Bakınız* diriltken.

anımsama Geçmiş deneyimlerin geri çağrılması, görünürde kaybolmuş ve unutulmuş olan ama aslında yerinde duran bellek malzemesinin değişik düzeylerde bilince yansıması. *Bakınız* bellek.

anımsatım Anımsamayı güçlendirmek için geliştirilen stratejiler. Özellikle ezberlenecek bilgilerin daha önceden öğrenilmiş ve kolay anımsanacak olan bilgi simgeleriyle eşleştirilmesi.

anısal bellek *Bakınız* açık bellek.

Ankara Gelişim Tarama Envanteri (AGTE) 0-6 yaş bebek ve çocukların o andaki gelişim ve becerilerini (dil-biliş, ince devinim, kaba devinim, toplumsal beceri, özbakım) anne ya da bakıcılardan alınan bilgiler doğrultusunda değerlendiren ölçek.

anlak gelişim bozukluğu (AGB) Çocukluktan itibaren kendini gösteren, iletişim, özbakım ve kişilerarası ilişki becerileri gibi uyumsal davranışlarda bozulmayla giden, ortalamanın altında genel anlaksal işlevsellik. RB-TSE-5'te AGB, genel işlevsellik düzeyine göre hafif, orta, ağır ve çok ağır şeklinde sınıflandırılır. *Ayrıca bakınız* zeka geriliği.

anlakyitimi Beyin dokusundaki gelişim yetersizliği sonucu ortaya çıkan düşünsel yoksunluk. *Karşılaştırın* bunama.

anlam tedavisi Ruhsal dirimsel yasalardan çok tinsel değerlere dayanan varoluşsal çözümleme. Nazi kamplarında sağlıklı kalmayı başaran Viktor Frankl (1905-1997) tarafından geliştirilmiştir.

anlambilim Dili anlam yönünden ele alan, gösterenle gösterilen arasındaki bağıntıları, anlam düzleminde görülen değişimleri, dilsel yapıların içerik açısından ortaya çıkardığı çeşitli sorunları inceleyen dilbilim alanı.

anlambirim Anlamı olan en küçük dilsel birim.

anlamlılık testi Elde edilen verideki farklılığın şans eseri ya da bazı özgül etmen ya da değişkenlerle anlamlı olarak ilişkili olup olmadığına karar vermek için kullanılan sayımbilimsel test.

anlamsal ağ kuramı Sözcük, kavram ve önermeler şeklindeki bilgilerin uzun süreli bellekte bağlantılar ya da ilişkiler yoluyla saklandığı görüşü.

anlamsal bellek Bağlamdan bağımsız, genel tanım bilgilerini içeren bellek ya da bilgi. İşlenerek depolanmış genel olgu ve bilgi alanı.

anlamsal hazırlama Daha önce sunulan bir sözcükle anlamsal ilişki içinde olan sözcüklerin daha kolay anımsanması.

anlaşılmaz konuşma Belirli iletilerin anlaşılmaz sözcüklerle ifade edilmesi. Eğer dinsel uygulamalarla ilişkiliyse düşünce bozukluğu olarak kabul edilmez. *Ayrıca bakınız* dilden konuşma.

anlaşmalı değerleme Kişilerarası ilişkilerdeki çarpıklıkları değiştirme ve düzeltme eğilimi gösteren grup üyelerinin düşünce ve duygularının birbiriyle karşılaştırılması. Harry Stack Sullivan tarafından sağaltman ve hasta arasındaki ikili tedavi sürecini anlatmak üzere ileri sürülmüştür.

anlatım 1. Söz, deyim, çizim, müzik ve benzeri yollarla duygu ve düşünceleri ifade etme, dışavurum. 2. Söylemin içerdiği gösteren bölümü. Her dilsel bildiri bir anlatımdır.

anlatımsal konuşma bozukluğu Sözel dili ifade etmede zorluk. Dili anlama yetisinde sorun yoktur.

anlatımsal sözyitimi Anlama yetisinin korunduğu ancak konuşma yetisinin büyük ölçüde bozulduğu konuşma bozukluğu. Duraksayan, yorucu ve hatalı konuşmadır. Broca sözyitimi, akıcı olmayan sözyitimi ya da devinimsel sözyitimi olarak da bilinir.

anlık bellek Sunumundan sonra saniyeler içerisinde algılanan malzemenin yeniden oluşturulması, tanınması ya da anımsanması. Kısa süreli bellek yerine kullanımı da söz konusudur. *Karşılaştırın* uzun süreli bellek, kısa süreli bellek.

Anna O. Joseph Breuer ve Sigmund Freud'un ortak hastası. Babasına olan duygularını bilinçdışı olarak anımsadığında kolu felç olmuştur (babası ölüm döşeğindeyken yanında oturarak bu koluyla yatağına dokunmaktaydı).

anne bağımlılığı Özellikle küçük çocukların annelerine olan aşırı bağımlılığı. Çocuklarda görülen bağımlılık çöküntüsü anne yoksunluğundan kaynaklanır.

anne benzerini seçme Seveceği kişiyi, bilinçli ya da bilinçdışı olarak çocukluk çağlarında bağlandığı anne ya da anne yerini tutan kişiye benzeyenlerden seçme eğilimi.

anne yoksunluğu Annenin erken dönem kaybı ya da yokluğunun sonucu olarak ortaya çıkan durum. Geniş anlamıyla, annelik yapacak kişinin olmaması. İleride ciddi ruhsal bozukluklara neden olabilmektedir.

ANOVA *Bakınız* değişke çözümlemesi.

antidepresan ilaç *Bakınız* çöküntügiderici ilaç.

antiepileptik ilaç *Bakınız* tutarıkgiderici.

antikolinerjik *Bakınız* asetilkolin karşıtı.

antikonvülsan *Bakınız* tutarıkgiderici.

antimanik ilaç *Bakınız* taşıntıgiderici ilaç.

antipsikotik ilaç *Bakınız* çıldırıgiderici ilaç.

Anton belirgesi Arkabeyin görme kabuğundaki hasarlanma nedeniyle oluşan körlüğü hastanın yadsıdığı bozukluk.

AÖBB Adet Öncesi Bunaltı Bozukluğu.

APA Amerikan Psikiyatri Birliği, Amerikan Psikanaliz Birliği, Amerikan Psikoloji Birliği.

aptal dahi Karmaşık hesaplamalar ya da bulmaca çözümü gibi sınırlı düşünsel alanlarda sıradışı ussal beceriler sergileyebilen, zeka geriliği olan kişi.

aptallık Zeka yaşı 3 yaşından daha düşük (ZK<20) olan bireyler için eskiden kullanılan terim. İdyosi olarak da bilinir.

ara değişken Araştırmada tasarım aşamasında gözden kaçan ve sonuçları beklenmedik şekilde etkileyen bağımsız değişken. Kendinden önceki ve sonraki değişkenlerle ilişkilidir.

ara inançlar Çoğu zaman dile getirilmeyen kural, tutum ve varsayımlar. Kökleşmiş yerleşik düşüncelerden (şemalar) kaynaklandığı söylenir. Altta yatan varsayım genellikle 'ise … olur' yapısında, kural ise '-meli, -malı'dır. Kişinin bu tür varsayım ve kurallı düşünce yapısıyla kökleşmiş olumsuz düşünce ve inançlarla karşılaşmaktan kaçındığı ileri sürülür.

ara sinirgöze Kısa mesafeli iletişimle ilgili küçük sinir hücresi. Beyne bilgi getiren duyu sinirleriyle beyinden bilgi götüren hareket sinirleri arasında gerçekleşen sinirsel çevrimin bir öğesidir.

ara verme Psikiyatride, belirli bir belirgenin atakları arasındaki süre. Belirtilerin geri döneceği kesin olmadığında bu süre düzelme olarak adlandırılır.

arabeyin İnsanda sınırlarını belirlemenin zor olduğu beyin alanı. Ana yapıları oda ve oda-altı olup üçüncü karıncığı çevreler.

araçsal koşullama *Bakınız* edimsel koşullama, koşullama.

aralık En büyük değer ile en küçük değer arasındaki fark olarak tanımlanan değer kümesinin değişkenlik ölçüsü.

aralıklı patlayıcı bozukluk Kişinin aralıklı dönemlerde ciddi saldırı ya da eşyaya zarar vermeyle sonuçlanan saldırgan dürtüleri üzerinde denetimi kaybettiği durum. Çoğunlukla beyin işlevleri, özellikle sınır dizgedeki bozukluktan kaynaklanır.

aralıklı pekiştirme Yanıtın her defasında pekiştirilmediği pekiştirme düzeni.

araştırma deseni Çalışma tasarımı için örnekleme yöntemi, ölçme işlemleri, çözümleme yöntemleri ve zamanlama gibi gerekli düzenlemelerin yapılması.

araştırma görevlisi *Bakınız* araştırman.

araştırma önerisi Araştırma konusunun ve yöntemin belirlendiği kuramsal tasarım. Araştırma sorusuna yanıt bulmak için yapılacak işlemler ayrıntılandırılır.

araştırman Uzmanlık eğitimi sürecinde olan yardımcı hekim ya da doktora öğrencileri için kullanılan terim. Araştırma görevlisi olarak da geçer. *Bakınız* yardımcı hekim.

ardıl etki Bir uyaranın hemen arkasından ya da kısa bir aralıktan sonra ortaya çıkan ruhsal tepkiler.

ardışık hareket bozukluğu *Bakınız* ardışık hareket yitimi.

ardışık hareket yitimi Hızla değişen hareketleri uygulamada yetersizlik. Sinirsel bozukluk ve beyincik hasarlarında oluşur.

ardışık işlemleme Uyarıcılar önce duyumsanır, sonra algılanır, daha sonra da bilişsel (ör. öğrenme, belleme) ve ileri bilişsel işlemlere (ör. planlama, irdeleme) tabi tutulur. İşlemler bir dizi içinde sırayla yapılır, bir sonraki işleme, önceki tamamlandıktan sonra geçilir. Seri işlemleme olarak da adlandırılmaktadır. *Karşılaştırın* koşut dağılımlı işlemleme.

ardışık tutarık Kaslarda peşi sıra kasılma ve gevşemelerin olduğu, istemsiz, şiddetli kasılma olması. Büyük sara nöbetinde görülür.

argınlık İsteksizlik, çabuk yorulma, zevk almada azalma ve zorlanıma katlanım düzeyinin düşmesi. *Ayrıca bakınız* hazyitimi.

argo Bir toplumdaki genel geçer dilden ayrı, ondan türemiş, belirli çevrelerce kullanılan, herkesçe anlaşılmayan, eğretilemelerin fazla yer tuttuğu, kendine özgü sözcük ve deyimlerden oluşan özel dil.

arındırma Bağımlı olunan ilaç ya da maddenin bedenden güvenli şekilde atılmasını ve olağan bedensel işlevlerin geri kazanılmasını amaçlayan tedavi süreci.

Arieti, Silvano (1914-1981) Kraepelin ve Bleuler'den sonra usyarılımı alanında en büyük katkıyı yapan ruh hekimi ve ruhsal çözümleyici. Dirimsel ve devimsel psikiyatri yaklaşımlarını kullanarak usyarılımının ruhsal tedavisine yeni bakış açısı getirmiştir. *Usyarılımının Yorumlaması (Interpretaion of Schizophrenia)* kitabı alanında klasik olan Arieti'nin *Bir Şizofreni Anlamak* ve *Büyülü Bireşim Yaratıcılık* kitapları Türkçe'ye çevrilmiştir.

aripiprazol İkinci kuşak çıldırı giderici ilaç. Süt hormonu üzerine yan etkisi en az olan ilaçtır.

arkabeyin yumrusu Beynin görsel bilgilerin işlenmesinde görev alan en arka kısmı. Bölgenin hasarlanma durumunda görme kusurları ortaya çıkar. Birincil görsel alan ışığı, çizgi yönlerini ve nesne sınırlarını ayırt ederken ikincil görme alanı görsel bilginin yorumlanmasını sağlar.

artıcık yayıcı kesitçekim (AYK) Vücuda enjeksiyon yoluyla ya da solunarak alınan organik bileşikleri (ör. glikoz, amino asitler ve sinirileticiler) etiketlemek için kullanılan, kısa ömürlü pozitron yayan oksijen, karbon ve azot elementlerini kullanan görüntüleme tekniği. Nicel veriler, kan akışı, oksijen ya da glikoz özüştürümü ve diğer karmaşık bedenişlevsel olaylar belirli alanlarda değerlendirilir. Hastalıkla ilişkili özüştürüm değişiklikleri ve ilaç etkileri de bu şekilde izlenebilir.

artsorun Hastalık sürecinde hastalığa ya da tedaviye bağlı olarak ortaya çıkan ek sorunlar.

artsorunlu yas *Bakınız* inatçı karmaşık yas bozukluğu.

asabiyet *Bakınız* uyarılgan duygudurum.

Asch uydumculuk deneyi Uydumculuk davranışlarının incelenmesi amacıyla Solomon Asch (1907-1996) tarafından gerçekleştirilen deney. Deneyde, araştırmacının işbirlikçisi olan bir grup insan arasına deneyin gerçek amacından habersiz denekler alınır ve hangi daire daha büyük, hangi çizgi daha kısa gibi belirli konularda yargıya varmaları istenir. İşbirlikçilerin yanlış seçeneğin doğruluğu konusunda yüksek sesle verdikleri yanıtların deneklerin yargılarını etkilediği saptanır. Kamuoyunun kişilerin görüş ve inançları üzerinde etkili olduğunu göstermesi nedeniyle deney klasik olmuştur. *Ayrıca bakınız* uydumculuk.

asetilkolin Vücutta en çok bulunan gevşeltici sinirileticі. Hem merkezi hem de çevresel sinir dizgesinde bulunur. Kalp atımının yavaşlaması, damar genişlemesi, mide-barsak kasılması ve diğer gevşeltici etkilere neden olur. Bellek, uyku ve duygudurum düzenlenmesinde önemli rol oynar. Kolinerjik almaçlar aracılığıyla etki eder. *Bakınız* kolinerjik almaçlar.

asetilkolin karşıtı Atropinin etkilerini ketleyen ilaç. Temel olarak ilaç kaynaklı hareket bozukluklarının tedavisinde kullanılır. *Ayrıca bakınız* parkinsonizm giderici ilaç.

asetilkolin karşıtı etkiler Kolinerjik sinirlerin ketlenmesine bağlı olarak ağız kuruluğu ve görme bulanıklığı gibi etkilerin ortaya çıkması. Genellikle fenotiyazin grubu çıldırıgiderici ve üç halkalı çöküntügiderici ilaçların kullanımında görülen yan etkilerdir.

asetilkolinesteraz Bağlaçtaki asetilkolini asetat ve kolin bileşenlerine ayıran enzim.

asetilkolinesteraz engelleyicileri Sinirileticі asetilkolinin yıkılmasını yavaşlatarak asetilkolinin bilişsel etkisinin sürmesini sağlayan maddeler. Alzheimer hastalığının ilerlemesini yavaşlatmak amacıyla kullanılır.

asıl benlik Jungcu ruhbilime göre kişinin dış dünyaya sunduğu kendiliğin aksine gerçek kendiliği.

asistan *Bakınız* yardımcı hekim.

asit Liserjik asit dietilamid'in (LSD) argoda kullanımı.

asker kalbi *Bakınız* DaCosta belirgesi.

aspartat transaminaz (AST) Karaciğer, kalp, kas, böbrek ve beyin dokularında bulunan enzim. Bu dokularda hücre yıkımı olduğunda kanda AST düzeyi yükselir.

Asperger belirgesi Terim eskiden, bebeklik döneminde ortaya çıkan, toplumsal etkileşimde bozulma, kısıtlı ve basmakalıp davranış örüntüleriyle giden ancak dil ve bilişsel gelişimde bozulmanın olmadığı durumu tanımlamak için kullanılmıştır. RB-TSE-5'te, otizm yelpaze bozukluğu kategorisi, birinci düzeyde (destek gerekir) yer alır. *Ayrıca bakınız* otizm yelpaze bozukluğu.

AST Aspartat Transaminaz

aşağıdan yukarıya işleme Basit ve ayrıntılı tanımlardan başlayıp daha yüksek, karmaşık yapıların oluşmasına doğru işleyen bilişsel süreçler. Yazaçlardan hecelere, hecelerden sözcük ve kavramlara giden işleyiş. Bilgisayar terimlerinden ödünç alınmıştır.

aşağılık duygusu Kişinin gerçek ya da gerçek dışı nedenlerle benliğini yetersiz ve küçük görmesi.

aşağılık karmaşası Alfred Adler tarafından ortaya konmuş olan, herkesin gerçek ya da kurgusal, organik ya da ruhsal bozukluklara ikincil olarak aşağılık ya da yetersizlik duygularıyla dünyaya geldiğini öne süren kavram. Aşağılık ya da aşağılık duygusuyla başa çıkma biçimi kişinin davranışlarını belirler. Bedenin herhangi bir organında gerçekten varolan ya da varsayılan bir yetersizliğin baskıya alınmış değersizlik ve yetersizlik duygusuna yol açtığı, kişinin bunu karşılamak için çaba gösterdiği ileri sürülür. *Ayrıca bakınız* eril başkaldırı.

aşerme Olumsuz duygulanımdan kurtulmak ya da zevk elde etmek için belirli madde ya da deneyimlere duyulan güçlü arzu. Alkol bağımlısının duyumsadığı içme arzusu, kumar bağımlısının şiddetli oynama dürtüsü aşerme olarak değerlendirilir.

aşılama varsayımı Kişinin karşıt görüşün zayıf sürümlerine maruz bırakılmasının bu görüşe karşı direnci artırdığı varsayımı. Tutum araştırmalarında kullanılan bir terim.

aşırı ağrı Aşırı ağrı duyarlılığı. Bedenselleştirme bozukluğunda görülür.

aşırı anımsama Belleğin depolama ve anımsama işlevinin artmış olması durumu. Uyutumla açığa çıkarılabilir. Bazı dâhilerde, takıntı zorlantı bozukluğunda, bazı usyarılımı olgularında ve iki uçlu bozukluk-1'in taşıntı nöbetlerinde görülebilir.

aşırı cinsellik Cinselliğe duyulan aşırı ya da zorlantılı ilgi için kullanılan terim.

aşırı duyarlılık 1. Kişinin özgüven eksikliği nedeniyle kendisine yöneltilen eleştirilere aşırı tepki verme durumu. 2. Dokunun bazı maddelere karşı aşırı tepkiselliği.

aşırı duygu dışavurumu Bir kişiye karşı gösterilen eleştirel, düşmanca ve özel yaşama karışır biçimde aşırı müdahaleci duygusal tutum. Usyarılımının yinelemesinde ailelerin bu tutumunun etkili olduğu ileri sürülmüştür.

aşırı duyum Herhangi bir duyu organıyla, özellikle dokunma duyusuyla sağlanan her türlü uyarana karşı olağandışı duyarlılık gösterme durumu.

aşırı düşünme Düşünce ve ussal etkinlikte aşırılık, genellikle iki uçlu bozukluk-1'in taşıntı evresiyle ilişkilidir.

aşırı etkinlik *Bakınız* aşırı hareketlilik.

aşırı etkinlik belirgesi Yerinde duramama, saldırganlık ve yıkıcı davranışlar gibi aşırı hareketliliğin olduğu bozukluk. *Ayrıca bakınız* dikkat eksikliği hareket aşırılığı bozukluğu.

aşırı genelleme Tek bir olay ya da birbiriyle ilişkisiz birkaç olaydan sonuç çıkararak bu sonucu genel yargıya dönüştürme biçiminde bilişsel çarpıtma.

aşırı hareketlilik Artmış kas etkinliği. Kişi yaşına göre çok daha hareketli, konuşkan ve acelecidir. Bu terim yaygın olarak çocuklarda görülen ve süreğen huzursuzluk, aşırı eylemlilik, dikkat dağınıklığı ve öğrenme güçlüğüyle giden bozukluğu tanımlamak üzere kullanılır. Aşırı etkinlik olarak da adlandırılır. Çocuklarda sürekli bir yerlere tırmanma ve motor takılmış gibi hareket etme söz konusudur. *Ayrıca* *bakınız* dikkat eksikliği hareket aşırılığı bozukluğu.

aşırı iştah Aşırı derecede iştahlı olma durumu. *Ayrıca bakınız* tıkın çıkar hastalığı.

aşırı kaygı bozukluğu Çocukluk ya da ergenlik döneminde görülen, gerçek çevresel zorlanım ya da tehdidin büyüklüğüyle orantısız olarak aşırı kaygılanma ve endişeli davranışlarla giden kaygı bozukluğu.

aşırı soluma Aşırı nefes alma durumu. Genellikle kaygıyla ilişkilidir ve kandaki karbondioksit düzeyini düşürerek baş dönmesi, çarpıntı, ağız çevresi, el ve ayaklarda karıncalanma ve uyuşmaya neden olur. Ender olarak bayılma görülür.

aşırı uyanıklık Tüm iç ve dış uyaranlara aşırı derecede dikkat etme ve odaklanma durumu. Genellikle sanrılı bozuklukta görülür.

aşırı uyarılmışlık Artmış ruhsal ve bedensel gerilim durumu. Ağrıya katlanımın azalması, kaygı, abartılı irkilme tepkisi, uykusuzluk, yorgunluk ve bastırılmış dürtülerin açığa çıkmasıyla kendini gösterir.

aşırı uyku *Bakınız* aşırı uyku bozukluğu.

aşırı uyku bozukluğu Aşırı uyku ya da gündüzleri aşırı uykulu olmayla giden bozukluk. Organik, organik olmayan, uyuşturucu kaynaklı, nedeni bilinmeyen, Klein–Levin belirgesinin bir parçası olan ya da doğası gereği birincil olarak ortaya çıkabilen aşırı uyku hali.

aşırı yeme İştah ve besin alımının artması.

aşırı yerinekoyum Gerçek ya da hayali bedensel ya da ruhsal eksiklikler için gerçekleştirilen bilinçli ya da bilinçdışı düzeyde abartılmış düzeltme, yerine koyma ya da telafi davranışları.

aşk çıldırısı Bir kişinin kendisine aşık olduğuna dair sanrısal inanç. 1922'de Fransız ruh hekimi G. G. de Clerambault tarafından tanımlanmıştır. Tipik olarak aşık olan kişi yüksek bir konum ya da önemli bir yerdedir. Ayrıca de Clerambault belirgesi, tutku çıldırısı ve sevda deliliği olarak da bilinir.

aşk sanrısı *Bakınız* aşk çıldırısı.

aşkın dalınç Dalınç etkisinde olağan yaşantının sınırlarını aştığına inanılan, özüştürümün yavaşladığı, gerilim, kaygı ve olumsuz duyguların kaybolduğu an ya da durum.

aşkınlık gereksinimi Bireyin karmaşık evrende bir amaç ve anlam duygusuna ulaşmak için yaratıcılık ve eylem yoluyla edilgenliği aşma gereksinimi.

aşkınlık İnsan usunun dış gerçekliği kendi sınırlarını aşarak anlama ya da bilme yetisi.

ata simgesi Jung'un, insan türünün ortak deneyimlerini ifade etmek üzere kullandığı simgeler için önerdiği terim. *Ayrıca bakınız* ortak bilinçdışı.

ataerkil Cinsler arası ilişkilerin katmanlaştığı, erkeklerin siyasal, toplumsal, ekinsel, ekonomik ve askeri yapıların denetimini elinde tuttuğu toplum dizgesi. Erkek egemen olarak da bilinir.

atak 1. Hastalığın yoğun, aniden başladığı ve işlevsel bozulmanın hızlı olduğu durum için kullanılan terim. 2. Hastalığın yineleyen her bir dönemi.

ataraktik ilaç *Bakınız* çıldırıgiderici ilaç.

atfedilebilir risk Hasta olan bireylerde hastalık sıklığının maruz kalınan durumla açıklanması. *Ayrıca bakınız* risk etmeni.

atipik antipsikotik ilaçlar *Bakınız* ikinci kuşak çıldırıgiderici ilaçlar.

atomeksetin Norepinefrin geri-alımını engelleyerek merkezi sinir dizgesinde uyarıcı etki yapan madde. Dikkat eksikliği hareket aşırılığı bozukluğu ve dirençli çöküntü tedavisinde kullanılmaktadır.

atrofi *Bakınız* büzüşüm.

ayaktan hasta Hastane yatışı gerektirmeyen ve tıbbi tedaviyi ayaktan alabilen hasta.

ayaktan tedavi edilebilen usyarılımı Hastaneye yatışı gerektirmeden yeterince iyi idare edebilen usyarılımına işaret eden tanımlayıcı terim.

aydınlatılmış onam Önerilen tedavi yöntemi ya da araştırmanın doğası, olası olumlu ya da olumsuz sonuçları hakkında yasal olarak bilgi almasını gerektiren bir işlemi gerçekleştirmek için kişi tarafından araştırmacıya verilen izin.

ayıklık Bağımlı kişinin maddeyi bırakıp bir daha kullanmadan geçirdiği süredeki temiz kalma durumu.

ayırıcı tanı Araştırılan sorunun benzer belirtileri olan iki ya da daha fazla hastalığın hangisine ait olduğunun saptanması işlemi.

ayırt edici çözümleme Belirli bir sonuçla 2 ya da daha fazla yordayıcının doğrusal bileşimi (kombinasyonu) arasındaki ilişkiyi bulmak için kullanılan çok değişkeli sayımbilim yöntemi. Kategorik bağımlı değişkenle sayısal değerler olan bağımsız değişkenler arasında yapılır. Bağımsız değişkenlerin bağımlı değişkeni etkilemesine göre ya aynı ya da farklı gruplara göre sınıflandırılmasını sağlar.

ayırt edici pekiştirme İstenen davranışın pekiştirilmesini, sorunlu ya da daha az istenen davranışın söndürülmesini sağlayan işlem.

ayırt edici uyaran Uyaran varlığında güçlenen, uyaran yokluğunda ise ortaya çıkmayan, belirli bir pekiştiri kalıbının çalışmasıyla ilişkili çevresel olay. Davranış yalnızca uyaran varlığında ortaya çıkma eğilimindedir.

ayırt etme Farklı ama benzer özellikleri olan uyaranlar arasında ayrım yapma ve uygun şekilde tepki verme süreci. Özellikle, edimsel davranışın pekiştirildiği ortamlarda ortaya çıkması, pekiştirilmediği ortamlarda oluşmama durumu. *Ayrıca bakınız* ayırt edici uyaran.

AYK Artıcık Yayıcı Kesitçekim.

ayla etkisi Kişiye ilişkin genel izlenimin ya da tek bir özelliğin ona ilişkin diğer değerlendirmeleri etkileme eğilimi olması.

ayna benlik Toplumbilimci Charles H. Cooley'in (1864-1929) kişinin kendi benliğini başkalarının ona ilişkin düşünce, değerlendirme ve tepkileri temelinde algılama süreci için (başkalarının gözünde neysem oyum) kullandığı terim. *Ayrıca bakınız* genelleştirilmiş başkası.

ayna nöronlar *Bakınız* ayna sinirgözeleri.

ayna sinirgözeleri Başkasına ait bir olay ya da durumu gözlemekle kişinin benzer tepkiler vermesi ya da deneyimlemesini sağlayan sinirgözeleri. Beynin arka-yanbeyin yumrusu, üst-şakak oluğu, adacık ve ön-hareket kabuğu gibi değişik bölgelerinde yerleşiktir. İnsanların davranış, niyet ya da duygusal ifadelerinin toplumsal anlamları bu sinirsel yapı aracılığıyla çözümlenir.

aynalama Birinin sorunlu davranışını, benzerini ona yaparak göstermek. Ruhsal oyunlamada gruptaki başka birinin hasta rolünü oynadığı, hastanın da sanki aynaya bakar gibi onu izlemesinin sağlandığı teknik. Sonrasında hastadan izlenimini yorumlaması istenir.

ayrıcalık Doktorların tedavi sırasında hastalarıyla ilgili olarak elde ettiği bilgileri tanıklık durumunda kullanmak zorunda kalmamalarını sağlamak için yasal haklarına atıfta bulunan terim. Gizlilik kuralına dayanır. Bazı devletler doktor-hasta ilişkisi sırasında elde edilen bilgileri ayrıcalıklı iletişim olarak kabul eder.

ayrıcalıklı iletişim *Bakınız* ayrıcalık.

ayrık öğrenme Önceden öğrenilen şeyleri etkilemeyen ya da önceki öğrenilenlerden etkilenmeyen, kendi içinde bütünlüğü olan bağımsız konu ve becerileri öğrenme.

ayrılık kaygısı Anneden ayrı tutulan ya da uzak kalan bir çocukta görülen ağlama ve uyarılganlık tepkileri.

ayrılık kaygısı bozukluğu Bebek ya da çocuğun, anababa ya da anababa betisinden ayrılma korkusu ve endişesiyle tanımlanan kaygı bozukluğu.

ayrılma Bireyin duygusal olarak ilişkide olduğu kişi ya da kişilerden ayrılması.

ayrılma-bireyleşme Margaret Mahler'in üzerinde durduğu, bebeğin 6-36 ay arasında kendisini anneden ayrı bir kişi olarak algılamaya başladığı evre. Çocuk ayrı kaldıkça bağımsız hale gelir, fiziksel ve ruhsal özerkliğinin farkına varır ve anne ayrılığına dayanmaya başlar. Dört evrede gerçekleşir: Farklılaşma, deneme, yakınlaşma ve ayrılma-bireyleşme.

ayrımcılık Etnik köken, cinsiyet, yaş, ekonomik durum, cinsel yönelim, inanç, bedensel ya da ruhsal özür gibi nedenlere dayanan önyargılarla birey ya da grupların belirli kaynaklara ulaşmasının kısıtlanması.

ayrıntıcılık *Bakınız* çevresellik.

ayrıntılandırım Rüyanın simgesel içeriğinin bilinçdışı süslenme süreci.

ayrışıklık Bireylerin genetik yapılarında eşeyli üremeden kaynaklanan farklılıklar.

ayrıştırma Sanrı içeriğinde yer alan kişiyi farklı kimliklere bölme. Usyarılımında görüldüğü gibi bir kişinin ayrı kişilik ya da kimliklere bölünmesi.

azalmış cinsel istek bozukluğu Cinsel eyleme yönelik düşlem ve arzuların eksikliği ya da yokluğuyla giden cinsel istek bozukluğu. Cinsel uyarılma bozukluğu olarak da adlandırılır.

azalmış devinim *Bakınız* azalmış hareketlilik.

azalmış duyum Dokunsal uyarıma karşı duyarlılığın azalması.

azalmış hareketlilik Düşünce, konuşma ve hareketlerde azalmanın olduğu durum. Azalmış devinim olarak da adlandırılır.

azalmış severk Cinsel ilgi ve dürtüde azalma.

azgın erkeklik Erkekte hastalıklı, doyumsuz cinsel gereksinim ya da isteğin olması. Organik ya da ruhsal etmenlerden kaynaklanabilir. *Karşılaştırın* azgın kadınlık.

azgın kadınlık Kadının cinsel ilişkiye karşı doyumsuz bir şekilde aşırı istek duyması. Organik ya da ruhsal etmenlerden kaynaklanabilir. *Karşılaştırın* azgın erkeklik

azot uyuşturumu *Bakınız* vurgun belirgesi.

azsaçaklı-göze Beynin üç tip destekgözesinden biri olup aksonların üzerini kaplayan sinir kılıfını üretir. Beyaz cevhere rengini veren hücredir.

B

B türü kişilik Kardiyolog Meyer Friedman ve Ray Rosenman tarafından tanımlanmış olan, hedeflerine ulaşmak için aşırı çaba göstermeyen, rahat ve daha az saldırgan yapıdaki kişi.

B_1 vitamini Bilişsel işlevler, kan yapımı, dolaşım, kas gerimi ve karbonhidrat özüştürümü gibi birçok işlemde önem taşıyan çoğu biyokimyasal tepkimenin başlıca ek-enzimi. Alkol bağımlılığı ve yeme bozukluklarında eksikliğine bağlı belirtiler ortaya çıkar.

B_{12} vitamini Besinlerin sindirimi, protein yapımı, yağ ve karbonhidrat yıkımı, demir oluşumu, asetilkolin üretimi, sinir hücrelerinin korunması ve doğurganlık için yeterli düzeyde bulunması gereken vitamin. Eksikliğinde kaygı, çöküntü, taşıntı, çıldırı, bulanım, delirim, kişilik değişmeleri ve bilişsel bozulmalar gibi ruhsal sorunlar ortaya çıkabilir.

B_6 vitamini Sinir kılıfı oluşumu yanı sıra serotonin ve norepinefrin gibi siniriletici maddelerin yapımı için de gerekli olan vitamin. Beslenme bozuklukları ve süreğen alkol kullanımında eksikliği görülebilir.

baba hamileliği Erkeğin eşinde görülen gebelik ve doğum sancılarını, kendisi hamile ve doğum yapıyormuş gibi, bedensel ve ruhsal olarak yaşaması. Bazı toplumlarda ekinsel davranış kalıbı olarak değerlendirilen bu olut kimi durumlarda ruhsal bedensel bozukluk olarak değerlendirilir.

babacılık 1. Gerçekten öyle istememesine rağmen başkalarının yerine onların iyiliği için karar verme. 2. Yöneticilerin kendilerini baba betisi gibi görerek erişkinlere çocuk gibi davranması.

badem Şakak yumrusunda yer alan badem şeklinde yapı. Sınır dizgenin önemli bileşeni olup korku duygusu başta olmak üzere duyguların genel olarak bellendiği ve işlendiği çekirdektir.

bağ kurma Bireyler arasında cinselliğe dayanmayan, sevgi, saygı ve bağlanma duygusu. Özellikle annenin bebeği için hissettiği duygu. Sıklıkla anne-bebek ilişkisini ifade etmek için kullanılmakla beraber babalar için de kullanılır. *Ayrıca bakınız* bağlanma.

bağımlı değişken Araştırmada bağımsız değişkeni etkileyen ya da deneyin sonucunu belirleyen nitelikler. Örneğin, kişinin bir ilaca özgün bedenişlevsel tepkilerinin ölçümü. Sonuç değişkeni olarak da adlandırılır.

bağımlı kişilik bozukluğu Özgüven eksikliği, yaşamının önemli alanlarında sorumluğu başkalarının üstlenmesini isteme, gereksinimlerinin bağımlı olduğu kişi tarafından yerine getirilmesini bekleme gibi özelliklerin olduğu kişilik bozukluğu. Yalnızlık bu kişiler için son derece sıkıntı vericidir.

bağımlılaştırıcı tedavi Hastanın gerilemesine izin verilerek yapılan ruhsaltedavi. Genellikle ruhsal bedensel bozuklukların tedavisinde kullanılır.

bağımlılık 1. Güvenlik, sevgi, korunma, sığınma ve annelik açısından bir başkasına gereksinim duyma. 2. Kişinin gereksinim ve isteklerini karşılamakta yetersiz oluşu, karar verme ve işlerini yapmada başkalarından yardım dilenme durumu.

bağımsız değişken Araştırma yöntemlerinde, araştırmacının dizgeli olarak değiştirdiği özellikler. Örneğin, zaman, doz.

bağımsız yaşam Kişinin başkalarının yardımına gereksinim duymadan günlük yaşam etkinliklerini sürdürebilmesi ve sağlıklı bir şekilde yaşayabilmesi.

bağımsızlaşma Duygu, düşünce ve davranışta anababa ya da bir başkasının güdüm ve etkisinden kurtularak kendi başına yaşayabilecek duruma gelme.

bağıntı katsayısı İki ölçüm değeri arasındaki ilişkiyi anlatan terim. En sık kullanılan bağıntı katsayısı +1 ile -1 arasında değişen iki değişkenli ilişki dizini olan Pearson Çarpım Momenti Katsayısıdır.

bağıntı Sayımbilimde bir ilişki derecesi ölçütü. Değişken nicelikler arasında öngörülebilir ilişki olup nedensel ilişkiyi değil ortak ilişki içinde olunduğunu gösterir. Sıfır bağıntı bu iki değişkenin birbiriyle ilişkili olmadığını, bir ise tam ilişkili olduğunu gösterir. *Ayrıca bakınız* bağıntı katsayısı.

bağlaç aktarımı Bağlaç-önü sinirgözeden bağlaç-ardı sinirgözeye bilgi iletimi için kullanılan genel terim. Bu iletimde sinirileticiler aracılık yapar.

bağlaç aralığı Önceki (bağlaç-önü) sinirgözenin ucu ile sonraki (bağlaç-ardı) sinirgöze gövdesi ya da saçak uçları arasında yaklaşık 20-30 nm açıklığında alan.

bağlaç Bir sinirin başka bir sinirle temas kurduğu özelleşmiş yapı. Bu temas önceki hücrenin bağlaç aralığına sinirileticі salgılaması ve bu ileticinin sonraki hücrede bağlaç-ardı yüzeydeki almaçlar üzerine taşınma sürecini kapsar.

bağlam Durumun özel koşulları, konuşan ve dinleyenin dil dışı toplumsal, ekinsel, ortamsal ve ruhsal nitelikli deneyim ve bilgilerinden oluşan alan.

bağlanma John Bowlby'ye göre, bebek ve anne ya da birincil bakıcı arasındaki duygusal bağ. Bağlanmanın sağlıksız olması çöküntü ya da kaygıya duyarlılığı artırır. Bağlanma kuramı insanların toplumsal varlıklar olduğunu, diğer insanları yalnızca temel gereksinimlerini karşılayacak araç olarak algılamadıklarını kabul eder. Bu yönüyle nesne ilişkileri kuramına benzer. *Ayrıca bakınız* bağ kurma.

bağlanma öğrenmesi Öğrenmenin, bağlandığı kişinin varlığında güçlendiğini ileri süren kuram. Özellikle bebek öğrenmesi için geçerlidir.

bağlanma tarzları Gelişim ruhbilimcisi Mary Ainsworth (1913-1999) tarafından tanımlanan çocukluk bağlanma biçimleri. Araştırmacı, 11-17 aylık çocuklarda, yabancılarla karşılaşma deneyleri sonucunda, üç tarz bağlanma olduğunu ileri sürmüştür: Güvenli bağlanma, kaygılı bağlanma ve kaçıngan bağlanma.

bağlantı alanları Beyin kabuğunda beynin farklı alanlarını birleştiren bölgeler. Birincil duyu alanlarının etkinliğini bütünleştirir ve onları devinim alanlarıyla birleştirir. Böylece düşünce, algı, bellek, dil, duygusal davranış ve istemli hareketler gibi üst düzey işlevlere bedenyapısal destek sağlar. Beyin kabuğunda üç ana bağlantı alanı vardır: (1) Yanbeyin-şakak-arkabeyin bağlantı kabuğu. Duyu ve dil işlevleri arasında bağlantı sağlar; bedenduyum, işitme ve görmeyle ilişkili bilgilerin birleştirilerek karmaşık algıların oluşum ve denetiminde temel rol oynar. (2) Enönbeyin bağlantı kabuğu. Karmaşık devinimsel eylemleri düzenler, sonraki eyleme karar vermek için gerekli bilgiyi sağlar. (3) Sınır bağlantı kabuğu. Duygu, bellek ve güdülenim işlevlerinde rol alır.

bağlantı özdeği Beyinde iki yarıküreyi birleştiren en büyük bağlantı yapısı. Yarıkürelerin ilgili bölümleri karşı taraftaki alanlarına sinirgözelerden çıkan aksonlar aracılığıyla bilgi gönderir. Böylece yarıküreler arasında eşgüdüm sağlanmış olur. 200 milyondan fazla sinir lifini taşıdığı için kalın ve sert bir yapıdır. Latince adını (corpus callosum / sert cisim) bu özelliğinden almıştır. Bağlantı özdeği kesildiğinde bölünmüş beyin belirgesi ortaya çıkar. *Bakınız* bölünmüş beyin, bağlantısızlık belirgesi.

bağlantısallık Bilişsel dizgelerin, her biri farklı düzeylerde etkinleşen sinirsel ağlar aracılığıyla oluşması. Beynin temel yapı taşı niteliğindeki sinir ağları çevreden ya da diğer sinir hücrelerinden gelen sinyalleri alan giriş birimi, bu girdileri bütünleştirerek çeşitli işlemlere tabi tutan bütünleştirme birimi ve diğer hücrelere ya da sinir hücrelerine bilgi gönderen çıkış biriminden oluşan bir ağ şeklindedir. Bilgi işleme, birbiriyle farklı düzeylerde ilişkili olan sinirsel ağların uyarıcı ya da engelleyici yönde etkileşmesiyle gerçekleşir.

bağlantısız kaygı Bireyin yaşamının her yönüyle ilişkili olabilen, nedeni belli olmayan ve süreklilik gösteren kaygı. Herhangi bir nesne ya da olayla bağlantılı değildir. Bazı usyarılımı olgularında da görülmekle birlikte özellikle kaygı bozukluklarında ortaya çıkar.

bağlantısızlık belirgesi Beyinde, sinir dizgesinin diğer merkezlerine giden bağlantı liflerinin kopması sonucu oluşan sinirsel hastalıklar grubu.

bağlantısızlık Usyarılımında sık görülen, hastanın ilgisiz düşünce ve imgeler arasında bağdaştırma yaptığı, anlamların üst üste bindiği dil bozukluğu.

bağlılık Kişi, grup, kuram ya da öğretiye karşı geliştirilen düşünsel ya da duygusal bağ hissi.

bakıcı 1. Bebek ya da çocuğun gereksinimlerini karşılayan kişi. 2. Hastalığın ya da yetiyitiminin tedavi ya da iyileştiriminde görev alan kişi. Ayrıca bakım veren olarak da bilinir.

bakıcının yapay bozukluğu Kişinin, bakım verdiği birinde aldatıcı bir şekilde hastalık belirtileri oluşturduğu bozukluk. Yaygın olarak çocuğunu hastalanmış gösteren anne şeklinde karşılaşılır. Bazı durumlarda bakılan kişide gerçek yaralanma ya da hastalık oluşabilir. RB-TSE-5'te başkasına yüklenen yapay bozukluk olarak sınıflanır.

bakım ve koruma işlemleri Anababa ya da bakım verenlerin çocuğa yeterince bakım sağlayamadığı durumlarda devlet kurumlarının çocuğu bakım ve korumaya alması.

bakım veren *Bakınız* bakıcı.

balmumu esnekliği Kişinin bedenine bir konum verdikten sonra, verilen konumun sürmesi durumu. El, kol ya da gövde bir şekilde hareket ettirildiğinde sanki mumdan bir yapıymış gibi hissedilir. Donakalım ve mumsu esneklik olarak da adlandırılır. Usyarılımında görülür.

barbitürat Merkezi sinir dizgesi baskılayıcısı olarak işlev gören, kolayca bağımlılığa yol açabilen barbitürik asitten türetilmiş yatıştırıcı ve uyutucu ilaç sınıfı. Örneğin, fenobarbital, sekobarbital, sodyum tiopental.

basımlama Hayvanlarda erken dönem duyarlı gelişim evresinde ortaya çıkan özel bir öğrenme biçimi. Hızlı edinilmesi ve soyun tükenmesine karşı direnç oluşturması temel özelliğidir. Duyarlı evrede uygun uyarana maruz kalarak türe özgü belirli davranış örüntülerini öğrenmeye önceden belirlenmiş bir eğilimi belirtir.

basınçlı konuşma Kendiliğinden konuşma miktarında artış, yüksek sesli ve hızlı konuşma. Taşıntı, usyarılımı ve bilişsel bozukluklarda görülür.

baskılama Kabul edilemez dürtü, duygu ya da düşüncenin bilinçli olarak denetlenme ve önlenmesi eylemi. Bilinçdışı süreç olan bastırmadan farklıdır.

baskınlama Duygusal tepkiler sona erinceye kadar, kişiyi ansızın yoğun bir şekilde uyaranlarla karşılaştırarak kaygıyı sonlandırmak için kullanılan davranış tedavisi.

baskınlık 1. Başkaları üzerinde egemenlik kurma, denetim altına alma, onlara emir verme eğilimi. 2. Sinirbilimde, dil işlevinin beyin kabuğunun bir yanından denetlenmesi. 3. Genetikte, bir genin eşleştiği çekinik geni dışlayarak dışyapıda etki gösterme yetisi.

basmakalıp hareket bozukluğu Kasıtlı, yineleyen ve işlevsel olmayan dizemli davranışlardan oluşan, kabul edilebilir bir amaca hizmet etmeyen (ör. el çırpma, vücut sallama, kafa vurma, yüz tokatlama, deri yolma) hareket bozukluğu. Hareketler zararsız ve sınırlı olabilir ya da kendini yaralamaya yol açabilir.

basmakalıplık Konuşma ya da bedensel hareketlerin sürekli tekrar edilmesi. Katılakalım türü usyarılımı olgularında gözlenir.

basmakalıplık ve alışkanlık bozukluğu *Bakınız* basmakalıp hareket bozukluğu.

bastırıcı-esinleyici grup tedavisi Hastaların güdülenimini artırmak ve olumsuz duyguları yönetmelerine yardımcı olmak amacıyla yapılan grup tedavisi. Genellikle kurumda kalan ve ciddi düzeyde yetiyitimi olan hastalardan oluşan büyük gruplarda uygulanır.

bastırma Kabul edilemez ussal içeriklerin bastırıldığı ya da bilinç dışında tutulduğu savunma düzeneği. Hem olağan ruhsal gelişimde hem de sinirceli ve çıldırılı belirti oluşumunda önemlidir. Freud, iki tür bastırma tanımlamıştır: (1) Bastırılmış öğenin bir zamanlar bilinç alanında olduğu, uygun bastırma; (2) bastırılmış öğenin hiçbir zaman bilinç alanında olmadığı ilkel bastırma. *Karşılaştırın* baskılama.

başağrısı Genellikle sinirsel, damarsal ya da yangısal, bazen de ruhsal nedenlerle kafada ortaya çıkan ağrı duyumu.

başarı gereksinimi Kişiyi başarabileceği işlere yönlendiren başarma gereksinimi.

başarım Yapma, etme, gerçekleştirme, hedefe ulaşmaya çalışma.

başetme düzeneği Bilinçli ya da bilinçdışı olarak zorlanımın üstesinden gelme becerisi.

başka türlü adlandırılamayan (BTA) RB-TSE'de, farklı ruhsal bozuklukların olağandışı ve alışılmadık türlerini tanımlamak için kullanılan terim. Örneğin, BTA yeme bozukluğu, BTA seğirti bozukluğu, BTA yaygın gelişimsel bozukluk.

başka türlü adlandırılamayan yaygın gelişimsel bozukluk RB-TSE-5'te kullanılan, diğer kalıcı gelişimsel bozukluklardan biri (Otizm, Asperger belirgesi, Rett belirgesi ve çocukluk çağı dağılma bozukluğu) için tüm ölçütleri karşılamayan ve/ya da çelişkili özellikleri olabilen yaygın gelişimsel bozukluklar için kullanılan tanı kategorisi.

başka türlü tanımlanmış ailesel durum Dikkat ya da tedavi odağının ruhsal bir bozukluk, anababa-çocuk ya da evlilik sorununa bağlı olmadığı, üvey bireylerin, büyükanne/büyükbabaların ya da diğer aile üyelerinin söz konusu olduğu zamanlarda kullanılan RB-TSE kategorisi.

başkalaşım Özellikle kişiliğin oturmuş niteliklerinin birden bire dikkati çekecek değişimler göstermesi.

başkasına yüklenen yapay bozukluk *Bakınız* bakıcının yapay bozukluğu.

başlangıç uykusuzluğu Uykuya dalmada güçlük yaşama, genellikle kaygı bozukluğunda görülür. *Karşılaştırın* orta uykusuzluk, bitiş uykusuzluğu.

baştan çıkarma kuramı Freud'un çocukluk cinsel örselenmesiyle sonradan gelişen dönüşümce arasında ilişki olduğunu ileri süren kuramı.

Bayley Çocuklar için Gelişim Envanteri (BÇGE) Doğumdan 42 aya kadar olan çocuklara uygulanan test. Çocuğun dil gelişimi, sorun çözme becerisi, ince ve kaba devinim gelişim, dikkat süresi, toplumsal katılım, duygudurum, hareket edebilme ve hareketleri yönetebilme becerisini değerlendirir.

BBKA Bölgesel Beyin Kan Akımı.

BÇGE Bayley Çocuklar için Gelişim Envanteri.

BÇÖ Beck Çöküntü Ölçeği.

BDO Beyin Damar Olayı.

BDT Bilişsel Davranışçı Tedavi.

bebek alkol belirgesi Gebelikte alkol kullanımı nedeniyle oluşan doğumsal kusurlar, merkezi sinir dizgesi işlev bozukluğu ve zeka geriliğiyle giden belirge.

bebek cinselliği Bebek ve çocukların kösnül yaşamlarına ilişkin ruhsal çözümleyici kavram. Doğduğu andan itibaren, bebeklerin cinsel etkinliklere yeterliği olduğunu ileri sürer. Yaşamın ilk 6 yılındaki ruhsal cinsel gelişim evrelerini; ağızsal dönem (doğumdan 18. aya kadar), makatsal dönem (1-3 yaş arası) ve kamışsal dönemi (2-6 yaş arası) kapsar.

bebek psikiyatrisi Bebeklerdeki uyumsuz ruhsal işlevselliğin tanı, tedavi ve önlenmesiyle ilgilenen çocuk psikiyatrisi alanı.

bebeklik bağlanma bozukluğu Bebeğin annesine ya da birincil bakıcısına bağlanmasını sağlayan davranışlarda eksiklik ya da çarpıklıklar nedeniyle bebekte ortaya çıkan olağandışı tepkiler.

bebeklik bellekyitimi Yaşamın ilk yılları ve erken çocuklukla ilgili yaşantıların dizgeli olarak unutulması.

bebeklik devimleri Çocukluk döneminde görülen ve yetişkin kişiliği üzerinde bilinçdışı etkisi olan Oedipus karmaşası gibi ruhsal devimsel süreçler.

bebeklik gevişleme bozukluğu Erken çocukluk çağında bulantı, öğürme ya da ilişkili mide-barsak bozukluğu olmaksızın yineleyen biçimde yenen gıdaların geri çıkarılması ve gevişlenmesiyle giden ender görülen yeme bozukluğu. Geri çıkarılan yiyecekler ağızdan atılır ya da yeniden çiğnenip yutulur. Ayrıca *geviş* de denir.

bebeklik otizmi RB-TSE-5'te otizm yelpaze bozukluğu başlığı altında incelenen terim. Bebeklikte başlayan, içe çekilme ya da tamamen kendiyle ilgilenme, ana-babaya bağlanma yetersizliği, iletişim bozukluğu, nesnelerle aşırı uğraş ve çevrenin sürekli tekdüze olmasına yönelik takıntılı isteklerle gider. Kanner belirgesi olarak da adlandırılır.

bebeklik tümgüçlülüğü Freud'a göre küçük çocukların bütün dilek ve isteklerinin doyurulmasını isteme ve beklemesi.

bebeklik ya da erken çocukluk dönemi beslenme bozukluğu *Bakınız* kaçıngan/kısıtlı gıda alım bozukluğu.

bebeklik ya da erken çocukluk dönemi tepkisel bağlanma bozukluğu (TBB) 5 yaşından önce ilişki kurma yetisinde ciddi bozulmanın olduğu durum. Çocuklarda aşırı derecede ketlenmiş, ikircikli ya da çelişkili tepkiler görülür. Yaşıtlarına göre toplumsal gelişim geri kalır. Sık bakıcı değiştirme ya da bakıcının aşırı sayrıl tutumu nedeniyle geliştiği varsayılmaktadır.

bebeklik Yaşamın ilk iki yılını kapsayan, savunmasız ve belirgin bağımlılığın olduğu gelişim dönemi.

bebeksi davranış Yetişkin kişide görülen çocuklara özgü davranış.

bebeksi sesletim *Bakınız* gelişimsel sesletim bozukluğu.

bebeksi yineyineleyim *Bakınız* gelişimsel sesletim bozukluğu.

bebeksilik Çocuk ya da yetişkinde gelişimin ruhsal ya da bedensel açıdan ilkel bir aşamada kalması ya da bu düzeye doğru gerilemesi.

bebeleme Bebeğin konuşmayı öğrenme sürecinde yinelemeli olarak 'ba ba', 'ma ma' gibi tek heceli sesler çıkarması.

beceri Doğuştan gelen ve deneyimle gelişimini sürdüren yetilerin belirli alanlarda yetkinlik kazanması. *Ayrıca bakınız* yeti, yetenek.

beceriye karşı aşağılık duygusu Erickson'un ruhsal toplumsal gelişim evrelerinden dördüncüsü. 6-11 yaş arasında çocuğun içinde yaşadığı kültürün gerektirdiği üretken becerileri kazanması beklenir, kazanamaması durumunda ortaya çıkan aşağılık duygusunu anlatır.

beceriyitimi Daha önce yapılabilen, amaca yönelik ve istemli hareketleri belirli bir düzende yapma yetisinin azalması ya da kaybı. Felç ya da başka duyu ve hareket bozukluklarıyla açıklanamaz. Örneğin, yapısal beceri yitiminde hasta iki ya da üç boyutlu şekilleri çizemez.

Beck Çöküntü Ölçeği (BÇÖ) Çöküntü bozukluğu düzeyini niceliksel olarak değerlendiren 21 maddelik bir özbildirim ölçeği. Çöküntülü duygudurumla ilişkili her madde şiddeti belirlemek üzere 0 ile 3 arasında puanlanır.

Beck, Aaron Temkin (1921-) Bilişsel tedavi ve bilişsel davranışçı tedavinin babası olarak bilinen Amerikalı ruh hekimi. Öncüsü olduğu kuramlar çöküntü ve kaygı bozukluklarının tedavisinde başarıyla kullanılmaktadır. Kaygı ve çöküntü için özbildirim ölçekleri geliştirmiştir. Beck Çöküntü Ölçeği depresyon çalışmalarında en sık kullanılan ölçeklerdendir. 600'den fazla makalesi yayımlanan Beck'in *Çöküntünün tanı ve yönetimi, Çöküntü: Nedenleri ve tedavisi, Bilişsel tedavi ve duygusal bozukluklar, Çöküntünün bilişsel tedavisi, Madde kötüye kullanımında bilişsel tedavi (birlikte yazar), İki uçlu bozukluk: Bilişsel tedavi yaklaşımı (birlikte yazar), Kişilik bozukluklarının bilişsel tedavisi (birlikte yazar), Kaygı bozuklukları ve ürküler: Bilişsel bakış (birlikte yazar), Usyarılımı: Bilişsel kuram, araştırma ve tedavi (birlikte yazar), Bağımlılar için bilişsel grup tedavisi (birlikte yazar)* gibi kitapları bulunmaktadır.

beden biçimalgı bozukluğu Vücudun bir kısmının biçimsel olarak bozuk olduğuna dair gerçekçi olmayan endişeyle giden bozukluk. RBTSE-5'te takıntı zorlantı ve ilişkili bozukluklar grubunda sınıflandırılır. Biçimsizlik ürküsü olarak da adlandırılır.

beden dili Düşünce ve duyguların beden duruşu ve hareketlerle anlatımı.

beden duruşu Beden ve organların yerçekimine göre aldığı konum.

beden imgesi 1. Kişinin bedeni ve bedeninin çevreyle olan ilişkisine dair algısı. Bu algı iç duyumlar, beden duruşu, nesne ve insanlarla olan ilişkilere göre şekillenir. 2. Kişinin kendi bedeni ve görünümü konusunda toplumsal ölçünlere dayalı duygu ve tutumları.

beden kitle göstergesi (BKG) Beden ağırlığını boya kıyaslayarak veren ölçüt. Kilogram cinsinden ağırlığın boyun metre karesine bölünmesiyle elde edilir. Vücudun yağ oranını hesaba katmadığı için gerçekçi bir değerlendirme sayılmamakla birlikte çalışmalarda sıklıkla kullanılır.

beden odaklı yinelemeli davranış bozukluğu Tırnak yeme, dudak ısırma, yanak çiğneme gibi bedene odaklı yineleyen davranış bozukluğu. Klinik düzeyde sıkıntıya neden olur.

beden sağlığını etkileyen ruhsal etmenler Ruhsal etmenlerin kısmen etkilediği ya da neden olduğu fiziksel belirtilerin görüldüğü bozukluk. Bedenişlevsel ve organik değişiklikler süregiden duygusal rahatsızlıktan etkilenir. Örneğin, atopik dermatit, migren, ülser. Ayrıca ruhsal bedensel hastalık da denir.

beden tanımazlık Bedeninin bir bölümünü kendisinin parçası olarak tanıyamama durumu. Ayrıca kendi bedenini yadsıma da denir.

beden tipi Bir insanın duygudurumu ve davranış özellikleriyle ilişkili olduğuna inanılan fiziksel yapısı. Bilimsel bir geçerliliği bulunmamaktadır.

bedenduyum Belirli bir organa özgü olmayan, vücudun tamamına yayılan temas, sıcaklık, ağrı, basınç ve hareket gibi duyuların algılanması. Yanbeyinde yer alan bedenduyum kabuğunun işlevidir.

bedenduyum kabuğu *Bakınız* yanbeyin yumrusu.

bedenduyum yitimi Fiziksel varlık duyumunun azalması ya da kaybı.

bedenişlevsel ruhbilim Davranışın altında yatan bedenişlevsel süreçleri araştıran ruhbilim alanı.

bedensel belirti bozukluğu Belirgin bir fiziksel nedeni olmayan, ciddi bir hastalığı olduğu inancıyla giden, yineleyen çoklu bedensel yakınmalar için kullanılan RB-TSE-5 tanısı. Belirtilerin saptanabilen organik bulguları yoktur, genellikle hasta tarafından yanlış yorumlama söz konusudur ve görünüşte ruhsal etmenlerle bağlantılıdır. Daha önce bedenselleştirme bozukluğu denirdi. Ayrıca Briquet belirgesi olarak da bilinir.

bedensel belirti ve ilişkili bozukluklar Bedensel belirti bozukluğu, işlevgören sinirsel belirti bozukluğu, hastalık kaygısı bozukluğu, beden sağlığını etkileyen ruhsal etmenler ve yapay bozukluğu içeren RB-TSE-5 tanı kategorisi.

bedensel duyu dizgesi Yanbeyinde yer alan birincil beden duyu kabuğu, merkezardı kıvrımda (post-central gyrus) yerleşik dört ayrı beden yüzeyi haritası içerir. Kabuktaki harita durağan değil devingendir, kullanılan beden bölgesine göre işlevsel bağlantıları azalıp çoğalabilir. *Bakınız* derin duyu.

bedensel katılım Bilinçdışı özlem, dilek ve çatışmaların bedensel belirtiler olarak ortaya çıkması.

bedensel sanrı Beden işleyişi ya da görüntüsüyle ilgili sanrısal düşünce.

bedensel tedavi Ruhsal bozuklukların dirimsel, organik ya da fiziksel yollarla tedavisi.

bedensel varsanı Bedenle ilgili gerçekçi olmayan fiziksel duyum algısı. Örneğin, bedeninde tepeden aşağı doğru akan elektrik akımı hissetmek.

bedenselleştirme bozukluğu Belirgin ruhsal nedenlerle tekrarlayan ve çoklu bedensel yakınmaların görüldüğü bedensi bozukluk. RB-TSE-5'te bedensel belirti bozukluğu olarak geçer. Ayrıca Briquet belirgesi olarak da bilinir.

bedensi bozukluklar Daha önce bedenle aşırı uğraş ve hastalık korkularıyla tanımlanan bir grup ruhsal bozukluk için kullanılan terim. Belirtiler ruhsal etmenlerle ya da çatışmalarla bağlantılıdır ancak istemli denetim altında değildir. RB-TSE-IV'te bedensi bozukluklar bedenselleştirme bozukluğu, döndürme bozukluğu, beden biçimalgı bozukluğu ve bedensi ağrı bozukluğu olarak geçmekteydi. Bu bozukluk grubu RB-TSE-5'te bedensel belirti ve ilişkili bozukluklar olarak sınıflanmaktadır. *Ayrıca bakınız* yapay bozukluk, sayrıcalık.

Beers, Clifford (1876–1943) Amerikan ruhsal sağlıklanım hareketinin kurucusu. Çöküntü ve kuşkuculukları nedeniyle uzun süre akıl hastanesinde yatarak tedavi görmüş olan Beers karşılaştığı kötü uygulamaları *Kendini Bulan Akıl* kitabında (1908) anlatmıştır. Kitap en çok satanlar listesine girmiş ve ruh sağlığında kurumsal değişimin tetikleyicisi olmuştur.

beklenti 1. Belirli bir olayın baş göstereceği düşüncesi ya da sezinlenmesi sonucunda belirli bir dizi devinimsel etkinlik yapmak üzere ussal kurulum. 2. Bir amaca yönelik sıkıntıyı gidermek için dikkatli bir şekilde plan yapma.

beklentisel kaygı 1. Kaygılanacağı ya da ürküntü atağı geçireceği kaygısı. Kaygı bozukluklarında sık görülür ve alan ürküsüne yol açabilir. 2. Önemli bir görüşme, sınav ya da başarım öncesinde ortaya çıkan endişe.

belden girim Tanısal amaçla beyin-omurilik sıvısının alınması, bölgesel uyuşturucu ya da diğer ilaçların uygulanması amacıyla bel omurları arasındaki alandan iğneyle girilmesi işlemi.

belirge Sayrıl bir durum oluşturacak şekilde belirli belirti ve bulguların birlikte görüldüğü klinik tablo. Genellikle nedeni bilinmeyen belirti kümeleri için kullanılan terim, hastalık anlaşıldıktan sonra da kullanılmaya devam edilmektedir. Örneğin, edinilmiş bağışıklık yetmezliği belirgesinin (EBYB) nedeni bilinmediği zaman bu ad verilmişti, ancak neden olan sargan anlaşıldıktan sonra da hastalığın adı aynı şekilde devam etmektedir.

belirlenemezlik *Bakınız* özgür istenç.

belirlenimcilik Hiçbir şeyin rastgele ortaya çıkmadığını, belirli neden ya da güçler sonucunda oluştuğunu açıklayan kavram. Davranışların eski yaşantılar ve bilinçdışı süreçlerle belirlendiğini ileri sürer. Bu düşünce okulu özgür istenci reddeder. *Bakınız* özgür istenç.

belirti 1. Canlı organizmada düzgün gitmeyen durumların geliştiğini belli eden ipucu. 2. Hastanın deneyimlediği ancak doktor tarafından gözlemlenemeyen ruhsal ya da bedensel rahatsızlığı gösteren herhangi bir olağandışılık. *Karşılaştırın* bulgu.

belirti kümesi Davranış bozukluklarında ortaya çıkan ve aralarında sıkı ilişki bulunan belirtiler topluluğu.

belirti oluşumu Bastırılmış bir dürtünün dolaylı olarak serbest bırakıldığı ve belirti şeklinde görünür kılındığı bilinçdışı ruhsal süreç. Hem yasak dürtü hem de buna karşı olan benlik tepkisinin kısmi doyumunu yansıtan bir uzlaşma olarak görülür.

belirti yerinekoyum Oluşumundan sorumlu olan bilinçdışı çatışmalara bakılmaksızın giderilen bir grup belirtinin yerini yeni belirtilerin alması. Davranış tedavisi ve uyutum gibi tedaviler bu açıdan eleştirilmiştir.

belirtibilim Hastalıkların işaret ve belirtilerini inceleyen bilim dalı. Türkçede semiyoloji olarak da kullanılmaktadır.

belirtisel çıldırı Bedensel hastalıklar sonucunda ortaya çıkan beyin işlev bozukluğu. En yaygın görünümü delirimle giden durumlardır. Akciğer yangısı, grip ya da doğumardı görülen yangılar gibi iven bulaşıcı hastalıklar sırasında da ortaya çıkabilir.

belleğin sağlamlaştırılması Bellenen deneyim ya da bilgilerin güçlenerek örselenme ya da diğer olaylar nedeniyle ortaya çıkabilecek ket vurmaya dirençli hale gelme süreci. Bellek temsilleri zamanla denizatından beyin kabuğunun değişik alanlarına geçiş yapar ve uzun süreli belleğe yerleşir. *Bakınız* uzun süreli bellek.

bellek 1. Duyularla algılanan ya da düşünülen bilgiyi düzenleme, kodlama, saklama ve anımsama süreci. 2. Bilginin saklandığı ve depolandığı yer. 3. Depolanan bilginin kendisi. Bellek hem süreç hem yer hem de bilginin kendisidir. Bir çeşit bilgi işleme ya da öğrenmedir. Çevreden gelen bilgiler ham halleriyle birkaç saniyeliğine duyusal bellekte tutulur. Dikkat edilmezse hemen söner. Ancak dikkat edildiğinde işlem belleği kısıtlı miktarda bilgiyi saniyeler içinde işler. Bu bilgiyle biraz daha ilgilenilirse kısa süreli bellekte tutulur, ilgi geçince unutulur ya da daha fazla işlenerek uzun süreli belleğe aktarılır. Kısa süreli bellekten uzun süreli belleğe aktarım bilgilerin tekrarlanarak ve yeni çağrışımlar oluşturma yoluyla kodlanarak gerçekleşir. Uzun süreli bellek neredeyse sonsuz miktarda bilginin depolanması ve tekrar tekrar işlenmesidir. İstendiğinde ilgilenilen bilgiler depo bellekten kısa süreli belleğe geri çağrılır. Öğrenilmiş bilgiler ipucu olmadan ya da çok az ipucuyla geri çağrılırsa anımsama, daha fazla dışsal ipucu yardımıyla geri çağrılırsa tanıma gerçekleşir.

bellek izi Bilginin öğrenilmesiyle anımsanması arasında geçen sürede sinir dizgesinde olduğu ileri sürülen sinirişlevsel değişiklik. Acı veren olayın tümden bastırılmadıkça bilinçte kalan izi.

bellekyitimi Geçmiş yaşantıları kısmen ya da tümden anımsayamama.

belleme Öğrenilmiş bilgilerin tekrarlanarak kalıcılaşmasının sağlanması. Ezberleme olarak da bilinir. *Bakınız* bellek.

belletim Ekinsel bilginin kuşaktan kuşağa aktarılması. Aynı ekin içinde yaşayan bireylerin doğal yollarla önceki kuşaklara ait bilgileri öğrenmesi. Dirimbilimci Richard Dawkins'in (1941-) İngilizce *gene* sözcüğünü çağrıştırması nedeniyle *memory* sözcüğünden *meme* sözcüğünü türetmesiyle ortaya çıkmış olan kavramdır. Aynı şekilde bellek kalıtımını anlatmak üzere *meme* karşılığında belletim sözcüğü benimsenmiştir.

ben düşkünlüğü Kişinin kendisiyle hastalık düzeyinde aşırı ilgilenmesi ya da hepten benmerkezci olması. *Ayrıca bakınız* özseverlik.

Bender-Gestalt Testi. Lauretta Bender (1897-1987) tarafından tasarlanmış olan, kartlar üzerine çizili 9 şeklin kopya edilmesinin istendiği test. Çizimde düşülen yanılgılar, bilişsel süreçlerde organik sayrılığa işaret eder.

benimseme 1. Olumlu bir özelliği kendi benliğine katma. 2. Bir görüşü savunacak düzeyde onaylama. 3. Yaşamda değiştirilemeyecek gerçekleri kabullenme.

benliğe uyumlu Kişiliğin olumlu ve tutarlı olarak görülen, kişi tarafından tamamen benimsenen yanları. Kişi, durumundan memnundur.

benliğe uyumsuz eşcinsellik Karşıcinsel uyarılma yaşamak ya da arzuyu artırmak isteyen bir kişide istenmeyen ve rahatsız edici eşcinsel uyarılma olması durumu.

benliğe uyumsuz Kişiliğin olumsuz ve tutarsız olarak görülen, kişi tarafından benimsenmeyen yanları. Kişi, durumundan rahatsızdır. Benliğe yabancı olarak da adlandırılır.

benliğe yabancı *Bakınız* benliğe uyumsuz.

benliğin başetme becerisi Kişinin ruhsal ya da toplumsal bir sorunla başa çıkmak ya da üstesinden gelmek için geliştirdiği uyum yöntemi ya da kapasitesi.

benlik 1. Kişinin kendisi için edindiği bilinç, ne olduğu ne olmak istediği ve çevresince nasıl tanındığına yönelik farkındalık. 2. Ruhsal aygıtın düzenleyici, denge ve uyum sağlayıcı parçası. Freud'un yapısal kuramındaki ruhsal aygıtın üç bileşeninden biri. Diğerleri altbenlik ve üstbenliktir. Temel içgüdülerle dış dünyanın talepleri arasında bir konumda yer alıp kişi ile dış gerçeklik arasında aracılık yapar. Bunu yaparken kendiliğin hem fiziksel hem de ruhsal gereksinimlerini, çevrenin özellik ve tutumlarını algılar. İçsel taleplerin dış gerekçelere göre ayarlanabilmesi için bu algıları değerlendirir, eşgüdümler ve bütünleştirir. Ayrıca kişiyi altbenlik ve üstbenlik taleplerine karşı korumak için belirli savunma işlevleri vardır. Benliğin bazı bilinçli bileşenleri olmakla birlikte etkilerinin çoğu kendiliğinden, bilinçdışıdır. Gerçeğe uyum, benliğin en önemli işlevidir.

benlik çözümlemesi Özellikle ruhsal çatışmalarda benliğin nasıl işlediğiyle ilgili ruhsal çözümleyici çalışma. Freud'a göre benliğin savunmalarını yıkarak içgüdülerini özgür bırakmak yerine, tedavi amacıyla benliğin birleştirici ve savunucu nitelikte olan güçlü ya da güçsüz yönlerinden yararlanmak olasıdır. *Ayrıca bakınız* benlik ruhbilimi.

benlik direnci Freud'a göre ruhsal çözümleme sırasında bireyin baskıya alınmış dürtülerinin ortaya çıkarılmasına, tanıtılmasına ve böylece sağlıksız, sinirceli savunmaların bir yana bırakılmasına karşı direnmesi.

benlik dürtüsü Özsaygının korunması için gerekli etkinlikleri sağlayan güdülerin tümü.

benlik gelişimi Çocuğun başkalarından ayrı bir kişi olarak, kişisel özellikleri ve sahip olmak istediği nitelikler açısından bilinçli gelişim göstermesi.

benlik gerilemesi Benlik gelişiminin, altbenliğin etkisi altında eski evrelere doğru gerilemesi.

benlik gücü Benliğin, kişilik örgütlenmesinin bozulmasını önleyecek şekilde, zorlu durumlara karşı dayanma yeterliliği. Algılama, düşünme, konuşma gibi benlik işlevlerini sürdürme düzeyi.

benlik içgüdüsü Freud'a göre altbenliğin içgüdüsü olan severk, yaşam ve ölüm içgüdüleri gibi bireyin varlığını korumaya yarayan güçler.

benlik işlevleri Benliğin altbenlikle üstbenlik arasında denge kurma işlevi. Bunu, gerçeği değerlendirme, yargılama, nesne ilişkileri, düşünce süreçleri, benliğin hizmetinde uyumsal gerileme, uyarı eşiğini ayarlama, savunma işlevleri, özerk işlevler, dürtü denetimi ve düzenlemesiyle sağlar.

benlik karmaşası Jung'a göre benlikle ilişkili duygusal tepkilerden oluşan ruhsal yapı.

benlik kaygısı Benliğe zarar verdiği sanılan bir duruma karşı yapılan ve bütün benlik savunmalarının kaynağı olan tepki.

benlik örneği Kişinin örnek alarak benliğini şekillendirdiği kimse.

benlik ruhbilimi İçgüdüsel dürtülerin denetim, düzenleme, gerçeklikle ilişki ve nesne ilişkilerinin gelişimiyle ilgili benlik işlemlerinin incelenmesini konu edinir. *Ayrıca bakınız* benlik çözümlemesi.

benlik savunması Benliğin bütünlüğünü korumak için altbenlik tepkilerinin eğitilip yüceltilmesi ya da simgeleştirilerek değiştirilmesi. Altbenlikle üstbenlik arasında uyum sağlanarak benlik korunur.

benlik saygısı Kişinin yeterlik ve yetersizlikleriyle birlikte kendini sevmesi ve değerine inanması. Başkalarına göre kendisini ne aşağıda ne de yukarıda görme.

benlik sınırları Sağlam bir benliğin, gerçek olanı gerçek olmayandan ayırt edebilme yetisine değinen kavram. Paul Federn (1871-1950) tarafından öne sürülmüştür. Benlik sınırları bastırılmış bilinçdışı içeriğin benliği zorlamasını önler, sınırlar kaybolunca kişide özeyabancılaşma ve gerçekdışılaşma ortaya çıkabilir. Usyarılımı ve çözülüm durumlarında benlik sınırlarının gevşediği söylenir.

benlik ülküsü Benlik ve üstbenliğin ortak bir düşüncede buluşma durumu. Düşünce, davranış ya da dürtüler içselleştirilmiş hedef ya da ülkülerle örtüşür ve özdoyum yaşanır.

benlik yatırımı Ruhsal erkenin bir nesne üzerinde yoğunlaşması. Bir dürtünün enerjisi bilinçli ya da bilinçdışı olarak bir kavram, düşünce, imge, düşlem ya da simge gibi ussal bir temsile yatırılır.

benmerkezci Kendini merkeze alma, yalnızca kendi gereksinimleriyle ilgilenme, başkalarını önemsememe durumu.

ben-o Felsefeci Martin Buber'in (1878-1965) zarar veren kişilerarası ilişkileri tanımlamak için kullandığı terim. Eğer kişi kendine ya da başkasına yalnızca bir nesne gibi davranıyorsa karşılıklılığı, güveni ve büyümeyi engellemiş olur. Ben-o ilişkisi bir grup içerisinde yaygınlaşırsa samimiyete ket vurur, dayanışmayı ve grup işleyişini bozar. *Karşılaştırın* ben-sen.

ben-sen Felsefeci Martin Buber'in kişinin başkalarıyla tam paylaşım yoluyla geliştiğini anlatmak üzere ileri sürdüğü kavram. Temel güven, her üyenin kendi bütünlüğü, birliği ve biricikliği içerisinde diğerlerinin gerçek kişiliğini tanımladığı ortaklık biçiminde ortaya çıkabilir. Grup içerisinde ben-sen ilişkisi sıcaklık, dayanışma ve yapıcı grup süreçlerini destekler. *Karşılaştırın* ben-o.

benzerlik ilkesi 1. Benzer düşünce, imge, sözcük ve kişilerin benzerlerini benzemez olanlara göre daha fazla çekmesi. Birbirine daha çok benzeyen kişiler arasında daha fazla çekim hissedilir. 2. Örüntü ruhbilim (gestalt) bakış açısına göre, benzerliklerin bir örüntü içerisinde algılanması. Kenarının bir kısmı tamamlanmamış kare çizgilerinin kare olarak, aynı grup içerisinde birbirine yakın olan koşut çizgilerin alt grup olarak, aynı grup içerisindeki aynı şekilde ancak farklı renkte olan şekillerin aynı alt grup olarak algılanması gibi.

benzetimli aktarım Bir sorunun çözümünde kullanılan deneyimin başka benzer sorunların çözümünde de kullanılması.

benzodiazepinler Kaygı bozukluklarının tedavisinde kullanılan ilaç grubu. Düşük dozlarda yatıştırıcı, orta dozlarda kaygıgiderici, yüksek dozlarda ise uyutucu etkileri vardır. Kas gevşetici, tutarıkgiderici, duyumönleyici olarak da kullanılırlar.

benzodiyazepin almaçları Merkezi sinir dizgesi sinirgözelerinde benzodiyazepinlerin bağlandığı almaçlar. BZ_1 ve BZ_2 olarak iki almacı vardır. MSD'de en önemli engelleyici siniriletici olan gamma amino butirik asidin (GABA) GABA almaçlarına bağlanmasını güçlendirir. GABA-benzodiyazepin almaç bileşiği olarak işlev görür.

beş etmen kuramı Kişiliğin, etmen çözümlemeleri sonucunda temel olarak beş etmenli olduğunu ileri süren kuram. Bunlar; dışadönüklük, deneyime açıklık, uyumluluk, sorumluluk ve duygusal dengedir. Büyük beşli olarak da adlandırılır.

beta dalgaları Elektrikli beyin çizeneği ölçümlerinde 14-30 Hz aralığında ölçülen beyin dalgaları. Uyanıklık ve dikkat durumunu yansıtır.

beta hata *Bakınız* ikinci tür hata.

beta ketleyiciler Kalp ve solunum işlevlerini, kan damarlarının daralma ve gevşemesini düzenleyen beta-adrenerjik almaçları ketleyen ilaç grubu. Yüksek kan basıncı ve kalp dizem bozuklukları tedavisinde kullanılır. Aynı zamanda çıldırıgiderici ilaç yan etkisi olan titreme ve kasışım tedavisinde de kullanılır.

beyaz cevher kesimi *Bakınız* yumrukesim.

beyaz cevher Merkezi sinir dizgesinin akson bakımından zengin olan alanları. Aksonların çevresini saran yalıtkan sinir kılıfının yoğunluğu nedeniyle beyaz görünümlü olup beyin kabuğunun gri cevheri ve beynin iç kısımlarında bulunan çekirdeklerle zıtlık oluşturur.

beyaz ses Her frekanstan ses dalgasının bulunduğu kesintisiz 'shhshhsshh' gibi ses. Arka planda denetimli bir sese gereksinimin olduğu deneysel çalışmalarda kullanılır. Her dalga boyunu içeren beyaz renge benzetimle bu adı almıştır.

beyaz-körlük belirgesi Karla kaplı ortamlarda yoğun uyaran eksikliğine maruz kalan kutup gezginlerinde ve dağcılarda ortaya çıkan çıldırılı durum.

beyin baskınlığı Beyin yarıkürelerinden birinin beden hareketleri ya da işlevlerinin denetiminde diğerine ağır basması. Beden hareketleri açısından baskın yarıküre karşıt yanlıdır. Sol elini kullanan kişinin sağ yarıküresi, sağ elini kullananın ise sol yarıküresi baskındır. Sol yarıkürenin genellikle konuşma, dil, sorun çözme, usyürütme gibi konularda, sağ yarıkürenin ise bireşim yapma, hareket becerileri, yön duygusu, müzik, resim gibi konularda uzmanlaştığı ve baskın olduğu kabul edilir. Beyin baskınlığı terimi beynin başka organ ya da dizgelere baskın olması durumunu çağrıştırdığı için yarıküre baskınlığı daha uygun bir terimdir. Baskınlık bazen belirgin olmayabilir. *Ayrıca bakınız* yanallık.

beyin belirgesi *Bakınız* organik ruhsal bozukluk.

beyin dalgası Elektrikli beyin çizeneğinde dizemli dalga benzeri elektrik örüntüsü.

beyin damar olayı (BDO) Beyinde kanama, pıhtılaşma ya da tıkanma olayları. Ayrıca inme olarak da adlandırılır.

beyin damar sertliği Beyin atardamarlarının sertleşmesi. Organik ruhsal bozukluklara yol açabilir.

beyin görüntüleme Bilgisayarlı kesitçekim (BK), manyetik yankılaşım (MY), artıcık yayıcı kesitçekim (AYK), bölgesel beyin kan akımı (BBKA) gibi ışın tekniği kullanılarak beynin yapısal ve işlevsel açıdan incelenmesi.

beyin irini Odak sinirsel belirtilerin yanı sıra organik ruhsal bozukluklara neden olabilen, beynin bir parçasını etkileyen bölgesel yangı.

beyin kabuğu Beyin yarıkürelerindeki gri cevher. Yarıkürelerin dış kısmını oluşturan ince katman. Kalınlığı 1-5 mm arasında değişir. Kabuk olarak da bilinir. İşlevsel açıdan devinim, bağlantı ve duyu kabuğu olmak üzere üç kısımdan oluşur.

beyin kabuğu-omurilik yolu Beyin kabuğunu omuriliğe bağlayan sinir lifleri. Bu sinirler el-kol ve beden hareketleri gibi istemli hareketlerin denetiminden sorumludur. Piramit yolu, piramit hareket dizgesi olarak da bilinir.

beyin kanaması Beyin damar olayı için eskiden kullanılan terim.

beyin katmanları Evrimleşen beyinde üç katman bulunmaktadır. Alt katman beyin sapı olup beyni olan bütün türlerde bulunur. Orta katman oda, oda-altı ve sınır (limbik) dizgeyi içerir, insan ve aşağı tür memeliler gibi daha gelişmiş türlerde bulunur. Üst katman ileri derecede yapılanmış beyin kabuğudur, yalnızca insanda bulunur.

beyin sapı Beynin iki yarıküresi ile omuriliği birbirine bağlayan yapı. Ortabeyin (mezensefalon), köprü (pons) ve soğaniliğini (medulla oblongata) içerir. Temel işlevleri solunum, kalp damar etkinliği, uyku ve bilinçtir. Ayrıca yüksek beyin alanlarına giden dirimsel aminlerin (dopamin, noradrenalin, serotonin) çıkış alanlarını içerir. 12 kafa çiftinden ikisi hariç hepsi beyin sapından beyne giriş-çıkış yapar.

beyin sayrısı Beynin herhangi bir hastalığı.

beyin Üstbeyin, ortabeyin, beyincik, köprü ve soğaniliğini içeren kafatası içerisindeki sinirsel yapı. Her türlü bedensel etkinliğin eşgüdümü, duyu organlarından gelen bilgilerin yorumlanıp uygun devinim komutlarının verilmesi, duygu, düşünce ve bilinç üretimi, davranışların düzenlenmesi gibi bedensel örgütlenmenin yönetim işlevlerini yürüten organdır.

beyin yangısı Beyin dokusunun ya da beyin zarlarının sargan (virüs), bakteri, asalak (parazit), kimyasal ya da özbağışık tepki (otoimmun) gibi etmenlerle iltihaplanması. En sık görülen nedeni sargandır. Etkilenen bölgeye göre belirtiler değişiklik gösterir.

beyin yarıküreleri Beynin her biri, temel çekirdekler dahil değişik yapılar taşıyan, ileri derecede kıvrımlı beyin kabuğuyla kaplı yarım daire çifti. İki yarıküre birbirinden boylamsal yarıkla sağ ve sol olarak ayrılırken, sağ-sol hattındaki merkezi olukla ön ve arka olarak ayrılır. Yanal yarıklar ve yanbeyin-arkabeyin oluğu yarıkürelerin işlevsel öğeleri için sınır belirteç olarak görülebilir. Yarıküreler bağlantı özdeğiyle (corpus callosum) birbirine bağlıdır.

beyin yıkama Kişinin arzu, istenç ya da bilgisine karşın düşünce ya da eylemlerini yönlendirmek üzere uygulanan herhangi bir teknik. Genellikle karşı görüşte olanları ikna etmek amacıyla yapılan işlemleri ifade eder. Kişiye eskiden beri geliştirip benimsediği davranış özelliklerini, değer yargılarını kökten değiştirip farklı olanları benimsetir. Ayrıca zorlu ikna olarak da adlandırılır.

beyincik Beyin sapının arkasında ve beyin yarıkürelerinin altında yer alan küçük beyin. Geleneksel olarak hareketlerin eşgüdümüyle ilişkilendirilir. Ancak düşünce ve duyguların eşgüdümünde de görevi olduğu bilinmektedir.

beyinleşme Beynin aşamalı olarak büyümesi. Kafatası sınırlı bir çerçeve olduğu için beyin içeride kıvrımlaşarak büyür. Kıvrımlaşma 20'li yaşlarda tamamlanır. Buna kabuklaşma da denir. Beyinleşme türoluş düzeyini de gösterir. Kıvrımlaşmanın en fazla olduğu beyin bölgeleri enönbeyin kabuğu ve yanbeyin yumrusudur. *Ayrıca bakınız* kıvrımlaşma göstergesi.

BG Belden Girim.

biçimbilim Beden yapısı ve biçimiyle uğraşan bilim dalı.

biçimsizlik ürküsü *Bakınız* beden biçimalgı bozukluğu.

bildirimsel bellek *Bakınız* açık bellek.

bilgi 1. Öğrenme, araştırma ya da gözlem yoluyla edinilen veriler. 2. Bir uyaran durumunun ipucu görevi yapan yönü. 3. Tümü ya da bir parçası sınıflandırmaya elverişli olan nesneler topluluğunun niceliğiyle ilgili yönü. 4. Nesnel gerçekliğin beyindeki izi.

bilgi işleme İçerden ya da dışardan gelen herhangi bir uyarının sinir dizgesi tarafından alınması, düzenlenmesi, yorumlanması ve yanıtlanması işlemleri. Bilgi algılanır, bellek, dil ve düşünce süreçlerinde işlenir, sonuçta başarım ya da davranış olarak eyleme geçirilir. *Ayrıca bakınız* bağlantısallık, koşut dağılımlı işlem, sinir ağları örneği.

bilgibilim Bilginin doğası, kökeni, sınırları ve geçerliğini inceleyen kuram ya da çalışma alanı.

bilgisayarlı kesitçekim (BKÇ) Belirli bir düzlem boyunca farklı açılardan elde edilen x-ışını iletim verilerinin bilgisayar ortamında bir araya getirilmesiyle oluşturulan, bedenyapısal özelliklerin kesitsel olarak gözlemlenmesini sağlayan ışınlı görüntüleme tekniği. Beyin BKÇ taramalarında gri ve beyaz cevher ayırt edilemez.

bilinç 1. Kişinin kendinin ve çevresinin farkında olma durumu. 2. İnsanın toplumsal ilişki ve etkinlikler içinde çevresini ve kendisini anlaması ve yargılamasını sağlayan ussal süreçlerin toplamı. 3. Algı ve bilgilerin usta duru ve aydınlık olarak izlenme süreci. 4. Freud'un bölmesel kuramının üç bölümünden biri, diğerleri önbilinç ve bilinçdışıdır. Ruhsal işleyişin bu kısmı belirtilirken her zaman farkındalık söz konusudur.

bilinç bulanıklığı Kişinin tam olarak uyanık, canlı ve yönelimli olmadığı durumu anlatan bilinç bozukluğu. Delirim, bunama ve bilişsel bozukluklarda görülür. *Ayrıca bakınız* bulanım.

bilinç yitimi Beyne giden kanın aniden kesilmesine bağlı olarak gelişen geçici bilinç kaybı, bayılma durumu.

bilinçaltı Önbilinç ve bilinçdışı için kullanılan eski terim.

bilinçdışı 1. Sigmund Freud'un, bilincin bölmesel kuramındaki üç bölümden biri, diğer ikisi bilinç ve önbilinçtir. Ruhsal malzemenin bilinçli farkındalığa olağan yollarla kolayca ulaşabilir olmadığı durumu ifade eder. Belirti oluşumunda, rüyalarda ya da ilaç etkisi altında varlığı açığa çıkabilir. 2. Yaygın fakat daha belirsiz olarak anlık farkındalık alanında olmayan herhangi bir ussal malzeme anlamında kullanılır. 3. Komada olduğu gibi farkında olmama durumu.

bilinçdışı bellek Freud'a göre baskıya alınıp bilinç dışına itildiği için doğrudan anımsanmamakla birlikte gizli yollardan bilinci ve davranışı etkileyen anı, dilek ve özlemlerin tümü.

bilinçdışı güdülenme Kişinin bilincinde olmadığı, ancak davranışlarıyla yansıtabildiği eyleme geçme isteği.

bilinçli direnç Sağaltmana karşı duyulan güvensizlik ya da utanç duygusunun etkisiyle açıklanması gereken bilgilerin saklanması.

bilinçli Kendisinin ve çevresinde olan bitenin farkında olma. Yaptığı eylemi bilerek ve isteyerek yapma.

bilirkişi görüşü Bedensel ya da ruhsal örselenme yaşayan kişinin tedavi sırasında ya da sonrasında, yasal haklar açısından tazminat taleplerinin değerlendirmesi açısından uzman ya da uzmanların kişinin olaydan etkilenme derecesini belirlemek üzere görüş bildirmesi.

biliş Bir nesne ya da olayın varlığına ilişkin bilgi edinme ve bu bilgileri çevreyle etkileşimde kullanma süreci. Düşünme, algılama, anlama, yorumlama, hesaplama, planlama, anımsama, usyürütme, sorun çözme ve yargılama gibi ussal işlevler için kullanılan terim.

bilişim kuramı Türlü bilgi alanlarından yararlanarak haber ve bilginin iletimini sağlayan yöntemlerle ilgili kuram. İletilerin alım, aktarım ve değerlendirmesindeki sapmalarla ilgilenir.

bilişsel çarpıtma Usyürütme ediminde yapılan yanlış çıkarım ya da bilgi işleme hataları. Beck ve arkadaşlarının tanımladığı başlıca bilişsel çarpıtmalar; ikili düşünme, kuralcı düşünme, felaketleştirme, keyfi çıkarım, damgalama, abartma ve azımsama, seçici algılama, akıl okuma, aşırı genelleme, kişiselleştirme, duygudan sonuca atlama.

bilişsel davranışçı tedavi Temel olarak davranış değiştirme ilkelerine dayanan ancak bilişsel teknikleri de kullanan ruhsaltedavi türü. Bu tedavide öncelikle sorun davranış belirlenir, altta yatan bilişsel süreçler anlaşılır ve davranışı değiştirmeye yönelik müdahaleler hastayla birlikte uygulanır. Tedavide odak noktası özgün belirtilerle ilişkili düşünce ve davranışları değiştirmek ve işlevselliği artırmaktır.

bilişsel döngüler Önbeyin-çizgili özdek (fronto-striatal) arasındaki sinir ağlarından oluşur. (1) İşlem belleği ve yürütücü işlevler gibi karmaşık bilişsel süreçlerde görev alan üst ve (2) toplumsal-duygusal süreçlerde görev alan alt kolları vardır.

bilişsel düzenleme Algı ve bilgileri, tekil parçaların birikiminin ötesine geçiren, bütünsel anlamlarını oluşturmak için onların bilişsel olarak yeniden düzenlenmesi süreci. Örneğin, bir tümcenin gerçek anlamı onu oluşturan sözcük ya da sözcük öbeklerinin anlam birikiminin ötesinde, kurulduğu bağlama göre düzenlenmesi sonucunda ortaya çıkar.

bilişsel eksiklik Değişik nedenlere bağlı olarak kavrama, bellek, yargılama, usyürütme ve sorun çözme yetilerinde bozulma olması.

bilişsel gelişim Bebeklik döneminde başlayan, peşi sıra gelen evrelerden oluşan bilinçli düşünce ve sorun çözme yetilerinin aşamalı olarak kazanılması. *Bakınız* Piaget, Jean.

bilişsel gereksinim Canlıyı, karşılaştığı nesneleri inceleyip gözden geçirmeye yönelten ve ilgili bilgileri edindiği zaman doyuma ulaşmasını sağlayan güdü ya da gereksinim. Açıklama, soru sorma, okuma, dinleme, merak giderme, bilgi arama gereksinimidir. Bilsem (merak) olarak da adlandırılır.

bilişsel güçlendiriciler Bozulmuş olan bilişsel işlevselliği iyileştirdiği öne sürülen ilaçlar.

bilişsel haritalama Çevredeki ipuçlarının hareketlerle ilişkilendirilerek beyne kaydedilmesi. Böylece çevreyle ilgili harita belleğe işlenmiş olur. Bu bilgi işlemede ana rol denizatına (hipokampus) düşmektedir.

bilişsel kuram Öğrenmeyi, öncelikle zekayla ilgili bir kavrama ya da algılanan varlığa ussal biçim verme süreci olarak gören kuram.

bilişsel onarım Bellek, dikkat, sorun çözme, yürütücü işlev gibi bilişsel yetilerde sorun yaşayan hastalarda bu alanlara yönelik olarak basitten zora giden dizgeli alıştırmalarla yeti geliştirme çalışmaları yapılması. *Ayrıca bakınız* ruhsal iyileştirim.

bilişsel sinirbilim Beyin ve ruhsal yapıyı daha iyi anlamak üzere ruhbilim ve sinirbilimin ortak çalışma alanı. Bilinç, algı, bellek, düşünce, dil, duygu, güdülenim ve davranışın altında yatan sinirsel süreçleri ortaya çıkarmak için değişik disiplinlerle ortak çalışmalar yapar.

bilişsel şema Aynı türden bilgilerin uzun süreli bellekte oluşturduğu bilgi örüntüsü ya da kalıbı. Örneğin, bellekte renkler, adlar, belirteçler, yerler, cinsler, kişiliklerle ilgili şemalar oluşur. Yeni bilgi bu şemaların biri ya da birkaçıyla eşleşir, böylece düşünme ve karar verme daha hızlı gerçekleşir. Şimdiki ya da gelecekteki yaşantılar yerleşik algısal-düşünsel kalıplar çerçevesinde düzenlenir.

bilişsel tarama testleri Düşünme, usyürütme, bellek, bilgi işleme gibi ussal yeterlilikle ilgili bilgi toplamak amacıyla yapılan kısa testler. Altta yatan bunama ya da diğer sinirbilişsel bozuklukları saptamak amacıyla yapılır. Kuşkulanılan durumlarda ileri testler uygulanır. Sıklıkla kullanılan tarama testleri: Kısa Akıl Muayenesi Testi, İz Sürme Testi, Mini-Bil.

bilişsel tarz Bireyin fiziksel ve toplumsal çevredeki bilgi ve sorunlarla başa çıkabilmek için geliştirdiği algısal ve düşünsel örüntü.

bilişsel tedavi Aaron T. Beck (1921-) tarafından geliştirilmiş, hastaların kendileri ve gelecek hakkında nasıl düşündükleri üzerinde duran, yapılandırılmış ve yönlendirici tedavi şekli olup kendine, geleceğe ve dünyaya olumsuz bakışı içeren bilişsel üçlünün tersine çevrilme sürecini kapsar.

bilişsel uyumsuzluk Düşünce, inanç ve eylemler arasındaki tutarsızlık. Rahatsız edici bir gerilim doğurarak kişiyi değişmeye zorlar.

bilişsel üçlü Ruh hekimi Aaron T. Beck tarafından çöküntülü duygudurumu açıklamak için tanımlanmış olan, (1) kendisi hakkında olumsuz bakış, (2) şimdiki ve geçmiş deneyimlerin olumsuz yorumlanması, (3) gelecek beklentilerin olumsuzluğunu içeren inanç dizgesi.

bilişsel yapı Düşünce, tutum ve beklentilerin sıradüzenli (hiyerarşik) bir şekilde birleştirilmesiyle oluşturulan algılama biçimi.

bilişsel yeniden yapılandırma Danışanın, tepkisel olarak kendiliğinden ortaya çıkan, sorunun altında yatan kökleşmiş yerleşik düşünce kalıplarını tanıması ve bunları işlevsel düşüncelerle değiştirme süreci.

bilişsel yeti Bilinç, dikkat, algılama, bellek, yönelim, gerçeği değerlendirme, zeka, düşünme gibi bilgi işleme yetileri.

bilsem *Bakınız* bilişsel gereksinim.

Binet-Simon Ölçeği A. Binet ve T. Simon tarafından 1905 yılında geliştirilmiş olan ilk zeka testi. Sonraki yıllarda yeni sürümleri geliştirilmiştir. *Ayrıca bakınız* Stanford-Binet Ölçeği.

bireşim 1. Verilerin bir bütünlük oluşturacak şekilde birleştirilmesi. 2. Düşünce, davranış, tutum ve kişilik özelliklerinin bütünleştirilmesi. 3. Element ya da maddeleri bir araya getirerek yapay olarak bileşik cisimler oluşturma.

birey Toplumu oluşturan kişilerden her biri. İnsan topluluklarını oluşturan, insanların benzer yanlarını kendinde taşımakla birlikte kendine özgü ayırıcı özellikleri de bulunan kişiye verilen ad.

bireyleşme Kişinin en üst düzeyde ayrımlaşması ve kişilik dizgesinin gelişimiyle sağlıklı bütüncül bir kişilik geliştirme ve biçimlendirme sürecini belirten Jungcu terim. *Ayrıca bakınız* kendini gerçekleştirme.

bireyoluş Bireyin dirimsel gelişimi. Bireyoluşun türsel oluşuma koşut olduğu ileri sürülür.

bireyoluşsal Kişinin bireysel gelişimiyle ilgili olan. *Karşılaştırın* türoluşsal.

bireysel danışma Sorunla ilgili bütün gerçekleri bir araya toplayarak danışanın dikkat ve ilgisini bunlar üzerine toplama ve sorunu güdümlü ya da güdümsüz olarak çözmekte bireye yardımcı olma.

bireysel ruhbilim Alfred Adler tarafından geliştirilen ruhbilim kuramı. Kişinin toplumsal çevreye uyum sağlama çabalarında aşağılık duygularına yönelik yerinekoyum ve aşırı yerinekoyum üzerinde durur. Ayrıca bireyin sorunlarının kişilerarası doğasına vurgu yapar. Grup tedavisi ve danışmanlıklarda uygulanmaktadır.

bireysel tedavi Ruhsal sağaltmanın belirli bir tedavi oturumu süresince yalnızca bir hastaya baktığı geleneksel sağaltım tekniği.

biriktiricilik bozukluğu Mal ya da eşyaları elden çıkarma ya da atmada zorluk yaşamayla giden bozukluk. Biriktirilen nesnelerle ilgili sanrısal düşünceler olabilir. RB-TSE-5'te takıntı zorlantı ve ilişkili bozukluklar grubunda sınıflandırılır.

birinci basamak hekimi Birinci basamak sağlık hizmetlerinde çalışan, aile hekimliği, iç hastalıkları, çocuk hastalıkları ve kadın-doğum hastalıkları üzerine uzmanlaşmış hekim.

birinci kuşak çıldırıgiderici ilaçlar Etkilerini merkezi sinir dizgesinde daha çok 2 numaralı dopamin almaçlarını ketleyerek gösteren çıldırıgiderici ilaçlar. Piramit-dışı yan etkiler sık görülür.

birinci tür hata Sıfır varsayımının kabul edilmesi gerekirken reddedildiğini ifade eden araştırma terimi. Deneysel bir çalışmanın sonuçları temelinde, birinci tür hata yapmanın sayımbilimsel olarak hesaplanma olasılığı (p değeri) 0.05'ten küçükse o sonuç anlamlı kabul edilir. Bu tür hata ve rastgele seçilmiş 0.05 anlamlılık düzeyine alfa hata da denir. *Karşılaştırın* ikinci tür hata.

birincil duygu Yenidoğanın belirli uyaranlar karşısında gösterdiği korku, kızgınlık ve sevinç tepkileri.

birincil düşünme süreci Ruhsal çözümlemede, altbenliğin işlevleriyle doğrudan ilişkili olan ussal etkinlik. Bilinçdışı ruhsal süreçlerin bir özelliğidir. İlkel ve mantıköncesi olup içgüdüsel taleplerin derhal yerine getirilmesi ve doyumunu isteme eğilimi belirgindir. Mantıkdışı ve büyüsel düşünceyi içerir. Rüyalarda ve çıldırılı durumlarda ortaya çıkar. Birleşik düşünce olarak da bilinir. *Karşılaştırın* ikincil düşünme süreci.

birincil geç boşalma Cinsel birleşme sırasında süreğen boşalamama sorunu. *Karşılaştırın* ikincil geç boşalma.

birincil kazanç Bir savunma düzeneği yardımıyla kaygının azaltılması. Kişi sinirceli hastalık yoluyla gerilim ya da çatışmadan kurtulur. *Karşılaştırın* ikincil kazanç.

birincil koruma *Bakınız* koruyucu psikiyatri.

birincil örse Yaşamın ilk yıllarında geçirilmiş olan ve sürekli ruhsal dengesizliklere yol açtığı ileri sürülen önemli ve güçlü örselenme.

birincil özseverlik *Bakınız* özseverlik.

birincil parkinsonizm *Bakınız* parkinsonizm.

birincil pekiştirici *Bakınız* pekiştirme.

birincil tanı Hasta için birinci derecede önemli olan ruhsal bozukluk. Ayrıca temel tanı da denir.

birincil ussal yetiler Sözel kavrama, dili kullanma yeterliği, sayı, uzam, çağrışım belleği, algılama hızı ve yargı yeteneklerini tanımlar.

birleşik düşünce Jean Piaget'nin erken çocukluk döneminin mantık öncesi, benmerkezci, tekbenci düşünce yapısı için kullandığı terim. *Ayrıca bakınız* birincil düşünme süreci.

birleşik tedavi Sağaltmanın oturumlarda eşleri birlikte gördüğü evlilik tedavisi türü. İki hasta ve bir sağaltmanın birlikte çalışması nedeniyle üçlü ya da üç köşeli tedavi olarak da adlandırılır. *Ayrıca bakınız* dörtlü tedavi.

birleşme Ruhsal çözümlemede, kişinin olağan biçimde işlev görmesini sağlayan içgüdülerin bir araya gelmesi.

birlikte geçerlik *Bakınız* uyum geçerliği.

birlikte varolan kültür Farklı davranışsal değer, düzgü ve örüntü dizgelerinin birlikte olması. Grup tedavilerinde bireylerin özgün kültürlerin varlığının farkına varması sağlanır.

birlikte-gelişen Adolf Meyer'in sağlıklı ya da besleyici ilişkiler için kullandığı terim.

birlikte-tedavi Bireysel olarak hastayı ya da grubu birden çok sağaltmanın tedavi ettiği ruhsaltedavi. İşbirlikçi, çoklu ya da üç köşeli tedavi olarak da adlandırılır. *Ayrıca bakınız* birleşik tedavi.

bitiş uykusuzluğu Sabah erken uyanmak ya da planlanandan en az 2 saat önce uyanmak. *Karşılaştırın* başlangıç uykusuzluğu, orta uykusuzluk.

bitkisel 1. Büyük oranda bedenişlevsel olan, büyüme, beslenme ya da genel beden sağlığı ve organizmanın dengelenimiyle ilgili özerk işlevleri anlatır. 2. Çöküntüde; uyku bozukluğu, özellikle sabah erken uyanma, iştahta azalma, kabızlık, kilo kaybı ve cinsel istek azalması gibi belirtileri anlatır.

bitkisel durum Kişinin uyanık olduğu, bilişsel ya da devinimsel işleyiş göstermediği, çevreyle etkileşime girmediği, ancak özerk sinir dizgesi işlevlerinin devam ettiği bir tür bilinç durumu.

bitkisel sinir dizgesi Özerk sinir dizgesi için kullanılan eski terim.

biyojenik amin *Bakınız* dirimsel amin.

biyolojik *Bakınız* dirimsel, dirimbilimsel.

biyolojik psikiyatri *Bakınız* dirimbilimsel psikiyatri.

BKÇ Bilgisayarlı Kesitçekim

BKG Beden Kitle Göstergesi.

Bleuler, Eugen (1857–1939) Daha önce *erken bunama* olarak bilinen hastalığa usyarılımı terimini öneren İsviçreli ruh hekimi. *Dementia Praecox oder Gruppe der Schizoprenien* (1911; Erken Bunama ya da Usyarılımı Grupları) kitabında erken bunamanın tek bir hastalık olmadığını, iyileşmeyeceğini ve bunamaya dönüşeceğini varsaymanın yanlış olduğunu savundu. Usyarılımında temel belirtiler olarak çağrışım bozukluğu, duygulanımda donuklaşma, otizm ve ikircikliliği (4A belirtisi: *Affect, Autism, Association, Ambivalence*), sanrı, varsanı ve katılakalım gibi diğer belirtilerin bunlara ikincil geliştiğini öne sürdü. Freud ve Jung'la birlikte 1900'lerin başında Viyana Psikanaliz Derneği'nin üyeleri arasında yer aldı. *Lehrbuch der Psychiatrie* (1916; Psikiyatri Ders Kitabı) adlı yapıtı psikiyatri klasikleri arasında yer alır.

boş ekran Hastanın aktarımsal akıldışılıklarının tümünü yönelttiği yüksüz zemin. Çözümleyicilerin edilgenliği, hastanın boş ekran gibi davranmasına izin verir.

boş levha İnsan doğduğunda usunun hiçbir şey yazılmamış kağıt gibi boş olduğu, ancak yaşantılar, deneyim ve gözlemler yoluyla bezenip doldurulduğu görüşü.

boş yuva belirgesi Çocuklar evden ayrılıp başka yerde yaşamaya başladığında anne ve babalarda ortaya çıkan çökkünlük durumu.

boşalım Düşünce, dürtü ve bastırılmış ussal malzemelerin bilinçdışından serbest bırakılması durumuna duygusal tepki vererek rahatlamanın olması. Hem bireysel hem de grup tedavi oturumlarında sık görülür. Tedavi ortamı dışında da ortaya çıkabilir. Duygusal boşalım olarak da bilinir. *Ayrıca bakınız* iletişimsel boşalım.

boşalma Dorudoyumla ersuyunun sidik kanalından fışkırması.

boşalma yetersizliği Ketlenmiş erkek dorudoyumu.

boşluklu bellekyitimi *Bakınız* bölgesel bellekyitimi.

Bowlby, John (1907–1990) Bağlanma kuramını anne-bebek ilişkisi ile tanımlayarak açıklayan İngiliz ruhsal çözümleyici. *Ayrıca bakınız* bağlanma, bağ kurma.

boylamsal çalışma İnsanlar ya da gruplardaki değişiklikleri ve nedenlerini belirlemek üzere uzun zaman diliminde yürütülen araştırma.

boylamsal değerlendirme Değişik zaman kesitlerinde yapılan süreç değerlendirmesi.

boyun eğme Yetkenin koyduğu kural ya da buyruklara uygun davranma. Ruhbilimde daha çok kişinin düşünce, kanı ya da değer yargılarını, benimsemese bile yetkenin beklentisi doğrultusunda değiştirmesi anlamında kullanılır. *Ayrıca bakınız* Milgram deneyi, Zimbardo deneyi.

bozuk plak konuşması Konuşma içinde sözcük ve tümce parçalarının durmadan yinelenmesi.

bozukluk Altta yatan ruhsal ya da bedensel sorunlar nedeniyle kişide işlev kaybına neden olacak düzeyde sıkıntı veren hastalık durumu.

böcek ürküsü Böceklerden olağandışı korku duyma.

bölgesel Belirli bir bölgeye, ülkeye, halka, alana sınırlı olan.

bölgesel bellekyitimi Kısmi bellek yitimi. Özgül ya da yalıtık deneyimlerle sınırlı olan unutkanlık. Ayrıca parçalı bellekyitimi olarak da adlandırılır.

bölgesel beyin kan akımı (BBKA) Beyinde kan akışını saptamak için düşük enerjili gama ışını yayan bir izotop olan xenon-133 kullanılarak yapılan test. Bunama, kan azalımı, büzüşüm gibi beyin doku miktarında azalmayla giden hastalıkları incelemek için yararlıdır.

bölme Dış nesnelerin, aşırı kategorilerden birinden diğerine aniden kaymasıyla giden 'aşırı iyi' ve 'aşırı kötü' olarak ayrıldığı savunma düzeneği. Kişinin hem benlik algısı hem de başkasıyla ilgili algısının sevdiği ve nefret ettiği yanlarını bütünleştirememesi.

bölünmüş beyin Bağlantı özdeğinin cerrahi olarak ya da kaza sonucu kesilmesiyle birlikte iki yarıküre arasındaki eşgüdümün kaybolması. Bilinç, güdülenim ve istemli hareketler göreceli olarak korunmuştur. Yarıkürelerin özelleşmiş işlevleri birbirinden kopuk olarak devam eder. Örneğin, kişi yazı yazabilir, gördüğü şekli kopyalayabilir ama yazdığını okuyup anlayamaz, çünkü görme ile konuşma merkezi arasındaki bağlantı kopmuştur. Dil, sözdizimi ve anlamlandırma beyinde yanallaşmış işlevlerdir.

bölünmüş dikkat Aynı zaman diliminde iki eyleme birden odaklanabilme yetisi.

Breuer, Josef (1842–1925) Dönüşümce üzerine boşalımsal tedavi çalışmalarında Freud ile işbirliği yapan Viyanalı hekim. Breuer, Freud'un aksine ruhsal çözümleme çalışmalarına devam etmemiştir fakat birincil ve ikincil süreç kavramları üzerine önemli katkıları olmuştur.

Briquet belirgesi Bedensel belirti bozukluğu yerine kullanılan eski terim.

Broca alanı Önbeyinde konuşma işlevi için özelleşmiş alan. Bu alanın eşgüdümüyle sözcük üretimi, ağız ve gırtlak hareketleri düzenlenir ve konuşma ortaya çıkar. Hasarlanmasında sözyitimi görülür. *Bakınız* devinimsel sözyitimi.

Broca sözyitimi *Bakınız* devinimsel sözyitimi.

BTA Başka Türlü Adlandırılamayan.

budalalık Zeka yaşı 3-7 arasında olan kişilerin zeka geriliğinin (ZK=20-40) sınıflandırması için eskiden kullanılan terim. Embesillik olarak da bilinir.

budunbilim İnsanlığı ırk, köken, tarih, gelenek ve kurumlar açısından inceleyen insanbilim dalı.

budun-merkezcilik Kendi grubunun diğer gruplardan üstün olduğu yargısı. Diğer grubun üyeleriyle açık, eşit ve karşılıklı iletişim kurma ya da diğer grup üyelerini gerçekçi değerlendirme yetisinde sorun vardır.

bulanım Çevrede olup bitenin farkında olma düzeyinde azalma. Yer, zaman ve kişiyle ilgili yönelim bozukluğuyla giden bilinç düzensizliği. *Ayrıca bakınız* bilinç bulanıklığı.

bulgu Hastalık ya da bozukluğun nesnel verisi. *Karşılaştırın* belirti.

buluşsal 1. Deneysel ve özellikle deneme-yanılma yolunu kullanarak öğrenme, buluş ya da sorun çözme konularına yardımcı olan ya da hizmet eden. 2. Özeğitim tekniklerinden yararlanan açımlayıcı/keşfedici sorun çözme yöntemleriyle ilgili olan.

bunalım Çeşitli kişilerarası ilişkiler ve mesleki işlevsellik alanlarında bozulmaya neden olan, ani başlangıçlı, rahatsız edici bir ruhsal dengesizlik duyumu. Kriz terimiyle eşanlamlıdır.

bunaltı Rahatsızlık, hoşnutsuzluk ya da huzursuzluk hissi. Genel olarak gergin, kaygılı ve çökkün duygulanımı anlatır.

bunaltılı duygudurum *Bakınız* bunaltı

bunama Anlaksal işlevlerde genel bir azalmayla giden ruhsal bozukluk. Bellek yetersizlikleri, hesaplama zorluğu, dikkat dağınıklığı, duygudurum değişimleri, yargılama sorunları, soyutlama yetersizliği, dil becerisinde azalma ve yönelimde zorlanmalar ortaya çıkar. Yozlaştırıcı beyin hastalığı nedeniyle gerçekleşen bunama türleri geri dönüşümsüz olarak kabul edilirken, bunamaya neden olan durum, tedavi edilebilecek nitelikteyse, giderildiğinde hastalık geri çevrilebilir. RB-TSE-5'te yeğin ya da hafif sinirbilişsel bozukluk olarak adlandırılır. En sık karşılaşılan bunama türleri; Alzheimer hastalığı, damarsal bunama, Parkinson bunaması, Pick hastalığı, alkol bunaması ve genel tıbbi duruma bağlı bunamadır.

bupropiyon Tek halkalı noradrenalin-dopamin geri-alım engelleyici özellikte çöküntügiderici ilaç.

buspiron Kaygıgiderici ilaç. Benzodiyazepinlerden farklı olarak bilişsel yetiler ve eşgüdüm üzerinde olumsuz etkileri yoktur.

butirofenonlar Holoperidolün de içinde bulunduğu çıldırıgiderici ilaç sınıfı.

buz Keyif amacıyla solunarak ya da damar yoluyla alınan saf metamfetamin. Ruhsal etkileri bir saat sürer ve son derece güçlüdür.

bürün bozukluğu Olağan konuşma ezgisinin kaybı.

bürün Titrem, vurgu, durak, süre ve benzeri ses olgularının genel adı. Sesin ezgisi.

bürünyitimi Konuşmayı duygusal renk ve tınıyla donatma yetisinin azalması ya da kaybı. Tekdüze ya da robot gibi konuşma vardır. Genel olarak beynin sağ yarıküresindeki bozukluktan kaynaklanır.

bütünleşme Çevresel girdi ve deneyimlerin kişiliğin yapısına alınması, özümsenmesi ve bütüncül olarak düzenlenmesi. Ayrıca, ana yapıyı oluşturan parçaların bütünleşmesi olarak da bilinir.

büyük beşli *Bakınız* beş etmen kuramı.

büyük nöbet Büyük gerimli-tutarıklı kasılma nöbetleri. Bilinç kaybı ve sıklıkla dışkı ya da idrar kaçırma eşlik eder. Öncesinde genellikle önduyum görülür.

büyüklenme düşkünlüğü Kendini olduğundan çok daha büyük, önemli görme ve göstermeye aşırı düşkünlük.

büyüklenme Kişinin önemi, gücü, bilgisi ya da kimliği hakkında abartılı bir kendilik duygusuna sahip olması. Sanrılı bozukluk ve taşıntı durumunda görülür. *Ayrıca bakınız* büyüklük sanrısı

büyükler imgesi Bireyin yaşamının ilk yıllarındaki anahtar kişinin, ülküleştirilmiş bilinçdışı ussal imgesini ifade eden Jungcu terim.

büyüklük sanrısı Kişinin kendi önemi, gücü, bilgi ve kimliği hakkında gerçek dışı düşüncelerinin olması. Örneğin, Atatürk'ün oğludur, bu nedenle onun mirasında hakkı vardır, dünyanın su sorununu en az 100 yıllığına çözecek bir keşif yapmıştır.

büyüklük taşıntısı Güç, itibar ya da zenginlikle ilgili sanrılarla sayrıl bir şekilde aşırı düşünsel uğraş.

büyüme ilkesi Rogers'a göre bireyin içinde yaratıcı ve birleştirici güçlerin var olduğu, baskı ve engellenmeden arınmış bir ortam içinde bunların gelişip onu daha elverişli uyum yolları seçmeye yönelteceği düşüncesi.

büyüme yetersizliği Bebekler ve küçük çocuklarda görülen, genelde toplumsal ve devinimsel gelişim bozukluğunun eşlik ettiği fiziksel büyüme gecikmesi. Tıbbi bir hastalık tespit edilmediğinde, sıklıkla anababa yoksunluğu ya da boşlamasıyla ilişkili bulunur. *Bakınız* tepkisel bağlanma bozukluğu.

büyüsel düşünce Bir tür gerçek dışı düşünce. Düşünce, sözcük ya da eylemlerin bazı güçleri olduğunun varsayıldığı (ör. olaylara neden olma ya da onları engelleme gibi) işlem öncesi dönemdeki (Jean Piaget) çocuklardakine benzer düşünme biçimidir. Rüyalarda ve bazı ruhsal bozukluklarda yaygın olarak görülür.

büzüşüm Doku, organ ya da bedenin beslenme yetersizliği, kullanmama, yaşlanma ya da hastalık gibi nedenlerle küçülmesi, işlevlerini kaybetmesi. Geri dönüşlü olabilir.

C

can sıkıntısı Kişinin uğraşacak bir işi, etkinliği, ilgisi, araştırması, amacı olmadığı durumlarda anlamsızlık düşünceleriyle birlikte ortaya çıkan hoşnutsuzluk duygusu.

canlıcılık 1. Doğadaki tüm nesnelerin ruhu ya da canı olduğu, ruhlarca yönetildiği inancı. 2. Ruhu bedenin ilk nedeni ve canlandırıcısı sayan, ruhsal olayları olduğu gibi, yaşamla ilgili olayları da düşünen bir ruhun yönettiğini ileri süren öğreti.

canlı-devinimi Jules H. Masserman (1905-1994) tarafından tanıtılan, bütün davranışların canlının genetik gizilgüçlerinden, olgunlaşma hızı ve yollarından, kendine özgü deneyimlerinden kaynaklandığını ileri süren ruhsal çözümleyici görüş.

canlı-dönüt Kişiye bilinçdışı çalışan bedensel işlevler üzerinde bir miktar denetleme yetisi kazandırmak amacıyla bir ya da daha fazla bedenişlevsel süreçle ilgili bilginin aktarılması. *Ayrıca bakınız* öğrenilmiş özerk denetim.

Capgras belirgesi Yabancılar, düşmanlar, uzaylılar ya da robotların, arkadaşlarının ya da sevdiği kişilerin yerini aldığı sanrısı. Görülen kişiler gerçek arkadaşları, dostları değil onların yerine geçmiş olan yabancılardır.

Cattell Bebek Zeka Ölçeği Üç aylıktan iki yaşına kadar olan bebeklerde genel devinimsel ve bilişsel gelişimi değerlendirmek amacıyla kullanılan test.

ceza sorumluluğu Doğruyu yanlıştan ayırt edebilme, yaptığı davranışın suç olduğunu bilme, bu davranış nedeniyle ceza göreceğini kavrayabilme yetkinliği. Bu yetkinliği bir ruhsal hastalık nedeniyle bozulmuş olan kişinin ceza sorumluluğu yoktur. Türk Ceza Kanunu 32. maddeye göre, 'akıl hastalığı nedeniyle işlediği eylemin, hukuki anlam ve sonuçlarını algılayamayan ya da bu eylemle ilgili olarak davranışlarını yönlendirme yeteneği önemli derecede azalmış olan kişiye ceza verilmez. Ancak bu kişiler hakkında güvenlik tedbirine hükmolunur'.

ceza Uygun görülmeyen tepki ve davranışları önlemek için olumsuz ve acı veren uyaran uygulaması.

cezaevi çıldırısı Cezaevine konulma durumuna gösterilen çıldırılı tepki.

cezaevi sinircesi *Bakınız* zaman ürküsü.

cezalandırma Edimsel bir tepkiye bağlı olarak kaçındırıcı uyaranın verilmesi. Böylece tepkinin yineleme olasılığı azalır. *Ayrıca bakınız* pekiştirme.

Charcot, Jean M. (1825–1893) Dönüşümceyi tanımlayıp uyutum yoluyla tedavi ederek ünlenen Fransız nörolog. Freud erken dönem çalışmalarının çoğunda Charcot'nun dönüşümcede çığır açmış olan çalışmalarını temel almıştır.

Charles Bonet belirgesi Genellikle görsel dizgede ya da beyindeki hasarlarla ilişkilendirilen, kişinin farkında olduğu inatçı ve yineleyen görsel varsanılar. İlk kez 1769 yılında tanımlayan İsviçreli filozof Charles Bonet'nin adıyla anılır. Çoğunlukla yaşlılarda görülen belirgede (1) varsanılar iyi biçimlenmiş, karmaşık ve yineleyicidir, (2) kişi varsanıların gerçek olmadığının farkındadır, (3) sanrılar görülmez, (4) diğer duyusal varsanılar eşlik etmez.

ciddi ruhsal hastalıklar Usyarılımı, usyarılımlı duygudurum bozukluğu, iki uçlu bozukluk, alkol-madde kullanım bozukluğu gibi erken yaşlarda başlayan, düzelme ve yinelemelerle giden, süreğenleşme eğiliminde olan ve yetiyitimine yol açan hastalıklar için kullanılan çatı terim.

cinsel ağrı bozukluğu Ağrılı ilişki ve kın kasılması gibi, ilişki sırasında ağrının olduğu cinsel işlev bozukluğu.

cinsel bozukluk Ruhsal cinsel bozukluk için kullanılan RB-TSE terimi.

cinsel dürtü Freud'un ruhsal çözümleyici kuramında yer alan çifte içgüdü ya da dürtüden biri, diğeri saldırganlıktır. Acı-haz ilkesiyle çalışır. Asıl amacı yaşamın korunması ve sürdürülmesidir. Cinsel dürtünün bilinçdışı ruhsal enerjisi severk olarak bilinir. Yaşam içgüdüsü ve kösnü diğer adlarıdır.

cinsel elezerlik *Bakınız* elezerlik.

cinsel evre Cinsel organların temasından haz sağlandığı, karşı cinsten biri ile olgun ve sevgi dolu ilişkinin kurulduğu, ergenlik döneminde ortaya çıkan ruhsal cinsel gelişimin son evresi.

cinsel gelişim Cinsel dürtünün doğumdan başlayarak cinsel olgunluğa değin geçirdiği gelişim aşamaları.

cinsel gizillik *Bakınız* gizillik evresi.

cinsel içgüdü Canlı varlıkların erkek ve dişilerini birbirine karşı yakınlık duyup anlaşmaya ve birleşip üremeye yönelten doğal güç.

cinsel istek bozukluğu Azalmış cinsel dürtüyle giden işlev bozukluğu. Eski deyimle ketlenmiş cinsel istek. *Ayrıca bakınız* azalmış cinsel istek bozukluğu, cinsel kaçınım bozukluğu.

cinsel işlev bozukluğu Cinsel istekte engellenme ya da cinsel yanıt döngüsünde ruhsal bedenişlevsel değişikliklerle tanımlanan cinsel işlev bozukluğu.

cinsel işlev bozuklukları RB-TSE-5'te geç boşalma, sertleşme bozukluğu, kadın dorudoyum bozukluğu, kadında cinsel istek/uyarılma bozukluğu, cinsel organlarda-kalçada ağrı/içe girme bozukluğu, erkekte azalmış cinsel istek bozukluğu ve erken boşalma için kullanılan çatı terim.

cinsel kaçınım bozukluğu Cinsel temastan kaçınma ve/ya da iğrenmeyle giden cinsel istek bozukluğu.

cinsel kimlik Doğal olarak belirlenmiş cinsel durum. *Karşılaştırın* cinsiyet kimliği.

cinsel kötüye kullanım Kişinin onayı olmaksızın basit okşamadan şiddet ya da tehditle tecavüze kadar bir dizi cinsel eylemin gerçekleştirilmesi. Çocuk ve engelli kişilere uygulanan cinsel eylemler onay aranmaksızın kötüye kullanım olarak değerlendirilir. *Ayrıca bakınız* çocuğun cinsel kötüye kullanımı.

cinsel olgunluk Yapı ve görev açısından cinsel organların yetişkinlere özgü düzeye erişme durumu.

cinsel organlarda-kalçada ağrı/içe girme bozukluğu Cinsel ilişki sırasında kamışın kına girmesinde zorluk yaşama. İçeri girme girişimi sırasında cinsel organda ve kalçada belirgin ağrı duyumu ortaya çıkar. Bu duyum belirgin korku ya da kaygıya yol açar ve süreğen cinsel işlev bozukluğuna neden olur.

cinsel örse Onayı olmaksızın cinsel eyleme maruz kalan kişilerin yaşadığı ruhsal sıkıntı.

cinsel özezerlik *Bakınız* özezerlik.

cinsel sanrı Cinsel kimlik, görünüm, uygulama ya da ilgilere odaklanan gerçek dışı inanç.

cinsel sapma Toplumun olağan saydığı cinsel ilgi ve davranışlardan sürekli olarak başkalık gösteren ve hastalık sayılan cinsel davranışlar gösterme. *Ayrıca bakınız* çarpık cinsellik.

cinsel soğukluk Kadında cinsel tepki ya da duygunun olmaması. Tam bir uyarılmanın olmamasından zirveye ulaşmanın tamamlanmamasına kadar olan durumları kapsar.

cinsel tedavi Erken boşalma, iktidarsızlık, dorudoyum yitimi, kın kasılması, ağrılı cinsel ilişki gibi cinsel işlev bozukluklarında uygulanan ruhsaltedavi. Ruhsal çözümleyici ya da bilişsel davranışçı yönelimli olabilir. *Ayrıca bakınız* çifte yönelik cinsel tedavi.

cinsel uyarılma bozukluğu İlişkiye girmeye yetecek derecede cinsel canlanma olmamasıyla giden cinsel işlev bozukluğu. Eskiden ketlenmiş cinsel heyecan denirdi.

cinsel yönelim sıkıntısı Kişinin cinsel yönelimi hakkında belirgin ve inatçı bir sıkıntıyla giden bozukluk için kullanılan terim. Sıklıkla benliğe yabancı eşcinsellikte görülür ve kişinin karşıcinsel canlanma beklediği sırada eşcinsel canlanmanın ortaya çıkmasıyla ilişkilidir.

cinselleştirme Bir nesne ya da işleve, yasaklanmış dürtü ya da türevleriyle ilişkili kaygıları gidermek için, daha önce olmayan ya da düşük derecede olan cinsellik özelliğini abartılı biçimde yüklemek.

Cinsellik Kuramı Üzerine Üç Deneme Sigmund Freud (1905) tarafından yazılan, severk kuramının bebek, çocuk ve ergenlerdeki ruhsal cinsel olgunlaşma evrelerine uygulandığı kitabın başlığı. Çeşitli klinik gözlemlerin bütünleştirilmesine olanak sağlamış ve çocuk gelişimi kuramlarına katkıda bulunmuş bir yapıttır.

cinsellik öncesi evreler Ruhsal çözümlemede, cinsel organın cinsel davranış üzerinde baskın etki göstermeye başlamasından önceki, ilk ruhsal cinsel gelişim evreleri. Bunlar ağızsal ve makatsal evrelerdir.

cinsiyet ataması *Bakınız* karşıt cinsiyetçilik.

cinsiyet bunaltısı Genellikle çocukluk ve ergenlikte ortaya çıkan cinsel kimlik bozukluğu için RB-TSE-5'te geçen terim.

cinsiyet kimliği bozukluğu Kişinin doğal cinsiyetiyle ilgili olarak rahatsızlık ve uygunsuzluk hissettiği ruhsal cinsel bozukluk. Bu kişiler karşı cinsten kişiler gibi giyinmeyi ve etkinliklerde bulunmayı yeğler ve/ya da kendi cinsel organlarını reddeder. Cinsiyet bunaltısı olarak da bilinir. *Ayrıca bakınız* karşıt cinsiyetçilik.

cinsiyet kimliği Kadınlık ve erkeklikle ilişkili olarak kültürel açıdan tanımlanmış tutum ve davranış kalıpları.

cinsiyet rolü Toplumsal cinsiyet ifadesi. Cinsel kimliğiyle örtüşen ya da örtüşmeyen şekilde kişilere toplum tarafından sunulan kadınlık ya da erkeklik imgesi.

CJH Creutzfeldt-Jakob hastalığı.

coşka Düşünme ve davranışta olağandışı canlılıkla birlikte giden mutluluk duygusu, zevkten kendinden geçme hali.

coşku Görünen olaylarla uyumlu olmayan, bedensel ve ruhsal bileşenleriyle abartılı iyi olma duygusu. Genellikle ruhsal kaynaklı olmakla birlikte opiyat, amfetamin ve alkol kullanımıyla da ortaya çıkar.

coşkulu duygulanım *Bakınız* coşku.

coşkulu varsandıran Coşkulu varsanı oluşturabilen madde.

coşkunluk-çökkünlük bozukluğu Coşkunluk ve çökkünlük dönemleriyle giden, iki yıldan uzun süren duygudurum bozukluğu. İki uçlu bozuklukta olduğu gibi taşıntı ya da çöküntü atakları görülmez ve hastaneye yatırılmayı gerektirecek kadar şiddetli değildir. *Ayrıca bakınız* coşkunluk, çökkünlük.

coşu Sevinç, neşe, zafer, yoğun özdoyum ya da iyimserlik duyguları.

coşuntu Taşıntı belirtilerinin göreli olarak daha az yoğunlukta görüldüğü, kabarık, coşkun ve uyarılgan duygudurumla giden bozukluk. Hareketlerde ve konuşmada artış, girişkenlik ve şakacılıkta artış, dikkat dağınıklığı ve uyku gereksiniminde azalma vardır. Kişiler, mutluluk ve neşeli duygulanımın olduğu bu durumun geçmesini istemez. Yatışı gerektirecek şiddette olmamakla birlikte ilişkilerde sorunlara yol açar. 4-7 gün sürdüğünde iki uçlu bozukluk-2'nin hafif taşıntı (hipomani) dönemini karşılar.

Cotard belirgesi *Bakınız* hiçlik sanrısı.

Creutzfeldt–Jakob hastalığı Genellikle orta ya da ileri yaşlarda görülen, hızlı ilerleyen ölümcül hastalık. Başlangıçta yorgunluk, nezle benzeri belirtiler ve bilişsel bozulmalarla kendini gösterir. İlerledikçe sözyitimi ve beceriyitimi gibi bölgesel sinirsel bulgular ortaya çıkar. Ruhsal belirtiler olarak kaygı, coşku, çökkünlük, sanrı, varsanı ve belirgin kişilik değişiklikleri görülebilir. Aylar içinde ilerler ve bunama, devinimsiz konuşmazlık, koma ve ölümle sonuçlanır.

Crow usyarılımı türleri Tim Crow (1980) tarafından önerilmiş olan usyarılımı türleri. Birinci tür, sanrı, varsanı ve dağınık düşüncelerle giden ve tedaviye iyi yanıt veren; ikinci tür ise düşünce fakirleşmesi, donuk duygulanım ve istenç yitimiyle giden, tedaviye iyi yanıt vermeyen tür usyarılımı.

CTT Cümle Tamamlama Testi.

cushing belirgesi Duygusal oynaklığın yaygın olduğu, arada çıldırının görüldüğü, kas kaybı, kemik erimesi, deri büzüşümü, şişmanlık ve yüksek kan basıncıyla kendini gösteren kortizol aşırılığı.

cüce varsanısı Kişilerin ya da nesnelerin boyutlarının küçüldüğüne yönelik görsel algı yanılgısı. Yanılsama olarak kabul edilir. *Ayrıca bakınız* küçükgörü.

Cümle Tamamlama Testi (CTT) Kişinin ruhsal durumunu yansıtan ilişkilerini incelemek için tasarlanmış olan doldurma testi. Hastadan kendi sözleriyle tamamlamaları istenen 'İsterim ki ...', 'Bazen keşke ... olsaydı diyorum' gibi bir dizi (genellikle 75 ila 100 arası) eksik bırakılmış cümleden oluşur.

Ç

çağrışım Davranış, düşünce, duygu ve kavramlar arasında, yer ve zaman birliğinin etkisiyle kurulan bağlantılar sonucu, bilinç alanına bunlardan birisi girince, ötekini de bilince çekme olayı. *Ayrıca bakınız* uyaklı çağrışım, çağrışım gevşekliği.

çağrışım gevşekliği Yeterli düzeyde sözel iletişim kuramama şeklinde ortaya çıkan, düşüncelerin mantıksal ilerleyişinde bozulmayı içeren, usyarılımına özgü düşünme ya da konuşma bozukluğu. İlgisiz ve bağlantısız düşüncelerle konudan konuya atlama vardır. *Ayrıca bakınız* teğetsellik.

çağrışım yasaları Önceleri benzerlik, karşıtlık, yer ve zaman birliği diye belirlenen, daha sonra ise 'bitişiklik yasası' altında toplanan kavramlar ve tasarımlar arasındaki anlaksal ilişkilerin nasıl kurulduğunu açıklayan yasalar.

çağrışımlı öğrenme Klasik koşullamada olduğu gibi uyaranlarla uyaranlar, edimsel koşullamada olduğu gibi uyaranlarla davranışlar arasındaki ilişkilere dayanan bilgi edinimi. Alışma ve duyarlılaşma çağrışımlı öğrenme örnekleridir.

çakar bellek Duygusal olarak şaşırtıcı ve son derece yüklü olayların yaşandığı sırada çevredeki kişi, nesne ya da diğer durumlarla ilgili bellek. Bu tür anılar çok canlı ve unutmaya dirençlidir.

çalçene *Bakınız* söz ishali.

çalma düşkünlüğü Hiçbir nesnel gereksinim söz konusu olmamasına karşın kişinin çalma zorunluluğu duyması.

çapraz bağımlılık Bağımlı olunan maddenin yol açtığı bedensel belirtilerin başka bir ilaçla baskılanabilir olması. Madde bağımlılığı tedavisinde, ilgili madde yerine çapraz bağımlılığın söz konusu olduğu daha az zararlı ve daha kolay denetlenebilir madde kullanımına kısa süreli izin verilir. *Ayrıca bakınız* çapraz katlanç.

çapraz katlanç Uzun süreli madde kullanımından sonra benzer etki düzeneği olan başka bir madde ya da ilaca katlanç gelişmesi. Örneğin alkol bağımlısı olan bir kişide benzodiyazepinlere de katlanç gelişir.

çaprazlama çalışma tasarımı Oluşturulan iki kümeden birisi girişim, diğeri kontrol grubu olarak atanır. Bir süre sonra girişimin etkisi değerlendirilir ve gruplardan kontrol grubu olan deney grubuna deney grubu olan da kontrol grubuna dönüştürülerek karşılaştırma yinelenir.

çaresizlik 1. Tiksindirici uyarandan kaçamayan hayvanlarda deneysel sinirce türünde oluşan kayıtsızlık durumu. Hastanın olayları kontrol etmede çaresiz hissettiği çöküntü hastalığının hayvan modeli olarak önerilmiştir. 2. İnsanlarda kaygının ilk dışavurumuna yol açan durum, örneğin doğum deneyimi.

çarpık bellek Gerçeklik ve düşlemin karıştığı bellek rahatsızlığı. Rüyalarda, usyarılımı ve organik ruhsal bozukluklarda görülür. Olağan koşullarda zaman zaman ortaya çıkabilecek sanki-görmüştüm, sanki-duymuştum gibi olayları içerir.

çarpık cinsellik Yineleyen ve inatçı, olağandışı cinsel düşlemlerin görüldüğü ruhsal cinsel bozukluk. Genellikle onsuz kösnül uyarılma ya da dorudoyum olmaz. Düşlemler genellikle acı çekme, aşağılanma, rızası olmayan eşle cinsel ilişki ya da cinsel uyarılma için insan dışındaki nesne tercihini içerir. RB-TSE-5'te çarpık cinsellikler; nesne-seviciliği, karşıt giysicilik, sürtünmecilik, sübyancılık, gösterimcilik, gözetlemecilik, cinsel özezerlik ve cinsel elezerlik bozukluğu olarak sınıflandırılır. Ayrıca cinsel sapma da denir.

çarpıtma 1. Gerçekliğin olduğundan farklı ifade edilmesi. 2. Ruhsal çözümlemede kabul edilmeyen bilinçdışı ussal öğelerin, kılık değiştirerek daha kabul edilebilir biçimde bilince girmesine izin verme süreci.

çarşaf-yırtım Genellikle yatak örtüleri ve giyeceklerden amaçsız olarak parça koparma ya da toplama davranışı. Yaygın olarak yaşlılık çıldırısı ve delirimde görülür.

çarşamba topluluğu 1902'de Sigmund Freud ve öğrencilerinden oluşan, her çarşamba akşamı ruhsal çözümleme tartışmalarına katılmak için düzenli olarak toplanan grup. Topluluğun sayı ve önemi artınca 1910 yılında Viyana Psikanaliz Topluluğu'na dönüşmüştür.

çatışma Karşıt dürtü, güdü ya da taleplerin çarpışmasından kaynaklanan ruhsal mücadele. *Ayrıca bakınız* dışsal çatışma, içsel çatışma.

çatışmasız alan Kişiliğin ya da benliğin iyi bir şekilde bütünleşerek herhangi bir çatışma, belirti ya da hoşnutsuzluğa neden olmayan parçası.

ÇÇDÖ Çocukluk Çöküntüsü Derecelendirme Ölçeği.

ÇDUG-ŞY Okul Çağı Çocukları İçin Duygulanım Bozuklukları ve Usyarılımı Görüşme Çizelgesi Şimdi ve Yaşamboyu Şekli.

çekilme 1. Kişilerarası iletişim ve toplumsal katılımdan sayrıl düzeyde kaçınma. Çevreye olan düşünsel ve duygusal ilginin aşırı azalması. Usyarılımı ve çöküntüde görülür. 2. *Bakınız* kesilme belirgesi.

çekingen Çoğu kimsenin ürkeklik duymadığı durumlar karşısında hafif korku ve ürkeklik duyan, toplum tarafından olumsuz değerlendirilmekten korkan kişi.

çekingen kişilik bozukluğu Benlik saygısında düşme, reddedilmeye aşırı duyarlılık ve toplumdan geri çekilmeyle giden kişilik bozukluğu. Bununla birlikte kişide sevgi ve kabul görme arzusu vardır.

çekirdek 1. Dirimbilimde hücrenin DNA taşıyan parçası, kimyasal işlemlerin merkezi. 2. Sinirbilimde genelde ortak işlevleri olan sinirgözelerden oluşan küme. Örneğin, kara özdek, soluk küreler, kuyruk gibi temel çekirdekler.

çekirdek aile Anne, baba ve çocuklardan oluşan toplum birimi.

çekişme 1. Kısıtlı kaynakların elde edilmesi ya da kullanılması için yaşanan mücadele. 2. Kişinin memnuniyetinin diğerinin memnuniyetini engellediği durumlarda ortaya çıkan yarışma.

çelişkisel uyku *Bakınız* hızlı göz hareketi (HGH) uykusu.

ÇEMATEM Çocuk Ergen Madde Bağımlılığı Tedavi Merkezi.

çevre Bireye dıştan etki yapan bütün nesne, güç ve uyarımların toplamı.

çevre psikiyatrisi Ruhsal hastalıklarda toplumsal etmenlerin rolüne dair varsayımları ve kalıtsal verileri inceleyen psikiyatri alanı.

çevre ruhbilimi Nesnel ve toplumsal çevrenin hangi öğe ve parçalarının belirli bir dönem içinde bireyin yaşam alanını oluşturmak üzere hedef ve engellere dönüşebileceğini inceleyen ruhbilim alanı.

çevrebilim Canlılar ve çevre arasındaki ilişkiyi inceleyen bilim dalı. Çeşitli nüfuslarda ruhsal bozuklukların görülme sıklığı ve belirli bir coğrafi alandaki suç ve suçluluk dağılımı gibi çalışmalar da yapar.

çevrecilik Davranışların gelişiminde kalıtım yerine çevre etmenlerine öncelik ve ağırlık veren görüş.

çevresel sinir dizgesi Beyin ve omuriliğin dışındaki sinirler. Kafada yer alan 12 adet sinir, organlar ve gövdedeki, kaslara giden ve duyu organlarından gelen sayısız sinir, ayrıca deri ve eklem yerlerindeki sinirleri içerir. İç ve dış çevreyle ilgili duyusal girdileri beyne taşırken aynı zamanda beyinden çıkan bilgileri organlara götürür.

çevresellik Asıl düşünceyi anlatmadan önce hastanın gereksiz ayrıntılara daldığı konuşma şeklinde ortaya çıkan düşünce bozukluğu. Usyarılımı, takıntı zorlantı bozukluğu ve bazı bunamalarda görülür. Ayrıntıcılık olarak da bilinir. *Ayrıca bakınız* teğetsellik.

çıkar çatışması 1. Bilirkişilik görevinde sağlıklı karar vermeyi etkileyecek biçimde taraflardan biriyle çıkar ilişkisi içinde olmak. 2. Yapılan bir çalışmanın destekçisi olan kişi ya da kurumlar arasında yaşanan anlaşmazlık. 3. Hastayla ilgili bilgilerin hastanın onayı olmaksızın, kurumla ilgili bilgilerin onay alınmadan çıkar amaçlı kullanılması.

çıkarımsal düşünme Verilen bilgilerden yeni bilgiler çıkarmaya dayanan usyürütme biçimi.

çıkarımsal sayımbilim Örneklemden elde edilen sonuçları, örneklemin alındığı nüfusa genelleştirmek amacıyla kullanılan sayımbilimsel yöntemler. *Ayrıca bakınız* sayımbilimsel çıkarım.

çıkartım bozukluğu Bilerek yapılan yineleyen kusma dönemlerinin olduğu yeme bozukluğu. Dışkılatıcı ve idrar söktürücü kötüye kullanımı ve/ya da az miktarda yiyecek tükettikten sonra lavman kullanımıyla gider. Hastalar normal kilodadır ancak beden imgesi bozuktur. RB-TSE-5'te, başka türlü sınıflanan beslenme ya da yeme bozukluğu başlığında ele alınır.

çıldırı Düşünce, gerçeği değerlendirme, duygusal tepki, iletişim, ilişki kurma ve başetme yetisinde önemli ölçüde bozulmaya yol açan ruhsal dengesizlik. Çıldırının klasik özellikleri sanrı, varsanı ve düşünce bozulmasıdır.

çıldırıdoğuran Aşırı kullanıldığında çıldırıya neden olan ilaç ya da madde.

çıldırıgiderici ilaç Çıldırı belirtilerini gidermek için, özellikle usyarılımı tedavisinde kullanılan bir grup ilaç. Sinirtutan, yeğin yatıştırıcı ilaç olarak da adlandırılır. Etki düzeneklerine göre birinci ve ikinci kuşak çıldırıgidericiler olarak sınıflanır.

çıldırık 1. Çıldırı yaşayan kişi. 2. Çıldırının belirtilmesi ya da özelliği.

çıldırılı bozukluklar Çıldırı belirtilerinin klinik tabloya egemen olduğu bir grup bozukluk. RB-TSE-5'te usyarılımı yelpaze ve diğer çıldırılı bozukluklar çatısı altında sınıflanır: Usyarılımı, usyarılımlı duygudurum bozukluğu, usyarılımsı bozukluk, sanrılı bozukluk, delişmen bozukluk, kısa çıldırı bozukluğu, başka tıbbi duruma bağlı çıldırı bozukluğu, ilaç/maddeye bağlı çıldırı bozukluğu, katılakalım (başka bir ruhsal bozukluğa ya da başka bir tıbbi duruma eşlik eden) ve başka türlü adlandırılamayan çıldırı bozukluğu olarak sınıflandırılır.

çıldırılı çöküntü tepkisi Genellikle daha önce şiddetli çöküntü yaşamamış kişide, olay/lar tarafından tetiklenen çöküntülü duygulanımla giden çıldırı. RB-TSE-5'te yeğin çöküntü bozukluğu, tek atak, duygudurumla uyumlu çıldırı özellikleri olan olarak adlandırılır.

çıldırtan ilaç Çıldırıya benzer ruhsal ve davranışsal değişiklikler ortaya çıkaran ilaç. Zehirlenme tepkisi olarak çıldırıya neden olabilen LSD, esrar, meskalin gibi varsandıran ve delleten ilaçların aksine, çıldırtan ilaçlar ağır bulanım, delirim ya da belirgin bellek bozukluğuna neden olmaz.

çılgınlık krizi Batı Afrika ve Haiti'de gözlenen, ani kışkırmış ve saldırgan davranış patlamaları, belirgin bilinç bulanıklığı ve ruhsal devinimsel taşkınlıkla giden belirge. Zaman zaman işitsel ya da görsel varsanı ya da kuşkucu düşünceler eşlik edebilir. Kısa çıldırılı bozukluğu andırır.

çırpınma titremesi Özellikle ellerde görülen, istençdışı atma hareketleriyle giden olağandışı titreme.

çift kişilik *Bakınız* çoğul kişilik bozukluğu.

çift kör çalışma tasarımı Deneklerin yanı sıra araştırmacıların da çalışma kümelerine uygulanan girişimin gerçek tedavi mi yoksa ilacımsı ya da tedavimsi mi olduğunu bilmediği çalışma tasarımı.

çift tedavisi *Bakınız* aile tedavisi, evlilik tedavisi.

çift yumurta ikizi İki ayrı eşzamanlı döllenmiş yumurtadan gelişen ikiz.

çifte açmaz Gregory Bateson (1904-1980) tarafından öne sürülen, bir kişiden diğerine aynı anda çelişkili mesajların iletilmesi durumu. Her iki iletinin de onaylanmamasıyla sonuçlanır. Usyarılımı hastası olan bazı ailelere özgü iletişim şekli olduğuna inanılmıştır.

çifte çöküntü Çöküntü bozukluğu ve çöküntülenim için geçerli ölçütlerin eş zamanlı olarak karşılandığı bozukluk.

çifte tanı Aynı anda birden fazla ruhsal hastalığın tanı ölçütlerini karşılama durumu. Örneğin, kişide hem usyarılımı hem de alkol-madde bağımlılığının aynı anda olması.

çifte tedavi Hastanın hem bireysel hem de grup tedavilerine aynı ya da iki farklı sağaltmanla devam ettiği ruhsaltedavi türü. *Ayrıca bakınız* birlikte-tedavi.

çifte yönelik cinsel tedavi William Masters ve Virginia Johnson tarafından geliştirilen ve tedavinin belirli bir cinsel bozukluğa odaklandığı özel ruhsaltedavi biçimi. Programın temel özelliği hem erkek hem de kadın sağaltmanın çiftle birlikte bulunduğu yuvarlak masa oturumudur. Çift için özel alıştırmalar önerilir. Amaç, cinsel başarım korkularını azaltmak ve çiftler arasında cinsel ve diğer alanlardaki iletişimi kolaylaştırmaktır.

çiftecinsel Her iki cinse karşı cinsel çekim duyan ya da her iki cinsle cinsel ilişki kuran kişi.

çiftecinsellik Her iki cinse de ilgi duyma ve cinsel ilişki kurma özelliğinde olma durumu. Freud, cinsiyetlerin hem bedensel hem de ruhsal olarak ortak bir özden ayrıldığını, iki cinsiyet arasındaki ayrımın mutlak değil göreceli olduğunu ve hem olağan hem de olağandışı koşullarda ortak öze gerilemenin farklı düzeylerde oluşabileceğini ileri sürmüştür. *Karşılaştırın* çiftecinsel, karşıcinsellik, eşcinsellik. *Ayrıca bakınız* erdişi.

çifteşeyli Hem kadın hem de erkek eşeysel dokuya sahip kişi. Genellikle bir cinsiyet daha baskındır. *Ayrıca bakınız* erdişi.

çilecilik Büyük hedeflere ulaşmak için zevk veren etkinliklerden vaz geçmek, kendisini bir ülküye adamak. Kabul edilemeyen cinsel dürtüler ve isteklerden kaçınmak için genellikle ergenlikle birlikte ortaya çıkan olgun savunma düzeneğidir.

ÇİM Çocuk İzlem Merkezi.

Çince odası John Searle (1932-) tarafından makinenin insan gibi anlayamayacağını göstermek için yapılmış olan deney. Çince bilmeyen bir kişiye kapalı kaldığı odada Çince yazılı yönergeler verilir. Kişi Çince sözlük ve cümle anlamlarına bakarak yönergelere yazılı yanıt verir. Yanıtlar sözdizimsel olarak doğru ancak anlamlı değildir.

çizgili özdek Her yarıkürede odanın (talamus) üst, yan ve alt tarafında yerleşik olan sinir lifleri kitlesi. Kuyruk, erik çekirdeği ve soluk kürelerden oluşur. Gri ve beyaz sinir liflerinden dolayı çizgili göründüğü için bu adı almıştır. Oda ve beyin kabuğu arasındaki iki yönlü iletişimin yoludur.

çizim testi Kişiden insan, ağaç ve ev gibi belirli tanıdık nesneleri çizmesinin istendiği test. Duygu ve tutumların çizilen resimle açığa vurulduğu düşünülür.

ÇKK Çocuk Koruma Kanunu.

ÇKTÖ Çocuklarda Kaygı Bozukluklarını Tarama Ölçeği.

çocuğun boşlanması Anababa, bakıcı ya da çocuğun sorumluluğunu taşıyan kişi tarafından çocuğun yaşına uygun bedensel ve ruhsal temel gereksinimlerinin karşılanmaması.

çocuğun cinsel kötüye kullanımı Anababa, bakıcı ya da başka bir yetişkin tarafından cinsel doyum sağlamak amacıyla çocuğun herhangi bir şekilde cinsel açıdan kullanılması. *Ayrıca bakınız* sübyancılık.

çocuğun duygusal kötüye kullanımı Anababa, bakıcı ya da başka bir yetişkin tarafından sözel ya da simgesel eylemler aracılığıyla çocuğa duygusal olarak kötü davranılması.

çocuğun fiziksel kötüye kullanımı *Bakınız* hırpalanmış çocuk belirgesi.

çocuk Konuşma ve yürüme yetileri kazanıldıktan sonra başlayan ve ergenlik dönemiyle sonra eren gelişim evresindeki insan. Sınırlar değişebilmekle birlikte Birleşmiş Milletlerin yazanaklarında 0-18 yaş arası insanlar çocuk kabul edilir.

çocuk çözümlemesi Ruhsal çözümleme ilkelerinin çocuğun ruhsal tedavisinde uygulanması.

çocuk ergen madde bağımlılığı tedavi merkezi (ÇEMATEM) Madde bağımlılığı sorunu olan çocuk ve ergenlerin tedavi ve iyileştirim çalışmalarının yapıldığı özelleşmiş merkez.

çocuk izlem merkezi (ÇİM) Cinsel yönden kötüye kullanılan çocukların yeniden örselenmesini önlemek amacıyla, T.C. Sağlık Bakanlığı'na bağlı hastanelerin çatısı altında, hastanenin diğer kliniklerinden ayırt edilemeyecek bir ortamda, ilgili birimlerin eşgüdümle çalıştığı, bütün adli ve tıbbi işlemlerin tek seferde yapılmasına olanak sağlayan yapılanma.

çocuk koruma kanunu (ÇKK) Çocuğun yaşama, gelişme, korunma ve katılım haklarını güvence altına alan 5395 sayılı yasa.

çocuk ruhbilimi Çocukluk döneminin ruhsal ve davranışsal gelişimini inceleyen ruhbilim dalı.

çocuk suçluluğu Yasal sorumluluk yaşına gelmemiş olan çocuk ve gençlerin topluma zarar veren ve yasalarca yasaklanmış olan davranışlarda bulunma durumu.

çocuk ürküsü Olağandışı çocuk korkusu.

Çocuklar için Örselenme Sonrası Zorlanım Bozukluğu Belirti Envanteri 8-18 yaş arası bireylerde örselenme sonrası zorlanım bozukluğu belirti şiddetini değerlendiren 24 maddelik özbildirim ölçeği.

Çocuklar için Yale-Brown Takıntı-Zorlantı Sorgulama Formu 8-16 yaş aralığındaki bireylerde takıntı ve zorlantı belirtilerinin şiddetini değerlendiren yarı yapılandırılmış görüşme formu.

Çocuklarda Kaygı Bozukluklarını Tarama Ölçeği (ÇKTÖ) Çocuk ve ergenlerde kaygı belirti şiddetini değerlendiren 41 maddelik ölçek. Anababa ve çocuk formu vardır.

çocukluk bunaması Beyin dokularındaki yozlaşmaya bağlı olarak üç yaş civarında konuşma yeteneğinin hızla yitirilmesi ve bazı devinim işlevlerinin bozulmasıyla giden hastalık.

çocukluk çağı dağılma bozukluğu En az 2 yıllık normal gelişimden sonra çeşitli işlev alanlarında (ör. anlaksal, toplumsal, hareket ve dil becerileri) belirgin gerilemeyle giden klinik durum. Tanı tipik olarak 3-4 yaşlarında konur. RB-TSE-5'te otizm yelpaze bozukluğunun bir alt kümesi olarak sınıflanır.

çocukluk çağı davranış bozuklukları *Bakınız* yıkıcı davranış bozuklukları.

çocukluk çağı usyarılımı Yaygın gelişimsel bozukluk için eskiden kullanılan terim. *Bakınız* otizm yelpaze bozukluğu.

Çocukluk Çöküntüsünü Derecelendirme Ölçeği (ÇÇDÖ) Çocuklarda çöküntü belirti şiddetini değerlendiren 27 maddelik bir özbildirim ölçeği.

çocukluk Kimilerine göre doğumdan ergenliğe değin, kimilerine göre ikinci yaşın sonundan 12-13 yaşına kadar olan dönem.

çocukluk ya da ergenliğin kaçınma bozukluğu Israrlı bir geri çekilme ya da yabancılardan aşırı çekinmeyle giden çocukluk ya da ergenlik çağı bozukluğu.

çocukluk ya da ergenliğin kaygı bozuklukları Süreğen kaygı, gerçekçi olmayan korkular, aşırı duyarlı özişler tepkiler ya da evden ayrılma korkusuyla giden bozukluk grubu. Hastalar genellikle olgunlaşmamış, engellenmiş, çekingen, onay arayan özellikte olup yeni durum ya da yerlerde endişelenir. RB-TSE'de çocukluk ya da ergenliğin kaygı bozuklukları arasında ayrılma kaygısı bozukluğu, çocukluk ya da ergenliğin kaçınma bozukluğu ve aşırı kaygı bozukluğu yer alır.

çocuklukta başlayan akıcılık bozukluğu *Bakınız* kekemelik.

çoğul kişilik bozukluğu *Bakınız* çözülümsel kimlik bozukluğu.

çoğulculuk Psikiyatride, pek çok etmenin davranış ve davranışsal sorunları etkilediği görüşü.

çok ağır zeka geriliği *Bakınız* zeka geriliği.

çok değişkenli çözümleme Aynı anda birden fazla değişkenin ayrı ayrı çözümlemesini ve her birinin gözlenen sonuca katkısının belirlenmesini sağlayan çözümlemeler için kullanılan ortak ad. Örneğin, çoklu regresyon, değişke çözümlemesi, ayırt edici çözümleme, etmen çözümlemesi.

çok genli Birkaç genin birleşik eylemini ya da etkisini belirtir.

çok idrar Aşırı idrar çıkışı.

çok yeme Gereksiniminden fazla yeme. *Ayrıca bakınız* tıkın çıkar hastalığı.

çoklu madde bağımlılığı Birden fazla ruhsaletkin madde bağımlılığının görüldüğü bozukluk.

çoklu ortak doğrusallık Bir dizi nedensel değişkenin birbiriyle ilişkili olma durumu. İlişkinin büyük olması, nedensel değişkenlerden her birinin bağımlı değişken üzerinde ne derece etki ettiğini belirlemeyi zorlaştırır.

çoklu regresyon Bir bağımlı değişkenle iki ya da daha fazla bağımsız değişken arasındaki ilişkinin derecesini belirlemek ya da bağımsız değişkenlerin yordayıcılık gücünü saptamak amacıyla kullanılan sayımbilimsel yöntem.

çoklu sanrı Birbirleriyle bağlantılı olma gerekliliğinin bulunmadığı eşzamanlı sanrılar.

çoklu sertleşim (ÇS) Beyin ve omurilikte beyaz cevherin sinir kılıfında oluşan yozlaşmalar sonucunda sinir iletiminde ortaya çıkan sorunlar nedeniyle, güçsüzlük ve duyusal belirtilerin görüldüğü hastalık. Merkezi sinir dizgesinde tutulan yere bağlı olarak belirtiler değişiklik gösterir. Halsizlik, dengesizlik, sarsaklanım, konuşma bozukluğu, görme sorunları, işeme denetiminde sorunlar, çöküntü, kayıtsızlık, dikkatsizlik gibi bedensel ve ruhsal belirtiler görülebilir. Hastalık kısa sürebilir, düzelme ve yinelemelerle gider, bazen de belirgin yetiyitimine neden olur.

çoklu tedavi *Bakınız* birlikte-tedavi.

çoklu tıkanım bunaması *Bakınız* damarsal bunama.

çoklu uyku çizeneği Genellikle kamış sertleşmesi, kan oksijen doygunluğu, vücut hareketleri, vücut ısısı, galvanik deri yanıtı ve mide asidi testleriyle birlikte kullanılan elektrikli beyin çizeneği, elektrikli yürek çizeneği, elektrikli kas çizeneğinin olduğu test bataryası. Testler uykusuzluk, gece kas-atması, uykuda nefesyitimi, idrar kaçırma, uyurgezerlik, nöbet bozuklukları, iktidarsızlık, damarsal baş ağrısı, mide-yemek borusu gerikaçımı ve çöküntü gibi çeşitli durumlarda tanı ve tedavinin gidişi açısından yardımcıdır.

çokyönlü cinsel sapma Cinsel doyumun ruhsal çözümleme açısından kavramsallaştırılmasını anlatan terim. Kurama göre, cinsel doyuma çeşitli vücut bölgelerinin eşcinsel, karşıcinsel ya da nesnelerle uyarılmasıyla ulaşılabilir. Bu nedenle, bütün insanların yetişkinlikte cinsel dürtülerin gelişimsel açıdan nasıl yönlendirildiğine bağlı olarak cinsel sapma geliştirme olasılığı olduğu ileri sürülür.

çökkünlük Genel olarak yetersizlik, umutsuzluk, karamsarlık, üzüntü duygularıyla birlikte yavaşlık ya da tepkisel davranışların eşlik ettiği duygusal durum. Günlük yaşamın kısa süren olağan duygusal dalgalanmalarındandır.

çöküntü Belirgin düzeyde umutsuzluk, üzüntü, karamsarlık, yetersizlik, değersizlik duygusu, kendini suçlama ve ilgi azalmasıyla giden ruhsal durum. Eşlik eden diğer belirtiler, ruhsal devinimsel yavaşlama, kişilerarası ilişkilerden çekilme, odaklanma zorluğu, halsizlik, yorgunluk, iştahsızlık ve uykusuzluk gibi belirtilerdir. Günün önemli bir kısmında vardır ve kişinin işlevselliğini bozar. RB-TSE-5'te yeğin çöküntü bozukluğu olarak sınıflanır.

çöküntügiderici ilaç Çöküntü tedavisinde kullanılan herhangi bir ruhsal sağaltıcı ilaç sınıfı. İki ana kategorisi halkalı çöküntügidericiler ve monoamin oksidaz engelleyicileridir. Serotonin geri-alım engelleyicisi ve başka türleri de vardır. Ayrıca bazı ikinci kuşak çıldırıgiderici ilaçlar ve lityum karbonatın da çöküntügiderici etkileri olabilmektedir. Gamsavar olarak da bilinir.

çöküntügiderici ilaç bırakma belirgesi Çöküntügiderici bir ilacın en az bir ay süreyle kullanıldıktan sonra, aniden kesilmesiyle ortaya çıkan bulantı, ses ve ışığa duyarlılık, ışık çakması gibi duyusal ve bedensel belirtiler kümesi.

çöküntülenim Hafif düzeyde uzun süreli (en az iki yıl) çökkünlük, karamsarlık, umutsuzluk ve benlik saygısında düşüklüğün olduğu, iştah, uyku ya da enerji sorunlarının eşlik edebildiği, kişinin işlevselliğinin pek bozulmadığı çöküntü durumu. Çöküntülü sinirce olarak da bilinir.

çöküntülü sinirce *Bakınız* çöküntülenim.

çörtenlik Hunter ve Hurler sendromlarında görülen çirkin, yaratık benzeri yüz ve cücelik durumunun eski adı. Mukopolisakkarit özüştürümünün bozulduğu bir özüştürme hastalığı olup ciddi gelişimsel iskelet yapı bozukluğu ve zeka geriliğiyle gider.

çözülme evresi Masters ve Johnson tarafından tanımlanan, insan cinsel tepki döngüsünün son evresi, bu süre zarfında cinsel dizge dorudoyum sonrasında uyarılmamış olağan durumuna geri döner.

çözülüm belirgesi Beyinde bir alandan diğerine bilgi işlemede işlevsel yetersizlik. İlk defa nörolog Norman Geschwind (1926-1984) tarafından tanımlanmıştır. *Ayrıca bakınız* bağlantısızlık belirgesi.

çözülüm bozuklukları Bilinç, kimlik ya da devinimsel davranışta ani ve geçici bir değişimle giden ruhsal bozukluklar. RB-TSE-5'te bu bozukluklar, çözülümsel bellekyitimi, çözülümsel kaçış, çözülümsel kimlik bozukluğu ve özeyabancılaşma/gerçekdışılaşma bozukluğu olarak sınıflandırılır. *Ayrıca bakınız* dönüşümce.

çözülüm Herhangi bir ruhsal ya da davranışsal sürecin kişinin geri kalan ruhsal süreçlerinden ayrılma şeklinde ortaya çıkan bilinçdışı savunma düzeneği. Çözülüm bozukluklarında ve döndürme bozukluğunda sık kullanılan bir düzenektir.

çözülümsel bellekyitimi Zorlayıcı ya da örseleyici bir olay sonrasında önemli özyaşamöyküsel bilgilere ait bellek kaybıyla giden bozukluk.

çözülümsel geçi bozukluğu Farklı bir kimlikle yer değiştirmeksizin, kişisel kimlik ya da bilinç durumunda geçici değişiklikle giden bozukluk. Çıldırılı bozuklukta ya da madde kullanımına bağlı olarak ortaya çıkabilir. RB-TSE tanısı değildir.

çözülümsel kaçış Ruhsal nedenlerle kişinin yeni bir kimliğe bürünerek alışık olduğu çevreden uzaklaşması, başka bir yere gitmesi ve orada yaşamaya başlaması. *Ayrıca bakınız* ruhsal kökenli bellekyitimi.

çözülümsel kimlik bozukluğu Bireyin iki ya da daha fazla farklı kişiliğe sahip olduğu, bazı kişiliklerin diğerlerinden haberdar olmadığı çözülüm tepkisi olan RB-TSE-5 tanısı. Eskiden *çoğul kişilik bozukluğu* olarak adlandırılırdı. Tartışmalı bir tanıdır.

çözüm işlemi Ruhsal çözümlemede, bilinçdışı süreçlere olan içgörüyü artırmak ve uyumlu kişilik değişimlerini gerçekleştirmek amacıyla; çatışmanın, sinirce eğiliminin ya da başka bir sorunun tekrarlı şekilde farklı açılardan incelenmesi. Ruhsal çözümleme sürecinin temel işlemini oluşturur.

çözümleme Ruhsal süreçleri içe bakış yoluyla temel öğelerine ayırma ve daha iyi anlamayı sağlayarak içgörü geliştirme işlemi.

çözümleme sinircesi Ruhsal çözümlemenin uzaması sonucu çözümlenenin çözümleyene aşırı derecede bağlanmasından doğan sayrıl durum.

çözümleme ve bireşim yaparak sağaltım Adolf Meyer'in ruhsal dirimsel psikiyatri okulunun sağaltım uygulaması. Hastanın geçmiş deneyimlerinin tamamının dizgeli olarak incelenmesiyle varlık ve sorumluluklarının yapıcı bireşimini sağlar ve bunları yeni çevreye uyum sağlamada kullanmaya teşvik eder.

çözümlenen Ruhsal çözümlemede, çözümlemesi yapılan kişi.

çözümleyici grup tedavisi S. H. Foulkes (1898-1976) tarafından uygulanan, bireysel güç ve süreçlerden ziyade girişimin birincil olarak grupla yapıldığı, grubun temel sağaltıcı öğe olduğu yöntem.

çözümleyici ruhbilim 1. Jung'un ortak bilinçdışı, ata simgesi ve karmaşa inancına dayalı ruhbilim okulu. 2. Ruhsal yaşantıları temel öğelerine bölerek inceleyen ruhbilim dalı.

çözümleyici Ruhsal çözümleyici. Ruhsal çözümlemesi yapılan kişinin tepkilerini, belirli ruhbilim akımlarının kavram ve yöntemlerine uygun olarak yorumlayan kişi.

ÇS Çoklu Sertleşim.

çubuk hücre Retinada ışığın varlığını duyumsayan iki hücreden biri, diğeri koni hücresidir. Çubuk hücreleri, ay ışığıyla aydınlatılmış gecelerde kullandığımız türden gri ton görüşü sağlar.

D

DaCosta belirgesi: Sayrıl kaygının bedensel belirtisi olarak ortaya çıkan göğüs ağrısı, çarpıntı ve baş dönmesi. Ayrıca sinir-dolaşımsal argınlık, asker kalbi de denir.

DAE Dopamin Almaç Eşetkinleri.

dağılma Kişinin gerçekliğin farkına varamadığı, sanrı, varsanı ya da yoğun kaygı ve ürküntü geliştirebildiği ruhsal düzensizlik hali.

dağınık usyarılımı Denetimsiz, amaçsız ve düzenli olmayan davranışlarla giden usyarılımı türü. RB-TSE-5'te yer almamaktadır.

dahil etmek Ruhsal sağaltman tarafından gruptaki her üyenin katılımını teşvik etmek, başka bir üyeye, bir soruya ya da gruba tepki vermesini sağlamak amacıyla kullanılan teknik.

DAK Dopamin Almaç Karşıtetkinleri.

dalınç Ussal olarak bir alana yoğunlaşma, derin düşünme, düzenli nefes alma ve belirli imgeler üzerinde odaklanarak dinginleşme.

dalma nöbeti *Bakınız* küçük sara.

dalma varsanısı Uykuya dalarken ortaya çıkan varsanı. Genellikle sayrıl olarak değerlendirilmez. *Bakınız* uykuyla ilişkili varsanılar.

damar içi Bir maddenin vücuda damar yoluyla verilmesi. *Ayrıca bakınız* damardan sıvı aktarımı.

damardan sıvı aktarımı Kan dışındaki sıvının, örneğin ilaçların damardan verilmesi.

damarsal bunama Ardışık inmelerin yol açtığı sinirsel belirtilerle giden aşamalı anlaksal işlev yitimi. RB-TSE-5'te damarsal sinirbiliş bozukluğu olarak geçer. Eski adı çoklu tıkanım bunamasıdır.

damgalama 1. Daha uygun ve gerçekçi değerlendirmeler yerine kişinin kendisi ya da diğerleri için genel tanımlamalar yaparak her şeyi bu etiketler çerçevesinde değerlendirmesi şeklinde bilişsel çarpıtma. 2. Hasta ya da herhangi bir özelliği nedeniyle toplumdan farklılaşan gruplara gerçeğe dayanmayan olumsuz genel bir özellik yükleme. Bu yüklem kişinin toplumdan dışlanmasına ve ayrımcılığa neden olur. *Ayrıca bakınız* ayrımcılık.

danışan Herhangi bir zorlanma ya da sorun çözümü için ruhbilim uzmanına danışan kişi.

danışan odaklı ruhsaltedavi Carl Rogers'ın ortaya koyduğu, yönlendirici olmayan ruhsaltedavi tekniği. Tedavi süreci hastanın kendi duygu ve düşüncelerine odaklanır. Sağaltman yalnızca anlayış ve eşduyum kullanarak hastanın kendini anlamasına yardımcı olur. Geleneksel tedavilerin yetkeci ve yorumlayıcı yapısına tepki olarak geliştirilmiştir.

danışma Hastanın tanı ve tedavisine katkı sağlayacağı düşüncesiyle ilgili tıp dalının başka bir uzmanlık dalından bilgi ve öneri alması.

danışma-işbirliği psikiyatrisi Hastanenin tıbbi ya da cerrahi servislerinde yürütülen klinik psikiyatri uygulaması. Bu çerçevede ruh hekimleri, genel hasta bakımı konusunda diğer hekimlerle yakın işbirliği içerisinde çalışır.

danışman İnsanlara ruhsal, toplumsal, davranışsal ve eğitsel sorunların çözülmesinde yardımcı olan kişi.

dasein analiz *Bakınız* varoluş çözümlemesi.

davranım bozukluğu Çocukluk ve ergenlik döneminde görülen, başkalarının temel haklarına saldırı, yaşa uygun toplumsal kural ve değerleri hiçe sayma, mala zarar verme, yalan söyleme ve hırsızlık yapma gibi yineleyici ya da süreklilik gösteren davranış örüntüsü. Çocuk ve ergen psikiyatrisinde değertanımaz davranış özellikleri gösteren çocuklar için kullanılan tanı.

davranış 1. Dürtü, güdülenim, arzu, itki, içgüdü ve isteklerin yönlendirdiği hareket ya da devinimsel etkinlikleri ifade eden eylemlerin tümü. 2. Düşünce, duygu ve dürtülerin denetiminde bilinçli ya da bilinçdışı yapılan hareketler.

davranış bilimi Gelişim, deneyim, değerler, kişilerarası ilişkiler ve etkinlikler gibi insan davranışlarıyla ilgilenen bilimsel disiplin. Kapsamında toplumbilim, ruhbilim, insanbilim ve psikiyatri gibi disiplinler yer alır.

davranış değiştirme Olumsuz alışkanlık ya da davranışlara odaklanan, pekiştirme yoluyla bunları azaltma ya da ortadan kaldırmayı amaçlayan davranışçı tedavi yöntemi.

davranış düzenlemesi *Bakınız* davranış tedavisi.

davranış nörolojisi Beyin özüştürüm bozukluğu ya da merkezi sinir dizgesinin yapısal değişiklikleri sonucunda oluşan olağandışı davranışları inceleyen nöroloji ve psikiyatrinin ortak çalışma alanı.

davranış sözleşmesi İstenilen davranışın ortaya çıkması için ödüllendirmeyi kullanan sağaltım stratejisi.

davranış sürçmesi Konuşma, yazma ya da hareketlerde görülen hatalar. Örneğin, konuşurken beklenmedik bir şekilde yanlış sözcüğün kullanılması, hediye verirken hediyeyi elde sıkıca tutma gibi. Freud, davranış sürçmelerinin altında bilinçdışı süreçlerin olduğunu ileri sürmüştür.

davranış tedavisi Açık ve nesnel olarak gözlemlenebilir davranışa odaklanan ve hastanın davranışını doğrudan değiştirmek için öğrenme kuramından gelen çeşitli koşullama tekniklerini kullanan ruhsaltedavi yöntemi. Ruhsal devimsel nedenselliğe vurgu yapmaksızın yalnızca belirtisel iyileşmeyi amaçlar. Davranış tedavi teknikleri arasında girişkenlik eğitimi, kaçındırma tedavisi, baskınlama, duyarsızlaştırma, şekillendirme, dizgeli duyarsızlaştırma yer alır. *Ayrıca bakınız* davranışçılık, koşullama.

davranışçı tıp Tıpsal bozuklukların önlenmesi, tanı, tedavi ve iyileştiriminde davranış tedavisi ilkelerinin uygulanması. Zorlanım önleme ve azaltma, hasta yönetimi ve uyumlandırma, ağrı denetimi ve yaşam tarzı değişikliği gibi alanlarda uygulanır. Canlı-dönüt, davranış tedavisi ve uyutum önemli tedavi yöntemleridir.

davranışçılık John B. Watson tarafından kurulan, yalnızca ölçülebilir ve gözlenebilir davranışları konu edinen ruhbilimsel düşünce okulu. İnsan davranışının düşünce ve duygular gibi gözlenemeyen ruhsal olayların dikkate alınmasını gerektirmeyen ilkelerle tanımlanabileceğini savunur. *Ayrıca bakınız* davranış tedavisi.

davranışsal etkinleştirme Kişinin olumlu pekiştirme kaynaklarına ulaşmasını sağlayan etkinlik becerilerini kullanan davranışçı tedavi tekniği.

dayanıklılık Birçok kişi için ağır zorlanım etkisi doğuran ve yıkıcı olabilen koşullara ruhsal ve davranışsal açıdan zarar görmeden dayanabilme kapasitesi. Kişinin dayanıklılığı güçlü ruhsal yapısından, deneyimlerinden ya da çevresel desteklerden kaynaklanabilir. *Ayrıca bakınız* zorlanım bağışıklığı, direnç, direşkenlik.

dayatmacılık İstek ya da yeğleme yerine dayatmada bulunma eğilimi. Olmazsa olmazcı tutum.

DBT Deksametazon Baskılama Testi.

DBU Derin Beyin Uyarımı.

DÇ Değişke Çözümlemesi.

de Clerambault belirgesi *Bakınız* aşk çıldırısı.

DEB Dikkat Eksikliği Bozukluğu.

debillik *Bakınız* ahmaklık.

değer dizgesi Davranışları çoğu zaman bilinçdışı düzeyde yöneten ölçütler dizisi.

değer Kişi, nesne, durum ve olayların toplumsal önemini belirleyen nitelik.

değer yargısı Herhangi bir kişi, olay ya da duruma karşı, nesnel özellikleri yerine, taşıdıkları değer açısından tepki verme.

değerlendiriciler arası güvenirlik Aynı örneklemdeki bireyleri değerlendiren farklı değerlendirmeciler arasında uyum olması.

değerlendirme Hastanın klinik görüşme, yapılandırılmış ya da yarı-yapılandırılmış görüşme çizelgeleriyle tanı ve tedavi açısından irdelenmesi.

değerlendirme ölçeği Herhangi bir özellik ya da niteliğin değerlendirmesinde kullanılan geçerlik ve güvenirliği sınanmış ölçek. Değerlendiriciye ruhsal hastalığın şiddetini belirlemede yardımcı olur. Örneğin, çöküntü derecelendirme ölçeği, toplumsal işlevselliği değerlendirme ölçeği. Görüşmeci ya da gözlemci tarafından uygulanabileceği gibi kişinin kendisi tarafından da (özbildirim) derecelendirilebilir. Derecelendirme ölçeği olarak da adlandırılır.

değersizleştirme Kişinin kendisine ya da başkalarına aşırı olumsuz özellikler yüklediği savunma düzeneği. Çöküntü ve kuşkucu kişilik bozukluğunda görülür.

değertanımaz Değertanımaz kişilik bozukluğu olan kişi için kullanılan eski terim.

değertanımaz davranış Toplum karşıtı davranış. Rüşvetçi, kumarbaz, kaçakçı ve çete üyesi gibi suçluların davranış örüntüsü. Eskiden sosyopatik davranış olarak adlandırılırdı. *Ayrıca bakınız* değertanımaz kişilik bozukluğu.

değertanımaz kişilik bozukluğu Dürtüsellik, bencillik, hazcılık, engellenme eşiğinde düşüklük, sorumsuzluk, vicdansızlık, adam kullanma, yetke ve disiplini reddetme özellikleri olan kişilik yapısı. Bu kişiler toplumun diğer üyeleriyle geçinmede belirgin sorunlar yaşar. Genellikle birey ya da gruplarla çatışma halindedirler. *Ayrıca bakınız* değertanımaz davranış.

değişebilirlik Kişinin ya da türün değişmek için gösterdiği istek ve esneklik.

değişim körlüğü Değişen bir sahnede bazı değişikliklerin algılanamamasından kaynaklanan olağan bir olgu. Dikkatsizliğe dayalı körlük olarak da anılır.

değişinim Canlının kalıtım biriminde yer alan DNA ya da RNA diziliminde ışınım ve kimyasal maddeler gibi herhangi bir nedenle ortaya çıkan kalıcı değişme. Kalıtlarda (genler) olabileceği gibi kromozom yapısı ve sayısında da ortaya çıkabilir. Beden hücrelerinde ortaya çıkan değişinimler kalıtsal olmazken eşey hücrelerinde ortaya çıkanlar kalıtsal özellik kazanabilir. Değişinimle canlının dışyapı özellikleri olumlu ya da olumsuz yönde değişebilir. Bazen sessiz değişinimler de olur. *Ayrıca bakınız* evrim.

değişke çözümlemesi (DÇ) İki ya da daha fazla gözlem grubu ya da seçkisiz örneklemden elde edilen ortalamalar arasındaki farkın sayımbilimsel olarak anlamlı olup olmadığını belirlemek amacıyla yapılan test. Ölçüm setlerinin deneysel etkiden mi yoksa rastlantıdan mı kaynaklandığını ayırt etmeyi amaçlar. Tek yönlü, iki yönlü, çok yönlü ya da tekrarlı ölçümler şeklinde uygulanabilir.

değişke Sıklık dağılımındaki değişkenliğin ölçüsü. Değerlerin ne ölçüde yaygın olduğunu tanımlar. Bir örneklem için yayılımın, olası bütün değerlerin beklenen değer ya da ortalamadan uzaklıklarının karelerinin ortalaması şeklinde bulunan ölçüdür. Ölçünlü sapmanın karesine eşittir.

değişken aralıklı düzen *Bakınız* pekiştirme düzenleri.

değişken Araştırmada, farklı değerler alabilen herhangi bir özellik ya da etmen. Diğer koşullar aynı tutulduğu halde, sonucu etkileyip etkilemediğini anlamak için değiştirilen koşul. Bağımsız değişken ve bağımlı değişken terimleri sırasıyla neden ve sonuç ilişkisini belirtir.

değişken oranlı düzen *Bakınız* pekiştirme düzenleri.

değişkenlik Bir örneklemde yer alan değişkenlerin kendi aralarında belirli nitelik ya da özelliğe göre değişiklik gösterme biçimi anlamına gelir. Kişilerin değişkenliği örneklem tahminlerinin duyarlığını da etkiler. Yaygın kullanılan değişkenlik ölçümlerinden üçü aralık, değişke ve ölçünlü sapmadır. Bir topluluktaki değişkenliğin bilinmesi, ortalama değerin temsil edicilik anlamında ne kadar yarar sağlayacağını göstermesi açısından önem taşır.

değişkenlik katsayısı Ölçünlü sapmanın ortalamaya oranıyla hesaplanan bir yayılım ölçütü.

değişmezlik varsayımı Belirli bir uyaran, belirli bir durumda belirli bir duyumla sonuçlandığında, canlının durumu değişmediği sürece her denemede aynı uyaranın aynı duyumla sonuçlanacağını öngören varsayım.

değiştirge 1. Bir işlem ya da denklemde istenilen değeri alabilen sabit. 2. Belirli bir değer kümesinde değişebilen, bilinmeyen nicelik. 3. Bir olayın gidişini ya da niteliklerini belirleyen fiziksel özellikler dizisi.

değiştirgesel anlamlılık testleri Ortalama ve ölçünlü sapma gibi seçili nüfus değiştirgelerini tahmin etmek için kullanılan sayımbilimsel yöntemler. Bu yöntemlerin kullanımı seçili nüfus özellikleriyle ilgili varsayımlar gerektirir. Örneğin, incelenen değişkenin örneğin alındığı nüfusta normal dağıldığı kabul edilir.

değiştirgesel olmayan Nüfus dağılımıyla ilgili kısıtlayıcı varsayımlar gerektirmeyen sayımbilimsel yöntem.

DEHAB Dikkat Eksikliği Hareket Aşırılığı Bozukluğu.

deksametazon baskılama testi (DBT) Olağan koşullarda dışarıdan kortizol verildiğinde kortizol ve diğer böbreküstü steroidlerin yapımı azalır. Ancak cushing ve çöküntü hastalığında bu azalma olmaz. Bu nedenle çöküntüyü tanısal olarak doğrulamak için DBT kullanılır. Hastaya saat 23.00'da ağızdan 1 mg deksametazon (uzun etkili sentetik glukokortikoid) verilir; 08.00, 16.00 ve 23.00'da plazma kortizol düzeyleri ölçülür. Plazma kortizol düzeyi 5 µg/dl üzerinde ise baskılanmamış yani 'pozitif' olarak kabul edilir. Kortizolün baskılanması ise oda-altı-alttürek-böbreküstü bezi ekseninin uygun şekilde çalıştığını gösterir.

deli Akıl dengesi yerinde olmayan kişi anlamına gelen halk terimi.

Deli Doktorları Psikiyatrinin Bilinmeyen Öyküsü Özellikle dirimbilimsel psikiyatri alanında çalışmalarıyla öne çıkan psikiyatrist Jeffrey A. Liberman'ın ruh hekimliğinin çağdaş tarihini, tanı dizgelerinin doğuşuyla birlikte kendi eğitim ve yaşamı çerçevesinden anlattığı eğitici kitap (2015).

delilik Akıl hastalığı karşılığında halk arasında kullanılan terim.

delilik savunması Kişinin deliliği nedeniyle ceza sorumluluğunun olmadığını belirten ceza hukuku savunma itirazı.

delirim Şaşkınlık ve bilinç bozulmasıyla giden, geri dönüşlü, iven, organik kökenli ruhsal bozukluk. Genellikle duygusal oynaklık, varsanı ya da yanılsamalar, uygunsuz, dürtüsel, mantıksız ya da saldırgan davranışlar eşlik eder.

deliryum tremens *Bakınız* titremeli delirim.

delişmen kişilik bozukluğu Toplumsal ilişki kurmada yetersizlikle birlikte düşünce, algı, iletişim ya da davranış örüntüsünde ayrıksılıklar gösteren kişiler için kullanılan terim.

delleten Varsanı ve çıldırılı durumlara neden olabilen LSD, meskalin, psilosibin ve esrar gibi maddeler için kullanılan terim.

delta dalgaları Elektrikli beyin çizeneğinde ölçülen 1-3 Hz. sıklıkta yüksek genlikli beyin dalgaları. Derin uykunun göstergesidir.

delta uykusu Yavaş dalga uykusu.

denek Deneylerde, belirli uyaranlar karşısında ortaya koyacağı tepkilerin incelendiği canlı.

deneme-yanılma öğrenmesi Başarısız tepkileri eleyerek amacı gerçekleştiren doğru tepkiyi öğrenme.

denetim *Bakınız* tıbbi denetim.

denetim odağı Bireyin iç ve dış etkenlerce denetleniyor olma üzerine düşünce, algı ya da beklentisi. Kişi olay ya da sonuçların, kendi davranışlarına ya da kişisel özelliklerine bağlı olduğuna inanıyorsa algısı, denetim odağının içerde olduğu (iç denetim odağı) yönündedir. Olay ya da sonuçların şans, kader ya da başkalarının davranışları gibi dış etkenlerce belirlendiğine inanıyorsa denetim odağı algısı dışarıdadır (dış denetim odağı).

denetleme Kaygıyı en aza indirme ve iç çatışmaları çözümleme adına çevredeki olay ya da nesneleri düzenleme ya da kontrol etme girişimi.

denetlenme sanrısı Kişinin istenç, düşünce ya da duygularının dış güçler tarafından denetlendiği şeklindeki yanlış inancı.

deney Belirli bir varsayımın doğruluğunu sınama ya da olası bağıntıları ortaya çıkarmak amacıyla koşullar, değişken durumlar ya da sonuçların incelendiği planlı çalışma.

deney grubu Bir deney tasarımında deneysel uygulamaya maruz kalan grup. *Karşılaştırın* kontrol grubu.

deney tasarımı Gerçek etkilerin elde edilme olasılığını en üst düzeye çıkarmak için tutarlı biçimde düzenlenen deney.

deneyim Kişinin doğrudan etkinlikleriyle kazandığı bilgi, beceri ve tutumlar.

deneyimleme Bir edim, durum ya da olayı yalnızca kuramsal yönleriyle değil duygu ve duyumlarıyla da yaşamak. Uzakta durup kurgulamak yerine olup bitenin içine dahil olmak.

deneysel ruhbilim Belirli deney koşullarında ruhsal olay ve yapıların incelenmesine dayanan bilim dalı.

deneysel sinirce Laboratuvar koşullarında ortaya çıkan olağandışı davranışlar. Ivan Pavlov tarafından köpeklerde ortaya çıkan aşırı ve kalıcı kışkırtı belirtilerini tanımlamak için kullanılmıştır.

deneysel yanlılık Deney ya da çalışmada bir sonucu diğerine yeğleme hatası.

denge aygıtı İç kulakta salyangozun üstünde bulunan, farklı açılardan yerleşmiş üç adet yarıdöngüsel kanal. Kanalların içinde bulunan sıvı ve bu sıvının hareketini algılayan duyarga hücreleri sayesinde kafa hareketi algılanır ve dengede durma sağlanır. *Ayrıca bakınız* dönmece.

dengelenim Canlıda beliren istek ve gereksinimlerin yarattığı dengesizlik durumunu ortadan kaldırarak dengenin yeniden sağlaması. En uygun işlevi sağlamak için bedensel süreçler değişmezlik ve kararlılığı sürdürme eğilimindedir.

dengelilik Kişinin duygusal durum ve tutumunda genel bir tutarlılığın olması.

dengesiz Davranış ve duyguları beklenmedik zaman ve biçimde değişkenlik gösteren kişi.

dengesizlik Amaç, duygu ve davranışlarda sıklıkla beklenmedik değişimler olması.

denizatı Sınır dizgenin anı oluşumu, geri çağırma ve mekan farkındalığıyla ilgili önemli yapısı. Yapısal olarak denizatına benzediği için bu ad verilmiştir. Geçici bilgiyi seçer ve uzun süreli bellek alanlarına gönderir. Hasarlanmasında eski anılar sağlam kalsa bile yeni bilgilerin öğrenilmesi zorlaşır. Bu yapının Alzheimer hastalığı, çöküntü, usyarılımı ve örselenme sonrası zorlanım bozukluğunda etkilendiği saptanmıştır.

denklik 1. Hastane ya da sağlık kuruluşlarının hükümet kuruluşları tarafından onaylanma süreci. 2. Başka ülkelerde alınmış olan eğitimin Yüksek Öğretim Kurumu ya da Milli Eğitim Bakanlığı tarafından onaylanması.

Denver II Gelişim Tarama Testi (DGTT-II) Özellikle süt çocuğunun gelişiminin izlenmesi (dil gelişimi, kişisel-toplumsal gelişim, ince devinim ve kaba devinim gelişimi) ve gelişimsel sapmaların erken tanınmasında kullanılan test.

deoksiribonükleik asit (DNA) Bedenin yapımı ve varlığını sürdürmesi için gereken bilgileri taşıyan kimyasal madde. Hücre çekirdeğinde bulunan kromozomlarda yerleşiktir.

depolama *Bakınız* bellek.

depreşme İyileşmeye başlayan bir hastalık ya da bozukluğun kısa süre sonra yeniden alevlenmesi. *Ayrıca bakınız* yineleme.

derecelendirme ölçeği *Bakınız* değerlendirme ölçeği.

deri sıyırma bozukluğu *Bakınız* deri yolma bozukluğu.

deri yolma bozukluğu Azaltma ya da durdurma çabalarına karşın kişinin yaraya yol açacak düzeyde zorlantılı bir şekilde derisini yolması. Ayrıca deri sıyırma bozukluğu da denir. RB-TSE-5'te takıntı zorlantı ve ilişkili bozukluklar grubunda sınıflandırılır.

derin beyin uyarımı (DBU) Beyne cerrahi olarak yerleştirilen, çoklu uyarıcı bölgeleri olan kablolu elektrotun sürekli elektrik uyarısı vermesi. Parkinson hastalığında titremeyi tedavi etmek için kullanılır.

derin duyu Kasların hareket, gerilim, konum ve duruşunun algılandığı duyu türü. Bedenin uzaysal konum duyumu. Devinim duyusu olarak da adlandırılır.

derinlemesine çözümleme *Bakınız* ruhsal çözümleme.

derinlik ruhbilimi Bilinçli süreçlerden çok bilinçdışı süreçlere odaklanan ruhbilim alanı.

derinlik ürküsü Derinlikten olağandışı biçimde korkma.

destekgöze Beyindeki sinirgözelerin beslenme ve bakımında görev yapan destek hücreleri. Sayıları sinirgözelerin 9 katı kadardır ve beyin oylumunun yarıdan fazlasını oluşturur. Üç tür destekgöze vardır: Yıldızgöze, azsaçaklı-göze ve küçük destekgöze. Bu hücreler sinirgöze gibi elektrik iletmez.

destekleyici ruhsaltedavi Çatışmaları derinlemesine araştırmak yerine hastanın sağlıklı, uyumlu, verimli yönlerini harekete geçirmeyi, olumlu savunma düzeneklerini geliştirme ve pekiştirmeyi amaçlayan ruhsaltedavi türü.

devimsel 1. Akış halinde ya da değişebilir özellikte. 2. Güdülenime vurgu yapan ruhsal güçlerle ilgili. *Bakınız* ruhsal devimsel.

devimsel psikiyatri Gözlenebilir davranışsal olaylara odaklanan tanımlayıcı psikiyatrinin tersine insan davranışlarını yönlendiren ve güdüleyen ruhsal düzenek ve duygusal süreçlerle ilgilenen psikiyatri alanı.

devini Konuşurken ya da hareket ederken el, kol, baş ile yapılan anlamlı hareket.

devinim bozuklukları Sinirgelişimsel bozukluk türü. Yaş ve zekaya bağlı devinimsel becerilerin gelişimi için gerekli olan duyarlı dönemleri karşılamada yaşanan gecikmeyle tanımlanır. Günlük işlevselliği ileri düzeyde bozar. Başlıca türleri; gelişimsel eşgüdüm bozukluğu, basmakalıp hareket bozukluğu ve seğirti bozukluklarıdır.

devinim Her türlü hareket. Herhangi bir varlığın organları aracılığıyla yer değiştirmesi.

devinim kabuğu Önbeynin arka kısmında bulunan ve yanlara uzanan kabuk alanı. Buradaki sinirgözeleri, inen devinim yollarıyla istemli hareketlerin başlatılmasını ve hareketle ilgili kasların denetimini sağlar.

devinimsel Kas hareketleri ya da bunları sağlayan güçlerle ilgili olan.

devinimsel alan Kas devinimlerini düzenleyip yöneten beyin kabuğu bölgesi. *Bakınız* devinim kabuğu.

devinimsel anlatım Öykünme, oyun, resim yapma gibi kas ve sinir etkinlikleri yoluyla duygu ve düşüncelerin dışavurumu.

devinimsel eşgüdüm Karmaşık hareketlerle ilgili kas gruplarının birbirini engellemeden işbirliği yapması, dengeli güdüm altında çalışması.

devinimsel gelişim Canlılarda sürünme, emekleme, yürüme ve koşma gibi yeterliklerin belirli bir düzen içinde gelişmesi.

devinimsel öğrenme Kaslar yoluyla edinilen beceriler.

devinimsel sözyitimi Anlamanın sağlam kaldığı fakat konuşma yetisinin kaybolduğu sözyitimi. Broca sözyitimi, anlatımsal sözyitimi ya da akıcı olmayan sözyitimi olarak da adlandırılır.

devinimsiz bağırsak tıkanımı *Bakınız* felçli bağırsak tıkanımı.

devinimsiz konuşmazlık Uyanık olduğu açıkça belli olan (göz hareketleri izlenerek anlaşılabilir) bir hastada istemli hareketler ya da konuşmanın olmaması. Çıldırılı çöküntüde ve katılakalım usyarılımında görülür.

deviniyitimi Fiziksel hareket azalması ya da kaybı. Katılakalım usyarılımında görülür, çıldırıgiderici ilaçların piramit-dışı dizge yan etkisi olarak ortaya çıkabilir.

devlik Büyüme hormonunun fazla salgılanması sonucu baş, el, kol, bacak, ayak, dudak ve çene gibi belirli vücut yapılarının büyümesiyle giden bozukluk. Genellikle uykululuk, huysuzluk ve severk azalması eşlik eder.

DGTT-II Denver II Gelişim Tarama Testi.

dış çevre Kişinin bilinçli ya da bilinçdışı olarak tepkide bulunduğu çevresel uyaranların tümü.

dış değişken Gerçek yaşam koşullarında, bağımlı değişkenlerde ortaya çıkan değişiklikler üzerinde etkisi olabilecek, bağımsız değişkenler dışında kalan değişken.

dış geçerlik Bir araştırma ya da deneyden elde edilen bulguların, deney ya da örneklem dışındaki gruplarda da aynı sonuçları doğurması.

dış kaynaklı Çevresel etmenlerin nedenselliğini gösteren terim. Örneğin, uyum bozukluğunda olduğu gibi.

dışa-atım bozuklukları Bedenişlevsel ya da ruhsal gelişmemişliğin sonucu olarak bağırsak (dışkı kaçırma) ya da idrar torbası (idrar kaçırma) denetiminde yetersizlik olması.

dışadönük Güçlü bir şekilde dışa dönüklük davranışı gösteren kişi.

dışadönüklük Kişinin ilgisinin kendi duygu ve düşünceleri yerine dıştaki nesnel ve toplumsal çevreye yönelmesi durumu. *Karşılaştırın* içedönüklük.

dışavurumcu tedavi Hastanın kendini ifade etme becerilerini geliştirmek için dans, müzik, ruhsal oyunlama, resim, şiir gibi yöntemlerin kullanıldığı tedaviyi anlatan genel terim.

dışevlilik Belirli bir grubun dışından yapılan evlilik. Dirimsel olarak ilişkisiz anne baba eşey hücrelerinin birleşmesi. *Karşılaştırın* içevlilik.

dışkı kaçırma Kıyafet ya da yatak gibi uygunsuz yerlere dışkılama. 5 yaşına kadar olağan kabul edilir, sonrasında devam ederse bozukluk olarak değerlendirilir.

dışkı seviciliği Kirli şeyler ya da dışkıya aşırı derecede ilgi duyma. Ruhsal cinsel gelişimin makatsal evresindeki saplantılardan kaynaklandığı ileri sürülür.

dışkı ürküsü Dışkıdan olağandışı biçimde korkma.

dışkı yeme Dışkı ya da kirli şeyleri yeme.

dışsal çatışma Kişi ile çevresi arasındaki çatışma. Kişilerarası çatışma da denir. *Karşılaştırın* içsel çatışma.

dışsallaştırma 1. Kişinin, davranışın nedenlerini elinde olmayan dış koşullar, şans ya da kadere bağlaması. 2. Kişinin çatışma doğuran dürtü, duygu ve düşüncelerini başkalarına yansıtması. Kendine olan nefretini başkalarına yansıtabilir ya da suçluluk duygularını başkalarının onu suçlaması şeklinde algılayabilir.

dışyapı Bir insanın kalıtsal yapısının dışa dönük, gözlenebilir ifadesi. *Karşılaştırın* soyyapı.

Dİ Damar İçi.

diğer kişilerarası sorunlar İki ya da daha fazla kişi arasındaki ilişkiden kaynaklanan, ruh sağlığı hizmetine başvurmayı gerektirecek düzeyde gerginliğin olduğu sorunları tanımlayan RB-TSE kategorisi.

dikelirken kan basıncı düşmesi Sırtüstü yatma konumundan dik durma konumuna geçiş yaparken meydana gelen kan basıncı azalması. Birçok ruhsal etkili ilacın yan etkisi olarak gözlenir.

dikkat eksikliği bozukluğu (DEB) *Bakınız* dikkat eksikliği hareket aşırılığı bozukluğu.

dikkat eksikliği hareket aşırılığı bozukluğu (DEHAB) RB-TSE-5'te sinirgelişimsel bozukluklar kategorisinde değerlendirilen DEHAB'da dikkat süresinde kısalma, aşırı hareketlilik, dürtüsellik, yoğunlaşma zorluğu ve işlevsellikte bozulma vardır. Hareketlerde aşırılık yoksa bozukluk dikkat eksikliği bozukluğu olarak adlandırılır.

dikkat Bir deneyim, etkinlik ya da görevin belirli yönlerine odaklanma ve bunu sürdürebilmeyle ilgili bilinç durumu. Hazırlayıcı, sürekli, parçalı, açık ve gizli bileşenleri olabilir.

dikkat eksikliği Yaşa, toplumsal ve ekinsel donanıma uymayacak biçimde yoğunlaşma güçlüğü çekme, unutkanlık ve dağınıklık işleri düzenlemede zorlanma, bir işe başladıktan sonra basit bir uyaranla dikkatin kolayca dağılması, bu nedenle de dikkat gerektiren işlerden kaçınma durumu.

dikkat süresi 1. Kişinin ilgisini kaybetmeksizin ya da dikkati dağılmaksızın bir konu üzerinde yoğunlaşabildiği süre. 2. Tek bir sunumda algılanabilen nesne ya da uyarıcıların sayısı.

dil 1. Belirli bir insan topluluğuna özgü, eklemli sesli göstergeler dizgesi. Dil yetisinin toplumsal ürünü olan dil, bu yetinin bireylerce kullanılabilmesini sağlayan ve toplumca benimsenmiş olan bir dizgedir. 2. İletişim sağlama aracı olarak kullanılan ve doğal diller dışında kalan her türlü göstergeler dizgesi, anlatım yöntemi (örneğin, sinema dili, kuş dili).

dil bozukluğu Dilin kavranması ve üretimindeki bozukluktan dolayı tüm kiplerde dil edinimi ve kullanımında yaşanan süreğen zorluk. Sözcük dağarcığında azalma, cümle kurmada zorluk ve konuşmada bozulma olur. Bu sorunlar etkili iletişim, toplumsal katılım ya da mesleki başarımda işlevsel kısıtlılıklara yol açar. *Ayrıca bakınız* iletişim bozukluğu.

dil düzeyi Toplumsal ayrımlaşmanın sonucu olarak, istençli ya da istençdışı ortaya çıkan, çeşitli dil kullanım düzeyleri. Örneğin, özenli dil, gündelik dil ve yerel ağız gibi kullanım düzeyleri.

dil edinimi Çocuğun ana dilini doğal olarak belirli bir sürede, genellikle 4-5 yaşına kadar öğrenmesi. Bütün çocuklar bebeleme, tek sözcük, iki sözcük ve tümce kurma gibi aynı evrelerden geçer.

dil sürçmesi Konuşurken istenmeyen ya da beklenmeyen bir söz ya da sözcük söyleme.

dil yetisi İnsanın sesli göstergeler aracılığıyla ya da doğal diller kullanarak anlaşma ve bildirişim sağlama yetisi.

dilbilgisi yitimi *Bakınız* sözdizimsel sözyitimi.

dilden konuşma Konuşmacı için anlamlı olan ama dinleyici için anlam ifade etmeyen konuşma. Usyarılımında görülür.

dilimin ucunda olutu Kişinin çok iyi bildiğinden emin olduğu bir bilgiyi o anda anımsayıp söyleyememesi durumu.

dille-ilişki Cinsel organları uyarmak için ağız ya da dilin kullanımı.

dimetil triptamin Varsanılara, başka algı bozukluklarına, değişken duygudurum ve bilinç durumuna neden olabilen düş gördürücü gibi işlev gören triptamin türevi.

din Bireylerin tanrısal olarak kabul edebilecekleri ne varsa onlara ilişkin inanç, duygu, deneyim ve eylemleri içeren ekinsel olgu. Maneviyat duygusundan bir dizi törensel davranışa kadar geniş bir kapsamı vardır.

Dinçmen, Kriton (1924-2008) Türkiye'de adli psikiyatrinin öncülerinden, alanda birçok uzman yetiştirmiş olan ruh ve sinir hastalıkları uzmanı. 1982-1999 yılları arasında Adalet Bakanlığı Adli Tıp Kurumu 4. İhtisas Kurulu (Psikiyatri) Başkanlığı ve İstanbul Üniversitesi Adli Tıp Enstitüsü'nde öğretim üyeliği yaptı. *Deskriptiv ve Dinamik Psikiyatri* kitabı yanı sıra *Symphonia Kakophonica, Hiçlikte Randevu, Hüzünlü İntermezzo, Psikiyatri ve Mitos, Benzersiz Mevlana, 600'lü Yıllardan 1461'e, Heybeli'de Tanrı ve Adam* adlı kitapları da vardır.

dinsel sanrı Tanrı ya da dinle ilgili temalar içeren sanrısal inanç.

direnç 1. Bilinçdışı malzemenin açığa çıkmasına karşı bilinçli ya da bilinçdışı olarak karşı gelme. Altbenlikten köken alıp benliği tehdit eden dürtülere karşı işleyen savunma düzenekleriyle ilişkilidir. 2. Hangi nedenle olursa olsun içgörüye ulaşmada karşılaşılan güçlükler. 3. Aşırı zorlanım karşısında bedenişlevsel tepkiler aracılığıyla bedenin dayanıklılık gösterip zor koşullara uyum sağlaması. *Bakınız* genel uyum belirgesi. 4. İlaç tedavisine yanıtsızlık durumu. *Bakınız* tedaviye direnç.

direşkenlik 1. Tutku, aşırı başarı arzusu, engellenmeye direnç ve dayanıklılıkla giden kişilik özelliğini anlatmak için kullanılan terim. 2. Farklı dış uyaranlara aynı tepkiyi vermede ısrarlı olma.

diri gömülme ürküsü Canlı olarak gömülmekten olağandışı biçimde korkma.

diriltken Genel olarak beyinde solunum ve kalp-damar dizgesiyle ilgili merkezler üzerinde uyartıcı etkisi olan maddeler için kullanılan terim. *Ayrıca bakınız* ruhsal uyarıcı.

dirimbilim Can, canlılık, canlılar dünyasıyla ilgili bilim dalı.

dirimbilimsel psikiyatri Ruhsal bozuklukların nedenleri ve tedavisiyle ilgili olarak biyokimyasal, sinirbilimsel ve ilaçbilimsel etmenlere öncelikli vurgu yapan psikiyatri alanı.

dirimsel Canlılıkla ilgili.

dirimsel amin Canlılarda bulunan, hücrelerarası haberleşme süreçlerinde rol oynayan serotonin, asetilkolin, histamin, dopamin ve norepinefrin gibi maddelerin oluşturduğu siniriletici grubu.

dirimsel amin varsayımı Çöküntünün beyinde işlevsel olarak önemli almaç bölgelerindeki katekolaminlerin, özellikle norepinefrin ve serotoninin, mutlak ya da göreceli eksikliğiyle ilişkili olduğunu öne süren duygudurum bozukluğu kuramı. Tersine, taşıntı ise bu tür aminlerin fazlalığıyla ilişkilendirilir.

dirimsel dizem Bedensel ve ruhsal işlevlerdeki süreli değişim. Örneğin günlük dizem yaklaşık 24 saatlik süreyi, güniçi dizem bir günden daha kısa döngüyü, günötesi dizem ise bir günden daha uzun bir aralığı ifade eder.

disülfiram Alkol bağımlılığı olan bireylerin tedavisinde kullanılan aldehid dehidrogenaz engelleyici ilaç. Alkolün özüştürümünü değiştirerek hastaya hoş olmayan fiziksel duyumlar yaşatarak daha fazla alkol alımından uzaklaştırır.

diş gıcırdatma Genellikle uyku sırasında diş sıkma ya da gıcırdatma durumu.

dişil kimlik Kadın cinsiyetiyle kurulan bağlılık duygusu. *Karşılaştırın* eril kimlik.

dişil-er *Bakınız* erdişi.

dişileyen Genel olarak yumurtalıklar tarafından üretilen, dişi üreme organları ve ikincil eşey özelliklerinin gelişiminden sorumlu olan hormon. Örneğin, östradiol, östriol, östron. *Karşılaştırın* erleyen.

dişli çark belirtisi Parkinson hastalığında olduğu gibi kol ya da bacağı bükmek için uygulanan güce karşı kasların dişli çark hareketi gibi tepki göstermesi.

dişli kın Freud'un kuramına göre, bazı erkeklerde görülen kadın cinsel organında 'ısıran dişler' olduğuna dair bilinçdışı düşlem.

diyazepam Benzodiyazepin grubundan kaygıgiderici ilaç. Uzun etkili olup etkin yıkım ürünü vardır. Odaklanma, bellek ve eşgüdüm sorunları en önemli yan etkileridir.

dizem 1. Çeşitli ses olgularının (nitelik, uzunluk, vurgu) söz zincirinde düzenli biçimde ve belirli aralıklarla yinelenmesi sonucu ortaya çıkan titrem olgusu. 2. Bir hareket ya da davranışın düzenli aralıklarla yinelenmesi.

dizgeli duyarsızlaştırma Joseph Wolpe (1915-1997) ve arkadaşları tarafından geliştirilen, uyaran ve kaygı arasındaki bağı zayıflatmak amacıyla, kaygı doğuran uyaranların kişiye derin kas gevşemesi durumunda uygulandığı bir davranış tedavisi tekniği. Özellikle özgül korkuların tedavisinde yararlıdır. *Ayrıca bakınız* karşılıklı engelleme ve duyarsızlaştırma.

dizgeli sanrı Tek bir olay ya da temayla ilgili ayrıntılı sanrılar grubu.

doğa-çevre çekişmesi Bireyin gelişimi ve olağandışı davranışların kökeninde, ağırlıklı olarak kalıtsal etkenlerin yattığı görüşü ile ağırlıklı olarak çevresel etkenlerin yattığı görüşü arasındaki tartışma. Kalıtım-çevre tartışması olarak da adlandırılır.

doğaçlama Ruhsal oyunlamada, önceden hazırlanmaksızın var olan durumlar üzerinden oyun oynama.

doğal gözlem Davranış ya da olaylarla ilgili verilerin, kendi doğal çevrelerinde, müdahale edilmeksizin dikkatle izlenerek toplandığı gözlemsel çalışma.

doğal grup Akraba, kabile ya da dini gruplar gibi kendiliğinden oluşan kümeyi betimler. Belirli bir amaca ulaşmak için bir araya gelmiş gruplardan farklıdır.

doğum dönemi çöküntüsü Doğuma yakın ya da doğumun ardından 1 ay içinde ortaya çıkan çöküntülü ruhsal durum, kaygı, uykusuzluk ve iştah değişikliklerinin olduğu RB-TSE-5 tanısı. Eskiden doğumardı çöküntü olarak adlandırılırdı.

doğum örsesi Otto Rank tarafından tanımlanan, insanlarda kaygının temel kaynağının doğum süreci olduğunu ileri süren görüş.

doğumardı çıldırı Kısa bir süre önce doğum yapmış kadınlarda görülen çöküntü ya da çıldırı belirtileri için kullanılan terim. RB-TSE-5'te iki uçlu bozukluğun niteleyicisi olarak geçer. Ayrıca lohusalık çıldırısı olarak da adlandırılır. *Ayrıca bakınız* doğum dönemi çöküntüsü.

doğumardı çöküntü *Bakınız* doğum dönemi çöküntüsü.

doğumsal Kalıtsal, doğum öncesi gelişim ya da doğum sürecinin kendisinden kaynaklanan durumlar için kullanılan terim.

doku-ağrısı Kas, kiriş ve bağ dokusu gibi yumuşak dokuların ağrı ve sertliğiyle giden süreğen ağrı bozukluğu.

dokunma varsanısı Birincil olarak dokunma duyusuyla ilgili varsanı. Dokunsal varsanı olarak da adlandırılır.

dokunsal bellekyitimi *Bakınız* sinirsel bellekyitimi.

dokunsal varsanı Temasla ilgili varsanı.

dokunsal yanılgı Yanma, batma, karıncalanma hissi gibi olağandışı dokunsal duyum.

dokunu tanımazlığı Bilinen nesneleri dokunarak tanımlama yetersizliği. Temel duyu yollarındaki bozukluk ya da duyum azalmasıyla açıklanamaz. *Ayrıca bakınız* sinirsel bellekyitimi.

dokunulma ürküsü Temastan olağandışı biçimde korkma.

DOM 2,5-Dimethoxy-4-methylamphetamine.

donakalım Kişilere verilen vücut konumunun korunduğu durum. Ağır katılakalım usyarılımı olgularında gözlenir. Balmumu esnekliği olarak da adlandırılır. *Ayrıca bakınız* emir özişlerliği.

donepezil Sinirbilişsel bozukluk tedavisinde kullanılan kolinesteraz enzim engelleyici özellikli ilaç. Hastalığı ortadan kaldırmaz ancak ilerlemesini engeller.

donuk duygulanım Dışavurulan duyguların yoğunluğunda ciddi düzeyde azalmayla giden duygulanım bozukluğu. Usyarılımının temel belirtilerindendir.

dopamin Beyin sapından çıkan sinir lifleri tarafından beyin yarıkürelerine salınan siniriletici madde. Uyanıklık, güdülenme, hareket denetimi ve süt hormonu salgısının engellenmesinde görev alır. Parkinson hastalığı beyin sapındaki dopamin yapıcı sinir hücrelerinin kaybı sonucu oluşur. Usyarılımının bazı belirtilerinin ortaya çıkmasında dopamin aşırı etkinliğinin rolü vardır.

dopamin almaç eşetkinleri (DAE) Dopamin yokluğunda dopamin almaçlarını etkinleştiren ilaçlar. Çoğunlukla Parkinson hastalığının tedavisinde kullanılır.

dopamin almaç karşıtetkinleri (DAK) Beyinde dopamin almaçlarını ketleyen ilaçlar. Birinci kuşak çıldırıgidericiler olarak da bilinir. *Karşılaştırın* serotonin-dopamin karşıtetkinleri.

dopamin varsayımı Usyarılımı hastalarının beyninde dopamin maddesinin aşırı etkinleşmiş olduğu görüşü.

dorudoyum Cinsel hazzın zirve noktası, cinsel uyarıma verilen güçlü haz tepkisi.

dorudoyum bozuklukları Cinsel işlev bozukluğunun başlıca kategorilerinden biri. Yineleyen biçimde dorudoyuma ulaşamama söz konusudur.

dorudoyum düzlemi Kadın cinsel tepki döngüsünün plato evresinde belirgin şekilde aşırı damarsal kanlanma ve kasılmaların görüldüğü kının dıştaki üçte birlik kısmı. Masters ve Johnson tarafından tanımlanmıştır.

dorudoyum evresi Masters ve Johnson tarafından tanımlanan, insanlarda cinsel tepki döngüsünde dorudoyumun oluştuğu dönem.

dorudoyum yitimi Cinsel haz alma açısından doruk noktaya ulaşamama durumu.

Down belirgesi 21. kromozomun üç kez yinelemesinden kaynaklanan, kendine özgü yüz yapısı, katlı göz kapakları, boy kısalığı gibi bedensel belirtiler ve zeka geriliğiyle giden doğumsal belirge. Üçaktaran 21 olarak da adlandırılır. Eskiden mongolluk olarak bilinirdi.

doygunluk tedavisi Olması gerekenin çok üzerinde pekiştirme yapılarak istenmeyen davranışın azaltılmasını amaçlayan davranışçı tedavi yöntemi.

doyma Bir arzu ya da gereksinimin karşılanması sonrasında hissedilen duygu.

döndürme bozukluğu İşlevgören sinirsel belirti bozukluğu yerine kullanılan terim.

döndürme İç çatışmadan kaynaklanan kaygının simgesel beden belirtisine dönüştürülüp dışa vurulduğu bilinçdışı savunma düzeneği.

döndürme olutu İstemli kasları ya da özel duyu organlarını içeren simgesel fiziksel belirti ve bozulmaların ortaya çıkması. Kişi tarafından denetlenemez ve herhangi fiziksel bir bozuklukla açıklanamaz. Yaygın olarak döndürme bozukluğunda görülmekle birlikte çeşitli ruhsal bozukluklarda ortaya çıkabilir.

döneklik Sigmund Freud'un eşcinsellik için kullandığı terim. Saltık, çift-yaşayışlı ve durumsal olarak üç türe ayırmıştır.

dönem yaygınlığı Belirtilen bir süre boyunca var olduğu bilinen hastalığa dair toplam olgu sayısını belirten araştırma terimi. *Karşılaştırın* nokta yaygınlığı.

dönemsel bellek Belirli bir zaman-mekan bağlamında öğrenilen bilgi ya da yaşanan olaylara ilişkin uzun süreli bellek. *Ayrıca bakınız* açık bellek.

dönemsel Önceki işlevsellikten açıkça ayırt edilebilen sürekli bir rahatsızlığın olduğu hastalık dönemini tanımlar.

dönmece Kişide boşlukta dönüyormuş ya da dış dünya kendi çevresinde dönüyormuş gibi hissin olduğu hareket yanılsaması. İç kulak ya da merkezi sinir dizgesindeki bozukluğun belirtisidir. Baş dönmesi ile karıştırılmamalıdır.

Dönüşümce Çalışmaları Josef Breuer ve Sigmund Freud'un (1895) birlikte yazdığı boşalımsal tedavi yöntemi ve ruhsal çözümlemenin temellerini anlatan kitabın adı. Dönüşümce belirtilerinin ruhsal kökenleri ve ruhsaltedaviyle iyileşmesi gösterilmiştir.

dönüşümce Fransız nörolog Jean M. Charcot (1825-1893) tarafından tanımlanmış olan terim, duygusal zorlanıma tepki olarak aniden ortaya çıkan bir grup bedensel işlev kaybını niteler. Eskiden kullanılan bir terimdir.

dönüşümceli Genellikle ağlama, kahkaha atma ve çığlıkların eşlik ettiği abartılı duygu ifadesi. Ruh hekimlerinden çok meslek-dışı kimseler tarafından kullanılan bir terimdir.

dönüşümceli duyuyitimi Bedenin belirli bir bölgesinde dokunma hissinin kaybı olarak nitelendirilen işlev bozukluğu. Döndürme bozukluğunda görülür.

dönüşümceli düğümlenme Kişinin, ruhsal sıkıntıya eşlik edecek şekilde boğazında yumru varmış gibi tıkanma hissetmesi.

dönüşümceli kişilik *Bakınız* gösterişçi kişilik bozukluğu.

dört A belirtisi *Bakınız* Bleuler, Eugen.

dört halkalı çöküntügidericiler Adını dört halkalı yapısından alan çöküntügiderici ilaçlar. Maprotilin, mianserin ve mirtazapin dört halkalı yapıdadır.

dörtlü tedavi Evli bir çift ve eşlerden her birinin sağaltmanı olmak üzere dört kişiden oluşan evlilik tedavisi yöntemi. *Bakınız* birleşik tedavi.

DPB Dünya Psikiyatri Birliği.

DSM *Bakınız* Ruhsal Bozuklukların Tanısal ve Sayımsal Elkitabı.

DSÖ Dünya Sağlık Örgütü.

duloksetin Serotonin-noradrenalin geri-alım engelleyici özellikli çöküntügiderici ilaç.

duramaz-yürüyemezlik Otururken ya da yatar konumda normal bacak hareketleri gerçekleşebilmesine rağmen olağan şekilde yürüme ya da ayakta durma yetersizliğinin olması. Döndürme bozukluğunda görülür.

dur-başla tekniği Erken boşalma tedavisinde erkeğin dorudoyuma yaklaşırken kamış uyarımını tekrar tekrar keserek boşalmayı geciktirmesi.

Durham kuralı ABD'de 1954 yılında federal mahkemede verilen 'sanık, eğer gerçekleştirdiği hukuk dışı eylem bir ruhsal hastalık ya da ruhsal kusur sonucuysa hukuksal anlamda sorumlu değildir.' kararı.

durmaksızın içme dönemi Bir ya da birkaç gün süreyle hiç durmadan alkol alma örüntüsünün olduğu içme dönemi. Dönemler arasında kişi alkolden uzak durabilir.

durugörü Geçmiş ve geleceği düşünmeksizin, ana odaklanarak, yaşanan deneyimde kalabilme, düşüncelerle kendisi arasına mesafe koyarak neyin düşünce neyin gerçek olduğunu ayırt edebilme, olayları düşlendiği gibi değil de gerçek haliyle görebilme, yaşananları koşulsuz kabul edebilme, yetenek ve sınırlarını bilebilme, belirsizliğe katlanabilme ve yargısız gözlem yapabilme yetisi.

duruma bağlı eşcinsellik Karşı cinsten bir eş bulmanın mümkün olmadığı durumlarda kişinin kendi cinsinden bir eş seçmesi durumunu anlatır. Hiç yoktan iyidir olarak da adlandırılır.

duruma bağlı öğrenme ya da belleme Bilginin ilk öğrenildiği aynı içsel (ör. ilaç etkisinde) ya da dışsal ortamda bulunulduğunda kolayca anımsanması.

durumsal pekiştirme İstenen davranışlar ortaya çıkınca pekiştirme yapılması, istenmeyen davranış olduğunda pekiştirme yapılmaması.

duruş-alım Hastanın uzun süre kaldığı ilginç, sabit ve tuhaf beden konumu. *Ayrıca bakınız* katılakalım.

duruşmaya çıkma yetkinliği Mahkemede yargılanabilme yetkinliği. Şu koşullara bağlıdır: (1) Duruşma sırasında suçlamanın niteliği ve alacağı hükmün olası sonuçlarını kavrayabilme, (2) kendi savunması için savunmanına yardım edebilecek durumda olma.

duruşsal titreme İlaç kullanımıyla birlikte gelişen ve belirli bir duruşu sürdürme girişimi sırasında ortaya çıkan, genellikle 8-12 Hz aralığındaki ince titreme.

duyarlı evre Organizmanın içeriden ve dışarıdan gelen ipuçlarının yönlendirmesiyle belirli davranış kalıplarını kazandığı erken gelişim evresi.

duyarlı oran Otuz ya da daha fazla denek içeren bir çalışmada, iki grup arasındaki farkın şans eseri beklenenden daha büyük olup olmayacağını saptamak için belirlenen oran.

duyarlılaşma Belirli bir uyarıcıya karşı dirimsel, sinirsel ya da davranışsal olarak daha duyarlı hale gelme. Bu düzenekle başlangıçtaki hafif bir korku yoğun korkuya dönüşebilir, hastalık dönemlerinin yineleme riski artabilir.

duyarlılık Bozukluğu olan bir kişinin test sonucunun pozitif gelme olasılığı için kullanılan araştırma terimi. *Karşılaştırın* özgüllük.

duyarlılık eğitim grubu Üyelerin duygusal rahatsızlıktan kurtulmak yerine grup süreçlerini anlama ve özfarkındalık geliştirmeyi amaçladığı grup tedavisi. *Ayrıca bakınız* karşılaşım grubu, eğitim grubu.

duyarsızlaştırma 1. Farmakolojide bir almacın uyarıya tepki verme ya da vermeme durumunun zamana bağlı olarak belirginleşmesi. 2. Davranışçı tedavide bireyde korku ve kaygı uyaran durumlardan kaçınmayı önleyerek korkuyu azaltma yöntemi. *Ayrıca bakınız* dizgeli duyarsızlaştırma.

duygu 1. Ruhsal, bedensel ve davranışsal içerikleri olan içsel duyum ya da his durumu. Duygunun dışa yansıması duygulanımdır. 2. Salgı bezleri ve devinimsel etkinliklerle, kendine özgü ilişkileri bulunan iç ya da dış uyaranların kamçıladığı heyecan yaşantısı. *Bakınız* heyecan.

duygu denetimi Kişinin duygusal davranışını çevreye yöneltirken gösterdiği ayarlama gücü.

duygu dışavurumu Duyguların sözel ya da sözel olmayan anlatım yollarıyla açığa vurulması.

duygu körlüğü Duygu ya da duygudurumun farkında olma ya da onları tanımlamada zorlanma ya da yetersizlik. Genellikle çöküntü hastalığı, madde kötüye kullanımı ve örselenme sonrası zorlanım bozukluğuyla ilişkili olarak görülür.

duygudan sonuca atlama Tersine kanıtları yok sayarak yalnızca öyle hissettiği ya da kendisine öyle geldiği için belirli bir sonuca varma şeklindeki bilişsel çarpıtma. *Ayrıca bakınız* keyfi çıkarım ve sonuca atlama.

duygudaşlık Başka bir kişinin duygu, düşünce ve deneyimlerini şefkatle paylaşma. *Karşılaştırın* eşduyum.

duygudurum İçsel olarak deneyimlenen yaygın ve uzun süreli duygusal gerim. Taşıntı ya da çöküntü yönünde aşırı olması davranışın nerdeyse bütün yönlerini ve dünya algısını önemli ölçüde etkileyebilir. İçsel duygu geriminin dışsal olarak ifade edilmesini içeren duygulanımdan ayrılır.

duygudurum bozukluğu Duygudurum yapısında çöküntü, taşıntı, çöküntülenim ya da coşuntu şeklinde ortaya çıkan, belirli bir süre devam ederek işlevselliği bozan ruhsal bozukluk.

duygudurum bozuklukları Çöküntü bozukluğu, iki uçlu bozukluk, çöküntülenim bozukluğu, coşkunluk-çökkünlük bozukluğu gibi duygudurum bozukluklarını kapsayan çatı terim. Betimleyici özellikleri: Çıldırılı, katılakalımlı, doğum dönemi başlayan, hızlı döngülü ve mevsimsel örüntülü.

duygudurum dalgalanması Kişinin taşıntı ve çöküntü dönemleri arasında duygusal dalgalanmaları.

duygudurum dengeleyici İki uçlu bozukluktaki duygudurum dalgalanmalarını önlemek için kullanılan ilaç.

duygudurumla uyumlu çıldırılı özellikler Taşıntı ya da çöküntülü hastanın duygudurumuyla uyumlu olarak ortaya çıkan varsanısal ya da sanrısal durumları belirten terim.

duygudurumla uyumlu sanrı Duygudurumа uygun içeriği olan sanrı. Örneğin, çöküntülü bir hastanın depremden kendisinin sorumlu olduğuna inanması.

duygudurumla uyumlu varsanı Çöküntü ya da taşıntılı duygudurumla uyumlu içeriği olan varsanı. Örneğin, çöküntülü bir hastanın kendisinin iğrenç yaratık olduğuna dair sesler, taşıntılı bir hastanın dünyanın en güçlü insanı olduğuna dair sesler duyması.

duygudurumla uyumsuz çıldırılı özellikler Taşıntılı ya da çöküntülü hastanın duygudurumuyla uyumlu olmayan içerikte ortaya çıkan varsanısal ya da sanrısal durumları belirten terim.

duygudurumla uyumsuz sanrı Duygudurumа uygun içeriği olmayan sanrı. Örneğin, çöküntülü bir hastanın yeni Mesih olduğuna inanması.

duygudurumla uyumsuz varsanı Çöküntü ya da taşıntılı duygudurumla uyumlu içeriği olmayan varsanı. Örneğin, çöküntülü bir hastanın her şeyi başaracak gücün kendisinde olduğunu söyleyen sesler, taşıntılı hastanın böcek gibi ezilerek ölmeyi hak ettiğini söyleyen sesler duyması.

duygulanım Düşünsel ya da ussal nesne temsillerine bağlı öznel duygu yaşantısı. Herhangi bir uyaran, olay, anı ya da düşünce karşısında neşe, üzüntü, kızgınlık, kin, nefret, korku, mutsuzluk, kaygı gibi duygusal tepki verebilme yetisi. Duygulanım sınırlı, donuk, düzleşmiş, geniş, oynak, uygun ya da uygunsuz olabilir. *Ayrıca bakınız* duygudurum.

duygulanım bozukluğu *Bakınız* duygudurum bozukluğu.

duygulanım düşlemi Jung'un duygu yüklü düşlem anlamında kullandığı terim.

duygulanım genişliği Öznel olarak hissedilen bir duygulanımın (coşku, kızgınlık, mutsuzluk) olağan ifade aralığı (kültür içinde ve kültürler arasında değişebilir). Duygulanımın olağan dışavurumu yüz ifadesi, ses perdesi, el-kol ve beden hareketlerinde değişkenliği içerir.

duygulanımsal aktarım *Bakınız* aktarım

duygulanımsal etkileşim Kişilerarası ilişkilerde duygu yüklü yaşantı ve alışverişler.

duygulanımsal varsanı İçeriğin büyüklenmeci ya da küçüklenmeci olduğu ya da suçluluk, hastalık ya da yetersizlik şeklinde çöküntüde yaygın görülen özellikleri içeren varsanı.

duygusal bağımlılık Güvenlik, yönderlik ve karar verme gibi konularda başkalarına duygusal açıdan bağımlı olma.

duygusal boşalım *Bakınız* boşalım.

duygusal bozukluk Halk arasında ruhsal hastalık ya da bozukluklar için kullanılan terim.

duygusal bulaşıcılık Karşısındaki kişinin duygusal durumunu kolayca benimseme ve onunla duygusal yakınlaşmaya girme.

duygusal bulaşıcılık testi Kişinin başkalarının duygularını yakalama konusundaki duyarlılığını değerlendiren test.

duygusal davranış İstemsiz çalışan iç salgı bezleri, düz kaslar ve özerk sinir dizgesine ilişkin duyguların etkisiyle ortaya çıkan davranış.

duygusal denge Heyecanlandırıcı durumlar karşısında kişinin aşırı duygusal tepkiler vermemesi.

duygusal dengesizlik Dış uyaranlarla ilişkili olmadan ortaya çıkan duygusal tepkiler. Duygulanımda aşırı ve yersiz değişkenlik vardır.

duygusal destek Kişiye bir başkası tarafından cesaret, umut ve esin verilmesi.

duygusal gelişim Çocukluğun duygusal bağımlılığından kurtulup, yetişkinliğin sorumluluklarını yüklenebilecek ve yaşına uygun duygusal ilişkiler kurabilecek düzeye erişme süreci.

duygusal güvenlik Kişinin duygusal gereksinimlerini ve özellikle sevilme gereksinimini karşılama açısından kendisini güvende hissetmesi.

duygusal hastalık Sıkıntı, acı çekme ya da yetiyitimi olasılığında artmayla giden davranışsal ya da ruhsal belirge için kullanılan terim.

duygusal içgörü Kişilik ve davranışta olumlu değişikliklere neden olan daha derin bir anlayış ya da farkındalık düzeyi.

duygusal ifade Sevinç, şaşkınlık, kızgınlık, korku, üzüntü, tiksinti gibi duyguların dışa vurumu.

duygusal kaçırma Çok az bir uyarılmayla ya da uyarılma olmaksızın, uzun süreli gülme ve ağlama durumu. Damarsal sinirbiliş bozukluğu ve çoklu sertleşimde görülebilir.

duygusal olgunluk Kişinin çocukluk dönemine özgü duygusal davranışlardan kurtularak yetişkinlere özgü olanları benimseme durumu.

duygusal oynaklık Dengesiz ve hızlı değişen duygularla giden duygusal tepkililik durumu.

duygusal rahatsızlık Duygusal bozukluk ya da hastalık. *Ayrıca bakınız* ruhsal bozukluk.

duygusal yoksunluk Erken gelişim dönemlerinde çevresel etkileşim ya da kişilerarası deneyimlerin görece eksikliği. *Ayrıca bakınız* duyusal yoksunluk.

duygusal zeka Kişisel alan, kişilerarası alan, uyum yeteneği, beklenmedik olayları yönetme ve duygusal ilişki gibi alanlarda yeterlilik gösterme yetisi.

duyguyakalım Bilinçdışı öğelerin bilinç işlevinde değişiklik oluşturacak düzeyde duygusal olarak yüklenmesi.

duyguyakalım krizi Dayanılmaz bir gerginliğin ardından aniden ortaya çıkan duygusal boşalım.

duyguyla ilişkisiz varsanı İçeriği taşıntı ya da çöküntüyle doğrudan ilişkili olmayan varsanı.

duyu-dışı algı Dışsal bir olayın, uzaduyum ya da ötegörü gibi, beş duyu dışında başka yollarla deneyimlenmesi.

duyu-devinim dönemi *Bakınız* Piaget, Jean.

duyu-devinim tedavisi Özellikle örselenmeyle ilişkili bozukluklarda, ruhsal çözümleme ve bilişsel davranışçı tedaviye dirençli olan duyu-devinim belirtileri ve özerk sinir dizgesi düzensizlikleri için geliştirilmiş olan, bedensel yaşantılara odaklanan tedavi.

duyulama Bir duyu kipinin uyarılmasının farklı kipte bir duyum olarak algılanması durumu. Örneğin, sesin renk duyusu, görüntünün işitme duyusu olarak algılanması.

duyum Altı duyudan herhangi birinin (tat, dokunma, koku, görme, ses ve derin duyu) duyusal sinir uçları uyarıldığında oluşan his ya da izlenim.

duyusal bellek Bilgilerin birkaç saniye ya da daha kısa süre tutulduğu bellek evresi. *Bakınız* bellek.

duyusal dikkatsizlik *Bakınız* duyusal tükenme.

duyusal odaklanma alıştırmaları Cinsel işlev bozuklukları tedavisinde (dokunma, görme, ses ve koku alma) duyusal farkındalığın arttırılmasına odaklanan alıştırmalar.

duyusal sözyitimi Sözcüklerin anlamını kavramada organik yeti kaybı. Konuşma akıcı, kendiliğinden fakat tutarsız ve saçmadır. *Ayrıca bakınız* akıcı sözyitimi.

duyusal tükenme İkisi de tek başına olduğunda doğru olarak bildirilmesine rağmen eş zamanlı sunulduğunda duyusal uyaranlardan birinin ayırt edilememesi olarak tanımlanan sinirsel bulgu. Ayrıca duyusal dikkatsizlik de denir.

duyusal yerinekoyum Duyusal bilginin alışılmadık duyusal kanallar (ör. görmenin dokunma) aracılığıyla iletildiği durum.

duyusal yoksunluk Dış uyaran ya da algısal yaşantılar için fırsat eksikliği durumu. Deneysel olarak oluşturulabilir ya da gerçek yaşam koşullarında (ör. derin dalış, hücre cezası, işitme ya da görme kaybı) meydana gelebilir. Algı değişimlerine, ürküntü, sanrı ve düşünce dağınıklığına yol açabilir.

duyuyitimi Ruhsal ya da ilaç nedenli duyu azalması ya da kaybı. *Ayrıca bakınız* dönüşümceli duyuyitimi.

Dünya Psikiyatri Birliği (DPB) Psikiyatri ve ilişkili alanlarda çalışan psikiyatristler arasında uluslararası işbirliğini geliştirme ve güçlendirmeyi, ruhsal hastalıklar hakkında bilgi alışverişinde bulunmayı hedefleyen uluslararası birlik. 1961 yılında kurulmuş olan birliğe 138 ulusal psikiyatri derneği üyedir. 19 yıldır yayınlanan resmi yayın organı olan *Dünya Psikiyatri Dergisi*'nin etki gücü çok yüksektir.

Dünya Sağlık Örgütü (DSÖ) Birleşmiş Milletler'in sağlık alanında özelleşmiş kurumu. 1948 yılında kurulmuştur ve Dünya Sağlık Meclisi tarafından yönetilmektedir. Teknik komiteler ve bölgesel kuruluşlar aracılığıyla dünyadaki tüm bireylerin en uygun sağlık koşullarına ulaşması için çalışır. Uluslararası Hastalık Sınıflandırmasını yayımlamaktadır.

dürtü denetim bozuklukları Genellikle karşı konulamayan, hoşa giden ve anında haz almayı hedefleyen dürtüsel davranışlarla giden ruhsal bozukluklar. Örneğin sayrıl kumar oynama, çalma düşkünlüğü, yangın çıkarma düşkünlüğü, aralıklı patlayıcı bozukluk, saç yolma bozukluğu.

dürtü denetimi Bir eylem sergilemeye yönelik dürtü, itki ya da ayartıya karşı koyma gücü.

dürtü Güdülenmiş davranışı açıklamak için kullanılan varsayımsal yapı. Ruhsal gerilime neden olan temel itki olup kişiyi gerilimi hafifletmek amacıyla harekete geçmeye güdüler. Günümüzde Freud'un 'içgüdü' terimi yerine kullanılmaktadır. *Ayrıca bakınız* saldırganlık dürtüsü, cinsel dürtü.

dürtülenim Toplumsal kabul ya da üstbenlikten gelen engellemeyi önemsemeksizin içten gelen dürtüleri körü körüne gerçekleştirme eğilimi. Genelde küçük çocuklarda ve savunma örgütlenmesi zayıf olan yetişkinlerde görülür.

düşlem 1. Bir durum ya da olaylar zinciri hakkında ussal resim oluşturma. Gerçekleştirilmek istenen bilinçdışı malzeme ya da çözüme ulaştırılması gereken bir karmaşa tarafından yön verilen olağan düşünce biçimidir. Yaratıcılığın ortaya çıkmasına ya da gerçeğin sinirceli çarpıtmalarına uygun ortam sağlayabilir. 2. Gerçeklerden koparak içte kalan dilekleri, imgelem etkinlikleriyle doyurmada kullanılan tasarımların tümü.

düşmancıl aktarım *Bakınız* aktarım.

düşmanlık 1. Canlının engellenme karşısında başka birine karşı kin ya da yok edici duygular beslemesi. 2. Düşünce ya da ilke düzeyinde karşıtlık, çatışma ya da muhalif olma durumu.

düşsel arkadaş Küçük çocukların hayal dünyasında yarattığı ve gerçekmiş gibi davrandığı kurgusal kişi ya da varlıklar. Hayvan ya da nesneler de olabilir. Çocuklar onlara ad verir, onlarla konuşur ve oynar.

düşsel durum Kafa karışıklığı ve zaman-mekan yöneliminde sorunların yaşandığı rüya benzeri durum.

düşsel imge Daha önce görülen ya da hayal edilen nesnelerin genellikle canlı ve tam bir ussal görüntüsü. Renk ve hareket içerebilir.

düşsel yalan söyleme Denetlenemeyen yalan söyleme bozukluğu. Kişi düşlemlerini gerçekmiş gibi abartarak anlatır, anlattıklarına kendisi de inanır. Organik ruhsal bozukluklarda, kişilik bozukluklarında ve yapay bozuklukta görülür. Süslü yalan ve yalan düşkünlüğü olarak da adlandırılır.

düşük Gebeliğin yirminci haftasından önce, bir dölütün yaşayabilecek düzeye gelmeden kendiliğinden ya da bir hastalık nedeniyle düşmesi.

düşük kan şekeri Kan dolaşımındaki glikoz yoğunluğunda azalma. Kaygı ve çöküntüye neden olabilir.

düşünce bozukluğu Dil, iletişim ya da düşünceyi etkileyen her türlü bozulma için kullanılan genel terim. Usyarılımının en belirgin özelliklerindendir. *Bakınız* düşünce süreci bozukluğu.

düşünce çekilmesi Kişinin düşüncelerinin başka insan ya da güçler tarafından usundan çıkarıldığı sanrısı. *Ayrıca bakınız* düşünce yayınlanması.

düşünce eğilimi Duygusal bir yaşantıyla ilgili olarak belirli bir konu üzerine yoğunlaşma yönelimi.

düşünce fakirliği Düşünce üretiminde azalma ya da kayıp. Usyarılımı ya da bunamada sık görülür.

düşünce gecikmesi Düşünme ve düşüncenin sözel olarak ifade edilmesi arasında geçen zaman aralığı. Usyarılımında uzar (*bakınız* ketlenme), taşıntıda kısalır (*bakınız* basınçlı konuşma).

düşünce içeriği bozukluğu Kişide çoklu, parçalı ve tuhaf sanrıların görüldüğü düşünce bozulması. *Bakınız* sanrı.

düşünce kontrolü *Bakınız* denetlenme sanrısı.

düşünce sokulması Kişinin usuna başka insan ya da güçler tarafından düşüncelerin yerleştirildiği sanrısı.

düşünce süreci bozukluğu Sözel üretimde tutarsızlık ve ilgisiz konuşmayla kendini gösteren düşünce bozulması. Basit ketlenme ve hafif düzey çevresel konuşmadan sözcük salatasında olduğu gibi çağrışımların tamamıyla gevşediği anlaşılmaz konuşmaya kadar değişik görünümleri olabilir. Yapısal düşünce bozukluğu olarak da bilinir.

düşünce yayınlanması Kişinin düşüncelerinin çevreye yansıtıldığına yönelik sanrısı.

düşünce yoksunluğu *Bakınız* ketlenme.

düşünceyle hareketlendirme Yönlendirilmiş düşünce süreçlerinin fiziksel olayları etkilediğini öne süren yandan-ruhbilim terimi.

düşünme Nesne, durum ve olayları simgeleyen imge ve kavramların bir amaç doğrultusunda açık ya da örtük olarak işletilmesini ifade eden bilişsel etkinlik. Bu etkinlikler arasında öğrenme, kavram oluşturma, anımsama, sorun çözme, düş kurma, planlama ve yaratıcılık sayılabilir. *Bakınız* biliş.

düşünme zorlanımı *Bakınız* düşünselleştirme.

düşünsel aşırı uğraş Düşünce içeriğinin belirli bir konu üzerine fazlaca odaklanması. Güçlü bir duygusal gerimle ilişkili kuşkuculuk, özkıyım ya da elkıyım düşünceleri gibi.

düşünsel içgörü Bir olayın gerçekliğine yönelik bilgi. Ancak, bu bilgi davranışta uyumlu bir değişim sağlama açısından yeterli değildir. *Karşılaştırın* gerçek içgörü, duygusal içgörü.

düşünsel kalkan Kişinin reddedilme ve eleştirilmeye karşı incinebilir olduğunda yaşadığı kaygıya yönelik geliştirdiği anlaksal ve akılcı savunma. Reddedilme korkusunun sonucu olarak başkasını eleştirmekten korkabilir. Grup ve bireysel tedavide koşullar katılımcıların düşünsel kalkanını indirmelerini sağlayacak şekilde oluşturulur.

düşünselleştirme Yasak dürtü, anı ve yaşantıların düşünsel yeti ve bilgilerle açıklanması. Asıl bunalım kaynağının ileri sürülen düşünce ve bilgi ürünleriyle kapatılması. Sorunu anlaksal terimlerle çözümleme tarzındaki savunma düzeneği.

düz duygulanım Duygusal ifade işaretlerinin azalması.

düzelme İyilik halinin önemli oranda gerçekleşmesi. Kalıcı olabilir ya da olmayabilir. *Karşılaştırın* ara verme. *Ayrıca bakınız* iyileşme.

düzeltici duygusal deneyim Hastanın geçmişte üstesinden gelemediği duygusal bir duruma uygun koşullar altında yeniden maruz kalması. Franz Alexander tarafından ortaya atılmıştır. Sağaltman, deneyimi oluşturmak ve gerçeği değerlendirmeye olanak sağlamak için geçici olarak belirli bir rol üstlenir.

düzenleme ilkesi Örüntü ruhbilimine göre algı, tekil girdiler tarafından değil, bu girdiler üzerinde bilinçdışı olarak işleyen bilişsel süreçlerin bütünleştirme ve düzenleme işleviyle gerçekleşir. *Ayrıca bakınız* bilişsel düzenleme.

düzensiz uyku-uyanıklık türü günlük dizem uyku-uyanıklık bozukluğu Parçalı, dağınık ya da öngörülemez uyku-uyanıklık örüntüsünün olduğu uyku-uyanıklık bozukluğu.

E

EBÇ Elektrikli Beyin Çizeneği.

EBEH Elektrikli Beyin Etkinlik Haritası.

EBK Enönbeyin Kabuğu.

EBYB bunama karmaşası Edinilmiş bağışıklık yetmezliği belirgesinin bilinç bulanıklığı, yargılama bozukluğu, dürtüsel davranış ve çıldırıyla giden sinirsel artsorunu. EBYB'ye bağlı beyinsayrısı olarak da bilinir.

EBYB Edinilmiş Bağışıklık Yetmezliği Belirgesi.

EÇD-OTÖ Erken Çocukluk Dönemi Otizm Tarama Ölçeği.

edilgen bağımlı kişilik *Bakınız* bağımlı kişilik bozukluğu.

edilgen saldırgan kişilik bozukluğu Kişinin engelleyicilik, dargınlık, inatçılık ve kasıtlı verimsizlik gibi edilgin yollarla saldırganlık gösterdiği kişilik bozukluğu.

edilgenlik gereksinimi Gevşek ya da eylemsiz durma, çaba göstermeden yarar sağlama ve başkalarını kendi haline bırakma gereksinimi.

edimsel davranış *Bakınız* koşullama.

edimsel koşullama Organizmanın belirli bir edimin belirli bir sonuca götürdüğünü öğrenmesi. *Ayrıca bakınız* koşullama.

edinilmiş bağışıklık yetmezliği belirgesi (EBYB) İnsan bağışıklık yetmezliği virüsü 1. türünün (İBYS-1) neden olduğu hastalığın son evresi. Bedenin bağışıklık dizgesinde ağır bir hasar oluşur, bedenin savunma gücü neredeyse kaybolur. Hastalık bedensel sıvılar aracılığıyla bulaşır, tedavi edilmezse öldürücüdür. *Ayrıca bakınız* EBYB bunama karmaşası.

EDT Eytişimsel Davranış Tedavisi.

ego *Bakınız* benlik.

E-grup *Bakınız* eğitim grubu.

eğindirilirlik Etkilenirlik, başkalarının etkilerine geniş ölçüde açık bulunma. Bir düşünce, inanç ya da tutumun sorgulanmaksızın kabul edilmesi ya da ona uyumlu davranış gösterilmesi. Gösterişçi kişilik özelliklerindendir.

eğindirim Kişinin düşünce, inanç ya da başka bir bilişsel süreci sorgulamadan kabul etme noktasına getirilmesi.

eğitilebilir Orta zeka geriliği (ZK=40-55) olan bireylerin özbakım ve toplumsal uyumlarını sağlayabilecek, denetimli işlerde çalışabilecek düzeyde eğitilebilmesini ifade eden eski terim. *Karşılaştırın* öğretim görebilir.

eğitim grubu Özfarkındalık ve grup devimleri eğitimine önem veren grup tedavisi türü.

eğitim ruhbilimi Ruhbilim kuramlarının eğitime uygulanmasıyla ilgili alan.

eğlenti tedavisi Ruhsal iyileştirim çalışması olarak yetiyitimi olan bireylerin başka yurttaşların yararlandığı eğlence merkezleri, oyun alanları, sinema, tiyatro, parklar, kültür gezileri ve müzeler gibi halka açık eğlenti olanaklarından yararlanmasının sağlanması. *Ayrıca bakınız* toplumsal tedavi.

EKÇ Elektrikli Kas Çizeneği.

ekhastalanım İki ya da daha fazla hastalığın birlikte bulunma durumu. Ektanı olarak da bilinir.

ekran belleği *Bakınız* koruyucu bellek.

eksen tanısı Ruhsal hastalıklara çok boyutlu yaklaşım sağlamak amacıyla RH-TSE'de önerilen beş eksenli tanılama dizgesi. Buna göre 1. eksende ruhsal bozukluklar, 2. eksende kişilik bozuklukları ve gelişimsel bozukluklar, 3. eksende bedensel bozukluklar, 4. eksende ruhsal toplumsal zorlanımların şiddeti ve 5. eksende genel işlevsellik düzeyi değerlendirilir.

eksiklik belirtileri *Bakınız* yoksulluk belirtileri.

eksiklik Olağan koşullarda var olan bir işlevin yokluğu ya da kaybı. Örneğin, yargılama eksikliği.

ektanı *Bakınız* ekhastalanım.

eldiven duyuyitimi Eldivenin kapsadığı alanda ortaya çıkan duyu yitimi. Genellikle döndürme bozukluğunda ruhsal kökenli olarak görülür.

elektra karmaşası Kadınların erkeklerle ilişkilerini etkileyen çözülmemiş gelişimsel çatışmaları tanımlamak için kullanılan terim. Erkeklerdeki Oedipus karmaşasının karşılığı.

elektrikli beyin çizeneği (EBÇ) Beyindeki elektriksel etkinliğin kafa derisine yapıştırılan elektrotlar aracılığıyla kaydedilmesi.

elektrikli beyin etkinlik haritası (EBEH) Beynin duyusal uyarıya karşı verdiği elektriksel tepkinin bölgesel renk haritası şeklinde bilgisayar kaydı.

elektrikli kas çizeneği (EKÇ) Belirli bölgelerdeki kasların elektriksel etkinliğinin kaydedilmesi.

elektrikli nöbet tedavisi (ENT) Genelde çöküntü hastalığında kullanılan, tutarıklı tepki ve bilinç kaybı oluşturmak için elektrotlarla kafa derisinden beyne elektrik akımı verilmesini içeren tedavi biçimi. İlk olarak 1938 yılında İtalyan hekim Ugo Cerletti tarafından uygulanmıştır. Eskiden yalın olarak yapılırdı ve hasta için riskleri fazlaydı. Günümüzde duyuyitimi altında yapıldığı için kas kasılması olmamakta ve riskler azalmaktadır.

elektrikli uyarı Kaçındırma tedavisinde kullanılan, genellikle ağrılı elektriksel şoklardan oluşan olumsuz koşullama yöntemi.

elektrikli yürek çizeneği (EYÇ) Yüreğin elektrik etkinliğini, elektriğin bir bölgeden diğerine geçiş zamanını gösteren çizenek. Düzenli aralıklarla yineleyen olağan yürek döngüsü P dalgasını, QRS karmaşasını, T ve U dalgasını kapsar. Ruhsal etkili ilaçların yürek üzerindeki etkisi EYÇ ile izlenir.

elektriksel deri tepkisi Duygusal gerilimin derideki durgun elektrik gücünü değerlendiren galvanometre ile ölçülmesi.

elektroşok tedavisi Elektrikli nöbet tedavisi için kullanılan diğer bir terim.

elem Gerçek bir kayıp karşısında oluşan üzüntülü duygudurum değişimleri. Kendiliğinden geçmesi beklenir. *Ayrıca bakınız* matem, yas.

elezer kişilik bozukluğu Kişinin yalnızca hedefine ulaşmak için değil başkalarının acı çekmesi için de fiziksel şiddet kullandığı acımasız, aşağılayıcı ve saldırgan davranış örüntüsü gösterdiği bozukluk. Şiddet, silah, yaralama ya da işkenceye hayranlık vardır. RB-TSE-5'te yer almaz.

elezerlik Saldırganlık dürtüsünün cinsel dürtüye katılması. Eşe şiddet uygulayarak ya da onu aşağılayarak cinsel doyum sağlanan çarpık cinsellik türü. İlk olarak Fransız yazar Marquis de Sade (1740–1814) tarafından tanımlanmıştır. *Ayrıca bakınız* özezerlik, elezer-özezer ilişki.

elezer-özezer ilişki Bir kişinin acı verme, diğer kişinin acı çekme zevkini tamamladığı etkileşim.

embesillik *Bakınız* budalalık.

EMDR *Bakınız* Göz Hareketi Duyarsızlaştırması ve Yeniden İşleme.

emir olumsuzculuğu *Bakınız* olumsuzculuk.

emir özişlerliği Önerilere kendiliğinden uyulduğu, donakalımla yakından ilişkili olan durum.

emir varsanısı Bir kişinin karşı koyamayacağını ya da itaat etmek zorunda kaldığını hissettiği komut veren ses duyma.

endofenotip *Bakınız* içsel dışyapı.

endorfinler İçkaynaklı olarak üretilen ve uyuşturucu (opiyat) ilaçlara benzer kimyasal etkileri olan hormonlar grubundan biri (α-, β- ya da γ-endorfin). Diğerleri dinorfinler ve enkefalinlerdir. İven zorlanımla başa çıkma, ağrıyı azaltma, bağışıklık dizgesini harekete geçirme ve duygudurumu düzenlemede rolü vardır. Alttürek bezinde yüksek yoğunlukta bulunur.

endüstri psikiyatrisi Çalışanların iş uyumu ve ticari işletmenin çalışanlar üzerindeki etkileriyle ilgilenen psikiyatri dalı. *Ayrıca bakınız* işyeri psikiyatrisi.

engelleme 1. Uyaranla başlayan bir süreci durdurma ya da başlamasını önleme. 2. Dürtü ya da tepkinin bilinçli olarak engellenmesi. 3. Dürtüler ve üstbenlik arasındaki çatışmadan kaynaklanan kaygıdan kurtulmak için bilinçdışı tekil ya da çoğul olarak gerçekleşen benlik işlevlerinin kısıtlanması ya da geri çekilmesi.

engellememe 1. Alkolle birlikte beyin kabuğunun baskılayıcı işlevinin azalması gibi engelleyici bir etkenin ortadan kalkması. 2. Kültürel düzgüler ya da kişinin üstbenliği tarafından dayatılan baskılayıcıları daha az önemseyerek duygu ve dürtüler doğrultusunda hareket etme özgürlüğünün artması.

engellenme İstek, gereksinim ya da davranışın belirli bir sonuca ulaşmasının başka nedenlerce önlenmesi ya da geciktirilmesi. Sonuçta olumsuz duygu ortaya çıkar. Engellenmeye katlanç ve hazzı erteleyebilme yetisi güçlü bir benlik yapısı ve olgunlaşma işareti olarak kabul edilir.

engellenme katlancı Kişilik örgütünde önemli çöküntülere yol açmadan bireyin dayanma gücünün olduğu zorluk, sıkıntı ve çatışmaların derecesi.

engellilik Bedensel ya da ruhsal hastalığın doğurduğu yetiyitimi nedeniyle kişinin kendine bakım, bağımsız yaşam, mesleği sürdürme ve toplumsal görevleri yerine getirme gibi alanlarda yeterli olamaması. Özürlülük olarak da adlandırılır. Engel derecesine göre kişilere yaşam kalitesini yükseltmek için engelli kadrosundan işe girme, engelli maaşı alma ya da bakım ücreti alma gibi haklar tanınır. *Ayrıca bakınız* yetiyitimi.

enönbeyin bağlantı kabuğu *Bakınız* bağlantı alanları.

enönbeyin kabuğu (EBK) Önbeyin yumrusunun %70-80'lik ön kısmı. Tüm gri cevherin %30'unu oluşturur. İki ana bölümü vardır: Sırt-yan EBK (dorso-lateral) ve karın-orta (ventro-medial) EBK. Soyut düşünme, usyürütme, planlama ve öngörü temel işlevlerindendir. Dikkat, bellek, görme, işitme, dokunma, duygu, hareket ve dilin düzenlenmesinde önemli rolleri vardır.

enönbeyin yumrukesimi *Bakınız* yumrukesim.

ENT Elektrikli Nöbet Tedavisi.

epifenomen *Bakınız* yanolut.

epigenetik *Bakınız* kalıtışım.

epilepsi *Bakınız* sara

epinefrin Böbreküstü bezinden salgılanan hormon. Sözcük anlamı böbreküstüdür. Kanda taşındığı zaman hormon, bağlaç aralığında salgılandığında siniriletici görevi görür. Korku ya da kaygı durumunda salınarak bu duygularla ilişkili kan basıncı ve kalp atım hızında artma gibi bedenişlevsel değişiklere neden olur.

erdişi Bir kişide eril ve dişil özelliklerin birlikte görülmesi. Bununla birlikte cinsiyet ayrımlaşması vardır. Biyolojik olarak erkek olup kadınsı özellikler, biyolojik olarak kadın olup erkeksi özellikler gösterebilir. Bazı yazarlar birinci duruma erdişi derken ikinci durum için dişil-er terimini kullanmayı yerler. *Ayrıca bakınız* çifteşeyli, çiftecinsellik.

ergen taşkınlığı Ergende madde kullanım bozukluğu ya da değertanımaz davranış sonucu ortaya çıkan taşkınlık. İki uçlu bozukluğa bağlı değildir.

ergenlik Buluğ çağından erişkinliğe kadar olan gelişim dönemi. 12 yaşında ikincil cinsel özelliklerin ortaya çıkmasıyla başlar, 20 yaşında cinsel olgunluğa ulaşmayla sonlanır. *Ayrıca bakınız* ruhsal cinsel gelişim.

erginleştirilmiş çocuk 15 yaşını tamamlamış, karar verme yetisini olumsuz yönde etkileyecek herhangi bir ruhsal bozukluğu olmayan çocuğun kendisi ve velisinin onayı alınarak mahkeme kararıyla ergin kılınması (Türk Medeni Kanunu'nun 12. maddesi). Kazai rüşt olarak da adlandırılır. Ergin kılınan çocuk çalışıp para kazanabilir, aile sorumluluğu alabilir ancak 18 yaşını doldurmadan ehliyet alamaz, oy kullanamaz.

Erikson, Erik (1902-1994) Freud'un açıklamalarını temel alarak toplumsal uyum çerçevesinde benlik gelişimi ve ruhsal toplumsal gelişim kuramını kavramsallaştıran ruhsal çözümleyici. Gençlik döneminde yaşadığı kimlik bunalımı, kuramını geliştirmesinde ana eksen olmuştur. *Çocukluk ve Toplum, Genç Adam Luther: Ruhsal Çözümleme ve Tarih Çalışması, İçgörü ve Sorumluluk, Kimlik: Gençlik ve Bunalım, Yetişkinlik, Yaşlılık (J. M. Erikson ve H. Kivnick ile), Tamamlanan Yaşam Döngüsü (J. M. Erikson ile)* önemli kitaplarıdır. *Ayrıca bakınız* ruhsal toplumsal gelişim.

eril başkaldırı Adler'in edilgen ve dişil rolden eril ve etkin role doğru ilerlemeye yönelik evrensel eğilimi betimleyen öğretisi. Aşağılık karmaşası kavramının devamıdır. *Ayrıca bakınız* Adler, Alfred; aşağılık karmaşası.

eril kimlik Erkek cinsiyetiyle kurulan bağlılık duygusu. *Karşılaştırın* dişil kimlik.

erillik-dişillik ölçeği Kişinin göreceli eril ya da dişilliğini değerlendiren ölçek. Bu ölçekler çeşitlilik göstermekle birlikte, iki cinsiyetten biriyle kurulan özdeşim ya da belirli bir cinsiyet rolü tercihine odaklanabilir. Erillik ve dişilliğin kültürel tanımlarından etkilenir.

erişilebilirlik 1. Bellekte bilginin ulaşılabilir, anımsanabilir olması. 2. Ruhsal hastalığı olan kişinin ulaşılabilir, etkileşime açık olması. 3. Ciddi ruhsal hastalığı olan bireyler için ruh sağlığı hizmetlerinin kolay ulaşılabilir olması.

erişkinlik Ergenlik döneminin bitimi ile yaşlılık döneminin başlangıcı arasında yer alan, genellikle verimli dönem olarak ele alınan dönem. Yaş sınırı değişken olabilmektedir. 20-40 yaş arası erken erişkinlik, 40-60 arası orta erişkinlik ve 60-80 arası ileri erişkinlik olarak ele alınır. Yetişkinlik olarak da adlandırılır.

erkek egemen *Bakınız* ataerkil.

erkek ürküsü Olağandışı erkek korkusu.

erkeklik Erkeğin üreme işlevleriyle ilgili bedensel ve bedenişlevsel özellikler.

erkeklik zorbalığı Erkek cinsiyetinden bir kişinin saldırgan yollarla üstünlük kurması. Genellikle erkekliğin olumsuz yönleriyle ilişkilidir.

erkekte azalmış cinsel istek bozukluğu Erkeklerde cinsel düşlemlerin azalması ya da cinsel etkinlik arzusunun kaybolması.

erken başlangıç 1. Ruhsal hastalığın erken yaşlarda başlaması. 2. Usyarılımı gibi ciddi ruhsal hastalıkların başlangıcının erken evresi.

erken boşalma Cinsel birleşme sırasında kamışın kına girişinden hemen önce ya da hemen sonra gerçekleşen boşalma.

erken bunama Kraepelin tarafından usyarılımı için önerilmiş eski terim.

Erken Çocukluk Dönemi Otizm Tarama Ölçeği (EÇD-OTÖ) Otizm riski taşıyan çocukların 18. aydan itibaren belirlenmesi amacıyla kullanılan tarama aracı.

erken erişkinlik *Bakınız* erişkinlik.

erkeyitimi Güçsüzlük, enerji yokluğu.

erleyen Testisler ve böbreküstü bezlerde üretilen, ikincil erkek eşey organlarının etkinliğini uyaran ve erkek cinsiyet özelliklerinin gelişimini sağlayan hormon. Örneğin, testosteron. *Karşılaştırın* dişileyen.

eroin Morfinden yapılan yasadışı opiyat, diasetilmorfin. Aynı düzeyde uyuşturucu ve ağrı kesici etkiye ulaşabilmek için her seferinde daha yüksek miktarda alım gerektiren bağımlılık yapıcı etkisi belirgindir. Damar içinden iğneyle uygulanır, morfine göre coşkunun başlaması daha hızlı gerçekleşir.

eros *Bakınız* kösnü.

erteleme alışkanlığı Yapılması gereken herhangi bir işi yapmayı sürekli geciktirme, başka bir zamana ya da daha sonraya bırakma.

esin Herhangi bir sorunun doğasını, temel öğelerini birdenbire kavrama. Yaratıcı düşünmenin içe doğması.

esneklik Canlının değişen durumlar karşısında davranışlarını değiştirebilme yetisi. *Ayrıca bakınız* sinirsel esneklik.

esrar Hint kenevirinin (*cannabis sativa*) kurutulmuş yaprak ve çiçekleri. Yeterli miktarda içildiğinde kişide bedensel ve ruhsal değişimlere yol açar. Bedensel değişimler kalp hızının artması, kan basıncının yükselmesi, ağız kuruluğu ve iştah artışıdır. Ruhsal değişimler ise rüya-benzeri bilinç durumu, görsel ve işitsel duyumların canlılığında artış, zaman algısı, bellek, amaca yönelik davranışlar ve ardışık düşünce süreçlerinde bozulma, coşku ve diğer duygudurum değişimlerini içerir. Ruhsal etkilerinin çoğundan sorumlu olan bileşik tetrahidrokannabinoldür (THC). Esrar yüksek dozlarda alındığında varsanı ve kuşkucu düşüncelere neden olabilir. Ayrıca pot, ot, dope, Mary Jane olarak da adlandırılır.

essitalopram Seçici serotonin geri-alım engelleyici özellikli çöküntügiderici ilaç.

eşcinsel ürküsü Eşcinsel insanlardan olağandışı korku duyma.

eşcinsellik Aynı cinsten kişiler arasında cinsel çekim ya da ilişki olması. Bazı yazarlar açık ve örtük olmak üzere iki gruba ayırır. *Karşılaştırın* çiftecinsellik, karşıcinsellik.

eşcinsellik ürküntüsü Kişinin eşcinsel olabileceği ya da eşcinsel dürtülerini açığa vurabileceğine ilişkin bilinçdışı korku ya da çatışmaların neden olduğu şiddetli kaygı.

eşduyum Başkasının ruhsal durumunu kendisini onun yerine koyarak anlama, bu durumun anlaksal ve duygusal olarak farkında olma. Evrimsel açıdan işlevsel bir özelliktir. Başkasının ne hissettiği konusundaki kavrayış bir sonraki adımda karşıdaki kişinin neler yapabileceği konusunda daha iyi tahmin yürütmeyi sağlar. *Karşılaştırın* duygudaşlık.

eşetkin İlaçbilimde, hücrenin almaçlarını uyaran ve biyolojik tepkiye yol açan madde. *Karşılaştırın* karşıtetkin.

eşeysel gelişim bozukluğu *Bakınız* Turner belirgesi.

eşgüdüm Birlikte hareket etme, birlikte iş yapma ve birlikte düşünmeyi sağlayan eylemsel örgütlenme.

eşgüdümleyici Birlikte hareket etme, iş yapma ve düşünmeyi sağlayan kişi, kuruluş ya da örgüt.

eşik Canlıda tepki uyandırabilmek için gerekli olan en küçük uyaran ya da uyaran duyarlılığı.

eşikaltı algılama Bilinç düzeyinde algılanamayacak kadar cılız ya da çok kısa süreli uyarıcıların tam olmayan algılanması. Genellikle davranışlardaki yansımayla anlaşılır.

eşikaltı çıldırı belirgesi Tam bir çıldırı nöbeti için belirti şiddetinin eşik altında kaldığı, gelip geçici çıldırı belirtilerinin olduğu, içgörünün görece korunduğu belirge.

eşsever Harry Stack Sullivan tarafından, aynı cinsiyetten olan kişilere karşı beslenen sevgi ve bağ için kullanılan terim, eşcinselliğin cinsel ya da kösnül yönleri burada yoktur.

eşsevişmesini gözetleme Kişinin, eşi ya da sevgilisinin başka birisiyle yaşadığı cinsel birleşmeyi izlemekle dorudoyuma ulaştığı çarpık cinsellik.

eşzamanlı geçerlik *Bakınız* uyum geçerliği.

eşzamanlı maskeleme *Bakınız* maskeleme.

eşzamanlı tanımazlık Eşzamanlı olarak ortaya çıkan görsel uyaranların algılama ya da bütünleştirmesinde bozulma.

etkileme sanrısı Gerçeklere aykırı olarak kişinin başkaları üzerinde etki gücü olduğu inancı.

etkilenme sanrısı Davranışlarının başkalarının denetimi altında gerçekleştiği inancı.

etkileşimsel çözümleme Eric Berne'ün (1910-1970) tedavi oturumunda hasta ile sağaltman arasındaki ve toplumsal bir ortamda hasta ile diğerleri arasındaki etkileşimlere odaklandığı ruhsal devimsel tedavi türü. Bireysel ve grup tedavilerinde kullanılır. Dört bileşeni vardır: (1) İçsel olutların yapısal çözümlemesi, (2) uygun etkileşimsel çözümleme, her bir katılımcının o andaki baskın benlik durumunun (anababa, çocuk, yetişkin) belirlenmesi, (3) oyun çözümlemesi, etkileşimlerinde oynadıkları oyun ve doyumlarının tanımlanması ve (4) senaryo çözümlemesi, hastanın duygusal sorunlarının nedenlerini ortaya çıkarma.

etkin sağaltım Sağaltmanın iyileşmeyi güçlendirmek için hastaya sorular sorarak, öğütleyerek, davranışlarını yönlendirmeye çalışması.

etkinlik Canlının iç ya da dış uyaranların etkisiyle giriştiği hareketlenme durumu.

etkinlik gereksinimi Canlının bedensel etkinliklere girişme gereksinimi duyması. Dış uyaranlar bu gereksinimi artırır.

etkinlik grup tedavisi Samuel R. Slavson (1890-1981) tarafından başlatılan, çocuklar ve ergenler için geliştirilmiş grup tedavisi türü. Hoşgörülü, rahatlatıcı bir ortamda, duygusal ve etkin etkileşime vurgu yapacak şekilde tasarlanmıştır. Sağaltman davranışları yorumlar ve gerçeği değerlendirmeye vurgu yapar.

etkinlik tedavisi Özellikle süreğen ve yetiyitimiyle giden hastalığı olan bireyler için uygulanan takı-tasarım, müzik, tiyatro, resim, dans gibi etkinlikler. İlaç tedavisi ve ruhsaltedavilerin yanı sıra uygulanan bu etkinlikler hastaların benlik saygısını artırma ve kişilerarası ilişki becerilerini geliştirme açısından anlamlı bulunmaktadır.

etmen çözümlemesi Çok sayıda değişkeni daha az sayıda doğrusal değişken bileşimine indirgemek için kullanılan veri azaltma tekniği.

ev-ağaç-kişi testi Kişiden özgürce ev, ağaç ya da insan resmi çizmesi istenilen yansıtıcı test. Bu resimler yorumlanarak kişisel olgunluk ve uyumu üzerinde yargıya varılır.

evlenme geçersizliği *Bakınız* evlenme hakkı.

evlenme hakkı Ruh sağlığı hukuku açısından evlenme hakkı ve geçersiz sayılan evlenme koşulları Türk Medeni Kanunu'nun (TMK) 133, 145, 147'nci maddelerinde belirlenmiştir. 133. maddeye göre 'Akıl hastaları, evlenmelerinde tıbbi sakınca bulunmadığı resmi sağlık kurulu raporuyla anlaşılmadıkça evlenemezler'. 145. madde ise 'eşlerden birinde evlenmeye engel olacak derecede akıl hastalığı bulunması' durumunu evliliğin geçersizliği olarak sayar. 147. maddede ise 'ayırt etme gücünün sonradan kazanılması ya da akıl hastalığının iyileşmiş olması durumunda geçersizlik davasını yalnız ayırt etme gücünü sonradan kazanan ya da akıl hastalığı iyileşen eş açabilir' der.

evlenme ürküsü Evlenmeye karşı olağandışı korku hissetme.

evlilik danışmanlığı Belgeli bir danışmanın, evli çiftlerin ilişkilerinde ortaya çıkan ve sıkıntıya yol açan sorunları çözmelerine yardım etme süreci. Eşlerin aynı danışman tarafından hem ayrı ayrı hem de birlikte alındıkları oturumlarda getirilen aile sorunlarına odaklanılır.

evlilik sorunları Eşler arasında cinsellik, doğum denetimi, çocuk yetiştirme ve para idaresine yönelik tutumlar gibi çeşitli alanlarda görülen uyumsuz davranışlar.

evlilik tedavisi Karı-kocayı kapsayan bir aile tedavisi çeşidi olup eşlerin bireysel sayrılıklarını etkilemesi nedeniyle evlilik ilişkilerine odaklanır. Bu yöntemin mantığı, aile yapısındaki ve toplumsal aile kalıplarındaki sayrıl süreçlerin, örselenmiş evliliklerde kendini gösteren ve eşler arasındaki geribildirimlerle alevlenen hastalıklı ilişkileri sürdürdüğü varsayımına dayanır.

evrensellik Tüm tedavi grubu üyelerinin özgül belirti ya da sorunları paylaştığında ortaya çıkan toplam etki. Sorunun yalnızca kendisinde değil başka insanlarda da olduğunun anlaşılması sağaltıcı etki yapar.

evrik okuma-yazma Benzer şekilde oluşturulmuş karşıt yönelimli yazaçların (b ve d, p ve q'da olduğu gibi) kullanıldığı sözcüklerde bu yazaçların karıştırıldığı okuma yazma bozukluğu.

evrim Değişen doğa koşullarının etkisiyle ilkel düzeydeki canlı türünden, daha üst düzeydeki türlerin gelişip oluştuğunu savunan görüş. Canlının temel özellikleri deoksiribo nükleik asit (DNA) olarak bilinen kalıtım birimi halinde sonraki kuşaklara aktarılır. Kalıtım biriminde ortaya çıkan rastgele değişinimler sonraki kuşakların özelliklerinde çeşitlemelere neden olur. Bunların bazıları birey açısından yarar sağlar ve onun üreme şansını artırırken çoğu yıkıcı özellikte olur. Evrimin iki temel bileşeni değişinim ve doğal seçilimdir. *Ayrıca bakınız* değişinim.

evsiz Kalacak bir yeri olmayan, genellikle ruhsal tedaviye gereksinimi olan, sıklıkla sokaklarda yatıp kalkan kişiler için kullanılan terim.

EYÇ Elektrikli Yürek Çizeneği.

eylem yolu *Bakınız* nerede-yolu.

eylemevurum 1. İçsel gerilime, onaylanmayan dürtü ve isteklere karşı geçici ve kısmi rahatlama sağlayan bilinçdışı davranışsal tepki. Sınır kişiliklerde sık görülür. 2. Ruhsal oyunlama gibi tedavi yöntemlerinde hastanın rahatlaması için bastırılan duygularını eyleme vurarak ifade etmesi sağlanır. 3. Değertanımaz kişiliklerin dürtüsel davranışları için kullanılan terim.

Eysenck Kişilik Envanteri Hans Eysenck tarafından kişiliğin çeşitli boyutlarını belirlemek amacıyla geliştirilen kişilik testi. Bu test kişiliğin boyutlarını dışadönüklük-içedönüklük, sinircelilik-dengelilik ve çıldırı alanlarında değerlendirir.

Eysenck, Hans Jürgen (1916-1997) Zeka ve kişiliğin, özellikle kalıtımsal yanları üzerine yaptığı çalışmalarıyla ünlü ruhbilimci. Kişilikle ilgili etmen çözümlemesi çalışmalarına, toplumsal tutumların çözümlemesine ve davranışçı tedavinin gelişimine önemli katkıları olmuştur. Bazı çalışmaları yöntem hataları nedeniyle eleştirilmiştir. Önemli kitapları: *Kişilik Boyutları, Kişiliğin Bilimsel Çalışması, Politik Ruhbilim, Ruhbilim ve Psikiyatrinin Temelleri, Sigara, Sağlık ve Kişilik, İnsanın Eşitsizlikleri, Kişilik, Genetik ve Davranış, Zeka: Yeni Bir Bakış.*

eytişim Sav ve karşısavdan bireşime ulaşma yöntemi. Eytişimsel bakış açısına göre karşılıklı ilişkiler doğası gereği çok türlü olup sürekli değişimlerle karşı güçlerden bireşimler oluşmasına yol açar.

eytişimsel davranışçı tedavi Sınır kişilik bozukluğu ve özkıyım davranışı olan hastalarda öneri verme, bilişsel eğitim, öykü anlatımı ve yüzleştirme gibi tekniklerin kullanıldığı tedavi biçimi.

F

farkındalık Kişinin içinde ya da dışında gerçekleşen ruhsal, bedensel ya da çevresel bir uyarımın bilincinde olması.

farklılaşmamış usyarılımı Öne çıkan çıldırı belirtilerinin diğer usyarılımı alt gruplarından hiçbirine girmediği usyarılımı türü. RB-TSE-5'te yer almamaktadır.

faydacı ilke Siyasal ve törel kararlarda, çoğunluğun yararına olan ve en fazla getiriyi sağlayacak seçimin belirleyici olması.

felaket kaygısı Düşünce ve bellek sorunlarının farkında olan hastanın yaşadığı bilişsel bozukluklarla ilgili kaygısı.

felaketleştirme Diğer olasılıkları hesaba katmaksızın hep olumsuz sonuçlar çıkacağını öngörme şeklindeki bilişsel çarpıtma. Pireyi deve yapma biçiminde abartılı bakış açısı.

felçli bağırsak tıkanımı Bağırsak hareketliliğinin durması sonucu ortaya çıkan bağırsak tıkanıklığı. Bazı ruhsal etkili ilaçların nadir görülen asetilkolin karşıtı yan etkisidir. Devinimsiz bağırsak tıkanımı da denir.

fenilketonüri (PKU) Fenilalanin aminoasidinin tirozine dönüştürülmesinde yetersizliğin olduğu kalıtımsal özüştürüm bozukluğu. Eğer tedavi edilmezse yüksek yoğunlukta zehirli fenilketonların birikmesi sonucu ağır zeka geriliği görülür. Bebeklik döneminde erken saptandığında fenilalaninin diyetten çıkarılmasıyla tedavi edilebilir.

fenotip *Bakınız* dışyapı.

fenotiyazin Çıldırı belirtilerinin giderilmesinde, özellikle usyarılımı tedavisinde etkili olan, ruhsal etkili ilaç sınıflarından biri. Bu sınıfa giren ilaç örnekleri; klorpromazin, tiyoridazin, flufenazin, asepromazin, mezoridazin, trifluperazindir. Etki düzeneği merkezi sinir dizgesinde belirli bölgelerde dopamin almaçlarının ketlenmesiyle ilgilidir.

fensiklidin (PCP) Varsandıranlara benzer etki gösteren glutamat almaç ketleyici özellikli madde. Yan etkilerinden dolayı artık duyuyitimi amacıyla kullanılmamaktadır. Kötüye kullanım riski yüksektir. Melek tozu, kristal, roket gibi sokak adlarıyla bilinir.

Ferenczi, Sandor (1873–1933) Sigmund Freud'un ilk takipçilerinden biri olan ve ruhsal çözümlemenin tüm yönlerine önemli katkılarda bulunan ruhsal çözümleyici. Kişisel teknik ve etkinlikleri o kadar ön plana çıkmıştır ki son yıllarında ruhsal çözümlemeye bağlılığı sorgulanacak hale gelmiştir.

fetişistik bozukluk *Bakınız* nesne-seviciliği.

fırıldanım Otizmli çocuklarda görülen, kafanın döndüğü yönde dönmeye devam etmesi şeklindeki belirti.

fırsatçılık Sıkışık durumlarda, önemli ve uzun erimli amaçları bırakarak içinde bulunduğu koşullardan çıkar sağlama özelliği.

fiili livata *Bakınız* makatçılık.

fikir uçuşması Düşünce ya da konuşma parçalarının hızlı bir şekilde art arda geldiği konuşma biçimi. İçerik aniden değişir ve konuşma tutarsızlaşabilir. Taşıntıda görülür. *Ayrıca bakınız* tutarsız konuşma.

fizikötesi Başkasının aklından geçenleri okuma, ruhlarla ilişki kurma, gelecekten haber verme gibi ruhbilim kapsamına girmeyen olayları incelediği ileri sürülen alan.

fiziksel bağımlılık *Bakınız* madde bağımlılığı.

fiziksel bozukluk Davranışsal ya da ruhsal olmayan belirtilerle kendini gösteren bedensel işlev bozukluğu.

flufenazin *Bakınız* fenotiyazin.

fluoksetin İki halkalı, seçici serotonin geri-alım engelleyici özellikte çöküntügiderici ilaç. Takıntı zorlantı bozukluğunda da kullanılır. Yarılanma ömrü uzundur.

fluvoksamin Tek halkalı, seçici serotonin geri-alım engelleyici özellikte çöküntügiderici ilaç. Yarılanma ömrü kısa olup günde iki doz uygulanır.

folat (folik asit) Hücre özüştürümünde önemli görevleri olan, suda çözünen vitamin. Besinlerle düzenli alınması gerekir. Eksikliğinde ruhsal ve sinirsel sorunlar görülebilir.

Fregoli belirgesi Tanıdığı bir kişinin farklı kılık ya da görünümlerde karşısına çıktığına dair sanrısal düşünce. Daha önce hiç karşılaşmadığı insanlar, kişinin eski dostları ya da düşmanları yerine geçmiştir.

Belirgeye isminin verilmesinin nedeni sanatçı Leopoldo Fregoli'nin kılık değiştirme uzmanı olmasıdır.

frengi Spiroket *Treponema pallidum*'un neden olduğu süreğen bakteri hastalığı. Hastalığın ilerleyen evrelerinde delirim, bunama, taşıntı, çıldırı, kişilik değişikliği ve çöküntü eşlik edebilmektedir.

Freud, Anna (1895-1982) Sigmund Freud'un kızı. Ruhsal çözümlemenin gelişim kuramına ve savunma düzeneklerine katkıda bulunmuştur. *Ego ve Savunma Düzenekleri, Çocuklukta Normallik ve Patoloji: Gelişimsel Değerlendirme* önemli yapıtlarındandır.

Freud, Sigmund (1856-1939) Avusturyalı ruh hekimi ve ruhsal çözümlemenin kurucusu. Josef Breuer'le birlikte boşalımsal tedavinin etki alanlarını araştırdı. Daha sonra çözümleme tekniklerini, yüceltme gibi temel ussal kavramları, üstbenlik, benlik ve altbenlik oluşum kuramını geliştirdi ve bunların insan davranışındaki etkilerini açıkladı. Yapıtları arasında *Histeri Üzerine Çalışmalar (*Breuer'le birlikte*), Rüyaların Yorumu, Günlük Yaşamın Psikopatolojisi, Cinsellik Kuramı Üzerine Üç Deneme, Totem ve Tabu, Haz İlkesinin Ötesinde, Grup Psikolojisi, Ego ve İd, Bir Yanılsamanın Geleceği, Uygarlık ve Hoşnutsuzlukları, Musa ve Tek Tanrıcılık* gibi kitapları yer alır.

Fromm, Erich (1900-1980) Ruhsal çözümleyici ve toplumbilimci filozof. Ruhsal çözümlemeye toplumcu yorum getiren Fromm, bireyin kültürün ürünü olduğunu, sanayileşmiş toplumlarda bireyin kendisine ve kültürüne yabancılaştığını öne sürmüştür. Alıcı, sömürücü, pazarlayıcı, biriktirici ve üretken olmak üzere başlıca beş kişilik örüntüsü tanımlamıştır. *Özgürlükten Kaçış, Kendini Savunan İnsan, Psikanaliz ve Din, Sağlıklı Toplum, Sevme Sanatı, Yanılsamaların Ötesinde, Tanrılar Gibi Olacaksınız, Umut Devrimi, İnsandaki Yıkıcılığın Kökenleri, Sahip Olmak mı Olmak mı?* gibi birçok yapıtı Türkçe'ye çevrilmiştir.

G

GABA Gamma Aminobütirik Asit.

gabapentin Üçüncü kuşak tutarıkgiderici ilaç. Sinir ağrısı, huzursuz bacak belirgesi, opiyat yoksunluğu ve taşıntı tedavisinde kullanılır.

galantamin Sinirbilişsel bozukluk tedavisinde kullanılan kolinesteraz enzim engelleyici özelliği olan ilaç.

galvanik deri tepkisi (GDT) Derinin elektrik direncinin ölçülmesi. Dirençteki değişiklik, duygusal tepkinin belirteci olarak kullanılır.

gamma aminobütirik asit (GABA) Sinir dizgesinde bulunan engelleyici özellikli siniriletici madde. Daha çok ara sinirgözelerinden salınır. Benzodiyazepinler, barbitüratlar ve steroidlerin bağlandığı üç çeşit almacı ($GABA_A$, $GABA_B$, $GABA_C$) vardır.

gamma glutamil transferaz (GGT) Ana kaynağı karaciğer olan, böbrek ve pankreasta da bulunan enzim. Karaciğer hastalıklarında, özellikle alkole bağlı karaciğer hasarlanmalarında kan düzeyi yükselir.

gamsavar *Bakınız* çökünlügiderici ilaç.

Ganser belirgesi Hastanın kendisine yöneltilen soruları anladığı halde bunlara hiç uymayan yanıtlar vermesi. Tutuklularda sık görülür. Yapay bozukluk ve sayrıcalıktan farklı bir durumdur.

gayretlenim Kişinin dürtü, güdü, istek ve arzularından oluşan ruhsal gücü olup davranış ve harekete geçmeyi ifade eder.

GDT Galvanik Deri Tepkisi.

gece hastanesi Hastaların gün boyu dışarıda yaşamlarını sürdürdüğü fakat geceleri hastaneye döndüğü yarı-zamanlı hastane. *Karşılaştırın* gündüz hastanesi, hafta sonu hastanesi.

gece korkusu *Bakınız* uykuda korku bozukluğu.

gece yeme belirgesi Akşam yemeğinden sonra, geceleyin yüksek miktarda yemek yemeyle giden yeme bozukluğu. Genellikle gece uykusuzluk ve gündüz iştahsızlık vardır. RB-TSE-5'te, tanımlanmış diğer beslenme ve yeme bozukluğu başlığında gösterilir.

gecikmiş dil gelişimi Herhangi bir gelişimsel yetiyitimi ya da gecikme olmadığı halde konuşma başlangıcının gecikmesi. Erken çocukluk çağı bozukluğudur.

gecikmiş uyku evreli günlük dizem uyku-uyanıklık bozukluğu Bilinenden daha geç uyuma-uyanma zamanlarıyla kendisini gösteren uyku-uyanıklık dizem bozukluğu. Bu bozukluğu olan bireyler 'gece baykuşları' olarak adlandırılır.

geç boşalma Erkek dorudoyum bozukluğu için kullanılan terim. *Bakınız* ketlenmiş erkek dorudoyumu.

geç kasılım Çıldırıgiderici ilaç kullanımıyla ilişkilendirilen ve geç ortaya çıkan piramit-dışı belirge. Dudak, çene ve dilde basmakalıp istemsiz hareketler ve diğer istemsiz kasılım hareketleri vardır. Belirtiler ilacı kestikten sonra azalır ya da bir süre devam edebilir. Bu durum parkinsonizm giderici ilaçlarla tedaviye yanıt vermez.

geç sararma evresi bunaltı bozukluğu *Bakınız* adet öncesi bunaltı bozukluğu.

geçerlik 1. Bir savda önermelerin doğru olması halinde sonucun da doğru olması durumu. 2. Bir testin ölçmesi gereken değeri, başka özelliklerle karıştırmadan doğru olarak ölçmesi. Geçerlik testleri olarak çalışmalarda genellikle kapsam geçerliği, ölçüt geçerliği (yordayıcı ve uyum), yapı geçerliği ve yüzey geçerliği kullanılmaktadır. *Ayrıca bakınız* güvenirlik.

geçi Farkındalık ve eylemliliğin azaldığı uyku benzeri bilinç durumu.

geçici kabul Kişinin bir hekimin önerisi (kabul edildikten sonra bir ruh hekimi tarafından onaylanmak zorundadır) üzerine kabul edildiği ve isteği dışında getirildiyse belirli bir süreyi aşmayan hastane yatışı. Bilinç bulanıklığı nedeniyle kendi kararlarını veremeyecek düzeyde olan ya da acil olarak psikiyatri hastanesine yatmasını gerektirecek düzeyde rahatsız olan kişiler için uygulanır.

geçiklik 1. Uyaranlara karşı tepkinin, çevreye olan farkındalığın azaldığı durum. Bilinç bozulması olup kısmi ya da yarı koma durumunu gösterir. 2. Konuşmazlıkla eşanlamlı olarak da kullanılır. Katılakalım geçikliğinde hastalar çevrelerinin bilincindedir.

geçiş evi Hastane hizmetlerinin tümüne gereksinimi kalmayan fakat henüz topluma dönmeye hazır olmayan hastalar için düzenlenmiş olan kurumsal ev.

geçiş maddeleri Pek çok kişi tarafından görece zararsız olduğuna inanılan, ancak kullanımları sonucunda beyindeki ödül dizgesinde oluşan yapısal ya da işlevsel değişiklikler nedeniyle bağımlılık yapan madde kullanımına yol açan maddeler. Örneğin, yüksek düzeyde kafein içeren enerji içecekleri, sigara ve esrar kullanımı alkol, kokain, eroin ve diğer yasadışı maddelere bağımlılık için hazırlayıcı etki yapabilmektedir.

Geçtan, Engin (1932- 2018) Ruh hekimi, ruhsaltedavici ve yazar. Kitaplarında varoluşçu psikiyatri ve ruhsal çözümleyici yaklaşımı temel almıştır. Özgürlük, çöküntü, çocukluk, birey ve toplum ilişkileri, yaşam ve ölüm gibi temel varoluşsal kavram ve sorunlar yanı sıra uyku, ruhsal oyunlama yöntemleri, yeme bozuklukları gibi özel konularda da ayrıntılı kitaplar yazmıştır. Genel olarak yaşamı seyredenler ve gerçekten yaşayanlar diye iki tür insan tanımlar. Bazı kitapları: *Psikodinamik Psikiyatri ve Normaldışı Davranışlar, Psikanaliz ve Sonrası, İnsan Olmak, Varoluş ve Psikiyatri, Çağdaş Yaşam ve Normaldışı Davranışlar, Hayat.*

Gelişim ve Ruhsal Sağlık Değerlendirmesi (GRSD) 5-17 yaş arası çocuk ve ergenlerde sık görülen ruhsal bozuklukların hem UHS-10 hem de RB-TSE-IV temel alınarak değerlendirilmesine olanak sağlayan tanı görüşmesi.

gelişimsel algısal dil bozukluğu Söz ve işaret dilini anlama becerisinin gelişiminde, akademik başarı ya da günlük yaşam etkinliklerini engelleyecek düzeyde bozulmanın olduğu dil ve konuşma bozukluğu.

gelişimsel anlatım dili bozukluğu Söz ya da işaret diliyle anlatımın gelişiminde, akademik yaşam ya da günlük yaşam etkinliklerinde sorunlara yol açacak düzeyde bozulmanın olması.

gelişimsel davranış bilimi Türlere özgü davranışları, içinde bulunduğu doğal çevre içinde evrimsel açıdan inceleyen bilim.

gelişimsel eşgüdüm bozukluğu İnce ya da kaba devinim eşgüdüm gelişiminde, akademik başarı ya da günlük yaşam etkinliklerine engel oluşturacak düzeyde bozulmanın olması.

gelişimsel matematik bozukluğu Matematik becerisinin gelişiminde, akademik başarı ya da günlük yaşam etkinliklerini engelleyecek düzeyde belirgin bozulmanın olması. Hesapyitimi, Gerstmann-Straussler-Scheinker hastalığı, hesaplama bozukluğu, matematik bozukluğu olarak da adlandırılır. *Ayrıca bakınız* özgül öğrenme bozukluğu.

gelişimsel okuma bozukluğu Sözcüklerin yer değiştirilerek, atlanarak, çarpıtılarak, yavaş ya da duraklayarak okunduğu, sözcük tanıma ve okuduğunu anlama becerilerinde bozulmanın görüldüğü akademik beceri bozukluğu. Ayrıca özgül okuma güçlüğü ve gelişimsel sözcük körlüğü olarak da adlandırılır.

gelişimsel sesletim bozukluğu Altta yatan bedenyapısal, bedenişlevsel, işitsel ya da sinirsel sorunların olmadığı durumlarda yaşına uygun sesletim becerisinin gelişmemesi. Ayrıca konuşma sesi bozukluğu, bebeksi yineyineleyim, bebeksi sesletim ve sesletim bozukluğu olarak da adlandırılır.

gelişimsel sözcük körlüğü *Bakınız* gelişimsel okuma bozukluğu.

gelişimsel yazılı anlatım bozukluğu Yazılı anlatım becerilerinin gelişiminde, akademik başarıyı engelleyecek düzeyde belirgin bozukluğun olması. *Ayrıca bakınız* özgül öğrenme bozukluğu.

gen *Bakınız* kalıt.

genel dizgeler kuramı Evrenin, birbiriyle ilişkili etkileşimli bileşenlerden oluştuğunu ileri süren kuramsal çerçeve. Davranışı anlamada bütüncül yaklaşımın önemini vurgular.

genel felç Süreğen sinir frengisinin neden olduğu ruhsal bozukluk.

genel gelişim gecikmesi Beş yaşından önce birden fazla anlaksal işlev alanında beklenen gelişimsel düzeyi karşılayamayan çocuklarda anlaksal ve uyumsal bozulma için kullanılan terim. *Ayrıca bakınız* anlak gelişim bozukluğu.

Genel Sağlık Sigortası (GSS) Türkiye Cumhuriyeti vatandaşı olan her bireyin yararlanma hakkına sahip olduğu temel sağlık güvencesi.

genel sözyitimi Akıcı ve akıcı olmayan sözyitiminin birlikte olması.

genel uyum belirgesi (GUB) Hans Selye'nin (1907-1982) bedenin ağır zorlanımlara karşı uyum sağlama sürecinde kaynaklarını ve savunma dizgelerini harekete geçirmesini açıklayan modeli. Bu modele göre süreğen zorlanımda vücut ardı sıra üç bedenişlevsel evreden geçer: Alarm, direnme ve sonunda tükenme.

genelleme Bir davranışın daha önce pekiştirilmemiş olduğu ortamda da gerçekleşerek genelleşmesi.

genelleştirilmiş başkası Başkalarının kendi davranışları hakkındaki düşünce, beklenti ve tutumlarıyla ilgili olarak kişinin genel izlenimi karşılığında toplumbilimci George H. Mead (1863-1931) tarafından öne sürülmüş olan terim. Kişinin davranışları ortak başkaları tarafından, 'insanlar ne der' düşüncesiyle yönlendirilir. Toplumun değer yargılarının içselleştirilmesiyle aynı anlamdadır. Benimsenmiş değer ve tutumlarla kişi, içinde yaşadığı topluma uyum sağlar. Genelleştirilmiş başkaları soyut kavramların ve sorun çözme tarzının gelişimini de kolaylaştırır. *Ayrıca bakınız* ayna benlik, önemli diğerleri.

geniş aile tedavisi Aile bireylerinin dahil olduğu tedavi türü. Çekirdek ailenin yanında, onlarla ilişkide olan ve onları etkileyen diğer bireyler de sürece katılır. *Ayrıca bakınız* toplumsal ağ tedavisi.

genotip *Bakınız* soyyapı.

gerçeğe uyum 1. Kişinin çevresinde olan biten yaşantıya uymakta gösterdiği yeterlik. 2. Ruhsal çözümlemede bebeğin istek, gereksinim ve doyumlarını dış gerçeklere göre uyarlaması. *Ayrıca bakınız* gerçeklik ilkesi.

gerçeği değerlendirme Çevrenin doğasını ve sınırlarını test ederek nesnel olarak değerlendiren temel benlik işlevi. Dış dünyayla iç dünya arasında ayrım yapma ve kendilikle çevre arasındaki ilişkiyi doğru algılama yetisidir. Gerçeği değerlendirme yetisinin bozulması çıldırının temel özelliklerindendir. Gerçeklik algısı olarak da bilinir.

gerçek içgörü Bir durumun nesnel gerçekliğini anlamak ve ona uygun davranmak. Durumu tam olarak kavrama şeklinde bilişsel düzeyde ve gerekli değişikliği yapmaya güdülemek üzere duygusal düzeyde yaşanan bilinçlenme ve eyleme geçmeyi kapsar.

gerçekdışı düşünce Mantık, deneyim ya da genel yaşantıyla uyumlu olmayan düşünce.

gerçekdışılaşma Çevredeki nesnelerin ya da bir bütün olarak dış dünyanın farklı, tuhaf ya da değişmiş olduğu yolundaki öznel duyum. Duvarların kayması, göğün yarılması, insanların nesneleşmesi gibi. Genelde usyarılımı, ürküntü atağı ve çözülüm bozukluklarında görülür.

gerçekdışılık düşünceleri Olayların yapay, yanıltıcı, öngörülemez olduğu ya da var olmadığına yönelik düşünceler.

gerçekleştirim Kişinin tüm gizilgücünü açığa çıkarması. *Ayrıca bakınız* bireyleşme.

gerçeklik algısı *Bakınız* gerçeği değerlendirme.

gerçeklik ilkesi Ruhsal çözümlemede, dış dünyanın kaçınılmaz istek ve gereklerini karşılamak üzere zevk ilkesinin taleplerini denetleyip düzene koyan benlik süreçleri. Sonuç olarak altbenlikten gelen dürtülerinin gerçekçi sınırlar içinde doyurulması sağlanır. *Ayrıca bakınız* haz ilkesi, gerçeğe uyum.

gerçeklik Nesnel dünyanın ve olayların bütününü anlatan kavram. Duyular tarafından algılanan ve diğer insanlar tarafından onaylanan her şeyi içerir.

gerçeklikten kaçış Gerçeklerle yüzleşip onlara uygun davranma yerine sayrılık, düşlem, neden uydurma gibi davranışsal tepkilerle görmezden gelme ya da yok sayma.

gereksinim 1. Canlı organizmanın varlığını ve türün devamını sürdürebilmesi için gerekli olan her şey. 2. Dilek, dürtü, arzu ya da içkaynaklı başka bir davranışsal uyaranla ilişkili içsel gerginlik durumu. Kalıtsal ya da içgüdüsel bir iç uyaran söz konusudur. *Ayrıca bakınız* dürtü, içgüdü, güdülenim.

geri çağırma Saklanan anıları bilince taşıma süreci. *Bakınız* bellek.

geri tepki Özellikle Sandor Rado (1890-1972) tarafından kullanılan, kızgınlığın kişinin kendisine dönmesini tanımlayan ruhsal çözümleyici terim.

geri-alım Bağlaçta sinirgöze ucundan salınan sinirileticinin salındığı uç tarafından geriye alınma süreci.

geribildirim 1. Bir dizgede çıktılarla ilgili bazı bilgilerin girdi olarak sisteme geri dönüşü. Düzenleme düzeneği olarak kullanılır. 2. Kişinin davranışına başka bir kişi ya da grup tarafından sözlü ya da başka bir şekilde verilen tepki.

gerigeliş Düşünüldüğü, duyulduğu ya da benzerleri görüldüğünde geçmişteki duygusal yüklü bir olayın çevresel özellikleriyle birlikte bellekte canlanması. Engel olunamayan ve rahatsız edici bir canlanıştır.

gerigeliş varsanılanımı Madde almadan geçen bir dönemden sonra, iven zehirlenme sırasında yaşananlara benzer varsanıların kendiliğinden yinelemesi. Genellikle yineleyen LSD kullanımıyla ilişkilidir. Varsanılar ağırlıklı olarak görsel olup maddenin kullanımından sonra aylarca sürebilir.

gerileme Kişinin önceki uyum örüntüsüne kısmi ya da tamamen geri döndüğü bilinçdışı savunma düzeneği. Başta usyarılımı olmak üzere birçok ruhsal hastalıkta görülür.

gerilemeci-yeniden yapılandırıcı yaklaşım Gerileme düzeneğinin tedavi sürecinin bir parçası olarak kullanıldığı ruhsaltedavi yöntemi. Yeni bir içgörü kazanmak, kişilik değişimini uyarmak ve duygusal olgunlaşmayı sağlamak için özgün örseleyici durum yeniden üretilir.

gerilim Gereksinimler karşılanmadığı ya da hedefe yönelik davranışlar engellendiği zaman ortaya çıkan duygusal durum. Bedenişlevsel canlanma, ruhsal uyarılma, huzursuzluk ya da basınç hissi olur. Ruhsal ya da bedensel yapıda hoşa gitmeyen bu değişimi rahatlatmak için kişi hareket etme gereksinimi duyar.

gerimli tutarık Kas kasılmalarının uzun süreli olduğu tutarık türü.

gerimyitimi Kas gerimi azalması. *Bakınız* balmumu esnekliği.

geriye dönük bellekyitimi Bellekyitimine neden olan etmenle karşılaşma öncesindeki olaylara yönelik anı kaybı. *Karşılaştırın* ileriye dönük bellekyitimi.

geriye dönük çalışma Olgu kontrol çalışması ya da olgu geçmişi çalışmasında olduğu gibi geçmiş veri ya da geçmiş olaylara dayalı araştırma türü.

geriye dönük maskeleme *Bakınız* maskeleme.

geriye dönük yanlışlama Bellekteki bilgilerin kişinin mevcut duygusal, bilişsel ve yaşantısal durumundan etkilenerek istemsiz olarak (bilinçdışı) çarpıtılması. Masallamaya benzer, ancak masallamada bilinçli olarak uydurma söz konusudur.

Gesell Gelişim Takvimi 8 hafta ile 3.5 yaş arasını kapsayan bebek ve çocuklarda görülen gelişim işaretleri. Veriler, çocuğun ölçünlü oyuncaklara ve diğer denetimli uyaran nesnelere verdiği yanıtların doğrudan gözlemlenmesiyle elde edilir. Anne ya da bakıcı tarafından sağlanan bilgilerle desteklenir. Çocuk dört alandaki gelişim düzeyi açısından incelenir: Devinim, dil, uyum ve toplumsal alanlar.

gestalt *Bakınız* örüntü ruhbilimi, örüntü tedavisi.

gestalt tedavi *Bakınız* örüntü tedavisi.

getirici sinirler Toplanan duyumları beyindeki merkezlere ileten sinirler.

geviş *Bakınız* bebeklik gevişleme bozukluğu.

gevişleme Takıntı zorlantı bozukluğunda görüldüğü gibi, tek bir düşünce ya da temayı sürekli olarak düşünme ya da onunla aşırı uğraş halinde olma.

gevşeltici sinir dizgesi Özerk sinir dizgesinin, kafa sinirleri ve omuriliğin kuyruk kısmından çıkarak iç organlara ulaşan kısmı. Bedenişlevsel etkileri gevşeltici ve dinlendirici olup (ör., kalp atımı yavaşlar, gözbebekleri daralır, tükürük salgısı artar, bağırsak hareketleri hızlanır, solunum yolları daralır, karaciğerde safra akışı olur, idrar kesesi kasılır) dengelenimi sağlar. Bu dizgenin siniriletici maddesi asetilkolindir.

gevşeme eğitimi Kas gerginliğini azaltmak için çeşitli teknikler kullanılarak yapılan eğitim. Beden kaslarını merkezden çevreye ya da çevreden merkeze olacak şekilde sırasıyla ve dizgeli olarak kasma ve gevşetme alıştırmaları yapılır. Zorlanımla başa çıkmada ve kaygıyı azaltmada kullanılır.

gevşeme Gerilen kasların geriminin ya da kızgınlık, kaygı, korku gibi duygularla artan ruhsal gerilimin azalması.

gey 1. Özellikle erkek eşcinseller için yaygın olarak kullanılan terim. 2. Eşcinsel yaşam tarzını belirtir.

GGT Gamma Glutamil Transferaz.

GHD-Yİ Göz Hareketi Duyarsızlaştırması ve Yeniden İşleme.

gidiş Hastalığın gelişme ve ilerleme süreci.

Gilles de la Tourette belirgesi *Bakınız* Tourette bozukluğu.

girişkenlik eğitimi Kişilerarası ilişkilerde duygu ve düşüncelerin açık ve doğrudan ifade edilmesinin öğretildiği davranış tedavisi yöntemi.

gizemli birlik Sonsuz güçle gizemli bir şekilde birleşme hissi.

gizil eşcinsellik Dile getirilmeyen ve denetim altında tutulan bilinçli ya da bilinçdışı eşcinsel arzu. Sigmund Freud'un çifte cinsellik kuramında, deneyimlerden etkilenmiş olmakla birlikte, kararlı ve içgüdüsel bir eril-dişil ikiliğin varlığı kabul edilir. Olağan koşullarda, karşı cins bileşeni uykudadır fakat bastırma ve yüceltme savunmalarındaki çöküş bu gizil içgüdüyü etkinleştirip açık eşcinselliğe neden olabilir. *Ayrıca bakınız* açık eşcinsellik.

gizil içerik Özellikle düşlem ve rüyalardaki simgesel temsillerin gizli ya da bilinçdışı anlamı. *Ayrıca bakınız* açık içerik.

gizil usyarılımı Usyarılımında görülen düşünce, algı, duygulanım ve davranışlara benzer ancak onlar kadar şiddetli olmayan belirtilerin var olduğu durum. RB-TSE'de delişmen kişilik bozukluğu olarak geçer.

gizil zaman Uyaranın başlamasıyla onun varlığının bilincine varma arasında geçen süre.

gizilgüç 1. Yeterince uyarılmış bir sinirgözenin ilettiği elektrik sinyali. 2. Herhangi bir nesne ya da canlının, gözlenen anda var olmamakla birlikte geliştirebileceği varsayılan yetenek, güç ve özelliklerin toplamı. 3. İlacın etki gücü. 4. Erkekte cinsel başarım.

gizillik evresi Kamışsal dönemden sonra gelen ruhsal cinsel gelişim evresi. Yaklaşık olarak 5 yaşından 12 yaşına -ergenliğin başlangıcına- kadar olan süreyi kapsar. Bu evrede cinsel uğraşlarda gözle görülür bir azalma ve cinsel dürtülerde ketlenme gözlenir. Erkek ve kız çocukları kendi cinsiyetlerinden arkadaş seçmeye ve kendi cinsiyetlerinden oluşan gruplara katılmaya eğilimli olur.

gizli içerik Düş simgelerinin arkasında yatan gizil anlam.

gizlilik 1. Kişinin bedeni, usu, düşleri, düşlemleri, düşünce ya da inançlarına, izni olmadan başkalarının erişiminin sınırlanması. 2. Devlet ya da üçüncü şahıslar tarafından ulaşılmaya karşı korunaklı olma. 3. Kişisel ilişki, kürtaj ya da bedensel bütünlük gibi konularda başkalarının bilgisine kapalı kişisel karar alanları. 4. Hekimin hastanın verdiği tüm bilgileri gizli tutmak zorunda olduğu törel ilke. *Bakınız* ayrıcalık, gizlilik kuralı, Tarasoff kararı.

gizlilik kuralı Sağlık uygulamalarında hasta bilgilerinin gizli kalacağına dair kural. Hekim ya da sağaltman tedavi sürecinde hasta ya da danışanın verdiği bilgileri onun izni olmadan başka bir yerde paylaşamaz. Bu kural ancak hastanın kendisine ya da başkalarına zarar verme olasılığında bozulabilir. *Ayrıca bakınız* Tarasoff kararı, ayrıcalık.

GKSU Göğüs-Karın Siniri Uyarımı.

glutamat Beyinde salgılanan uyarıcı siniriletici madde. Merkezi sinir dizgesi bağlaçlarının yarıdan çoğunda bulunur. En önemli almaç türleri AMPA ve NMDA'dır. Öğrenme ve bellekte önemli rolü vardır.

göğüs-karın siniri Beynin alt kısmından başlayıp göğse ve karın bölgesine uzanan, kalp atışı, solunum, yutma, konuşma, sindirim gibi birçok bedensel işlevi düzenleyen 10. kafa çifti. Hem devinim hem duyu hem de gevşeltici özellikleri olan bu sinir, en uzun kafa siniridir.

göğüs-karın siniri uyarımı (GKSU) Göğse yerleştirilen bir pil aracılığıyla göğüs-karın sinirinin 5 dakikada bir 30 saniye süreyle uyarılması işlemi. Süreğen ve dirençli ağır çöküntü tedavisinde yararlı olabilmektedir. Dirençli kısmi sara nöbetlerinde de yardımcı tedavi olarak kullanılmaktadır.

gök ürküsü Gök gürültüsü ve şimşekten olağandışı biçimde korkma.

gönüllü yanlılığı Bir deneye katılmaya gönüllü olan kişilerin örnekleme yanlılığı. Bu kişiler genel nüfusun gerçek temsilcileri değildir ve çalışmanın sonuçlarını çarpıtma eğiliminde olabilir. Örneğin, deneklerin gereğinden fazla işbirlikçi davranması.

göreceli tedavi direnci *Bakınız* tedaviye direnç.

göreli risk Toplam nüfus ya da farklı bir alt kümeyle karşılaştırıldığında, nüfusun belirli bir alt kümesinde herhangi bir bozukluk geliştirme riskinin hesaplamasını anlatan kavram. Karşılaştırma genellikle araştırılan bozuklukta etkisi olduğu düşünülen etmenin rolü hakkında bilgi edinmek için belirli kalıtsal ya da çevresel etmene maruz kalan gruplarla maruz kalmayan gruplar arasında yapılır. Göreli risk, bozukluğun maruz kalan kişilerdeki sıklığının maruz kalmayanlardaki sıklığına oranı olarak ifade edilir.

göreli sıklık *Bakınız* sıklık.

görelilik Bir yaşantı büyük ölçüde önceki yaşantılara bağlı olduğu için anlaşılması ve değerlendirmesinin önceki yaşantıların bilinmesine bağlı olduğunu ileri süren görüş.

görev yönelimli Dikkat ve enerjilerini üstlendikleri görevi tamamlamaya yönelten kişiler için kullanılan terim. Bu kişiler için işi tamamlama hedefi, işin duygusal ya da estetik yönlerinden daha önemlidir.

görgücülük Bilginin edinilmesinde yargı ve düşünmeye önem veren usçuluğa karşıt olarak bilginin gözlem, yaşantı ve duyulara dayandığını ileri süren görüş.

görgül Usyürütmeye değil, deney ve gözleme dayalı.

görme kabuğu Arkabeyin yumrusunda bulunan birincil görme kabuğunu ve diğer görme alanlarını içeren görmeyle ilgili beyin kabuğu.

görsel bellekyitimi *Bakınız* sinirsel bellekyitimi.

görsel varsanı Görme duyusuyla ilgili varsanı.

görüşme Bilgi toplama ya da tedavi amacıyla yapılan kişilerarası iletişim. *Ayrıca bakınız* yapılandırılmış görüşme, yarı-yapılandırılmış görüşme, yapılandırılmamış görüşme.

gösterimcilik Kişinin cinsel organlarını uygunsuz şekilde, genellikle karşı cinse göstermesi şeklinde ortaya çıkan cinsel çarpıklık. Altta yatan güdü dikkat ve ilgiyi üzerine çekme isteği olabilir. Teşhircilik de denir.

gösterişçi kişilik bozukluğu Genellikle olgunlaşmamış ve bağımlı yapıda olan kişinin dikkat çekmeye yönelik olarak değişken, aşırı tepkisel, bazen de cinsel yönden ayartıcı olabilen abartılı davranışlar sergilediği kişilik yapısı.

göz hareketi duyarsızlaştırması ve yeniden işleme (GHD-Yİ) Örselenme sonrası zorlanım bozukluğunun tedavisinde kullanılan bir yöntem. Hastanın örseleyici olayın görüntüsünü imgelemesi, eşlik eden biliş ve uyarılmaya odaklanması ve bu sırada sağaltmanın hızla hareket eden parmağını izlemesi şeklinde uygulanır.

göz kararması belirgesi Yüksek irtifalarda uçan pilotlarda beynin oksijenlenmesinde azalma nedeniyle görülebilen hafif bilinç kaybıyla giden çıldırılı durum.

gözbebeği büyümesi Gözbebeğinde genişleme. Bazı fenotiazinler ve üç-halkalı çöküntügiderici ilaçların özişler dizgede asetilkolin karşıtı yan etkisi sonucunda ortaya çıkabilir.

gözetçi Toplum psikiyatrisinde, hastanın ruhsal ve çevresel zorlanımlarını değerlendirerek ruh sağlığı hizmetlerine erişimini sağlayan kişi. Olgu yönetiminin bir üyesi gibi çalışır. Olgu yöneticileri, aile hekimleri, psikolog, hemşire ve sosyal çalışmacıların yapabileceği görevdir.

gözetlemecilik Başkalarının cinsel davranışlarını ya da cinsel organlarını gözetleyerek cinsel doyuma ulaşma şeklindeki çarpık cinsellik. Röntgencilik olarak da bilinir.

gözlem Belirli bir konu ya da gerçeği anlamak için onun kendiliğinden ortaya çıkan türlü belirtilerini izleme ve görgül olarak veri toplama işi.

gözlemciler arası güvenirlik Bir olayla ilgili değerlendirmede gözlemciler arasındaki uyuşma ya da uyuşmazlık derecesi.

gözlemsel öğrenme Başkalarının davranışlarını gözleyerek ve o davranışın sonuçlarına dikkat ederek öğrenme.

gri (boz) cevher Beynin sinirgöze gövdesince zengin olan alanları.

GRSD Gelişim ve Ruhsal Sağlık Değerlendirmesi.

grup (ruhsal) tedavisi Hastalar arasındaki etkileşimi kullanarak uyumsuz davranışların değiştirilmesi için sağaltıcı tekniklerin grup ortamında uygulanması.

grup 1. Ortak toplumsal değerler çevresinde bir arada bulunan ve ortak kimliği paylaşan insan öbeği. 2. Psikiyatride, aynı ya da benzer hastalığı yaşayan, hastalık ve tedavi açısından ortak özellikleri taşıyan insan öbeği.

grup baskısı Grup üyelerinin her bir üyeden grup ölçütlerini, değerlerini ve davranışlarını benimsemesi ve bunlara uymasını istemesi.

grup çalışması Belirli bir konu üzerinde ortak ilgisi olan kişilerin çalışma yapması.

grup devimleri Grubun başından sonuna kadar olan süreçte ortaya çıkan olaylar. Üyeler arasındaki ilişki ve üyelerle sağaltman arasındaki etkileşimin yarattığı gerilimle sürdürülen sürekli bir dengelenim söz konusudur. Etkileşimler ve yaratılan gerilim, üyelerin ruhsal durumu, bilinçdışı içgüdüsel dürtü, güdülenim, dilek ve düşlemlerinden etkilenir. Grup devimlerini anlamak ve etkili şekilde kullanmak grup tedavisinde çok önemlidir. Grup süreci olarak da bilinir.

grup ilişkileri kuramı *Bakınız* Allport grup ilişkileri kuramı.

grup kaynaşması Ortak çıkar ve amaç için harcadıkları çaba sonucunda grubun üyeleri arasında bağların oluşması. Genellikle kaynaşma sağlandıktan sonra, grubun gücü ortak görevlere tam olarak yönelir.

grup ruhu Karşılıklı çıkarlarla birbirine bağlanmış olan topluluğun özerk ve bileşik yapısı. Grup üyelerinden ziyade grubu bir bütün olarak gören sağaltmanların kullandığı kavramdır.

grup süreci *Bakınız* grup devimleri.

gruplama *Bakınız* kümeleme.

GSS Genel Sağlık Sigortası.

GUB Genel Uyum Belirgesi

güç gereksinimi Başkaları üzerinde ya da başkalarının yanında etkili olma gereksinimi.

güçyitimi Çöküntü ve sinir argınlığının özellikleri olan yorulma ve kuvvetsizlik.

güdü 1. Davranışların dayanağı olan içsel güç. 2. Organizmayı belirli ve düzenli bir davranışa yönelten herhangi bir canlanma durumu. 3. Genel tutum.

güdülenim Bir gereksinim ya da isteği karşılamak amacıyla kişinin içsel hareketlenmesini sağlayan güç ya da erke. Bedenişlevsel, davranışsal ve ruhsal toplumsal boyutları vardır.

güdüleyici görüşme Sağaltmanın işlevinin, danışanın olumsuz tutumlarını değiştirebilmesi için güdülenmesini sağlamak olduğu tedavi yaklaşımı. Değişim sorumluluğunun danışanda olduğu ve bu gücü harekete geçirmek gerektiği varsayımına dayanır.

güdümbilim Matematikçi Norbert Wiener'in (1894-1964) bilgisayar ve insan sinir dizgesini karşılaştırmalı olarak incelediği alan.

gün artığı Sigmund Freud'un rüya kuramına göre bir önceki günün olaylarını içeren rüya görüntüleri.

günah ürküsü Olağandışı günah işleme korkusu.

günbatımı belirgesi *Bakınız* akşam belirgesi.

gündelik dil Bir topluluk çevresinde özellikle günlük gereksinimlerle ilgili olarak yaygın biçimde kullanılan dil. Yazınsal, bilimsel ve sanatsal dillerden farklılık gösterir.

gündüz düşü Kişinin gerçek dünyada doyum sağlayamadığı istek ve dürtülerini uyanık durumda düş kurarak doyurmaya çalışması.

gündüz hastanesi Hastanın gününü hastanede geçirdiği, geceleri evine döndüğü kısmi yatış şekli. *Karşılaştırın* gece hastanesi, hafta sonu hastanesi.

güniçi dizem *Bakınız* dirimsel dizem.

günlük dizem *Bakınız* dirimsel dizem.

günlük dizem uyku-uyanıklık bozuklukları Hastanın günlük düzenini değiştiren, uykusuzluk ya da aşırı uykuyla ilişkili, uyku bölünmeleriyle giden uyku bozuklukları. RB-TSE-5'te altı türü tanımlanmıştır: Gecikmiş uyku evreli, öne kaymış uyku evreli, düzensiz uyku-uyanıklık, 24 saatlik olmayan uyku-uyanıklık ve vardiyalı çalışma türü.

günlük yaşam etkinlikleri Günlük yaşamın zorunlulukları olan beslenme, temizlenme, giyim-kuşam, yaşam alanını düzenleme, ulaşım, iletişim, alış-veriş yapma gibi işlevler.

günötesi dizem *Bakınız* dirimsel dizem.

güven aralığı Sayımbilimsel çıkarım amacıyla yapılan çözümlemelerde örneklem ortalaması kesin bir sonuç vermekle birlikte evren ortalamasını yaklaşık olarak tahmin edebilir. Evren ortalamasını özgül bir olasılıkla içeren değer aralığı güven aralığıdır. Güven aralığının yüzde 95 olması, nüfus ortalamasını yüzde 95 oranında dahil etme şansının olduğunu gösterir.

güvenirlik Herhangi bir ölçeğin farklı araştırmacılar tarafından ya da farklı zamanlarda uygulandığında tutarlı sonuçların bulunması. Tutarlılıkla sonuçlanan bu ölçümler değerlendiriciler arası güvenirlik ve test-tekrar test güvenirliği olarak adlandırılır. *Ayrıca bakınız* geçerlik.

güvenli bağlanma Mary Ainsworth tarafından tanımlanan, bebeğin anne ya da bakıcıyla arasında olumlu bir bağın gelişmesi. Bebek birincil bağlanma betisinden kolayca ayrılıp tekrar ona dönebilir. Bakıcıyla belirli bir mesafeyi koruyarak çevreyi araştırmaya yönelebilir.

güvenlik tedbiri *Bakınız* ceza sorumluluğu.

güvensiz bağlanma Bebeğin belirli bir bakıcıya bağlanamaması, bu nedenle bağlanma betisini güvenlik sığınağı olarak kullanamaması durumu. Bebek bunaldığında bağlanma betisine karşı ikircikli davranır ve kaçınma davranışı sergiler.

güvensizlik Kişinin hedef, ülkü, yetenek ve başkalarıyla ilişkileri hakkında belirsizlikten kaynaklanan kaygıyla birlikte hissettiği çaresizlik, korunmasızlık ve yetersizlik duygusu.

güvezce Porfirinler (hemoglobin ve bazı hücresel enzim dizgelerinde bulunan pigmentler) ya da öncüllerinin idrar yoluyla aşırı atıldığı özüştürüm bozukluğu. İven aralıklı porfiri olarak bilinen biçiminde ruhsal belirtiler belirgindir. Karın ağrısı, kabızlık ve sinir-kas işlev bozuklukları klinik tabloyu tamamlar.

güzel aldırmazlık Kişinin yaşadığı rahatsızlık ya da yetiyitimiyle uygun olmayan tarzda kayıtsızlık göstermesi. Döndürme bozukluğunda görülür.

H

hafif beyin işlev bozukluğu Daha çok dikkat eksikliği hareket aşırılığı bozukluğu olarak tanımlanan çocukluk dönemi davranışsal belirgesi. Öğrenme güçlüğü, azalmış dikkat aralığı, dikkat dağınıklığı, aşırı hareketlilik, dürtüsellik, duygusal oynaklık, devinim algılama ve dil gelişimindeki bozulmalarla gider. Terim, sinirsel kaynağa gönderme yapmakla birlikte çoğu olguda belirgin sinirsel belirti görülmez. RB-TSE'de bir tanı olarak geçmez.

hafif sinirbilişsel bozukluk Yaşlılıkla ilişkili normal bilişsel değişimlerden farklı olarak bilişsel işlevlerde hafif düzeyde azalmanın olması. Bellek işlevi yaş ve eğitim düzeyinden beklenenin altına inmiştir. Ancak günlük yaşam, bellek sorunları nedeniyle pek etkilenmez.

hafif yatıştırıcı *Bakınız* kaygıgiderici.

hafif zeka geriliği *Bakınız* zeka geriliği.

hafta sonu hastanesi Hastaların sadece hafta sonlarını hastanede geçirdiği ve hafta içinde kendi evlerinde yaşadığı hastane dizgesi. *Karşılaştırın* gündüz hastanesi, gece hastanesi.

hakem incelemesi 1. Hekimlerden oluşan bir grup tarafından tıbbi hizmetlerin/çalışmaların belirli ölçünler açısından gözden geçirilmesi, değerlendirilmesi. 2. Bilimsel dergiye gönderilen bir çalışmanın yayımlanmadan önce alanında yetkin hakemler tarafından bilimsel yöntemlere uygunluk, özgünlük ve bilime katkı açısından incelenmesi.

haloperidol Birinci kuşak (klasik) çıldırıgiderici ilaç. Bazı yan etkilerine rağmen 60 yıldır güvenle kullanılmaktadır. Aylık depo formu kullanım kolaylığı sağlar.

Halstead–Reitan Ölçeği Özgül beyin hasarlarının yerleşim yerini ve etkilerini saptamak amacıyla kullanılan test bataryası. Kavrama, soyutlama, el becerisi, uzamsal bellek, işitsel algı, dikkat ve odaklanma, parmak vurma, konuşma sesi algısı, görsel algı, zaman duyumu, duyusal uyarım ve dokunsal algı gibi işlev alanlarını ölçmektedir.

HAM-Ç Hamilton Çöküntü Derecelendirme Ölçeği.

Hamilton Çöküntü Derecelendirme Ölçeği (HAM-Ç) Hastayla yapılan klinik görüşmeye dayanan çöküntü ölçeği. Değerlendirici suçluluk, özkıyım, uyku düzeni, kilo değişimi ve çöküntünün diğer belirtileriyle ilgili maddeleri şiddet durumuna göre puanlar. Her biri 0-4 arasında puanlanan 21 maddeden oluşmaktadır.

Hamilton Kaygı Derecelendirme Ölçeği (HAM-K) Hastayla yapılan klinik görüşme sonucuna göre son günlerdeki kaygı düzeyini bilişsel, duygusal ve bedensel belirtiler açısından belirlemek üzere, her biri 0-4 arasında şiddet derecesine göre puanlanan 14 maddeden oluşmuş kaygı ölçeği.

HAM-K Hamilton Kaygı Derecelendirme Ölçeği.

hareket bozukluğu Kasılım ve kıvrılım gibi istemli hareketlerin düzenlenmesinde ortaya çıkan bozukluk.

hareket duyusu *Bakınız* derin duyu.

hareketbilim Beden hareketlerini inceleyen çalışma alanı.

hareketsel varsanı Beden hareketleriyle ilgili varsanı türü.

hasar Bedende kalıtsal, dirimsel, yangısal nedenlerle ya da yaralanmalar sonucu oluşan hastalıklı bölgelere verilen genel ad.

hasta rolü Hastalığın ya da bedensel işleyişle ilgili yakınmaların kişisel başarısızlıktan ya da diğer toplumsal sorumluluklardan kaçınma aracı olarak kullanılması. Hastalığın getirdiği ikincil kazanç/lar nedeniyle hasta olma rolü benimsenir. *Ayrıca bakınız* hastalık kuruntusu.

hasta-hekim ilişkisi Hastayla hekim arasında kurulan ölçünlü kişilerarası ilişki. Tedavinin gidişini etkileme gücü vardır.

hastalık duygusu *Bakınız* içgörü.

hastalık kaygısı bozukluğu Bedensel belirtileri çok az olduğu ya da hiç bulunmadığı ve tıbbi muayene sonucunda ilgili hastalığın bulgularına rastlanmadığı halde hasta olmakla ya da bir hastalığa yakalanma düşüncesiyle sürekli olarak uğraşma durumu. Bedensel belirti ya da yakınmanın olmamasıyla bedensel belirti bozukluğundan ayrılır. Hastalık kaygısı bozukluğunda hastalar birincil olarak hasta olma ya da hastalığa yakalanma endişesinin etkisindedir. RB-TSE-5'te geçen bir tanıdır. *Karşılaştırın* bedensel belirti bozukluğu.

hastalık kuruntulanımı Gerçek tıbbi bir sayrılığa dayanmayan ancak bedensel duygu ve duyumların gerçek dışı yorumlanmasıyla açıklanabilen aşırı sağlık ilgisi. *Ayrıca bakınız* bedensel belirti bozukluğu.

hastalık kuruntusu Gerçek bir hastalığı olmadığı halde kişi kendisinde bir hastalık olduğu inancıyla sürekli tetkik yaptırır, hastane hastane dolaşır, çevresindekileri hasta olduğuna inandırmaya çalışır.

hastalık öncesi Hastalığın başlangıcından önceki durum ya da yaşantıları imleyen terim.

hastalık özyönetimi Ruhsal hastalığı olan kişinin hastalığını yönetmesi ve tedavi sorumluluğunu üstlenmesi. Özellikle ciddi ruhsal hastalığı olan bireyler için hastalık belirtilerini tanıma, tedaviyi sürdürme, kalıcı olan belirtilerle başetme, yeni atakları önleme, hastalık ve tedaviyle ilgili sorunların çözümünde etkin olma ya da gerektiğinde yardım istemeyi öğrenme eğitimi verilir. *Ayrıca bakınız* ruhsal iyileştirim.

hastalık sınıflandırması RB-TSE ve UHS örneklerinde olduğu gibi hastalıkların dizgeli bir şekilde tanımlanıp sınıflandırılması. Türkiye'de Sağlık Bakanlığı'na bağlı resmi sınıflamalarda UHS kullanılırken bilimsel araştırmalarda daha çok RB-TSE kullanılmaktadır.

hastalık ürküsü *Bakınız* sayrı ürküsü.

hastalıklı kafa karışıklığı Kimliği ve varolmanın anlamına ilişkin belirgin kafa karışıklığı. Usyarılımı başlangıcında görülen, benlik sınırlarının kaybıyla ilişkilendirilen düşünsel karışıklık.

hastaneden kaçış İzinsiz olarak akıl hastanesinden ayrılmak.

hastaneye kapatım Akıl hastası olan kişinin tedavisinin sağlanması için zorunlu olarak hastaneye yatırılmasını düzenleyen yasal terim.

haşiş *Bakınız* kubar.

hatalı uygulama Bir başkasının yasalarca korunan çıkarlarının kasıtlı olarak ihlalini içeren mesleki yanlış uygulama. Örneğin, hastaya kötü muamelede bulunmak ya da onamı olmaksızın kişiyi tedavi etmek gibi. Doğrudan hasara neden olacak şekilde bir görev ihmali söz konusudur.

havayutumu İstemsiz olarak aşırı hava yutma. Kaygı bozukluğunda görülür.

hayalet organ Kaybedilen bir organın var olduğuna dair yanlış duyum.

hayvan seviciliği Hayvanların cinsel heyecan yaşamak amacıyla kullanıldığı çarpık cinsellik. *Ayrıca bakınız* hayvanla cinsel ilişki.

hayvan ürküsü Hayvanlardan olağandışı korku.

hayvanla cinsel ilişki Kişinin hayvanla cinsel ilişkide bulunduğu çarpık cinsel yaşantı. *Ayrıca bakınız* hayvan seviciliği.

haz ilkesi Ruhsal çözümlemede, altbenliğin doğrudan ya da düşlem yoluyla ulaştığı doyumla, gerilimi hızla azaltma isteğini açıklayan ilke. Gelişimsel olarak, haz ilkesi gerçeklik ilkesinden önce gelir. Ayrıca acı-haz ilkesi olarak da adlandırılır. *Ayrıca bakınız* gerçeklik ilkesi.

haz Zevk alma duyumu, hoşlanma.

hazcı yararcılık Bir eylemin doğruluğunun, o eylemin vereceği hazza ve önleyeceği acıya bağlı olduğunu savunan yararcı kuram.

hazcılık Haz veren etkinliklerin diğer etkinlikleri engelleyecek düzeyde yeğlenmesi. 1. Ruhbilimde hazza yönelme ve acıdan kaçınmanın insan davranışlarının temel güdülerinden biri olduğu kuramı. 2. Felsefede hazzın en yüce değer olduğu, yaşamın temel amacının haz olduğu savı.

hazyitimi Zevk alma yetisinde azalma ya da kayıp. Usyarılımı ve çöküntüde görülür.

Hebb yasası Donald Hebb'in (1949) öğrenmenin sinirsel temelini açıklamak için geliştirdiği kuram. Kurama göre A siniri ile B siniri arasındaki bağlantı, A ateşlenip de B başarılı biçimde uyarıldığında sağlamlaşır. Birlikte ateşlenen sinirgözeleri birlikte hareket ederek daha sağlam bağlantılar kurar.

hebefreni Garip davranış, tarz, uygunsuz duygulanım, dağınık konuşmalar, geçici ya da dizgeli olmayan sanrı ve varsanıların eşlik ettiği belirtilerin olduğu usyarılımı türü. RB-TSE-III ve IV'te dağınık usyarılımı başlığı altında tanımlanırken RB-TSE-5'te yer almamaktadır. *Ayrıca bakınız* usyarılımı.

hece atlama Hecelerin atlandığı hızlı konuşma türü. Taşıntı ve usyarılımı benzeri durumlarda görülür.

hedef davranış Davranışçı tedavide değiştirilmesi amaçlanan davranış.

herşey ürküsü Her şeyden olağandışı korku duyma.

hesaplama bozukluğu Hesap yapma yetisinde bozulma olması.

hesapyitimi Sinirbilişsel bozukluk ve öğrenme bozukluğuna bağlı olarak hesap yapma yetisinin kaybı. Kaygı ya da yoğunlaşma bozukluğundan kaynaklanmaz.

heyecan evresi Masters ve Johnson tarafından tanımlanmış olan cinsel uyarımdan sonra zevk alma ve eşlik eden fiziksel değişikliklerle (kamış sertleşmesi ve kının ıslanması) giden cinsel tepki durumu.

heyecan Olumlu ya da olumsuz aşırı uyaranlar karşısında özerk sinir dizgesinin uyarılışıyla ortaya çıkan bedenişlevsel kamçılanış hali. *Bakınız* duygu.

HIAA 5-Hidroksi İndol Asetik Asit.

hırpalanmış çocuk belirgesi Genellikle anababa, bakıcı ya da akrabalar tarafından çocuğun yineleyen dayaklarla kalıcı fiziksel hasar oluşacak şekilde hırpalanması.

hızlandırılmış etkileşim Saatlerce, bazen bir gün süren genişletilmiş grup tedavi oturumu için kullanılan grup tedavisi terimi. Uzunkoşu grup tedavisine seçenek olarak kullanılır.

hızlı döngülü İki uçlu bozukluğun yılda en az dört kez taşıntı, coşuntu ya da çöküntü dönemleriyle yinelemesi.

hızlı göz hareketi (HGH) gecikmesi Gecenin ilk HGH dönemi, uyku başlangıcından yaklaşık 70-80 dakika sonra görülür. Çöküntü ve uyuyakalım gibi bozukluklarda HGH gecikme süresi kısalır.

hızlı göz hareketi (HGH) uykusu davranış bozukluğu HGH evresinde uyku felci olmaksızın giden uyku bozukluğu. Uyku felci olmayınca hastalar rüyalarına göre hareket etmeye başlar ve kendileri ya da eşlerinin fiziksel olarak yaralanmasına neden olabilirler. *Ayrıca bakınız* uyku çarpıklıkları.

hızlı göz hareketi (HGH) uykusu Gözbebekleri, kapalı göz kapaklarının ardında hızlı bir şekilde hareket ettiği için bu adı alan uyku dönemi. Uykunun beşte birini oluşturur. Olağan bir gecede 5-6 kez HGH dönemi yaşanır. Süresi başlarda kısa (<15 dk.) iken sabaha doğru uzar (>25 dk.). Rüyalar genellikle bu evrede görülür. EBÇ'de uyanık ve dikkatli iken ortaya çıkan beta dalgalarına benzer yüksek frekanslı ve düşük genlikli beyin dalgaları saptanır. Bu dönemde vücut son derece uyarılmış haldedir ancak istemli kaslar felçli olduğu için canlı rüyalara rağmen beden hareket etmez.

hızlı göz hareketi dışı (HGH-D) uyku Hızlı göz hareketlerinin olmadığı uyku dönemi. Olağan uykunun %80'ini oluşturur. Elektrikli beyin çizeneği sonuçlarına göre dört evreden oluşur: *1. Evre:* Uyanıklıktan uykuya geçiş evresidir. Düşük genlikli ve sıklığı 12-14 Hz olan alfa dalgaları azalırken düşük genlikli ve sıklığı 3-7 Hz olan teta dalgaları görülmeye başlar. *2. Evre:* Uykunun derinleşmeye başladığı evredir. Yüksek genlikli ve sıklığı 12-16 Hz olan uyku iğcikleri görülür. Bu evrede 1 dakikalık aralarla yüksek genlikli K-dalgası da görülür. *3. Evre:* Uykunun daha da derinleştiği evredir. Uyku iğcikleri azalarak kaybolur, yüksek genlikte sıklığı 1-3 Hz olan delta dalgası görülür. *4. Evre*: Artmış genlik ve azalmış sıklıkla delta dalgaları yaygınlaşır. Bu evrede nabız, nefes, vücut sıcaklığı ve beyne giden kan miktarı belirgin düzeyde azalır, büyüme hormonu salgılanması artar.

hızlı konuşma *Bakınız* söz ishali.

hızlı-bozuk konuşma Anlaşılmaya engel olacak şekilde düzensiz, hızlı ve akıcı olmayan konuşma. Bu bozukluğu olan kişiler, genellikle iletişim bozukluğunun farkında değildir.

hiç yoktan iyidir *Bakınız* duruma bağlı eşcinsellik.

hiççilik 1. Kişinin kendisinin, bir parçasının ya da diğer varlıkların var olmadığına inanması. 2. Yerleşik değerlerin tamamen reddedilmesi, töre ve değer yargılarıyla ilgili kuşkucu tutum.

hiçlik sanrısı Hastaların, dünya ve onunla ilgili her şeyin yok olduğuna inandığı sanrısal düşünce. Gövdesi ya da organları yoktur, dağılmıştır, kişi her türlü kaynaktan yoksundur, ailesi, ulusu, dünya yok olmuştur.

hidroksi indol asetik asit (5-HIAA) Serotoninin beyin-omurilik sıvısı ve serumda ölçülebilen ara ürünü. 5-HIAA düzey ölçümleri klinik uygulamaları yönlendirmede yardımcı olabilmektedir.

hidroksitriptamin (5-HT) *Bakınız* serotonin.

hipokampus *Bakınız* denizatı.

hipokondriyazis *Bakınız* hastalık kuruntusu.

hipotalamus *Bakınız* oda-altı.

histamin Merkezi sinir dizgesinde uyarıcı özellikli siniriletici. Arka oda-altındaki tümsek-mememsi çekirdeklerde bulunan sinirgözelerden beynin her yerine yayılır. Uyanıklık, cinsel davranış, kan basıncı, içme davranışı, ağrı eşiği ve bazı ön alttürek hormonlarının salgılanışında rolü vardır. Bağışıklık ve mide-barsak dizgesinde de önemli görevler alır.

histeri *Bakınız* dönüşümce.

hizmet alanı Toplum ruh sağlığı merkezinin hizmet verdiği sınırları belirli coğrafi bölge.

homovanilik asit (HVA) Dopaminin ana yıkım ürünü olarak insan idrarında bulunan fenol. Psikiyatri araştırmalarında ölçülmektedir.

hormon nedenli bozukluk Hormon bezlerinin herhangi birinde ortaya çıkan işlev bozukluğu nedeniyle ruhsal belirtilerin görülmesi.

Horney, Karen (1885–1952) Ruh hekimi ve ruhsal çözümleyici. Sinircenin oluşumu üzerine geliştirdiği kuramları çevresel ve kültürel etmenlerin önemini vurgulamaktadır. Geleneksel Freudcu düşüncenin biyolojik-içgüdüsel çerçevesinden ayrılmış ve kamış kıskançlığı kuramına karşı çıkmıştır. *Kendilik Çözümlemesi, İç Çatışmalarımız, Nevrozlar ve İnsan Gelişimi* gibi kitapları vardır.

hoşgörü Onaylanmayan davranış ve tutumlara karşı tepkisiz kalma, bağışlayıcı tutum takınma.

Huntington hastalığı Merkezi sinir dizgesinin kalıtımsal ve ilerleyici hastalığı. Otozom baskın geçişli olup 35-50 yaşlarında başlar. Düzensiz kasılmalar, konuşma sorunları, kayıtsızlık, bellek sorunları, duygu ve kişilik değişimleriyle gider.

huy Duygudurum değişimlerini algılayabilme duyarlılığı. Yapısal kişilik özellikleri anlamında da kullanılır.

huzursuz bacak belirgesi Kol-bacaklarda, genellikle bacaklarda duyumsanan öznel bir rahatsızlık hissinin görüldüğü belirge. Bacakları hareket ettirme itkisi vardır. Geceleri kötüleşme eğilimindedir. RB-TSE-5'te uyku çarpıklıkları kategorisinde sınıflanır.

huzursuzluk Rahat olamama, amaçsız hareketlilik ve gerginlik hali.

hücre zarı Hücrenin dış dünya ile ilişki kurmasına olanak sağlayan yarı geçirgen sınır yapısı.

HVA Homovanilik Asit.

I

ICD *Bakınız* Uluslararası Hastalık Sınıflandırması.

IQ *Bakınız* Zeka Katsayısı.

ıra 1. Kişinin alışılagelmiş tepkilerini yönlendiren görece sabit kişilik özellik ve niteliklerinin toplamı. 2. Herhangi bir şeyi başka şeylerden ayıran temel özellik.

ıra bozukluğu Uyumsuz, esnek olmayan davranışlarla nitelenen kişilik örüntüsü.

ıra çözümlemesi Ira savunmalarına yoğunlaşan ruhsal çözümleyici tedavi.

ıra savunması Bilinçdışı bir savunma amacına hizmet eden kişilik özelliği.

ısınma dönemi Herhangi bir işe girişmeden önceki kısa tanıma ve kavrama dönemi. Grup tedavilerinde ilk oturumlarda, bireysel tedavide de başlangıçta ısınma dönemi yaşanır.

ıslahevi-cezaevi psikiyatrisi Cezaevi ya da hapishanelerde hüküm giymiş kişilerle ilgili olan psikiyatri uygulaması.

ışık tedavisi Mevsimsel örüntü gösteren çöküntü, jet gecikmesi ve vardiyalı çalışmaya bağlı uyku bozukluğu gibi ruhsal hastalıkların tedavisinde 5.000-10.000 lüks parlaklığında ışığın kullanımı.

ışık ürküsü Güçlü ışığa karşı olağandışı korku.

ışıklanım Hastanın imgesel doğaüstü yaratıklarla konuştuğu varsanı durumu.

İ

İBYS İnsan Bağışıklık Yetmezliği Sarganı.

iç çatışma *Bakınız* içsel çatışma.

iç çevre Canlıyı etkileyen ve dış uyaranlara karşı gösterdiği tepkileri değiştirip yönlendiren bütün içsel fiziksel koşullar, duygusal ve ussal süreçler.

iç tutarlılık Ölçeğin içerdiği maddelerin kendi aralarındaki ilişkiyi değerlendiren ölçüt. İçsel güvenirlik de denir.

içe alım Bilinçdışı ilkel savunma düzeneklerinden olup başka birinin ruhsal temsilini ya da bazı yönlerini ağızdan alımı simgeler tarzda içe alma. İçe atımın özel bir biçimi olup özdeşimin erken düzeneği olduğu düşünülür.

içe atım Yakınlık kurmak ve devamlılığı sağlamak amacıyla sevilen ya da nefret edilen dışsal bir nesnenin ruhsal temsilinin simgesel ve bilinçdışı olarak içselleştirilmesi. Olgunlaşmamış bir savunma düzeneği olarak kabul edilir. Sevilen nesnenin olduğu durumda, nesneye karşı ikircikli tutumdan kaynaklanan gerginlik ya da ayrılmaya bağlı kaygı azalır. Korkulan ya da nefret edilen nesne olduğu durumda, kötücül ya da saldırgan özellikleri içselleştirmek, o özellikleri simgesel olarak kişinin denetimine alarak kaygıdan kaçınmasına hizmet eder. *Ayrıca bakınız* içe alım.

içebakış Kişinin kendi içine bakması, bilincinde olanları izleyerek ruhsal süreçlerin özellik ve niteliklerini incelemesi. İçgörü kazanımı için önemli bir edimdir. İçgözlem olarak da adlandırılır.

içeçekilim çıldırısı *Bakınız* içeçekilim karaçöküntüsü.

içeçekilim karaçöküntüsü Genellikle ruhsal hastalık öyküsü bulunmayan kişilerde otuzlu yaşlardan sonra görülen çöküntü için kullanılan terim. Ayırt edici göstergeleri; günahkarlık, suçluluk ya da fakirlik sanrıları, ölüm takıntısı, beden işlevleriyle (özellikle sindirim dizgesiyle ilgili) aşırı uğraş, umutsuzluk, keyifsizlik, kışkırma, kaygı, uykusuzluk ve kuşkuculuktur. Bu terim RB-TSE-5'te kullanılmamaktadır. Yeğin çöküntü bozukluğunun karaçöküntü türü bu bozukluğu karşılar.

içedönük Gerginlik ve çatışma durumlarında kendi içine kapanarak başkalarından kaçan kimse.

içedönük kişilik bozukluğu *Bakınız* yalıtık kişilik bozukluğu.

içedönüklük Kişinin enerjisinin kendi içine yöneldiği ve dış dünyadan çok az zevk aldığı ya da hiç almadığı durum. *Karşılaştırın* dışadönüklük.

içerik geçerliği *Bakınız* kapsam geçerliği.

içevlilik Belirli bir grup içinde gerçekleşen evlilik. *Karşılaştırın* dışevlilik.

içgörü 1. Kişinin ruhsal ve toplumsal boyutlarıyla kendi durumu hakkında gerçekçi bir anlayışının olması. 2. Kişinin ruhsal süreç ve uyumsuz davranış belirtilerinin bilinçli olarak farkında olması ve anlamasını ifade eder. Bireyin kişiliği ve davranışlarında değişiklik gerçekleştirme açısından önemlidir. Hastalık duygusu olarak da adlandırılır.

içgörü bozulması Yaşanan ruhsal bir sıkıntının ya da davranışın nesnel gerçekliğini anlama yetisinin azalması ya da kaybı.

içgörü tedavisi *Bakınız* içgörü yönelimli ruhsaltedavi.

içgörü yönelimli ruhsaltedavi Bireylerin ruhsal süreç ve uyumsuz davranış belirtilerine yönelik bilinçli farkındalık ve kavrayış geliştirdiği ruhsal çözümleme ilkelerine dayanan ruhsaltedavi. Gerçekliğe yönelik gündelik sorunların üzerinde durulur ve aktarım gelişimiyle ilgili sorunlara ruhsal çözümlemede olduğundan daha az vurgu yapılır.

içgözlem *Bakınız* içebakış.

içgüdü Herhangi bir canlı türünün öğrenme gerekmeden örgütlü, uyuma yarayan ve sürekli davranım örüntüsü. Doğuştan gelen temel itki ve dürtü. Freud iki zıt içgüdünün varlığını öne sürmüştür: Yaşam içgüdüsü ve ölüm içgüdüsü. Sahiplenme içgüdüsü, egemenlik içgüdüsü ve sürü içgüdüsü ya da toplumsal içgüdüyü içeren geniş bir insani içgüdü grubu da önerilmiştir. Büyük oranda kalıtsal olup öğrenme ya da mantık içermeyen ruhsal eğilim olarak anlaşılması nedeniyle bu terim, insan davranışlarına uygulandığında belirsiz ve tartışmalı bir hale gelmektedir. Pek çok çağcıl ruhsal çözümleyici *dürtü* terimini Freud'un isimlendirdiği *içgüdü* terimine tercih etmektedir. *Ayrıca bakınız* dürtü.

içkaynaklı çöküntü Doğrudan kişinin kendisinden kaynaklanan ve çevresel olaylarla ilişkili olmayan, dirimsel ya da bedensel kökenli çöküntü türü. Ayrıca tepkisel olmayan çöküntü olarak da adlandırılır.

içki düşkünlüğü Zorlantılı alkol alımını ifade eden eski terim.

içorgan öğrenmesi *Bakınız* canlı-dönüt, öğrenilmiş özerk denetim.

içsel cezalandırma Engellenme karşılığında suçlama ve kızgınlığı kendine yöneltme eğilimi. Utanma ve suçlanma duygularına neden olur. Çöküntüde sık görülür.

içsel çatışma Ruhsal yapıda iki ya da daha fazla çelişkili/karşıt gücün, örneğin güdü, istek, gereksinim, dilek ve düşüncenin çarpışmasından kaynaklanan gerginlik durumu. *Karşılaştırın* dışsal çatışma.

içsel dışyapı Soyyapıyla hastalık ya da belirge arasında belirteç olarak değerlendirilen ölçülebilir kalıtımsal etmen/ler. Özellikle çok genli ve çok etmenli kalıtımsal bozuklukların hastalık yanı sıra görülen yansımaları olarak değerlendirilebilir. Ara-dışyapı, dirimsel belirteç, eşik-altı özellik, duyarlılık belirteci, bilişsel belirteç olarak da adlandırılır. Bir etmenin içsel dışyapı olarak değerlendirilebilmesi için; (1) genel toplumda dağılımı hastalıkla ilişkili olmalı, (2) kalıtılabilir olmalı, (3) durumdan bağımsız olmalı (hastalık döneminde ve iyileşme döneminde görülmeli), (4) aile içinde hastalıkla birlikte aktarılmalı, (5) aile üyclerinde genel nüfusa göre daha fazla bulunmalıdır. Örneğin, usyarılımı hastalarında görülen önuyaran engellemesi bozukluğu bir içsel dışyapı etmeni olarak değerlendirilir.

içsel patlama Kaygı doğuran uyaranların düşsel olarak canlandırıldığı davranış tedavisi yöntemi. Hasta, kaygı tepkisi sönene kadar nesnel tehlikenin yokluğunda tekrarlı bir şekilde yoğun kaygı deneyimleri yaşar.

içsel Ruhsal ya da ussal durumları imler.

içsel sarsaklanım *Bakınız* sarsaklanım.

içselleştirilmiş damgalama Özellikle ciddi ruhsal hastalığı olan kişiler ya da onların aile üyelerinde görülen, toplum tarafından yapılan damgalama ve ayrımcılığı içselleştirme ya da benimseme durumu.

içselleştirme Başka bir kişi ya da toplumun bilgi, inanç ve davranışlarını benimseyerek kendi yapısına katma.

İÇT İnsan Çizme Testi.

idrak *Bakınız* tamalgı.

idrar düşkünlüğü Birinin üzerine işemek, kendi üzerine işenmesi ya da idrar içmekle cinsel hazın elde edildiği çarpık cinsel yaşantı.

idrar kaçırma Uygunsuz yerlerde yineleyen idrar tutamama. Giysiye ya da yatağa kaçırma şeklinde olabilir. 5 yaşına kadar olağan kabul edilir, sonrasında bozukluk olarak değerlendirilir.

idyosi *Bakınız* aptallık.

İGDÖ İşlevselliği Genel Değerlendirme Ölçeği.

iğdişlik karmaşası Ruhsal çözümleyici kuramda, genellikle yasak cinsel arzuların cezası olarak, cinsel organı kaybetme korkusunun olduğu bilinçdışı düşünce ve dürtüler.

iğdişlik kaygısı Cinsel organın kaybı ya da yaralanmasıyla ilgili kaygı.

iğne ürküsü İğne yapılmasına duyulan yoğun ve sayrıl düzeyde korku.

iğsi yüz tanıma alanı Şakak yumrusunda bulunan, seçici olarak yüzlere tepki veren sinirgözeleri içeren bölge. Görme dizgesinin yüzler için özelleşmiş parçasıdır.

ihzar emri Tutukluluğun hukuk kurallarına uygun olarak uygulanıp uygulanmadığına karar verilmesi için mahkemeye dilekçe verme hakkı için kullanılan tüzel terim.

iki dillilik 1. Bireyin iki dili de anadili olarak konuşması. 2. Bir toplumda iki farklı dilin kullanılması durumu.

iki uçlu bozukluk *Bakınız* iki uçlu duygudurum bozukluğu.

iki uçlu bozukluk-1 Genellikle hastane yatışını gerektirecek düzeyde şiddetli taşıntı dönemi ölçütlerinin tam olarak karşılandığı iki uçlu duygudurum bozukluğu. Yalnızca taşıntı nöbetleriyle gidebileceği gibi taşıntı ve çöküntü dönemleriyle de gidebilir.

iki uçlu bozukluk-2 En az bir çöküntü dönemi ve en az bir coşuntu döneminin olduğu iki uçlu duygudurum bozukluğu.

iki uçlu duygudurum bozukluğu Farklı zamanlarda ortaya çıkan taşıntı ve çöküntü dönemlerinin olduğu duygudurum bozukluğu. Daha önce manik-depresif psikoz olarak adlandırılırdı. İki uçlu bozukluk da denir.

ikicilik Ruhsal ve bedensel olaylar arasına derin bir ayrım koyan felsefe geleneği.

ikili delilik Ortak bir sanrısal dizgenin iki kişi tarafından paylaşılması. Paylaşıma üç kişi dahilse üçlü delilik, dört kişi dahilse dörtlü delilik, aile dahilse ailesel delilik olarak adlandırılır.

ikili düşünme 'Ya hep ya hiç' tarzı düşünme. Kişinin kendi yaşantısının ya da başkalarıyla ilgili yargılarının iyi-kötü ya da başarılı-başarısız gibi saltık özellikler gösterdiği bilişsel çarpıtma.

ikili oturum Sağaltman ve hasta olmak üzere yalnızca iki kişiyi kapsayan tedavi oturumu.

ikinci kuşak çıldırıgiderici ilaçlar Etkilerini merkezi sinir dizgesinde dopamin ve serotonin almaçlarını ketleyerek gösteren çıldırıgiderici ilaçlar. Piramit-dışı yan etkiler daha az görülmekle birlikte kilo alımı ve kan yağlarında düzensizlikler gibi yan etkileri olabilmektedir. Sıradışı çıldırıgiderici olarak da adlandırılır.

ikinci tür hata Gerçekte yanlış olan bir sıfır varsayımının reddedilmemiş olmasını ifade eden araştırma terimi. Deneyde bulunan herhangi bir fark ya da etkinin, aslında gerçek bir fark ya da etki olmasına rağmen, şans eseri beklenenden daha fazla olmadığı sonucuna varmaktır. Ayrıca beta hata olarak da adlandırılır. *Karşılaştırın* birinci tür hata.

ikincil cinsel özellikler Kadın ve erkeği birbirinden ayıran cinsel organlar dışındaki fiziksel özellikler.

ikincil düşünme süreci Ruhsal çözümlemede, mantıklı, örgütlü, gerçeklik yönelimli ve çevrenin isteklerinden etkilenen düşünme biçimi. Benliğin ussal etkinliğidir. *Karşılaştırın* birincil düşünme süreci.

ikincil geç boşalma Daha önce cinsel ilişki sırasında gerçekleşmiş olmasına karşın sonra kurulan bir ilişkide boşalmada yetersizliğin olması durumu. *Karşılaştırın* geç boşalma.

ikincil haberci Siniriletici maddenin uyarısına bir iyon kanalını doğrudan açmak ya da kapamak biçiminde tepki vermek yerine hücre içinde başka bir kimyasal sinyalle karşılık veren almaç ailesinin etkinleşmesi sonucu ortaya çıkan kimyasal madde.

ikincil kazanç Kişinin bir hastalık nedeniyle elde ettiği (hediye almak, ilgi görmek, sorumluluktan kurtulmak gibi) görünür çıkarlar. *Karşılaştırın* birincil kazanç.

ikincil koruma *Bakınız* koruyucu psikiyatri.

ikincil özseverlik *Bakınız* özseverlik.

ikincil süreç *Bakınız* ikincil düşünme süreci.

ikircikli̇k Bir nesne, kişi ya da hedefe yönelik aynı anda zıt duygu, düşünce, dürtü ve tutumların ortaya çıkması. Terim, ilk kez Bleuler tarafından kullanılmıştır. Usyarılımı ve sınır kişiliklerde sık görülür.

ikiz çalışmaları Kalıtsal ve çevresel etkilerin bağımsız olarak incelenmesiyle koruyucu ve tetikleyici etmenlerin araştırıldığı çalışmalar.

ikna Hastanın önerilere uyması için teşvik edildiği destekleyici ruhsaltedavi tekniği. Yönlendirici ve hedeflerle sınırlıdır.

İKT İnsülin Koma Tedavisi.

iktidar Erkeklerin cinsel eylemde bulunma yeteneği. Özellikle cinsel ilişki sırasında dikelme sağlama ve sürdürme kapasitesi.

iktidarsızlık Sertleşmenin gerçekleşememesini ifade etmek için kullanılan terim. RB-TSE'de sertleşme bozukluğu adıyla anılır.

ilaca bağlı hareket bozuklukları Çıldırıgiderici ilaç kullanımına bağlı olarak ortaya çıkan piramit-dışı dizge belirtileri. Sinirtutan kötücül belirge, ilaca bağlı parkinsonizm, ilaca bağlı iven kasışım, ilaca bağlı geç kasılım, ilaca bağlı iven kasıntı ve ilaca bağlı duruş titremesini içeren bir grup bozukluk için kullanılan çatı terim.

ilaca bağlı parkinsonizm *Bakınız* yalancı parkinsonizm.

ilacımsı 1. Farmakolojik olarak etkin bir ilaçmış gibi verilen ancak etkin olmayan madde içeren ürün. Öncelikle tıbbi preparatların etkinliğini belirlemek için kontrollü çalışmalarda kullanılır. İlacımsının ortaya çıkan herhangi bir yararlı ya da zararlı etkisi ruhsal etmenlerle açıklanabilir. 2. İlgili hastalık üzerinde özgün bir etkisi olmayan herhangi bir tedavi türü. *Bakınız* tedavimsi.

ilacımsı etkisi Kişinin tedavi açısından etkisiz madde içeren bir ilaca ya da özgün etkisi olmayan bir tedaviye klinik olarak anlamlı yanıt verme durumu. İlacımsı etki öznel bildirimlerle sınırlı değildir, bedenişlevsel işlevler de bu uygulamadan nesnel olarak etkilenebilir.

ilaç düzeyleri İlaçların plazma ya da serum düzeyi. *Ayrıca bakınız* ilaç hareketliliği.

ilaç etkileşimi Bir ilacın, eşzamanda verilen bir ya da daha fazla ilacın etkileri üzerinde olumlu ya da olumsuz etki yapması. Her iki ilacın etkisi etkileşim sonucunda artabilir, azalabilir ya da ortadan kalkabilir.

ilaç hareketliliği Bir ilacın vücutta emilim, dağılım, özüştürüm ve atılım işlemleri.

ilaç katlancı *Bakınız* katlanç.

ilaç kötüye kullanımı Kişinin herhangi bir ilacı, onaylanmış tıbbi ya da toplumsal örüntülerden farklı bir şekilde zevk amaçlı olarak kendi kendine kullanması.

ilaç tatili Ruhsal etkili bir ilaç alımının doz, yan etki ya da temel etkisinin değerlendirilmesi için belirli bir zaman aralığında bırakılması.

ilaç tedavisi Bir hastalık ya da bozukluğun tedavisinde kimyasal maddelerin kullanılması. Kemoterapi olarak da adlandırılır. *Ayrıca bakınız* ruhsal ilaç tedavisi.

ileri erişkinlik *Bakınız* erişkinlik.

ileriye dönük bellekyitimi Bellekyitimine neden olan durumla karşılaştıktan sonraki olaylara yönelik bellek kaybı. *Karşılaştırın* geriye dönük bellekyitimi.

ileriye dönük çalışma Olayları, gerçekleştikçe gözlemlemeye dayanan çalışma türü.

ileriye dönük maskeleme *Bakınız* maskeleme.

iletişim becerileri Kişilerarası ilişkinin en belirleyici öğesi olan etkili iletişim için gerekli özellikler. İletişimin yarısı sözün içeriğine dayanıyorsa diğer yarısı da bedensel hareketlere dayanmaktadır. Temel öğeleri olarak göz teması, ses tonunun ayarlanması, jest ve mimikler, beden duruşu, dinleme, anlaşılır konuşma, duygu ifadesi, mesafeyi ayarlama ve zamanlama sayılabilir.

iletişim bozukluğu Kavramları ya da sözlü, sözsüz ve yazılı simgesel iletileri alma, gönderme, işleme ve kavrama yeteneğinde bozulmayı anlatan çatı terim. İletişim bozuklukları RB-TSE-5'te dil bozukluğu, konuşma sesi bozukluğu, çocuklukta başlayan akıcılık bozukluğu (kekemelik) ve toplumsal iletişim bozukluğu şeklinde sınıflandırılır.

iletişimsel boşalım Bastırılmış ya da baskılanmış düşünce ve duyguların grup ve bireysel tedavilerde sözel alışveriş sonucu açığa çıkarılması. *Ayrıca bakınız* boşalım.

ilgisiz yanıt Sorulan soruya cevap niteliğinde olmayan yanıt. Yandan yanıt da denir.

ilişki gereksinimi Bir gruba, topluluğa ya da ulusa ait olma gereksinimi.

ilişki kuşkulanımı Kişinin kanıt olmadan ya da önemsiz kanıtlarla eşinin ya da sevgilisinin kendisine karşı sadakatsiz olduğuna inandığı, kıskançlık sanrısıyla nitelenen sanrılı bozukluk. Othello belirgesi olarak da adlandırılır.

ilişki sorunları İlişki alanında işlev bozukluğu. RB-TSE'de anababa-çocuk ilişki sorunu, eşle ilişki sorunu ve kardeşle ilişki sorunu olarak yer alır.

ilişkisellik Başkalarına karşı duygudaşlık ve eşduyum hissetme. Başkalarıyla birlik olma duygusu. *Karşılaştırın* yalıtım, yabancılaşma.

ilk adet Kadınlarda ergenlikle birlikte döngüsel olarak ortaya çıkmaya başlayan aybaşı işlevinin ilk olanı.

ilk baba *Totem ve Tabu*'da Sigmund Freud'un anlattığı, yamyamca bir ayinde onu yiyen oğulları tarafından öldürüldüğü şeklinde betimlenen kabilenin varsayımsal başkanı. Daha sonra tanrılığa terfi ettirilir. Onu öldüren oğul, trajik kahramanın ilk örneğidir. Suçun anısı, bireyin ve kültürün vicdanında yaşatılır.

ilk sahne Ruhsal çözümlemede, özellikle anne ve baba arasındaki cinsel ilişkinin çocuk tarafından gerçek ya da düşlemsel olarak gözlemlenmesi.

ilkel ülküleştirim Dış nesnelerin gerçekçi olmayan şekilde 'tümden iyi' ya da 'tümden kötü' büyük bir güçle donatıldığı şeklinde görüldüğü savunma düzeneği.

ilksel düşünme Kendine özgü bir mantık dizgesini izleyen, gerçekliği ve gerçek deneyimleri göz önünde bulundurmayan anlaksal etkinlik. Usyarılımının özelliklerindendir. *Bakınız* otistik düşünme.

im kaygısı Sigmund Freud'un tanımladığı, çocuğun, örseleyen olmadan önce örseleyici durum olasılığını tahmin etmeyi ve tepki göstermeyi öğrendiği ruhsal sinircenin bir türü.

imipramin *Bakınız* üç halkalı çöküntügidericiler.

inatçı karmaşık yas bozukluğu Yakın birinin ölümü sonrasında süreğen ve kalıcı yasın görüldüğü, ölen kişinin ardından duyulan acı, kızgınlık ya da ikircikli duyguların yaşandığı ve toplumdan geri çekilmenin eşlik ettiği uzamış yas için kullanılan RB-TSE-5 tanısı. Ayrıca karmaşık yas olarak da bilinir.

indirgemecilik Karmaşık işlev ya da varlıkları açıklamak için daha basit ya da iyi anlaşılmış düzenekleri kullanmayı savunan felsefi görüş.

indoklon tedavisi İndoklon (heksafluorodietil eter) ilacının solunmasıyla tutarık nöbetinin tetiklendiği tedavi.

indolamin Bir indol halkası içeren ve temel aminoasit triptofandan türetilen dirimsel amin sınıfı. Liserjik asit dietilamid ve serotonini içermektedir. Monoamin oksidaz engelleyicileri, parçalanmalarını geciktirerek indolamin düzeyini artırır.

inme Kan damarında yaşanan sorun nedeniyle (tıkanma ya da yırtılma olabilir) beynin bir kısmının ölümü sonucu ortaya çıkan sinirsel zedelenme için kullanılan genel bir terim. *Ayrıca bakınız* beyin damar olayı.

inmece Organik nedenli güçsüzlük ya da kısmi felç.

insan bağışıklık yetmezliği sarganı (İBYS) Deoksiribonükleik asitin (DNA) içine yerleşerek yangıya neden olan bir tür sargan. Belirtileri; ateş, kas ağrısı, baş ağrısı, yorgunluk, sindirim sistemiyle ilgili belirtiler ve döküntüdür. Edinilmiş bağışıklık yetmezliği belirgesine (EBYB) neden olabilir.

insan çizme testi (İÇT) Çocuk ve yetişkinlerde, genellikle 'buraya bir insan resmi çizin' yönergesiyle kolayca uygulanabilen bir test. Bu çizimle kişinin kendisini ya da bedenini çevre dolayımıyla ifade ettiği varsayılır.

insanbilim İnsan ırklarını kökenleri, ilişkileri, dağılımı, fiziksel özellikleri, çevresel ve toplumsal ilişkileri ve ekinleri açısından inceleyen bilim dalı.

insancıl kuram Her insanın birey olarak biricikliği, değeri ve onuru üzerine vurgu yapan bütüncül kavramlaştırmayı esas alan kuramlar grubu. İnsan davranışlarının, yalnızca bireysel deneyimlerin kişi için ifade ettiği anlam üzerinden anlaşılabileceği varsayılır. Birçok bedensel, ruhsal, toplumsal ve ekinsel etmenin karmaşık etkileşimini temsil eder.

insandışılaştırma Yabancı, düşman, aykırı ya da azınlık gruplardan kişileri insansı özelliklerden uzak görerek onları ussal alanda değersizleştirme işlemi. Böylece insan olma özelliklerinden dolayı onlara karşı hissedilecek eşduyum, duygudaşlık ya da acıma duygularının yaşanması engellenmiş olur. Yaymacacıların (propagandacılar) kitleleri yönlendirmek için kullandığı bir tekniktir.

insülin koma tedavisi (İKT) Çıldırılı hastanın (genellikle usyarılımı) yüksek dozlarda insülin verilerek komaya sokulduğu dirimsel tedavi türü. Manfred Sakel tarafından 1933'te kullanılmıştır. Çıldırıgiderici ilaçların ortaya çıkışıyla birlikte kullanımdan kalkmıştır.

internet oyunu oynama bozukluğu İnternet oyunlarıyla günlük işlevselliği bozacak derecede aşırı uğraş. RB-TSE-5'te ileri araştırma gerektiren durumlar kategorisinde yer alır.

irigörü Nesnelerin olduğundan büyük göründüğü yanlış algılama. *Karşılaştırın* küçükgörü.

irkilme tepkisi Ani ve yoğun uyarıma verilen tepkisel yanıt. Gövde ve kol-bacakların içe bükülme hareketleri, uyanıklıkta artışla giden yaygın devinimsel tepkiler söz konusudur. Olağan durumlarda ve kaygı bozukluklarında görülebilir.

istemli denetim Bir etkinliğin bilinçli olarak gerçekleştirilmesi ya da etkinlikten vazgeçilmesi. Denetimi uygulayan kişi, etkinliğin doğası ve ulaşılacak sonucun farkındadır.

istemli Kendi isteğiyle başlatılan.

istemli yatış Hastanın psikiyatri servisine yatış için başvurduğu ve ruhsal muayene sonucunda gerekli görülürse kabul edildiği, hastanın da bu durumu yazılı olarak onayladığı hastane yatışı.

istemsiz taburculuk Hastane yatışının hastanın isteği dışında sonlandırılması.

istemsiz tedavi Kendisi ya da başkasına zarar verme riski barındıran ruhsal bozukluğu olan kişinin isteği dışında tedavi edilmesi. *Bakınız* zorunlu tedavi.

istemsiz yatış Kişinin isteği dışında hastaneye yatırılması. Hasta olduğu halde hastanede tedavi görme gereksinimi olmadığını düşünen kişinin hastaneye kabul edilmesi için arkadaş ya da akrabası tarafından başvuru yapıldıktan sonra iki hekimin onayıyla hasta servise kabul edilir. Böylece hastanın belirli bir süre yatışı yapılmış olur. Bu durum mahkemeye taşınırsa, yargıcın kararıyla hastanın tedavisi sürdürülür ya da taburculuk yapılır. *Ayrıca bakınız* zorunlu yatış.

istençyitimi Karar verme yetisinde azalma ya da kayıp. Amaçlı etkinliklere katılım azalır, kişi uzun süre amaçsız yaşar.

iş düşkünlüğü Zorlantılı biçimde aşırı çalışma düşkünlüğü. İşkoliklik de denir.

işbirliği *Bakınız* tedavi işbirliği.

işbirliği hemşireliği Hastaların tedavisini güçlendirmek amacıyla çeşitli çalışma alanlarından gelen hemşireler arasında kurulan işbirliği.

işbirliği psikiyatrisi *Bakınız* danışma-işbirliği psikiyatrisi.

işbirlikçi tedavi *Bakınız* birlikte-tedavi.

işevuruk tanım Bir terim, bozukluk, hastalık ya da belirgeyi ölçülebilir nitelikte tanımlama.

işitsel bellekyitimi *Bakınız* sinirsel bellekyitimi.

işitsel tanımazlık İşitme bozukluğu olmadığı halde belirli sesleri tanımada yetersizlik.

işitsel varsanı Ses duyma varsanısı. İçerden ya da dışardan geliyor şeklinde algılanabilir.

işkence Korkutmak ya da bilgi almak amacıyla kasıtlı olarak yapılan bedensel ve/ya da ruhsal acı verme.

işlem belleği Bilginin sorun çözümü sırasında kullanımı ve geçici olarak depolanmasından sorumlu olan bellek. Bir konuyla uğraşırken aynı anda başka bir konuyu akılda tutma işlevi. Çok kısa sürede gerçekleşir ve sığası 7±2 birimle sınırlıdır. Görsel-uzamsal, işitsel ve merkezi yürütme olmak üzere üç bileşenden oluşur.

işlemsel bellek 'Nasıl bilgisi' belleği de denir. Devinimsel beceriler, alışkanlıklar vc yöntemsel işlemler bu belleğin işlevidir. Bilinçdışı alan olup özişler olarak çalışır. Bisiklete binmek, düğme iliklemek, dilbilgisi edinimi bu belleğin işlevidir. *Ayrıca bakınız* örtük bellek.

işlevgören sinirsel belirti bozukluğu Fiziksel bozukluk olmaksızın ruhsal bir çatışmanın ya da gereksinimin ifadesi olarak istemsiz şekilde fiziksel işlevlerde kısıtlanma ve değişimin olduğu bozukluk. Döndürme bozukluğu olarak da geçer. *Ayrıca bakınız* dönüşümce.

işlevsel 1. Bedensel ya da ruhsal olarak tam bir işleyiş içerisinde olma. 2. Bilinen herhangi bir organik değişikliğe bağlanamayan.

işlevsel bozukluk Bedenyapısal bir kusurdan, başka tanımlanabilir ya da gösterilebilir bir nedenden kaynaklanmayan bozukluk. *Karşılaştırın* organik bozukluk.

işlevsel görüntüleme Organların işlev gördükleri sırada görüntülenmesi.

işlevsel saplanma Bir nesnenin işleviyle ilgili deneyimlerin bu nesneyi başka bir işlevle kullanma yeteneğine ket vurması. Sorun çözerken eski, bilinen yöntemlere takılıp kalma ve yeni yaklaşımları görememe. *Karşılaştırın* yaratıcı düşünme.

işlevselcilik Ussal durumların sinir dizgesinin işlevleri olarak kabul edilebileceğini ileri süren felsefi görüş.

işlevselliği genel değerlendirme ölçeği (İGDÖ) Kişinin son 1 aydaki ruhsal, toplumsal, mesleki ve eğitimsel işleyişini genel olarak 0-100 arasında, yüksek puan yüksek işlevselliği gösterecek şekilde değerlendiren RB-TSE ölçeği.

iştah evresi Cinsel tepki döngüsünde ilk evre olup cinsel düşlemler ve ilişki arzusunu içerir. Masters ve Johnson tarafından tanımlanmıştır.

iştah kesen İştah azaltan madde, ilaç ya da durum.

işyeri psikiyatrisi İşletmelerde çalışan bireylerin ruhsal durumlarıyla ilgilenen psikiyatri alanı. Devamsızlık, mesleki uyum, çalışma yorgunluğu ve kazaya yatkınlık gibi olguları ruhsal açıdan inceler. *Ayrıca bakınız* endüstri psikiyatrisi.

iven zorlanım bozukluğu Sevilen birinin beklenmedik ölümü, felaket, kaza ya da feci bir yaşam durumu gibi aşırı çevresel zorlanım ardından doğan şiddetli duygusal tepki. Genellikle saatler ya da günler içinde yatışır. Bir aydan uzun sürerse, örselenme sonrası zorlanım bozukluğu tanısı düşünülür.

iyileşme 1. Hastalık belirtilerinin tama yakın ya da tamamen ortadan kalkması ve kişinin hastalık öncesi durumuna dönmesi. *Bakınız* nesnel iyileşme. 2. Özellikle süreğen hastalığı olan bireyler için hastalık belirtileri devam etse bile günlük yaşamın içinde olma, diğer yurttaşların kullandığı hakları kullanabilme de iyileşme olarak değerlendirilir. *Bakınız* öznel iyileşme.

iyileştirim Yetiyitimi olan hastada en yüksek işlevsellik ve en uygun toplumsal uyumu elde etmek amacıyla gerekli tüm yöntem ve tekniklerin kullanıldığı iyileştirme çalışması. Hasta kazandığı becerilerle kendisi için işlevsel olan yaşama bedensel, ruhsal, toplumsal ve mesleksel olarak hazırlanır. Süreç ayrıca hastalığın depreşme ve yinelemelerini önlemeyi içerdiği için üçüncül koruma olarak da değerlendirilir. *Ayrıca bakınız* ruhsal iyileştirim.

iyimserlik Her durumda iyi bir çıkış yolu olabileceğini düşünme ve geleceğe umutla bakma.

iyon Elektrik yükü taşıyan atom ya da molekül.

iyon kanalı Hücre zarında yer alan sodyum, potasyum, kalsiyum gibi yüklü parçacıkların hücre içine girip çıkmasına izin vererek sinirlerin elektriksel etkinliğine neden olan yapılar. Bazı kanallar voltaj değişikliğiyle (voltaj girişli) açılırken bazıları da sinirileticilerin uyarısıyla (ligand girişli) açılır. Belirli sara ve migren türlerinin kanallardaki hasarlarla ilişkili olduğu ileri sürülür.

iz sürme testi A ve B Yaygın bilişsel bozukluk, dikkat, görsel-uzamsal yeti ve kurulum değiştirme değerlendirmesi için uygulanan hızlı bir tarama testi. Kişiden önce A kısmında daire içindeki rakamları sırasıyla izlemesi istenir, sonraki B testinde yine daire içindeki rakam ve harfleri, bir rakam bir harf olacak şekilde sırasıyla izlemesi istenir. *Ayrıca bakınız* bilişsel tarama testleri.

izlem bakısı Hastalık yatıştıktan sonra hastanın tedaviye verilen yanıt, fiziksel ve ruhsal durum açısından düzenli olarak takip edilmesi.

izleme olutu Varsandıran ilaçların etkisinde gelişen algısal olağandışılık. Hareket eden nesneler bir dizi farklı ve süreksiz imgeler olarak görülür.

J

Jackson sarası Genellikle bölgesel gerimli kasılma ya da ardışık hareketlerle başlayan, şiddeti artarak ve yayılarak ilerleyen yineleyici bölgesel devinim nöbet dönemleriyle giden sara türü. Çoğunlukla bütün vücutta görülür ve bilinç kaybının eşlik ettiği yaygın tutarıkla sonlanır.

James, William (1842-1910) 19. Yüzyılın sonlarına damgasını vurmuş olan, tıp kökenli filozof ve ruhbilimci. Amerikan ruhbiliminin babası olarak bilinir. *Ruhbilimin İlkeleri (1890)* en çok okunan kitaplardandır. Duygu, alışkanlık, dürtü, bilinç, kendilik, inanç, özgür istenç üzerine özgün görüşler ileri sürmüştür.

James-Lange duygu kuramı Duygu deneyiminden önce içorgansal ve devinimsel tepkinin geldiğini ileri süren kuram. Örneğin, kişi önce kaçar, sonra korku hisseder.

Janet, Pierre (1859-1947) Çözülüm, çoklu kişilik ve dönüşümce üzerine çalışmalarıyla ünlü Fransız ruh hekimi. Güzel aldırmazlık terimini alanyazına kazandıran kişidir.

jargon sözyitimi Üretilen sözcüklerin uydurma ve anlamsız sözcükler olduğu sözyitimi türü.

jet gecikmesi Kısa sürede birçok boylamı geçerek mekan değiştirmenin neden olduğu dirimsel günlük dizem uyku-uyanıklık düzensizliği. Dirimsel saatin yeni saat dilimine uyum sağlaması birkaç gün alabilir. Genellikle uçak yolculukları sonucunda görüldüğü için bu adı almıştır.

Jones, Ernest (1879-1958) Sinir hastalıkları uzmanı ve ruhsal çözümleyici, Uluslararası Psikanaliz Derneği (1911) ve İngiliz Psikanaliz Topluluğu (1919) kurucularından ve Freud'un ilk takipçilerinden. Aynı zamanda Uluslararası Psikanaliz Derneği tarafından yayımlanan derginin kurucusu olup uzun süre editörlüğünü yapmıştır. Yazdığı üç ciltlik Sigmund Freud yaşamöyküsü kitabıyla tanınan üretken bir yazardır.

Jung, Carl Gustav (1875-1961) *İsviçreli* ruh hekimi ve ruhsal çözümleyici. Başlangıçta çalışmalarını Sigmund Freud ile birlikte yürütmüş, sonrasında çözümleyici ruhbilim okulunu kurmuştur. Karmaşa, içedönüklük, dışadönüklük, bireyselleşme, gölge, asıl benlik, şahsiyet, ortak bilinçdışı gibi kavramları açıklamıştır. Önemli kitapları: *Bilinçdışının Psikolojisi, Kırmızı Kitap, Ruhunu Arayan Modern İnsan, Psikoloji ve Din, Keşfedilmemiş Benlik, İnsan ve Sembolleri, Animus ve Anima, Anılar, Düşler, Düşünceler.*

K

kabarık duygudurum Duyguların genellikle önemleri abartılarak dizginlenmeden ifade edilmesi. Taşıntı, coşuntu ve büyüklük türü sanrılı bozuklukta görülür.

kabazar Süreğen B_3 vitamini (niasin, nikotinamid) eksikliği sonucunda ortaya çıkan ishal, derice (dermatit) ve ruhsal rahatsızlık birlikteliği. Hastaların yaklaşık dörtte birinde derice, ishal ve bunama (DİB) görülür.

kabızlık Dışkılayamama ya da dışkılamada zorluk çekme. Özellikle üç halkalı çöküntügiderici ve bazı çıldırıgiderici ilaçların kullanımında sık görülen yan etkidir.

kabuk *Bakınız* beyin kabuğu.

kabuk körlüğü Arkabeyin yumrusunun birincil görme alanında oluşan hasar nedeniyle görme yetisinin azalması ya da kaybı.

kabuk sağırlığı İşitme yollarında sorun olmamasına rağmen beyin kabuğunda oluşan hasar nedeniyle işitsel hiçbir uyarana tepki vermeme.

kabukaltı Beyin kabuğunun altında yer alan yapı ve bu yapılardaki süreçleri belirten terim.

kabuklaşma *Bakınız* beyinleşme.

kabul Genellikle sağlık kurumuna kabul edilmeyle bağlantılı olarak kullanılan terim. Hasta ve tedavi ekibinden bir üye arasındaki ilk görüşme için de kullanılır.

kabul ve kararlılık tedavisi (KKT) Steven Hayes, Kelly Wilson ve Kirk Strosahl tarafından geliştirilen, sağlıklı insanda olağan düşünce süreçlerinin doğal olarak ruhsal acı çekmeye yol açtığı varsayımına dayanan bilişsel davranışçı tedavi yöntemi. KKT'de altı temel sürece odaklanarak ruhsal esnekliğin gelişmesi sağlanır: Bilişsel ayrıştırma, kabullenme, yaşanan ana odaklanma, kendini gözleme, kendisi için önemli değerleri keşfetme ve eyleme geçme.

kabullenme Herhangi bir yargılamada bulunmadan durumun farkına varma. Düşünce, duygu ve bedensel duyum yaşantılarını, onlarla çatışmaya girmeksizin olduğu gibi kabullenme, kaçınılmaz varlıklarına izin verme.

kabus Korkunç ya da dehşet verici rüyalar görürken deneyimlenen kaygı. *Karşılaştırın* karabasan bozukluğu, uykuda korku bozukluğu.

kaçındıran koşullama *Bakınız* kaçındırma tedavisi.

kaçındırma tedavisi İstenmeyen davranışın ortadan kaldırılması için istenmeyen bir uyaranla (ör. elektrik şoku gibi hoş olmayan ya da acı veren bir uyaran) tekrar tekrar ilişkilendirilmesini içeren davranış tedavisi.

kaçıngan bağlanma Mary Ainsworth'e göre, çocukların anneden ayrıldıktan sonra anneye dönmekten kaçındığı ve öfkelendiği bağlanma biçimi. *Ayrıca bakınız* güvenli bağlanma, kaygılı bağlanma.

kaçıngan/kısıtlı gıda alım bozukluğu Ciddi kilo kaybı, beslenme yetersizliği ve gelişme geriliğiyle sonuçlanan, gıdadan kaçınma ya da yemeğe ilgisizlikle giden RB-TSE-5 tanısı. Daha önce bebeklik ya da erken çocukluk dönemi beslenme bozukluğu olarak adlandırılmıştır.

kaçınma Herhangi bir korku ya da düşünceyle bir şeyi yapmaktan sakınmak.

kaçma öğrenimi Kaçınma ve kaçmayı öğrenme.

kaçma ve kaçınma öğrenmesi Kaçma öğrenmesinde deney hayvanı, hoşnut olmadığı bir yerden kurtulmak için bir tepki öğrenir. Örneğin, üzerinde bulunduğu ızgara elektrikle yüklendiği zaman ızgaradan atlar. Kaçınma öğrenmesi ise ek bir tepkiyi gerektirir; ızgaradaki aynı hayvan, elektrik şokundan kaçınmak için ışık yanar yanmaz kolu itmeyi öğrenir. Kaçma ve kaçınma öğrenimi olumsuz pekiştireç kullanan kaçındırma koşullamasının iki biçimidir.

kadın dorudoyum bozukluğu Kadının cinsel ilişki ya da özdoyurumla cinsel doyuma ulaşamaması.

kadın kimliği Kadınlıkla ilişkili cinsiyet duygusu. *Karşılaştırın* erkek kimliği.

kadın ürküsü Kadınlardan olağandışı şekilde korkma.

kadınlık Kadın üreme işlevleriyle ilişkili bedenyapısal ve bedenişlevsel özellikler.

kafabilimi Ruhsal özellikler ve yapılanmalara ilişkin olarak kafatasının kemik oluşumuna dair günümüzde geçerliliğini yitirmiş olan çalışma alanı.

kafatası manyetik uyarımı (KMU) Beyin kabuğunun yüzeyinde küçük ve odaklı elektrik akımları başlatmak amacıyla hızla değişen bir mıknatıs alanının kafatasına uygulanması işlemi. Tedaviye dirençli çöküntü ve takıntı zorlantı bozukluğunda kullanılmaktadır.

kafein Kahve, çay ve kolalı içeceklerde bulunan ruhsal devinimsel uyarıcı özellikte alkaloid. Aşırı alımı kafein zehirlenmesine yol açabilir.

kafein yoksunluğu Uzun süreli kafein kullanımının ardından alımın aniden kesilme ya da azaltılması sonucunda başağrısı, yorgunluk, uyuşukluk, bunaltı, kızgınlık, odaklanma güçlüğü gibi belirtilerin görülmesi.

kalabalık ürküsü Kalabalıktan olağandışı şekilde aşırı korkma.

kalıntı İven ruhsal belirtilerin yatıştığı, ancak bazı inatçı belirtilerin devam ettiği, tam bir iyileşmenin olmadığı durumu tanımlayan kavram.

kalıntı usyarılımı Hastanın artık alevli çıldırılı dönemde olmadığı ancak bazı hastalık belirtilerinin, özellikle yoksulluk belirtilerinin devam ettiği usyarılımı türü.

kalıt Kalıtımın kromozomlar üzerinde yerleşik, türe ve bireye özgü özelliklerin gizbilgisini taşıyan en küçük işlevsel birimi.

kalıtım danışmanlığı Çocuk bekleyen çifte, kalıtsal donanımlarıyla ilgili sayrıl durumların kalıtımsal geçişi hakkında bilgi verilmesi.

kalıtımsal yatkınlık kuramı Elverişli koşullarda belirli bir hastalığın ortaya çıkacağına dair kalıtsal yatkınlığın olduğunu ileri süren kuram.

kalıtışım 1. Dölütün gelişim sürecinde değişinimler yoluyla kalıtımsal olarak belirlenmemiş yeni özelliklerin ortaya çıkması. 2. Kalıt-çevre etkileşimleri sonucunda gelişim yönünün değişmesi. 3. Biriken ya da birleşen süreçler nedeniyle beklenmedik yeni işlevlerin ortaya çıkması.

kalıtsal belirteç Kalıtsal bir hastalığın varlığını ya da ona yatkınlığı gösteren ölçülebilir biyokimyasal bir olağandışılık ya da belirli bir kalıtta saptanan kusur.

kalıtsal yapı Genel olarak zeka, duygudurum ve genel uyum kapasitesiyle ilgili kalıtımsal özellikler.

kalite güvencesi Tıbbi ve diğer ilişkili hizmetlerin etkinlik, verimlilik, uygunluk ve kabul edilebilirlik açısından ölçülmesi ve değerlendirilmesi. Bu tür değerlendirme, beklenen ölçütleri karşılamayan hizmetler için düzeltici ya da iyileştirici önlemlerin alınmasını sağlar.

kalkan bezi hormon aşırılığı Tiroit bezinin aşırı çalışması. Bunama, kaygı bozuklukları ve uykusuzlukla ilişkili olabilir.

kalkan bezi hormon yetmezliği Tiroit bezi etkinliğinin azalması durumu. Bunama, çöküntü ve uyku bozukluklarıyla ilişkili olabilir.

kalp-damak-yüz belirgesi 22. kromozomdaki silinmenin neden olduğu kalıtımsal bozukluk. Damak yarığı, kalp rahatsızlıkları, bağışıklık bozuklukları, hafif zeka geriliği, çıldırılı bozukluklar ve duygudurum bozuklukları ayırt edici özellikleridir. Shprintzen belirgesi ya da Di-George belirgesi olarak da adlandırılır.

kamış kıskançlığı Kadının, erkeğin sahip olduğu cinsel organa dair kıskançlığını anlatan kavram. Bazen kadının erkeklere yönelik genel kıskançlığını ifade etmek üzere kullanılır.

kamışsal evre Ruhsal cinsel gelişimde üçüncü evre, makatsal evreyi izleyen ve yaklaşık 2-3 ila 6 yaş arası dönem. Bu evrenin egemen gelişim çatışması Oedipus karmaşasının çözülmesi ile sonlanır. Bu sürede cinsel ilgi, merak ve zevk veren deneyimler erkeklerde kamış, kızlarda kamışçıkta odaklanmıştır. Oedipal evre olarak da adlandırılır.

KAMT Kısa Akıl Muayene Testi.

kamu hastanesi Maddi kazanç amacıyla kurulmamış olan devlet hastanesi.

kan düzeyi Kullanılan ilacın kan serumunda ölçülen düzeyi. İlacın tedavi aralığında olup olmadığını değerlendirmek için ya da zehirlenme durumlarında yararlı bir incelemedir.

kan ürküsü Kan görmekten olağandışı biçimde korkmak.

kan-alkol düzeyi Alkol alımından sonra kanda ölçülen düzey. Bağımlılık tedavisinde hastaların kan alkol düzeyi izlenir. Değeri <10mg/dL ise olumsuz kabul edilir, >300mg/dL ağır zehirlenmeyi gösterir ve hızla tedavi gerektirir, >400mg/dL ölümcül olabilir.

kan-beyin engeli Merkezi sinir dizgesi ile dolaşım dizgesi arasındaki madde alışverişini denetleyen bir dizi zar yapı. Aynı zamanda beyin omurilik sıvısıyla damarlar arasındaki dengelenimin korunmasını sağlar. Birçok büyük molekül, zararlı maddeler, bağışıklık hücreleri ve sargan gibi yabancı organizmalar bu engeli geçemez.

Kandel, Eric R. (1929-) Avusturya kökenli Amerikalı ruh hekimi ve sinirbilimci. Belleğin sinirsel düzenekleri üzerine yaptığı çalışmalardan dolayı 2000 yılında Nobel Fizyoloji ödülü almıştır. Bellekle ilgili çalışmalarını kendi yaşamöyküsüyle birlikte anlattığı (2006) kitabı *Belleğin Peşinde Yeni Bir Zihin Biliminin Doğuşu* adıyla 2011 yılında Türkçe'ye çevrilmiştir.

Kanner belirgesi *Bakınız* bebeklik otizmi.

kansızlık Kanda (alyuvarlarda) bulunan hemoglobin düzeyinin düşük olması. Orta ve ileri durumlarda halsizlik, yorgunluk, başağrısı, çarpıntı, kaygı, sinirlilik ve uykusuzluk görülebilir.

kapalı alan ürküsü Kapalı ya da dar alanlardan olağandışı düzeyde korkma.

kapatım Kişinin genellikle kendi istenci dışında akıl hastanesine kapatılmasını içeren yasal süreç. *Bakınız* zorunlu tedavi, zorunlu yatış.

kapılama Duyu merkezlerine ulaşan uyarıların, dikkatin o anda yöneldiği uyarıcı ya da duyu kanallarına bağlı olarak seçici şekilde engellenmesi. Dikkat bir duyu örüntüsü üzerinde yoğunlaştığında diğer duyusal örüntüler daha sığ düzeyde işlenir ya da kapatılır. *Ayrıca bakınız* algısal süzme.

kapsam geçerliği Ölçek içeriğinin amaca uygun olup olmadığının, maddelerin araştırılan alanı ölçüp ölçmediğinin, hedeflenen alanı yeterli düzeyde değerlendirip değerlendirmediğinin hesaplanması. İçerik geçerliği de denir.

kara özdek Ortabeyinde yer alan önemli bir çekirdek. Buradan köken alan sinir hücreleri önbeyindeki temel çekirdeklere ulaşır, hareket ve kas geriminin eşgüdümünü sağlar. Bu çekirdekteki dopamin hücrelerinin yozlaşması Parkinson hastalığına neden olur.

kara yama belirgesi Katarakt ameliyatından sonra kullanılan göz bantları nedeniyle oluşan duyusal yoksunluğun neden olduğu çıldırı.

karabasan bozukluğu Sık kabus görme ve bu nedenle uykusuz kalmayla giden uyku bozukluğu. Çoğunlukla uykunun ikinci yarısında HGH-D dönemde ortaya çıkar.

karaçöküntü Hazyitimi, çok erken uyanma, kilo kaybı, ruhsal devinimsel yavaşlama, derin suçluluk ve umutsuzluk duygularıyla giden ve genellikle özkıyım düşünceleriyle ilişkilendirilen ciddi çöküntü.

karamsarlık Her şeyi kötü görme ve olumsuz tarafından yaklaşma eğiliminin olduğu duygusal durum ya da kişilik özelliği.

karanlık ürküsü Karanlıktan ya da geceden olağandışı biçimde korkma.

karar ağacı *Bakınız* akışka.

karar verme Olaylara ilişkin olasılık hesabı yaparak belirlenmiş hedeflere ulaşmak için seçenekler arasından seçim yapma yetisi.

karbamazepin İkinci kuşak tutarıkgiderici ilaç. Taşıntı tedavisinde, davranış bozuklukları ve sınır kişilik bozukluğu tedavisinde kullanılır.

kardeş Ortak anababası olan iki ya da daha fazla kişiden biri.

kardeş rekabeti Kardeşler arasında herhangi bir konuda baş gösteren ve kıskançlığa dayanan yarışma. Anababanın dikkati, ilgisi, sevgisi ve ödüllerine ilişkin rekabet.

karıncalanma Küçük böceklerin vücutta gezinmesi hissi veren dokunma varsanısı. Kokain yoksunluğu ve titremeli delirimde görülür.

karıncık Beyinde iki yan, üçüncü ve dördüncü olmak üzere içi beyin-omurilik sıvısıyla dolu olan alanlar.

karıştırıcı değişken Deneysel bir çalışmada, bağımlı değişkeni bağımsız değişkenlerle birlikte ya da bağımsız değişken yerine etkileyen, denetlenmediği ya da etkisi hesaba katılmadığı zaman araştırma sonucunu değiştirebilen değişken.

karma özellikler gösteren İki uçlu bozukluğun o sıradaki belirti kümesine göre taşıntı, çöküntü ya da coşuntu gibi özelliklerin eşzamanlı görüldüğünü belirtmek üzere kullanılan terim.

karmaşa Jung tarafından ileri sürülen terim. Hastalıklı davranışı ortaya çıkaran, baskılanmış anı, duygu ve düşüncelerin tümü.

karmaşık kısmi nöbet Tekrarlayan davranış bozukluklarıyla giden sara türü. Karmaşık varsanı ya da yanılsamaların (sıklıkla tat ve kokuyla ilgili) gelen nöbeti haber verdiği, genellikle rüya benzeri bozulmuş bilinç durumunu içeren, bellek bozulmalarının, yineleyen, özişler ya da amaçlı gibi görünen davranışların olduğu nöbet türü. Şiddet davranışı görülebilir. EBÇ'de şakak yumrusunda nöbet odaklarını işaret eden dalgalar görülür. Ayrıca, ruhsal devinimsel sara ve şakak yumrusu sarası olarak da bilinir.

karmaşık yas *Bakınız* inatçı karmaşık yas bozukluğu

karşı aktarım Sağaltmanın hastasına karşı bilinçli ya da bilinçdışı verdiği duygusal tepki. Hastanın gereksinimlerinden çok sağaltmanın ruhsal gereksinimleriyle belirlenir ve eğer denetlenmezse hastanın önceki örselenme öyküsünü pekiştirebilir. *Ayrıca bakınız* aktarım.

karşı konulamayan dürtü Kişi eğer bir suçu ruhsal hastalık nedeniyle karşı koyamayacağı bir dürtünün etkisinde işlediyse, o suçtan sorumlu tutulamayacağını belirten kavram. Mahkeme ancak suçlanan kişinin yanında polis olsa dahi o davranışı yine de gerçekleştireceğine dair karar verirse kişide karşı koyamadığı dürtü olduğu kabul edilir.

karşıcinsellik Karşı cinsten kişiler arasındaki cinsel çekicilik ya da ilişki. *Karşılaştırın* çiftecinsellik, eşcinsellik.

karşılaşım grubu 1914'te Jacob Moreno tarafından geliştirilen, grup içinde bireysel ilişkilerin deneyimlenmesini vurgulayan, anlaksal ve öğretici önerileri en aza indiren duyarlılık eğitimi. Grup, geçmişte yaşanan sorunlarla ilgilenmek yerine, şimdiki zamana ve gruba getirilen soruna odaklanır. *Ayrıca bakınız* duyarlılık eğitim grubu.

karşılıklı engelleme ve duyarsızlaştırma Kaygı doğuran uyaranların rahat ve destekleyici bir çevreyle ilişkilendirilerek koşullandırıldığı davranış tedavisi. Böylece uyaranlarla ilişkili kaygının azalması beklenir. *Ayrıca bakınız* dizgeli duyarsızlaştırma.

karşıt cinsiyetçilik Karşıt cinsiyette olma arzusuyla giden cinsel kimlik bozukluğu. Çocukluğundan beri karşı cinsin rollerini benimsemiş olan bu bireylerin bazıları cinsiyet değiştirme ameliyatı geçirir, beraberinde yoğun hormon tedavisi ve ruhsaltedavi alır. *Karşılaştırın* karşıt giysicilik.

karşıt giyinme *Bakınız* karşıt giysicilik.

karşıt giysicilik Cinsel uyarı amacıyla karşı cinsin giysilerini giymeyle giden çarpık cinsellik. Çoğunlukla erkeklerde kadın gibi görünmek için duyulan güçlü arzu şeklindedir. Ayrıca karşıt giyinme olarak da adlandırılır. *Karşılaştırın* karşıt cinsiyetçilik.

karşıt olma karşı gelme bozukluğu Yaygın olumsuzculuk ve sürekli tartışmacılığın olduğu, mantıklı öneri ve ikna çabalarına karşı direnmeyle giden çocukluk dönemi ruhsal bozukluğu.

karşıt tepki oluşturma Kişinin bilinçli ya da bilinçdışı olarak barındırdığı çocuksu istek ya da dürtülerin tam karşıtı olan toplumsal tutum ya da ilgiler geliştirdiği bilinçdışı savunma düzeneği. İçgüdüler, amaçlarına doğrudan götüren yol kapalı olunca karşıtına dönüştürülerek doygunluk sağlanmış olur.

karşıtetkin İlaçbilimde diğerinin eylemini azaltan ya da engelleyen madde anlamındadır. Örneğin, uyuşturucu maddelerin etkilerini tersine çevirdiği için aşırı doz opiyoid tedavisinde nalokson kullanılır. *Karşılaştırın* eşetkin.

kaseriten yanal sertleşim (KYS) Devinimsel sinir (motor nöron) hastalıkları grubunun en sık görüleni. Kaslara ileti gönderen üst ya da alt devinim yolları sinirlerinin tutulumu sonucunda ortaya çıkar. Kaslarda güçsüzlük, kasım (spastisite), abartılı tepkeler, felç ve büzüşüm görülebilir. Genellikle 50-70 yaşları arasında sinsi başlar, araya giren diğer nedenlerle birkaç yılda ölümle sonuçlanır.

kasıntı Kasların yavaş ve uzun süreli kasılmasıyla oluşan hareket dizgesi rahatsızlığı. Göreceli olarak beden duruşunda sapmalara yol açan baskın bir hareket bozukluğu ortaya çıkar. Genellikle çıldırıgiderici ilaç kullanımında iven kasıntı tepkisi olarak görülür. Geç kasıntı da olabilir.

kasışım Hareketlendirici nitelikte öznel huzursuzluk duygusu. Sürekli hareket etme gereksinimi vardır. Çıldırıgiderici ilaçların yan etkisi olarak ortaya çıkabilir. Çıldırılı kışkırtıyla karışabilir.

kasıt Zarar verme niyeti anlamına gelen tüzel terim.

katarsis *Bakınız* boşalım.

katatoni *Bakınız* katılakalım.

kategorik değişken Anlamlı sayısal değerlere yüklenemeyen, ikili ya da çoklu özellik. Kadın/erkek, evli/bekar/boşanmış/dul gibi. Çoklu kategorik değişken basit ya da sıralı olabilir.

katekolamin Bir katekol grubu içeren dirimsel monoamin. Norepinefrin, epinefrin ve dopamin çevresel ve merkezi sinir dizgesi etkinliği üzerine önemli etkileri olan katekolaminlerdir.

katılakalım Aşırı hareketlenme, hareketsizlik, yineleyici davranışlar, konuşmazlık, duruş-alım, olumsuzculuk, geçiklik, yankılama ya da yansılama gibi belirgin davranış düzensizliklerinden oluşan klinik belirge. RB-TSE-5'te katılakalım tek başına bir tanı olmakla birlikte usyarılımında, diğer duygudurum ve çıldırılı bozukluklarda, ilaç kullanımında, alkol-madde kullanımında ya da altta yatan tıbbi durumlara bağlı olarak ortaya çıkabilir.

katılakalım durumu Genellikle usyarılımıyla ilişkili hareketsizlikle giden durum.

katılakalım duruş-alımı Uygunsuz ya da tuhaf beden duruşları. Uzun süre korunabilir.

katılakalım geçikliği Hastaların çevrelerinin bilincinde olduğu geçiklik hali.

katılakalım katılığı Sabit ve uzun süren, değişmeye dirençli hareketsel konum.

katılakalım taşkınlığı Katılakalım türü usyarılımında görülen denetlenemeyen taşkın hareketlenme. Katılakalım durumundaki hasta aniden taşkınlaşır, bu durum şiddete yol açabilir.

katılakalım türü usyarılımı Usyarılımının ender görülen bir türüdür. RB-TSE-5'te yer almamaktadır. *Bakınız* katılakalım.

katılık 1. Bir kişilik özelliği olarak değişime karşı direnç. 2. Kaslarda aşırı gerim olması.

katlanç Tekrar tekrar verildikten sonra, aynı ilaç dozunun eskisi gibi etki etmemesi ya da özgün dozda görülen etkiye ulaşmak için verilen dozun artırılması gerektiğini belirten olgu.

kavram 1. Herhangi bir nesne ya da olayın temel öğe ve özelliklerini temsil eden soyut tasarım. 2. Değişik deneyimlere uygun düşen dilsel kökenli her türlü tasarım, düşünce, imge.

kavram geçerliği *Bakınız* yapı geçerliği.

kavrama 1. Bir anlam ya da ilişkiyi düşünme, imgeleme ve tasarlama yetisi. 2. Ussal süreç olarak kavram oluşturma. 3. Belirli bir ussal tutum.

kavrayamazlık Usyürütme ya da kavrama yetisinde yetersizlikle nitelenen ciddi ussal yoksunluk.

kaygı bozuklukları Kaygının işlevselliği bozacak düzeyde şiddetli olduğu bozukluk grubu. RB-TSE-5'te kaygı bozuklukları çatısı altında ayrılma kaygısı bozukluğu, seçici konuşmazlık, özgül ürkü, toplumsal kaygı bozukluğu, ürküntü bozukluğu, alan ürküsü ve yaygın kaygı bozukluğu yer alır.

kaygı dönüşümcesi *Bakınız* ürkü bozukluğu.

kaygı durumu Ürküntü ve kaygıyla aşırı uğraş. Belirgin bedensel belirtiler ortaya çıkar.

kaygı Kökeninde korku olan endişe duygusu. Korku belirli bir nedene tepki olarak ortaya çıkarken kaygı belirsiz ya da önemsiz nedenle ortaya çıkar. Kaygılanan kişi aslında gerçekçi olmayan bir korku yaşamakta, sanki kötü bir şey olacak düşünce ve duygularının etkisinde kalmaktadır. Ruhsal çözümleyici kuramda kaygı; bilinç dışı olan, nesnesi kişice tanınmayan içten tehlikelere karşı oluşan tepki olarak ele alınır.

kaygı sinircesi İlk olarak Sigmund Freud tarafından tanımlanan, genel uyarılganlık, kaygılı beklenti, vicdan azabı, kaygı atakları ve ürkülerle giden belirge. RB-TSE'de yaygın kaygı bozukluğuna karşılık gelir.

kaygıgiderici Sayrıl kaygı ve ilişkili belirtileri tedavi etmek için kullanılan bir grup ruhsal sağaltıcı ilaç. Benzodiazepinler ve buspiron bu grubun üyesidir. Kaygısavar ve yatıştırıcı olarak da bilinir.

kaygılı bağlanma Mary Ainsworth tarafından tanımlanan, annenin yaklaşımına çocuğun eşzamanlı ancak karşıt olarak istek duyması ve bundan kaçınması. Çocuk, anne gidince ağlar, gelince annenin yanına koşar fakat anneye vurma ve tekmeleme davranışı gösterir. *Karşılaştırın* kaçıngan bağlanma, güvenli bağlanma.

kaygısavar ilaç *Bakınız* kaygıgiderici.

kayıt *Bakınız* bellek.

kayıtsız çekilme *Bakınız* çekilme.

kayıtsızlık Kişinin çevresine ilgi duymaması ve duygusal katılımının olmaması. Usyarılımı ve çöküntüde görülür. *Bakınız* çekilme.

kayma Maddeyi bırakma dönemindeki bir bağımlının, sürçme durumundan daha uzun süre alkol-madde kullanması. Ancak bu kullanım bağımlılık davranışının gelişmesine ve bırakıldığında yoksunluk bulgularının ortaya çıkmasına yol açacak kadar uzun sürmez. *Ayrıca bakınız* sürçme.

kaynaşma *Bakınız* grup kaynaşması.

kaza yatkınlığı Ruhsal sorunlar nedeniyle kaza yapmaya eğilimli olma.

kaza-i rüşt *Bakınız* erginleştirilmiş çocuk.

K-dalgası *Bakınız* hızlı göz hareketi dışı uyku.

kedi miyavlaması Beşinci kromozomun belirli bir bölümünün kaybı nedeniyle fiziksel ve anlaksal geriliğin eşlik ettiği tiz kedi sesiyle giden kalıtsal belirge. Miyavlama belirgesi olarak da bilinir.

kekemelik Ses, hece ya da sözcüklerin tekrarı, uzaması, olağan konuşma akışını bozan olağandışı duraklamalarla giden konuşma bozukluğu. Sıklıkla göz kırpma, yüz ekşitme, kafa sallama ya da beklenmedik beden hareketleriyle birliktedir. Ayrıca pepeleme ve çocuklukta başlayan akıcılık bozukluğu olarak da adlandırılır.

kendi kısımlarını tanımazlık Kişinin beden bölümlerini tanımaması ve tanımlayamaması. *Ayrıca bakınız* parmak tanımazlık.

kendiliğinden itaat Verilen emirlere yargılama yapmaksızın katı bir şekilde boyun eğme. Katılakalımın bir özelliğidir.

kendilik Dış dünyada varolan diğer nesnelerden farklı olarak bilinçli ve bilinçdışı boyutlarıyla yaşanan, duyumsanan ve algılanan tüm ruhsal bedensel özellikler. Fiziksel ve ruhsal bütünlük. *Ayrıca bakınız* benlik.

kendilik duyumu Kişinin bireysellik ve biricikliğini imleyen kendilik algısı.

kendilik imgesi Kişinin kimliği, kişiliği, dış görünüşü ve bir insan olarak değeriyle ilgili algısı.

kendilik kavramı Kişinin algı, düşünce ve duyumlarıyla kendisi hakkında geliştirdiği görüşler.

kendine uydurma Zorlayıcı koşullara, kendini merkeze alıp çevreyi değiştirmeye çalışarak uyum sağlama. *Karşılaştırın* kendini uydurma.

kendine yardım grubu Bir yönetici olmaksızın, aynı sorunu yaşayan bireylerin sorunlarının çözümü için kendi kendilerine yardımcı olmak amacıyla oluşturduğu grup. Türellik ve kaynaşma temel özelliğidir. Adsız alkolikler, şizofreni aile grupları gibi.

kendine zarar veren kişilik bozukluğu Kişilerin keyif verici deneyimlerden kaçındığı ya da bu deneyimleri engellediği, daha iyi seçenekler olsa bile, olumsuz durumlara ya da ilişkilere çekildiği bozukluk. Olumlu kişisel olaylar suçluluk ya da çökkünlük doğurur, başkalarından gelen yardım teklifleri reddedilir, kızgınlık ya da reddetme tepkileri davet edilir, bu da onları incinmiş ya da küçük düşürülmüş hissettirir. Özezer kişilik bozukluğu olarak da bilinir. Sınıflandırma dizgelerinde BTA kişilik bozukluğu şeklinde yer alır.

kendini açma Bireysel ya da grup tedavi ortamında kişisel duygu, düşünce, özlem, beklenti ve düşlemlerini açığa vurma.

kendini damgalama *Bakınız* içselleştirilmiş damgalama.

kendini gerçekleştiren kehanet Kişinin sonradan gerçekleşecek bir davranışı önceden tahmin ettiği durum. 'Sakınan göze çöp batar' türü gerçekleşen bir beklenti ya da inanç. Bir kişi ya da grupla ilgili beklentilerin gerçekleşme süreci.

kendini gerçekleştirme Abraham Maslow'un (1908-1970) tanımladığı, insanları sağlıklı gelişimin en üst düzeyine yönelten doğuştan gelen özellik. Anlamlı ve doyumlu bir yaşam sürmeyi sağlayan amaçların olması, kendi gücünü açığa çıkarabilme, yeterliliklerini ortaya koyabilme durumu.

kendini ifade 1. Hedeflerine ulaşmak amacıyla kişinin duygu ve düşüncelerini açığa vurması. 2. Kişinin duygu, düşünce, özlem, beklenti, düşlem ve yeteneklerini sanat, şiir, resim, oyun gibi araçlarla dışa vurması.

kendini kandırma Kişinin yetersizlik, kusur ve tutarsızlıklarını görmezden gelmesi. *Bakınız* yadsıma.

kendini nesneleştirme Kişinin bedenini, gözlenebilir özellikleriyle üçüncü kişilerin bakış açısından değerlendirmesi. 'Nasıl görünüyorum?' gibi.

kendini uydurma Zorlayıcı koşullara kendi içsel süreçlerini değiştirerek uyum sağlama. *Karşılaştırın* kendine uydurma.

kendini yaralama Özkıyım düşüncesi olmaksızın, bedenine morarma, kanama ya da acıya neden olacak şekilde kasıtlı olarak zarar verme. Örneğin, kollarına jilet atma, derisi üzerinde sigara söndürme gibi davranışlar.

kendini-görme çıldırısı Kişinin kendi görüntüsünü görmesi şeklinde ortaya çıkan bozukluk. Genellikle ruhsal kaynaklıdır, ancak şakak ve yanbeyin yumrularındaki hasarlardan da kaynaklanabilir.

kenevir *Bakınız* esrar.

kesi-çıkarım Bedenin bir parçasını çıkarma, örneğin yumrukesim ya da kısım-çıkarım.

kesilme belirgesi Kişinin bağımlı olduğu bir ilaç ya da kimyasal maddeyi almayı bıraktığında ortaya çıkan işaret ve belirtiler (kaygı, terleme, kramplar, baş ağrısı, uykusuzluk) kümesi. Ani kesme/bırakma durumundan hemen sonra ortaya çıkması daha olasıdır, fakat birkaç gün sonra da ortaya çıkabilir. Özgün klinik özellikler belirli ilaç ya da madde için ayırt edici niteliktedir. Ayrıca yoksunluk belirgesi olarak da adlandırılır.

kesinti *Bakınız* alkole bağlı kesinti.

kesintili cinsel ilişki Erkeklerde cinsel ilişkinin boşalmadan hemen önce bilinçli olarak kesilmesi.

kesitçekim *Bakınız* bilgisayarlı kesitçekim, artıcık yayıcı kesitçekim.

kesitsel çalışma tasarımı Belirlenen toplum örnekleminde herhangi bir bozukluk, durum, sorun, tutum ya da konunun yaygınlık ya da ilişkiselliğini belirlemek için kullanılan çalışma tasarımı.

kesitsel değerlendirme Kişiyi o sıradaki durumuyla ilgili olarak değerlendirme. Doğru tanı ve uygun tedavi için kişinin geçmiş, şimdiki ve gelecekteki olası süreçleriyle değerlendirilmesi daha uygundur.

keşifçi davranış Bedensel bir gereksinim olmamasına karşın yeni yer, ortam, kişi ya da nesneleri arama ve inceleme davranışı.

ketamin NMDA almaç karşıtetkin özellikli duyuyitirici (anestetik) madde. Varsandıran etkili olup kötüye kullanım riski vardır.

ketiyapin İkinci kuşak çıldırıgiderici ilaç. Usyarılımı yanı sıra iki uçlu bozukluk tedavisinde de kullanılır.

ketlenme Bilinçdışı duygusal etmenlerle, düşünce süreçlerinin ya da konuşmanın istemsiz olarak duraklaması ya da kesilmesi. Düşünce yoksunluğu olarak da adlandırılır.

ketlenmiş cinsel heyecan Kadında cinsel istek/uyarılma bozukluğu için eskiden kullanılan terim.

ketlenmiş erkek dorudoyumu Erkekte cinsel ilişki sırasında boşalmanın gerçekleşmemesi ya da boşalmada zorluk yaşanması. Boşalma yetersizliği ya da geç boşalma olarak da adlandırılır. *Ayrıca bakınız* birincil geç boşalma, ikincil geç boşalma.

ketlenmiş kadın dorudoyumu Kadında dorudoyumun tekrarlı ve süreğen biçimde olmaması. Kadının özdoyurum ya da cinsel birleşme yoluyla dorudoyuma ulaşamaması. Dorudoyum yitimi olarak da adlandırılır.

keyfi çıkarım Destekleyici kanıtlar olmadığı ya da tersi söz konusu olduğu halde belirli bir sonucu benimseme şeklinde bilişsel çarpıtma. Sonuca atlama ya da duygudan sonuca atlama olarak da bilinir.

KG Kıvrımlaşma Göstergesi.

KGİÖ Klinik Genel İzlenim Ölçeği.

kıdem düzeni Bir kurum ya da örgütteki sıradüzen (hiyerarşi) ya da yetki sırası.

kılgı Uygulama, alıştırma yapmak.

kılgın Kolay uygulanır.

kın kasılması Kadın cinsel organında, cinsel birleşme sırasında ortaya çıkan, genellikle ruhsal kökenli ağrılı kasılma. Başlangıcı cinsel birleşme hazırlığı sırasında olduğunda kamışın girişi olanaksızlaşır. *Ayrıca bakınız* ağrılı cinsel ilişki.

kırbaçlama Cinsel uyarılma sağlamak için yapılan kırbaçlama ya da kırbaçlanma eylemi.

kırılgan X belirgesi X kromozomundaki değişinimden kaynaklanır. Anlak gelişim bozukluğu, büyük kafa, uzun yüz, belirgin kulaklar ve erkeklerde büyük testisler gibi özellikleri vardır. Kalıtsal zeka geriliğinin Down belirgesinden sonra en sık görüldüğü durum.

Kısa Akıl Muayene Testi (KAMT) Genel bilişsel durumu hızlı değerlendirmek için sıkça kullanılan test. Yönelim, bellek, dikkat, hesaplama, dil ve görsel-uzamsal yetileri inceleyen 19 maddeden oluşur. Toplam 30 puanlık testten 25 altında alınması olası bilişsel bozukluğu düşündürtür. *Ayrıca bakınız* bilişsel tarama testleri.

kısa çıldırılı bozukluk Genellikle önemli bir zorlanımın ardından ender olarak da herhangi bir zorlanım olmaksızın aniden başlayan ve 4 haftadan kısa süren çıldırı belirtilerinin varlığında konan RB-TSE-5 tanısı. Kısa tepkisel çıldırı olarak da adlandırılır.

kısa konuşma Kendiliğinden konuşma miktarında azalmayla giden durum. Sorulara verilen yanıtlar kısa ve ayrıntısızdır. Verilmesi gereken ek bilgi ya çok az ya da yoktur. Çöküntü, usyarılımı ve organik ruhsal bozukluklarda görülür. Düşünce fakirliği olarak da adlandırılır.

Kısa Psikiyatrik Değerlendirme Ölçeği (KPDÖ) Usyarılımı ve diğer çıldırılı bozukluklarda çıldırı ve duygudurum belirtilerini diğer ruhsal belirtilerle birlikte, hafiften ağıra 7'li derecelendirmeyle değerlendiren, 16 ve 24 maddelik formları olan ruhsal değerlendirme ölçeği.

kısa ruhsaltedavi 10-15 oturumla sınırlı olan ve bu sürede davranış değiştirmeyi hedefleyen tedavi. Bireysel ve grup olarak uygulanabilir.

kısa süreli bellek (KSB) İlk sunumdan saniyeler/dakikalar sonra, algılanan malzemenin tanınması, işlenmesi ya da geri çağrılması. Anlık bellek, kısa süreli bellek ve çalışma belleği kimi yayınlarda birbirinin yerine kullanılmaktadır.

kısa süreli çöküntü dönemi 4-14 gün arasında süren ve yinelemeyen çöküntülü duygudurumla giden RB-TSE-5 tanısı.

kısa tepkisel çıldırı *Bakınız* kısa çıldırılı bozukluk.

kısım-çıkarım Süreğen çıldırı hastalarının tedavisinde kullanılan beyin cerrahisi işlemi. Önbeyin kabuğundaki özgül küçük bir bölgenin ameliyatla çıkarılması işlemidir.

kısırdöngü Sorunun artmasına yol açan davranış örüntüsü. Kişi sorunlarını, sorun yaratan savunma düzenekleri aracılığıyla çözmeye çalıştığı için daha fazla sorun yaşar.

kısıtlama Başkalarına ve kendisine zarar verme olasılığı bulunan hastaların özgürlüklerinin kısıtlanması. Türk Medeni Kanunu 405. maddesinde 'akıl hastalığı ya da akıl zayıflığı nedeniyle işlerini göremeyen ya da korunması ve bakımı için kendisine sürekli yardım gereken ya da başkalarının güvenliğini tehlikeye sokan her ergin kısıtlanır' ve 406. maddesinde 'savurganlığı, alkol-madde bağımlılığı, kötü yaşam tarzı ya da mal varlığını kötü yönetmesi sebebiyle kendisini ya da ailesini darlık ya da yoksulluğa düşürme tehlikesine yol açan ve bu yüzden devamlı korunma ve bakıma muhtaç olan ya da başkalarının güvenliğini tehdit eden her ergin kısıtlanır' şeklinde belirtilir.

kısıtlı duygulanım Duygulanım yoğunluğunda azalma. Donuk duygulanım kadar ileri düzeyde olmasa da belirgin bir azalma vardır.

kıskançlık Bir başkasının üstünlüğüne ya da etki gücüne katlanamama. Başka bir kişinin üstünlük gösterdiği ya da sevilen birinin başkasıyla ilgilendiği kanısına varıldığında hissedilen duygu ve takınılan tutum.

kıskançlık sanrısı Sevgilisi ya da eşinin kendisine sadık olmadığıyla ilgili yanlış inanç.

kısmi hastane yatışı Ruhsal hastalığı olan bireyin yarı zamanlı olarak hastanede kaldığı tedavi dizgesi. *Ayrıca bakınız* gündüz hastanesi, gece hastanesi, hafta sonu hastanesi.

kışkırma Ciddi devinimsel huzursuzlukla giden şiddetli kaygı durumu. Kişi sıkıntılı, gergin, kızgın ve patlama ya da saldırmaya hazır durumdadır. Saldırganlık açısından dikkat edilmesi gereken düzey.

kışkırtılı çöküntü Başlıca belirtileri huzursuzluk, artmış hareketlilik ve hızlanmış düşünceler olan ruhsal devinimsel kışkırmayla birlikte görülen çöküntü hastalığı.

kışkırtılı felç *Bakınız* parkinsonizm.

kıt akıllı Anlak gelişim bozukluğu olarak da adlandırılan zeka geriliği için kullanılan eski terim.

kıvrılım Parmak ya da kol ve bacaklarda istemsiz, yavaş, solucan benzeri kıvrılmaların görüldüğü hareket bozukluğu. Piramit-dışı kasılım türüdür.

kıvrım Beyin kabuğunun oluk oluşturacak şekilde kıvrılmış tepe kısmı.

kıvrım-çıkarımı Beyin kıvrımından bir parçanın alımını kapsayan ruhsal cerrahi işlem.

kıvrımlaşma göstergesi (KG) Bir türün beyin gelişimini gösteren ölçüt. Kabaca tüm beyin yüzeyinin çepeçevre mesafesinin beyin dış yüzeyine oranı olarak ölçülür. Kuşlarda ve sürüngenlerde kıvrımlaşma olmadığı için beyin yüzeyi düz ve kıvrımlaşma göstergesi 1'dir. İnsan anne karnında iken 6. aya kadar beyin neredeyse düzdür (6. ayda KG=1.06), doğumla birlikte kıvrımlaşma artar ve yetişkin insanda kıvrımlaşma katsayısı ortalama 2.6 olur.

kızarma ürküsü Yüz kızarmasına yönelik olağandışı korku.

kızgınlık Benliği zedeleyici bir tutum, engellenme, incinme ya da gözdağı karşısında gösterilen karşı saldırgan nitelikli duygusal tepki.

ki-kare Bir dağılımın şansa ya da deneysel etkenlere bağlı olup olmadığını belirlemek amacıyla kategorik değişkenlerin karşılaştırıldığı sayımbilimsel yöntem.

kimlik Kişinin cinsel, toplumsal, mesleksel ve siyasal açılardan yaşamındaki rol ve kendilik algısı. Kimlikle ilgili sorunlar ergenlik döneminde, usyarılımında, sınır ve delişmen kişiliklerde yaygındır.

kimlik bozukluğu Karmaşık benlik algısı ve toplumsal rol karmaşasıyla birlikte kişisel aynılık duygusunun kaybolması. Ergenlik döneminde sık görülür. Ergenler toplum tarafından kendilerinden beklenen rolleri kabul etmede ve benimsemede zorluk yaşar. Genellikle yalıtım, çekilme, isyankarlık, olumsuzculuk ve aşırılıkla kendini gösterir. RB-TSE-5 tanı kategorilerinde yer almaz.

kimlik bunalımı Kişinin toplumsal, mesleksel ya da siyasal açıdan rol çatışması yaşaması. Kişisel aynılık ve tarihsel devamlılık duygusunun kaybı ve/ya da toplum tarafından beklendiğine inandığı rolü kabul edememe ya da benimseyememe durumudur. Kimlik bunalımı ergenlik döneminde bir geçiş yaşantısı olarak görülebilir. Genellikle sınır kişilik bozukluğunun özelliği olarak karşılaşılır.

kimlik gereksinimi Kişinin bir kimliği benimseme gereksinimi.

kimyasal bağımlılık *Bakınız* madde bağımlılığı.

kimyasal tedavi *Bakınız* ilaç tedavisi.

kimyasalileti İnsanın dış çevreye yaydığı ve başkalarının davranışlarını ya da bedenişlevsel durumlarını etkileyen kimyasal iletim.

kin Öç almayı amaçlayan gizli düşmanlık. Kuşkucu kişiliğin özelliklerindendir. *Ayrıca bakınız* törel duygular.

kip 1. Bir dizi ölçüm içerisinde en sık ortaya çıkan değer. 2. İçinde bulunulan durum, kalıp, duygu.

kirpiksi kas felci Gözdeki uyum kaslarının felci. Çıldırıgiderici ya da çöküntügiderici ilaçların özerk dizge yan etkisi (antikolinerjik etki) olarak ortaya çıkabilir.

kişilerarası beceri Diğer insanlarla ilişkilerinde uyumlu davranışlar gösterebilme yetisi. Duyguları uygun şekilde ifade etme, sorumluluk alma, duyarlılık gösterme ve uyumlu olma bunlar arasındadır.

kişilerarası çatışma *Bakınız* dışsal çatışma.

kişilerarası psikiyatri Harry Stack Sullivan'ın (1892-1949) kişilerarası kuramını temel alan devimsel-kültürel psikiyatri okulu. Her insanın toplumsal-kültürel ve kişilerarası çevreyle etkileşim içinde olan bir varlık olarak görülmesi gerektiğini ileri sürer ve etkileşimli yaşantılara vurgu yapar.

kişilerarası ruhsaltedavi Genel olarak çöküntü tedavisinde kullanılan kısa ruhsaltedavi türü. Sağaltman ve hastanın ilişkilerle ilgili güncel sorunlara odaklandığı tedavi yaklaşık 10-12 oturum sürer. Bu tedaviyle, hastanın benlik saygısının ve çöküntüye yol açan kendine zarar verici davranışlara yönelik algı düzeyinin artması beklenir.

kişilik Bireyin, yaşam koşullarına uyum sağlarken oluşumunu sürdüren kendine özgü düşünsel, algısal ve davranışsal tepki örüntüsü.

kişilik bozukluğu Kişilik yapılanmasında, toplumun kabul edemeyeceği sınırlarda davranış, algı, düşünme ve duygulanım örüntüsünün olması. Çocukluktan itibaren süregiden bir yapılanmadır. Genellikle ergenlik döneminde fark edilir. RB-TSE-5'te kuşkucu, yalıtık, delişmen, gösterişçi, özsever, değertanımaz, sınır, çekingen, bağımlı ve takınaklı kişilik bozuklukları yer alır. UHS delişmen kişilik bozukluğunu delişmen bozukluk olarak klinik belirgeler arasında usyarılımı ve sanrılı bozukluklarla birlikte sınıflar.

kişilik özellikleri Bireyi başkalarından ayıran, tanımlayıcı kişilik özellikleri. *Ayrıca bakınız* ıra.

kişiselleştirme Kişinin kendilik odaklı olması nedeniyle çevredeki olumsuz olayları kendisiyle ilgiliymiş gibi yorumlaması. Bilişsel çarpıtmalardandır.

kitle davranışı *Bakınız* salgın.

kitle dönüşümcesi *Bakınız* salgın.

KKT Kabul ve Kararlılık Tedavisi.

klasik antipsikotik ilaçlar *Bakınız* birinci kuşak çıldırıgiderici ilaçlar.

klasik koşullama *Bakınız* koşullama.

klasik migren *Bakınız* migren.

Klein, Melanie (1882-1960) Erken gelişime dair kuramlarıyla geleneksel Freudcu düşünceden ayrılan İngiliz ruhsal çözümleyici. Klasik ruhsal çözümlemeyi çocuklarda kullanmış ve çocuk çözümlemesinin temellerini atmıştır.

Kleine-Levin belirgesi Belirli aralıklarla ortaya çıkan aşırı uyku ve aşırı yeme dönemlerinin olduğu belirge. Genellikle erkek ergenlerde görülür.

Klinefelter belirgesi Erkeklerde fazladan bir X kromozomunun olduğu (47-XXY) belirge. Küçük testisler, memelerde büyüme, tüysüzlük, kısırlık ve kadınsı görünüm vardır. Ayrıca bu kişilerde zeka geriliği ve değertanımaz davranışlar başta olmak üzere diğer ruhsal sorunlar da sık görülür. *Ayrıca bakınız* Turner belirgesi.

Klinik Genel İzlenim Ölçeği (KGİÖ) Ruhsal bozukluğu olan hastalarda hastalık şiddetini, o hastalık grubu genel olarak düşünüldüğünde, klinik açıdan hafiften ağıra 1-7 arasında puanlayan genel bir değerlendirme aracı. Klinisyenler tarafından sık kullanılır. Şiddet, iyileşme ve tedavi etkisi alt ölçekleri vardır.

klinik ruhbilim Ruhsal hastalıkların anlaşılması, tedavi ve önlenmesi alanında psikoloji ilkelerinin uygulandığı ruhbilim dalı.

klinik ruhbilimci Ruhsal bozuklukların değerlendirme ve tedavisinde uzmanlaşmış, klinik ortamda eğitim almış, belgelendirilmiş ruhbilimci.

klomipramin *Bakınız* üç halkalı çöküntügidericiler.

klonazepam Benzodiyazepin grubundan kaygısavar ilaç. Uzun etki süreli olup bağımlılık yapma riski yüksektir.

klonidin Yüksek kan basıncı tedavisinde kullanılan α-2 adrenerjik almaç eşetkini ilaç. Psikiyatride opiyat arındırma, huzursuz bacak belirgesi, seğirti bozukluğu, alkol yoksunluğu gibi farklı durumların tedavisinde kullanılır.

klorpromazin 1952 yılında keşfiyle çıldırılı bozuklukların tedavisinde çığır açan fenotiyazin türevi birinci kuşak (klasik) çıldırıgiderici ilaç. Uzun süredir kullanılan güvenli bir ilaçtır. İkinci kuşak çıldırıgiderici ilaçların kullanıma girmesiyle görece daha az kullanılmaya başlanmıştır. İki uçlu bozukluk yanı sıra bulantı ve kusma tedavisinde de kullanılır.

klozapin İkinci kuşak çıldırıgiderici ilaç. Tedaviye dirençli usyarılımı olgularında önemli bir seçenektir. Beyaz kürelerde sayıca azalmaya neden olması ve nöbet eşiğini düşürmesi kullanımını kısıtlamaktadır. *Ayrıca bakınız* tanecikli akyuvar yitimi.

Klüver-Bucy belirgesi Şakak yumrusunun hasarlanması sonucunda ortaya çıkan, her şeyi dokunarak ya da ağza alarak inceleme, cinsel etkinlikte artış, görsel tanıma bozukluğu, bellek kusurları, et yemeye yönelik iştah artışı, şiddetli duygusal değişiklikler ve saldırganlıkla giden belirge.

KMU Kafatası Manyetik Uyarımı.

kodlama *Bakınız* bellek.

kognisyon *Bakınız* biliş.

Kohut, Heinz (1913-1981) Hastaların aşırı derecede onaylanma ve kendini yüceltme gereksinimi konusunda farkındalık kazanmalarını içeren ve kendilik psikolojisi olarak anılan ruhsal çözümleme okulunun kurucusu. *Kendilik Çözümlemesi: Özsever Kişilik Bozukluğunun Ruhsal Çözümleyici Tedavisi* ve *Kendiliğin Onarımı* adlı iki önemli yapıtı vardır.

kokain Koka yapraklarından elde edilen güçlü ruhsal uyarıcı madde. Merkezi sinir dizgesinde dopamin geri-alımını ketleyerek aşırı uyarılma, canlanma ve güçlülük duygusu doğurur. Bağımlılık yapma riski çok yüksektir. Ağızdan, burundan ya da damar içi yolla alınan biçimleri vardır. Etki hızı alım yoluna göre değişir. Ayrıca etkili bir bölgesel duyuyitiricidir.

koku varsanısı Ağırlıklı olarak kokuları içeren varsanı. Şakak yumrusunu tutan bozukluklarda yaygındır.

kokusal alınganlık belirgesi Kötü vücut kokusu sanrılarıyla giden tek belirtili kuruntu çıldırısı yerine kullanılan terim.

kokuyitimi Koku alma yetisinde azalma ya da kayıp.

kolinerjik almaçlar Beyinde ve özerk sinir dizgesinde asetilkolinin bağlandığı almaçlar. Nikotin ya da muskarin moleküllerine duyarlılıklarına göre nikotinik ya da muskarinik olarak adlandırılır. Nikotinik almaçlar uyarıcı etki yaparken muskarinik almaçlar hem uyarıcı hem de engelleyici etki yapar.

kolinerjik Sinirgözeleri arasındaki iletime asetilkolinin aracılık ettiği sinir lifi, demeti ya da yolaklarıyla ilintili olan. Örneğin, gevşeltici sinir lifleri ve beden-devinim sinirgözeleri. Ayrıca asetilkolin tarafından etkinleştirilen süreçleri belirtir.

koma Bir uyarı karşısında çok az tepki verilmesi ya da tepkisizlik halinin olduğu uyandırılamazlık durumunu anlatan derin bilinçsizlik hali. Beyin hasarı ya da yaralanmalarında, şekere bağlı ketoasidoz ve üremi gibi durumlarda, alkol ya da diğer ilaç zehirlenmelerinde görülür. Koma benzeri durum katılakalım ve dönüşümcede de görülebilir.

koma tedavisi *Bakınız* insülin koma tedavisi.

konfüzyon *Bakınız* bulanım.

koni Gözün ağtabakasında bulunan, ışığın farklı dalga boylarına duyarlı, renkli görmeye aracılık eden ve mavi, yeşil, kırmızı ışığa duyarlı üç çeşidi olan hücre.

kontrol grubu Deneysel desende, test edilen yöntem ya da etkenin yerine başka bir madde ya da yöntemin uygulandığı karşılaştırma grubu. Örneğin, yeni bir ilacın etkilerini değerlendiren çalışmada kontrol grubuna ilaç yerine ilacımsı verilebilir. *Karşılaştırın* deney grubu.

konuşma baskısı *Bakınız* basınçlı konuşma.

konuşma bozukluğu Konuşma dilini anlama (algısal) ya da sözel dili ifade etme zorluğu (anlatımsal) için kullanılan terim.

konuşma düzensizlikleri Konuşma kaslarının ya da seslendirme organlarının işlev bozukluğuna bağlı olmayan çeşitli dil ve iletişim bozuklukları için kullanılan genel terim.

konuşma içeriği yoksulluğu Niceliksel olarak yeterli ancak niteliksel olarak yetersiz konuşma. Sınırlı, belirsiz ya da tekrarlayan bilgiler verir.

konuşma kusuru Seslendirme organlarının yapısal sorunları ya da bozulmuş duyma yetisinden kaynaklanan hatalı konuşma.

konuşma sesi bozukluğu *Bakınız* gelişimsel sesletim bozukluğu.

konuşma ürküsü Toplum içinde konuşmaktan olağandışı biçimde korkma.

konuşma yetersizliği Çeşitli sayrıl durumlarda görülen sınırlı konuşma.

konuşma yoksulluğu Konuşmanın ileri derecede az olması. Konuşma içeriği yoksullaşmıştır. Düşünce fakirliği olarak da bilinir. *Ayrıca bakınız* kısa konuşma.

konuşmazlık Konuşma yetisinin organik ya da işlevsel kaybı. *Ayrıca bakınız* geçiklik.

kore Rastgele ve istemsiz, hızlı, düzensiz, amaçsız hareketlerle tanımlanan hareket bozukluğu. Kol, bacak, gövde, boyun ve yüz kaslarındaki kasılmalarla dans benzeri hareketler ortaya çıkar. Uykuda geçer. *Ayrıca bakınız* kasılım, Huntington hastalığı.

korku Gerçek ve beklenen bir tehlike ya da yoğun acıya tepki olarak ortaya çıkan, beniz sararması, yürek çarpıntısı, solunum hızlanması, ağız kuruluğu gibi bedenişlevsel belirtilerle giden duygu. *Karşılaştırın* kaygı.

korkusalıcılık Yönetime ya da topluma gözdağı vermek ya da baskı yapmak niyetiyle siyasal, dinsel ya da ideolojik hedefler doğrultusunda korku doğurmak için şiddete başvurma ya da şiddetle tehdit etmek.

koro Güneydoğu Asya ve Çin'in güneyinde görülen iven sanrısal belirge. Hasta, ansızın kamışının küçülüyor olduğu, karnının içinde kaybolacağı ve bunun sonucunda da öleceğine ilişkin yoğun kaygıya kapılır.

Korsakoff çıldırısı Uzun süren alkol bağımlılığında görülen ruhsal bozukluk. Rus sinir hastalıkları uzmanı Sergei Korsakoff (1854-1900) tarafından tanımlanmıştır. Başlıca ayırt edici özelliği, bellekte özellikle yakın tarihli olaylara ilişkin boşlukların oluşması ve kişinin bu boşlukları masal uydurarak doldurmaya çalışmasıdır. Bellek bozukluğu yanı sıra uykusuzluk, varsanı ve sanrılar, kişilik değişiklikleri, yönelim bozukluğu görülebilir. RB-TSE'de alkole bağlı bellekyitimi bozukluğu olarak adlandırılır. Açlık grevleri, beslenme yetersizlikleri ve mide-barsak ameliyatlarından sonra da ortaya çıkabilir. *Ayrıca bakınız* Wernicke beyinsayrısı.

korteks *Bakınız* beyin kabuğu.

korumalı işyeri Süreğen ruhsal hastalığı nedeniyle yetiyitimi olan bireylerin çalıştığı iş ortamı. Temel özellikleri, çalışanların onda sekizinin yetiyitimli bireylerden oluşması, engelli bireylerin çalışıyor olmasının önemsenmesi, üretim yarışının olmaması ve devlet destekli olmasıdır.

korunma gereksinimi olan çocuk Bedensel, anlaksal, toplumsal, duygusal gelişimi ve güvenliği tehlikede olan, boşlanan, kötüye kullanılan ya da suç mağduru olan çocuk.

korunum Piaget'nin bilişsel kuramına göre çocuğun, bir nesnenin fiziksel görünümü değişse de nitelik ve miktarının aynı kalacağına dair farkındalığı. Nesnenin ussal korunumu (süreklilik taşıması) somut işlemler döneminin özelliğidir. *Ayrıca bakınız* algısal değişmezlik.

koruyucu bellek Çocukluk çağından acı veren bir anıyı gizlemek üzere görev yapan bellek anlamında kullanılan ruhsal çözümlemeci terim. Ekran belleği olarak da adlandırılır.

koruyucu psikiyatri Ruhsal hastalıklarla ilgili koruyucu hekimlik dalı. Kapsamı içinde ruhsal bozuklukları önlemeye yönelik girişimler (birincil koruma), hastalığın şiddetini sınırlayan önlemler, erken saptama ve tedavi (ikincil koruma) ve hastalığın doğurduğu yetiyitimini azaltmaya yönelik önlemler (üçüncül koruma) bulunur.

koşullama Davranışta az ya da çok kalıcı değişikliklerin öğrenilmesi ya da edinilmesiyle sonuçlanan işlem. Koşullamanın iki ana türü vardır: 1. Klasik koşullama, yüksüz bir uyaranın, doğal bir tepki (koşulsuz tepki) ortaya çıkmasına neden olan bir uyaranla (koşulsuz uyaran) tekrarlayan şekilde eşleştirilmesi sonucunda bu tepkiyi (koşullu tepki) yüksüz uyaranın kendisinin doğurmaya başlamasıdır (artık, koşullu uyaran). Pavlov koşullaması olarak da bilinir. 2. B. F. Skinner tarafından geliştirilen edimsel koşullama ise kendiliğinden ifade edilen (edimsel) davranışların ödüllendirilmesi (pekiştirilmesi) ya da cezalandırılmasıyla bu davranışta (pekiştirme durumunda) artış ya da (cezalandırma durumunda) azalış görülmesi. Araçsal koşullama olarak da adlandırılır. *Ayrıca bakınız* davranış tedavisi.

koşullama tedavisi *Bakınız* davranış tedavisi.

koşullu pekiştirici *Bakınız* pekiştirme.

koşullu tepki *Bakınız* koşullama.

koşullu uyaran İlişiksiz bir uyaranın koşulsuz uyaranla birlikte canlıya yeterince uygulanması sonucunda koşulsuz uyaranınkine benzer özellik kazanması. *Bakınız* koşullama.

koşulsuz tepki Herhangi bir koşullama sürecinin başında belirli bir uyarana karşı oluşan doğal tepki. *Bakınız* koşullama.

koşulsuz uyaran Belirli bir tepkiyi doğal olarak harekete geçiren uyaran. *Bakınız* koşullama.

koşut dağılımlı işlemleme Beyin kabuğunda yer alan sinir dizgesi birbiriyle etkinleşen ayrı sinir/birim katmanlarından oluşur. Hem birim katmanları arasında hem de katman içinde bağlantılar vardır. Bilgi işleme bu katmalarda bir dizi birimin eşzamanlı olarak birbirine koşut işlemesiyle gerçekleşir. Böylece farklı bilişsel işlevler aynı anda gerçekleşebileceği gibi, bir bölge ya da birimde engellenen bilgi başka bir koşut birimin yardımıyla tamamlanır. Bilgi belirli bir bölgede depolanmış değil, temsili dağılımlıdır, birimler arasındaki bağlantılarda saklanır, deneyim sonucu bağlantı gücündeki değişmelerle öğrenme gerçekleşir. *Bakınız* ardışık işlemleme

kökenbilim Bir dildeki kök, sözcük ve sözlerin ne zaman ortaya çıktığını, nereden geldiğini ve hangi evrelerden geçtiğini araştıran dilbilim alanı.

köpek ürküsü Köpeklerden olağandışı korku duyma.

köprü Beyin sapının, soğaniliğin üstünde ve orta beynin altında yer alan merkezi bölümü. Beyinciğin iki yarısı arasında bir köprü gibi göründüğü için bu adı almıştır.

kör görüşü Körlüğü olan bazı bireyler, beyin hasarının çaprazındaki görsel alan kusurunda, o alandaki uyaranı görmez. Ancak o alandaki uyarıcılarla ilgili kırmızı mıydı, hareketli miydi gibi sorular sorulduğunda doğru yanıt verebilirler. Bu yetinin görsel uyarıcıları farklı yollarla işlemeye dayandığı düşünülmektedir. *Ayrıca bakınız* usgörü.

kör nokta Ruhbilimde, kişinin farkına vardığında acı verici ya da hoş olmayan duyguların açığa çıkmasına neden olacağı için baskıladığı, kişiliğinde farkında olmadığı alan. Bireysel ya da grup tedavisinde bu tür kör noktaların dolaylı olarak düşünce, niyet ve duygular şeklinde açığa çıktığı düşünülür.

kösnü Freud'a göre cinsel içgüdüyü de kapsayan, bütün varlığı koruyucu içgüdü. Yaşam içgüdüsü. *Bakınız* cinsel dürtü.

kösnül aktarım Cinsel ilgi ve isteğin sağaltmana yöneltilmesi.

kösnül bölge Cinsel olarak uyarılabilen beden bölgesi. Temel olarak cinsel organlar, makat ve ağız gibi vücut bölgeleri.

kötü kokma ürküsü Kötü kokma ya da temiz olmamaktan olağandışı biçimde korkma.

kötülük görme sanrısı Rahatsız edildiği, kötülük ya da zarar gördüğü, saldırıya uğradığı, kendisine baskı yapıldığı ve komplo kurulduğuna yönelik yanlış inanç.

kötüye kullanım 1. Çoğunlukla çocuk, yaşlı ya da eşlere fiziksel ya da ruhsal olarak saldırma ya da yaralama. *Ayrıca bakınız* hırpalanmış çocuk belirgesi. 2. İlaç, madde ya da alkolün işlevselliği bozacak düzeyde kötüye kullanımı.

KPDÖ Kısa Psikiyatrik Değerlendirme Ölçeği.

Kraepelin, Emil (1856-1926) Psikiyatrik sınıflandırma ve tanı dizgeleri konusunda öncü çalışmalarıyla tanınan ve 1899 yılında yazdığı *Psychiatrie* kitabında taşıntı çöküntü çıldırısıyla (manik depresif psikoz) erken bunamayı (usyarılımı) birbirinden ayıran Alman ruh hekimi. Ruhsal hastalıkların kökeninde dirimsel ve kalıtımsal etmenlerin yattığını öne sürmüştür. Çalışmalarını geniş ölçekli, klinik yönelimli ve yaygınlık bilimi ilkelerine uygun yürütmüş olan Kraepelin çağdaş ruh hekimliğinin, ruhsal ilaçbiliminin ve ruhsal kalıtımbilimin kurucusu olarak kabul edilir.

kreatin fosfokinaz (KFK) Kreatini yıkarak kreatinine dönüştüren enzim. Yürek, iskelet kası ve daha az yoğunlukta olmak üzere beyin dokusunda bulunur. Dolaşımda bulunması bu dokularda bir örselenme olduğunu gösterir. Aşırı KFK düzeyi yüksekliği sinirtutan kötücül belirgenin tanı koydurucu özelliklerindendir.

kreatinin Kreatin fosfatın yıkılması sonucu iskelet kasında sürekli olarak ortaya çıkan yıkım ürünü. Kas kitlesi ve böbreklerin süzme durumuna göre kan düzeyi değişir. Psikiyatride yeme bozuklukları ve lityum kullanımı açısından önemlidir.

krize müdahale Genel hastanelerde ya da psikiyatri hastanelerinin acil servislerinde iven ruhsal durumlarda hastalığı ortadan kaldırmaktan ziyade etkilenimi azaltmaya yönelik hızlı tedavi yaklaşımı. Tedavi yaklaşımı daha çok çevresel değişikliklere odaklanmakla birlikte kişilerarası ilişkiler ve ruhsal etmenler de göz önünde bulundurulur.

kromozom Hücre çekirdeğinde yerleşik, kalıtımsal malzemeyi taşıyan iplikçikler. Kalıtım malzemesi her hücrede 23 çift kromozom içine yerleşiktir. Her kalıt (gen) belirli bir kromozom üzerinde yer alır ve kalıtlar biri anneden biri babadan olmak üzere iki parçalıdır.

KSB Kısa Süreli Bellek.

kubar Kenevir bitkisinin (*cannabis sativa*) kurumuş reçineli uçlarından elde edilen güçlü etkili esrar. Etkin bileşeni algı değişikliğine yol açan tetrahidrokannabinoldür (THC).

kudurganlık Tepinme, tekmeleme, ağlama, kırıp dökmeyle kendini gösteren aşırı kızgınlık nöbeti.

kulak çınlaması Tek ya da her iki kulakta çınlama, uğultu ya da tıkırtı şeklindeki gürültü durumu. Bazı üç halkalı çöküntügiderici ilaçların ender görülen yan etkilerindendir.

kumar oynama bozukluğu Kişisel, toplumsal ve mesleksel işlevsellikte bozulmayla giden, mali sorunlara neden olacak düzeyde tekrarlayıcı ve dirençli uyumsuz kumar oynama durumu. RB-TSE-5 tanısıdır.

kuralcı düşünme Kendisi ve diğerlerinin nasıl davranması gerektiği konusunda katı kurallarla düşünme biçimi. -meli, -malı tarzı düşünme söz konusudur. Kurallara uyulmadığı takdirde kötü sonuçların olacağıyla ilgili abartılı yargılamanın olduğu bilişsel çarpıtmadır.

kuram 1. Sonuçları ilkelere bağlayan bir tutarlılık içinde örgütlenmiş bilgi ya da düşünceler bütünü. 2. Özenle ve ayrıntılı olarak belirlenmiş inanç dizgesi, öğreti.

kurtarılmış bellek belirgesi Örseleyici bir deneyimin bastırılmış anısı; genellikle ruhsaltedavi sırasında ya da uyutum altında iken, bilince geri getirildiğinde ortaya çıkan durum. Bu durumun bir çeşidi olan yanlış bellek belirgesinde anı gerçekten yaşanmamıştır, ancak kişi anının doğru olduğuna inanmaktadır.

kuru Papua Yeni Gine'de görülen ve insan etinin yendiği cenaze törenlerinden kaynaklanan *prion* hastalığına bağlı yozlaştırıcı sinirsel hastalık. Aşırı titreme ve sarsaklanımla gider ve bir yıl içinde ölümle sonuçlanır. Bu davranışın terk edilmesiyle birlikte hastalık ortadan kalkmıştır.

kurul onaylı ruh hekimi Ulusal yetkenin merkezi sınav sonucunda verdiği uzmanlık belgesi olan ruh hekimi. Türkiye'de uzmanlık belgesi uzmanlık eğitimi alınan kurum tarafından verilmektedir. Türkiye Psikiyatri Derneği bu doğrultuda deneme sınavları yaparak merkezi sınavın ulusal düzeyde uygulanması için çaba göstermektedir.

kuruma yerleştirme Hastayı daha iyi bakım sağlamak amacıyla hastane ya da bakımevi gibi bir kuruma yerleştirme süreci.

kurumdışılaştırma Uzun süredir hastanede yatan süreğen akıl hastalarının yaşamlarını toplum içinde sürdürmek üzere taburcu edilmesi ve sonrasında da toplum içindeki yaşamın desteklenmesi.

kuruntu Gelecekle ilgili olası olumsuz senaryolar üzerine kafa yorma. Sürekli olumsuz olaylar olacak düşüncesi ve bunu destekleyen kanıtların araştırılması ya da ilgisiz durumları bile kanıt olarak yorumlamaya başlama. Kuşkucu düşünce için ön hazırlık niteliğinde olabilir. Duygusal yükün artmasıyla kuruntulu düşünce iyice yerleşir ve yüklü düşünceye döner. *Bakınız* yüklü düşünce.

kusurlu yumurtalık gelişimi *Bakınız* Turner belirgesi.

kuşak Belirlenmiş bir nüfustan seçilen grup. Bu grupla yapılan çalışmalar kuşkulanılan nedenlerle ilişkili risk etmenlerini yordamayı sağlar.

kuşak kıvrımı Sınır dizgenin bir parçası olup ön-ortabeyinde bulunan kuşak şeklinde kabuk yapı. Hataların saptanması, dikkatin ayarlanması, bilgiler arasındaki çelişkilerin giderilmesi, duyguların bilişsel düzenlenmesi temel işlevlerindendir.

kuşku 1. Bir durumun gerçek olmama olasılığını önemseme. 2. Başkalarına güvenmeme, başkalarının iyi niyetlerini bile kötüye yorma.

kuşku sanrısı Gerçekçi bir temeli olmaksızın kötülük göreceğine, hakkında planlar yapıldığına ya da aldatıldığına dair değişmez inanç.

kuşkucu Kuşkulu kişi. *Bakınız* kuşkucu kişilik bozukluğu.

kuşkucu düşünce Sanrısal düzeyden daha düşük şiddette kuşkucu, kötülük görmeci içeriğin egemen olduğu düşünce.

kuşkucu kişilik bozukluğu Kuşkuculuk, aşırı duyarlılık, kıskançlık, tepkisellik, abartılı önem duygusu, güvensizlik, kincilik, başkalarını suçlama ve kötü niyet yükleme eğiliminin olduğu kişilik bozukluğu.

kuşkuculuk Güvensizlik ve zarar göreceğine dair korku nedeniyle diğer insanlardan uzak durmayla giden kişilik özelliği.

Küçük Albert Amerikalı psikolog John B. Watson (1920) tarafından, ürkülerin klasik koşullamayla öğrenilen tepkiler olduğunu göstermek amacıyla yürütülen deneylerde, tüylü nesnelerden korkmaya koşullandırılan on bir aylık erkek çocuk.

küçük destekgöze Beyinde bulunan destekgözelerden biri. Ölçü olarak küçüklüğünden dolayı bu adı almıştır. Hasarlanma durumlarında ölü hücrelerin temizlenmesinde ve beyne girmiş yabancı organizmaların toplanarak yok edilmesinde görev alır.

küçük düşme Gözden düşme, onursuzluk ve utanç duygusu. Çoğunlukla çöküntülü hastalar tarafından deneyimlenir.

Küçük Hans Sigmund Freud'un ünlü olgu öyküsünde yer alan 5 yaşındaki erkek çocuk. Yoruma göre, çocuğun babası yerine atlardan korkması, tehdit olarak algıladığı ama aynı zamanda sevdiği babasına olan nefretinden kaçınmasını sağlamıştır.

küçük nöbetli sara *Bakınız* küçük sara.

küçük sara Genellikle çocukluk çağında başlayan ve zamanla geçebilen, tutarıklı olmayan, anlık bilinç kaybının görüldüğü tekrarlayan sara türü. Klasik bir atakta, çevreyle geçici iletişim kaybı olur. Bu sırada hasta sersemlemiş görünür ve yaptığı işte duraklar. Bu tip nöbet, beyin kabuğu yerleşimi olmadan, saniyede 3 bakışık diken-dalga atımından oluşan klasik elektrikli beyin çizeneği görünümüne sahiptir. Dalma nöbeti olarak da adlandırılır.

küçükcanlı ürküsü Küçük canlılar (böcek, solucan vb.) ya da minik nesnelerden (iğne, raptiye vb.) olağandışı biçimde korkma.

küçükgörü Nesnelerin gerçekte olduğundan daha küçük görüldüğü yanlış algılama. Bazen cüce varsanısı olarak da adlandırılır. *Karşılaştırın* irigörü.

küçükkafa Yetersiz beyin gelişimi ve kafatasının erken kemikleşmesi sonucunda kafanın olağandışı biçimde küçük olduğu durum.

küfürlü konuşma İstemsiz olarak uygunsuz ya da küfürlü dil kullanımı. Bazı usyarılımı olgularında ve Tourette belirgesinde görülür.

kültür şoku Yabancı bir kültüre hazırlıksız olarak giren ya da iki farklı kültür arasında bocalayan kişinin ruhsal tepkisini ifade eden terim.

kültüre özgü belirge Belirli bir kültürde ortaya çıkan ya da o kültürle sınırlı kalan, kültüre özgü davranış bozuklukları. Örneğin, amok, koro, latah.

kültürel insanbilim *Bakınız* insanbilim.

kültürel psikiyatri Ruhsal hastalıkların kültürel çevreyle ilgili yanlarını inceleyen psikiyatri dalı. Bir kültüre göre ruhsal bozukluk olarak değerlendirilen belirti başka bir kültürde olağan kabul edilebilir.

kültürel yoksunluk Geniş toplumsal kültüre katılımın sınırlı kalması nedeniyle ekinsel gelişimin geri kalması.

kültürlerarası psikiyatri Dünyadaki çeşitli toplumları ruh sağlığı ve hastalıkları açısından karşılaştıran çalışma alanı.

kümeleme Fazla miktarda bilginin öğrenilmesini kolaylaştırmak için kümeler haline getirilerek anımsamayı kolaylaştıran bellek yetisi.

KYS Kaseriten Yanal Sertleşim.

L

lamotrijin Üçüncü kuşak tutarıkgiderici ilaç. Çöküntünün baskın olduğu iki uçlu bozukluk tedavisinde de kullanılır.

Latah Malezyalılar arasında görülen kültüre özgü ruhsal bozukluk. Aniden baş gösteren alışılmadık, uygunsuz hareket ve sözel dışavurumlar ya da kişiyi maruz kaldığı her söz ya da davranışı taklit etmeye zorlayan yankılama tepkileriyle gider. Kişiler davranışlarını denetleyemez ya da engelleyemez.

Lesch-Nyhan belirgesi X kromozomuna bağlı, pürin özüştürümünde yer alan bir enzim eksikliğinden kaynaklanan, anlak gelişim bozukluğu, nöbetler, saldırganlık ve kendine zarar verme davranışlarıyla (ör. kafa vurma, dudak ısırma, parmak emme) giden ender görülen bozukluk. Erkeklerde görülür.

Lewin, Kurt (1890-1947) Alan kuramı ve grup devimleriyle ilgili önemli kuramsal katkıları olan Alman ruhbilimci. Toplumsal ruhbilimin kurucusu olarak bilinir.

Lewy cisimcikli hastalık Varsanı ve Parkinsonizm benzeri özelliklerin ön planda olduğu, Alzheimer hastalığına klinik açıdan benzeyen bunama türü. Sıklıkla Capgras belirgesiyle ilişkilendirilir. *Ayrıca bakınız* Alzheimer türü bunama.

libido *Bakınız* severk.

Likert ölçeği Tutum ve davranış araştırmalarında kullanılan sormacalardaki niteleyici değerlendirmeleri (genellikle bana hiç uymaz, biraz uyar, orta derecede uyar, genellikle uyar, tam uyar şeklinde 5 derecelendirmeli) nicel veriye dönüştüren ölçek türü. Toplumsal ruhbilimci Rensis Likert (1903-1981) tarafından geliştirilmiştir. Bu tür ölçeklerin en önemli özelliği etmen çözümlemesine olanak sağlamasıdır.

limbik sistem *Bakınız* sınır dizge.

liserjik asit dietilemid (LSD) 1942'de bulunan etkili bir çıldırıdoğuran ilaç. Varsanı, sanrı ve uzay-zaman algısında bozulmalar gibi çıldırı benzeri belirti ve davranış değişikliklerine yol açar. Genellikle asit olarak adlandırılır.

lityum karbonat İki uçlu bozukluğun taşıntı evresinin tedavisinde etkili olan ve süreğen taşıntı çöküntü bozukluğunda duygudurum dengeleyici olarak kullanılan ilaç.

lohusalık çıldırısı *Bakınız* doğumardı çıldırı.

lorazepam Benzodiyazepin grubundan kısa etki süreli kaygıgiderici ilaç.

LSD Liserjik Asit Dietilamid.

Luria-Nebraska Ruhsal Sinirsel Değerlendirme Bataryası Rus ruhbilimci A. R. Luria'nın (1902-1977) çalışmalarına dayanan, 15 yaşından küçük çocuklar için kullanılan bilişsel işlev testi. Bellek, devinim, dizem, dokunsal, işitsel ve görsel duyular, konuşma, yazma, okuma ve hesaplama gibi alanları değerlendirir.

M

madde bağımlılığı İlaç ya da kimyasal madde kullanımına alışkanlık geliştirerek ailesel, toplumsal ve mesleki işlevselliği bozma pahasına kullanmayı sürdürmek. İlaç ya da maddenin tekrarlayan uygulamalarına bağlı olarak bedenişlevsel değişiklikler olur. Maddenin kesilmesi çekilme ya da yoksunluk belirtilerine, kullanılan ilaca özgü kesilme belirgesine yol açar. *Ayrıca bakınız* katlanç, kesilme belirgesi.

madde kesilmesi Etkisini sürdürmek amacıyla düzenli olarak kullanılan bir maddenin alımının durdurulması ya da azaltılması.

madde kötüye kullanımı Alkol, kokain, esrar, varsandıran, uçucu, opiyoid, yatıştırıcı ya da uyarıcı gibi maddelerin kişinin kendisine ya da çevresine zarar verecek biçimde kullanılması. *Ayrıca bakınız* ilaç kötüye kullanımı.

madde kullanım bozukluğu Madde ya da ilacın zaman içinde daha fazla miktarda kullanıldığı, azaltma çabalarının başarısızlığa uğradığı, aşerme, katlanç ve kesilme belirtilerinin görüldüğü işlevselliği bozan davranış örüntüsü. Madde kötüye kullanımı ve madde bağımlılığı DSM-5'te bu kategoride değerlendirilmektedir. Alkol, kokain, esrar, varsandıran, uçucu, opiyoid, yatıştırıcı, uyarıcı ya da nikotin kullanımına göre adlandırma yapılır.

madde taraması Madde kullanımını saptamak ve ayırıcı tanı amacıyla idrar örneğinde yapılan inceleme. Genellikle taranan maddeler; esrar, kokain, opiyatlar, amfetamin, barbitüratlar, benzodiyazepin ve feksiklidindir.

Mahler, Margaret (1897–1985) Çocuklarda ayrılma-bireyleşme sürecini tanımlayan ruh hekimi ve çocuk çözümleyicisi. *Ayrıca bakınız* ayrılma-bireyleşme.

makatçılık Makat yoluyla cinsel ilişki kurulması. Terim, yasal olarak hayvanlarla ilişki gibi diğer cinsel sapmaları da içerir. Hukukta daha çok erkek çocukların, yetişkinler tarafından makat yoluyla cinsel ilişkiye zorlanarak, kötüye kullanılması anlamında fiili livata olarak geçer.

makatsal dönem Ruhsal cinsel gelişimin ikinci evresi. 1-3 yaş arasındaki dönemde çocuğun etkinlikleri, ilgi ve endişeleri makat bölgesine odaklanır. *Ayrıca bakınız* bebek cinselliği, ruhsal cinsel gelişim.

makatsal kişilik Çocuğun kakasını ya da çişini tutmayı öğrendiği süre içinde kazandığı alışkanlık, tutum ve değerlerle ilgili olarak geliştirdiği aşırı düzenlilik, inatçılık, cimrilik ve mükemmeliyetçilik gibi kişilik özelliklerinin bütünü.

makatsal kösnüllük Ruhsal cinsel gelişimin makatsal evresinde, çocuğun makat bölgesinde hissettiği zevk veren deneyim.

manevi danışmanlık Ruhsaltedavi ilkelerinin din adamları tarafından duygusal sorunların çözümüne yardımcı olmak amacıyla kullanılması.

manik depresif bozukluk *Bakınız* iki uçlu duygudurum bozukluğu.

mantık Düşünme yetisi, us.

mantıkdışı düşünme Hatalı sonuçlar ve çelişkiler içeren düşünme biçimi. Yalnızca belirgin olduğunda ve kültürel değer ya da zeka geriliğiyle açıklanamadığında sayrıl olarak değerlendirilir. Ayrıca mantıkdışılık da denir.

mantıkdışılık *Bakınız* mantıkdışı düşünme

mantıklı düşünme İç tutarlılığı olan bağdaşık düşünme. Deneysel olarak doğrulanabilir ya da yanlışlanabilir, değişime açık, esnek düşünme biçimidir.

manyetik yankılaşım görüntülemesi (MYG) Güçlü bir manyetik alan yardımıyla dokuların resimlenmesine dayanan görüntüleme tekniği. Farklı doku yoğunluklarının bilgisayara aktarılan resimde farklı koyulukta görüntüler vermesi ve üç boyutlu olarak değerlendirilebilmesi beyin hastalıklarının tanısı ve ruhsal hastalıkların ayırıcı tanısında sık kullanılmasına yol açmıştır.

MAO Monoamin Oksidaz.

MAOE Monoamin Oksidaz Engelleyicisi.

masallama Bellekteki boşlukların, gerçek temele dayanmayan olaylar düşlenerek doldurulması. Organik temelli bellekyitimi belirgelerinde yaygın olarak görülür. Yalan söyleme davranışından ayırt edilmelidir. *Bakınız* çarpık bellek, yalan söyleme.

maskeleme Bir uyarıcının (hedef) bir başka uyarıcı (maskeleyen) tarafından kısmen ya da tamamen örtülerek ilgilenilen uyarıcının algılanma eşiğini yükseltmesi. Bu uyarıcı, ses (işitsel maskeleme), görsel imge (görsel maskeleme), tat, koku ya da dokunsal kaynaklı olabilir. Örneğin, gürültünün konuşmayı anlaşılmaz kılması, bir kokunun başka bir kokuyu bastırması gibi. Zamansal olarak; 1. geriye dönük maskeleme: Maskeleyici uyarıcının hedef uyarıcıdan sonra sunulması. 2. ileriye dönük maskeleme: Maskeleyici uyarıcının hedef uyarıcıdan önce sunulması. 3. eşzamanlı maskeleme: Hedef ve maskeleyici uyarıcının aynı anda sunulması şeklinde olabilir.

Masters, William H. ve Johson, Virginia E. İnsan cinselliği üzerine laboratuvar koşullarında yaptıkları bedenişlevsel ve ruhbilimsel çalışmalarıyla ünlü Amerikalı kadın doğumcu ve cinsellik uzmanı olan eşi. Yazdıkları kitaplar *İnsanın Cinsel Tepkisi, İnsanın Cinsel Yetersizliği* en çok satanlar listesinde yer almıştır.

matem Özellikle sevilen birinin ölümü ya da kaybında duyulan derin üzüntü. Ağlama ve kültüre özgü törensel davranışlar eşlik edebilir. *Ayrıca bakınız* yas, elem.

mavi çekirdek Köprüde yer alan, noradrenerjik sinir hücrelerinin yoğun bulunduğu beyin bölgesini içeren çekirdek. Aksonlarını beynin neredeyse her bölgesine yönelten bu sinirgözeleri duygudurum, kaygı ve dikkatin düzenlenmesinde önemli rol oynar.

MÇKE Minnesota Çokyönlü Kişilik Envanteri.

MDDB Mevsimsel Duygudurum Bozukluğu.

MDMA 3,4-Metilendioksimetamfetamin.

mehdilik doğuşu Kişinin önderlik yapmak ve yönetmek için seçilmiş olduğu inanç ve duygusuyla ilişkili olarak büyük aydınlanma yaşadığı sanrısı. Taşıntı, çıldırı ya da çözülüm durumlarında görülür.

melatonin Beyinde üsttürek (epifiz) bezinden salgılanan, mevsimsel bedenişlev düzenlenmesinde, ergenlik döneminde cinsel gelişimin gecikmesinde ve uyku-uyanıklık döngüsünün düzenlenmesinde rolü olan hormon.

melek tozu Fensiklidin (PCP) için kullanılan sokak terimi.

melez Değişik kalıtsal yapılı bireylerden meydana gelen yavru. Eş-kromozomlarda belirli konumdaki genin farklı allel biçimleri vardır.

memantin Sinirbilişsel bozukluk tedavisinde kullanılan, NMDA almaç karşıtetkin özelliği olan ilaç.

meme büyümesi Erkekte memelerin kadın memesi gibi gelişmesi. Çıldırıgiderici ve çöküntügiderici ilaçların yan etkisi olarak süt hormonu düzeyinin artması ya da yapımcı-erleyen (anabolik-androjenik) steroidlerin kötüye kullanımı sonucunda ortaya çıkabilir.

merkezi sinir dizgesi (MSD) Beyin ve omuriliğe birlikte verilen ad.

meskalin Çıldırtan etkileri LSD'ye benzer olan, peyote kaktüsünün düğmeye benzer tepe kısımlarından elde edilen varsandırıcı ilaç.

mesleki iyileştirim Süreğen bedensel ya da ruhsal hastalığı olan bireyleri ilgi ve yeteneklerine uygun işlerde çalışmaya yönelten iyileştirim çalışması. İşletmelerdeki özürlü kadroları ve korumalı işyerleri de bu kapsamda değerlendirilir. *Ayrıca bakınız* ruhsal iyileştirim.

mesleksel sorun İşle ilgili uyumsuz örüntü. Örneğin, mesleki doyumsuzluk ve kariyer tercihlerindeki belirsizlikler gibi.

mesmerizm Uyutum için eskiden kullanılan terim. Adını hastalıkları manyetik etkilerle iyileştirdiğini ileri sürmüş olan Franz A. Mesmer'den (1734-1815) almıştır.

metadon Niteliksel olarak morfindekine çok benzer farmakolojik etkileriyle birlikte etkili bir ağrı kesici olan sentetik uyuşturucu madde. Eroin bağımlılığının sürdürüm tedavisinde kullanılır. Kesilme belirtilerini uzun etkili olarak bastırır.

metadon sürdürüm tedavisi *Bakınız* metadon.

metamfetamin Uyarıcı ve varsandıran özellikleri olan amfetamin grubu sentetik madde. Uzun süren güçlü bir coşkuya neden olduğu için bağımlılık yapar. *Bakınız* buz, coşka.

metil-4-fenil-1,2,3,6-tetrahidropiridin (MPTP) Geri döndürülemeyen parkinsonizme neden olan, yasadışı üretilen sentetik eroin bileşeni.

metilen dioksi metamfetamin (MDMA) Coşka olarak bilinen varsandıran.

metilfenidat Dopamin ve norepinefrin geri-alımını engelleyerek merkezi sinir dizgesinde uyarıcı etki yapan madde. Dikkat eksikliği hareket aşırılığı bozukluğu tedavisinde yıllardır güvenle kullanılmaktadır. Bağımlılık riski nedeniyle kırmızı reçete uygulamasına tabidir.

metoksi hidroksi fenilglikol (MHPG) Merkezi sinir dizgesinde norepinefrinin en önemli ara ürünü.

mevsimsel duygudurum bozukluğu (MDDB) Çökkünlük, ruhsal devinimsel yavaşlama, aşırı uyuma ve aşırı yemeyle giden, sonbahar ve kış aylarında gelişen, ilkbahar ve yaz aylarında düzelen duygudurum bozukluğu alt türü için kullanılan terim.

mevsimsel örüntü En az bir taşıntı, coşuntu ya da çöküntü döneminin düzenli olarak mevsimsel özellik gösterdiği duygudurum bozukluğunun yaşamboyu örüntüsü için kullanılan gidiş belirleyici. *Bakınız* mevsimsel duygudurum bozukluğu.

Meyer, Adolf (1866–1950) Ruhsal hastalıkların ruhsal, dirimsel ve toplumsal etkileşimler sonucunda ortaya çıktığını düşünen, tanı ve tedavide toplumsal ve dirimsel etmenlerin birlikte değerlendirilmesi gerektiğini savunan ruh hekimi. Psikiyatri uygulamalarının gelişiminde güçlü etkisi olmuş, ruh sağlığı ile toplumsal etkinlikler arasındaki ilişkiye dikkat çekerek uğraş tedavisini klinik uygulamaya sokmuştur.

mezoridazin *Bakınız* fenotiyazin.

MHPG 3-Metoksi-4-Hidroksifenilglikol.

migren Belirli aralıklarla ortaya çıkan tek taraflı şiddetli zonklama türü baş ağrısı. Genellikle ergenlik yıllarında başlar ve ilerleyen yaşlarda azalır.

Milgram deneyi İnsanların yetke ya da kurumun istekleri karşısında kendi değer yargılarıyla çelişse bile itaat etmeye eğilimli olduğunu gösteren deneyler dizisinin genel adı. Stanley Milgram *Otoriteye İtaat: Deneysel Bir Bakış (1974)* adlı kitabında ayrıntısıyla açıklamıştır. Deneyler Yahudi soykırımında görev alan Nazi savaş suçlularının çoğunun görev gereği suça karışmış olduklarını göstermesi açısından önemlidir. Üst-çözümleme çalışmaları görevli kişilerin %60-66'sının kendileri gibi denek olanlar üzerinde acı verici eylemleri izin verilen en yüksek düzeyde uyguladıklarını göstermiştir.

mimik yitimi Devini yapma yetisinin eksikliği ya da başkaları tarafından yapılan devinileri kavrama zorluğu.

mini-bil (mini-cog) Üç sözcük anımsama ve saat çizmeden ibaret basit bir sinirbilişsel bozukluk tarama testi. Eğitimden etkilenmemesi kullanım kolaylığı sağlar. *Ayrıca bakınız* bilişsel tarama testleri.

Minnesota Çokyönlü Kişilik Envanteri (MÇKE) 16 yaş ve üzeri kişiler için geliştirilmiş 566 soruluk sormaca. Kişilik yapısının farklı boyutlarını ölçen doğru-yanlış biçiminde ifadelerden oluşmakta ve çeşitli psikiyatrik tanı kategorilerine (hipokondri, depresyon, histeri, psikopatik sapma, hipomani vb.) yakınlık derecesini değerlendirmektedir. Üç geçerlik ve 10 klinik alt ölçek puanı verir.

mirtazapin Dört halkalı yapıda noradrenerjik/özgül serotonerjik özellikli çöküntügiderici ilaç. Bazı hastalar için uyku yapıcı ve iştah açıcı özelliği tercih nedeni olabilmektedir.

misilleme korkusu Kasıtlı ya da rastlantısal her türlü kötü eylemin aynı şekilde (göze göz, dişe diş şeklinde) cezalandırılacağı korkusu. Ruhsal çözümlemede, iğdiş edilme korkusu karşılığında kullanılmaktadır.

mitokondri Hücre içinde enerji üretiminde görevli olan ve kendi DNA'sını içeren organcık.

miyavlama belirgesi *Bakınız* kedi miyavlaması.

mizah Kişisel rahatsızlığa neden olmaksızın duygu ve düşüncelerin açıkça ifade edilmesine olanak sağlayan ve başkaları üzerinde olumsuz etki bırakmayan savunma düzeneği. Kişiye katlanması zor olan şeye katlanma ve aynı zamanda bu duruma odaklanma olanağı sağlar.

modafilin Uyuyakalım tedavisinde kullanılan uyarıcı ilaç. Uyarıcı sinir-peptit hipokretin (oreksin) ve histamin kaynağı olan tümsek-mememsi (tuberomamiller) çekirdeği (arka oda-altında yer alır) uyararak uyku-uyanıklık dengesinde rol oynadığı ileri sürülmektedir. DEHAB tedavisi için de önerilen bir ilaçtır.

mongolluk Down belirgesi için eskiden kullanılan terim.

monoamin oksidaz (MAO) Monoaminlerden amino grubunu ayıran enzim. Sinir dizgesinde monoamin sinirileticilerini (ör. norepinefrin, dopamin ve serotonin) yıkıma uğratarak işlev görür. MAO-A ve MAO-B olarak iki türü vardır.

monoamin oksidaz engelleyicisi (MAOE) Monoamin oksidaz (MAO) enzimini engelleyen madde. Etkili bir çöküntügidericidir. Ürküntü bozukluğu ve bazı yeme bozukluklarının tedavisinde de kullanılır.

monoaminler Üç katekolamin (dopamin, norepinefrin ve epinefrin), bir indolamin (serotonin), bir dörtlü-amin (asetilkolin) ve bir etilaminden (histamin) oluşan dirimsel amin ya da siniriletici sınıfı.

moral Hem duygulanım hem de töre karşılığında kullanılmaktadır. *Bakınız* töre.

moral tedavi 18. yüzyılda ruhsal hastalığı olan bireyler için iyileşme olanağını en üst düzeye çıkarmak amacıyla tasarlanmış olan, insancıl bir sağaltıcı ortam sağlanmasını amaçlayan tedavi yöntemi. Ortam tedavisinin öncüsü olduğu düşünülür.

morfin Afyondan elde edilen, güçlü ağrı kesici ve yatıştırıcı özelliği olan madde. Adını uyku tanrısının oğlu ve rüya tanrısı olan Morpheus'tan alır. Yineleyici alımı katlanç gelişimine ve şiddetli bağımlılığa yol açar. Ağrı kesici, yatıştırıcı ve kaygısavar olarak da kullanılır.

morfoloji *Bakınız* biçimbilim.

MPTP Metil-4-Fenil-1,2,3,6-Tetrahidropiridin.

MSD Merkezi Sinir Dizgesi.

multipl skleroz *Bakınız* çoklu sertleşim.

mumsu esneklik *Bakınız* balmumu esnekliği.

Munchausen belirgesi Adını hastane hastane dolaşan Baron Munchausen rumuzlu hastadan alan bu bozukluk RB-TSE'de yapay bozukluk olarak sınıflandırılır. *Bakınız* yapay bozukluk.

Musa ve Tektanrıcılık Sigmund Freud 1939 yılında yazdığı kitapta Musa peygamberin kişiliğini tarihsel veriler ışığında kendi yorumuyla yeniden yapılandırarak tektanrıcılık kavramını ve ataların Yahudi karakteri üzerindeki kalıcı etkisini irdelemiştir. Freud'un son çalışmalarından biri olup dönemindeki görüş ve sorunlarının izini taşır.

muskarin Bazı zehirli mantar türlerinde bulunan doğal alkaloid. Mantar zehirlenmesinin belirtileri 30 dakika içinde ortaya çıkar. Kusma, ishal, soluk borusu kasımı, yüksek tansiyon, delirim ve şokla kendini gösterir.

mükemmeliyetçilik Kişinin kendisinden ya da başkalarından durumun gerektirdiğinden daha yüksek başarım sergilemesini bekleme tutumu.

myelin *Bakınız* sinir kılıfı.

MYG Manyetik Yankılaşım Görüntülemesi.

N

nalokson Opiat karşıtetkini madde. Opiyoid bağımlısı olan kişilerde naloksonun düşük dozları (uyuşturucu ilaçlardaki fiziksel bağımlılığın tanısında kullanılan bir yöntem) kesilme belirtilerini tetikler. Aşırı doz uyuşturucu madde kullanımının tedavisinde yararlıdır.

naltrekson Alkol ve opiyat bağımlılığının tedavisinde kullanılan uyuşturucu karşıtetkin özellikli ilaç. Opiyoid almaçlarına bağlanarak iç-kaynaklı opiyoidlerin ödüllendirici ve pekiştirici etkisini önler. Tedavi sürecinde aşermeyi azaltır ancak tedavi kesildiğinde etkisi geçer.

NAMI *Bakınız* Ruhsal Hastalıklar İçin Ulusal Birlik.

narkosentez *Bakınız* uyuşturum tedavisi.

ne-yolu Arkabeyin yumrusundan şakak yumrusuna uzanan, nesnelerin algılanması ve tanınmasıyla ilişkili sinirsel yol. Algı yolu da denir.

nedenbilim Hastalıkların nedenlerini ve ortaya çıkış düzeneklerini inceleyen bilim alanı.

nedeni belirsiz Saptanabilir nedeni olmayan klinik durumlar için kullanılan niteleyici terim. Örneğin, nedeni belirsiz sara.

neden-sonuç ilişkisi Bir eylemin belirli bir tepkiye neden olduğu ilişki biçimi.

nefesyitimi Solunumun geçici olarak durması. *Ayrıca bakınız* uykuda tıkayıcı nefesyitimi.

nerede-yolu Arkabeyin yumrusundan yanbeyin yumrusuna uzanan, nesnelerin yerlerini belirlemeyle ilişkili sinirsel yol. Yere ve uzaklığa göre eylem ayarlanır. Eylem yolu da denir.

nesne 1. Kendiliğin dışında kalan, bağımsız varlığı olan, algılanabilen her şey. 2. Ruhsal çözümlemede bir içgüdünün doyumunu sağlayan kişi ya da eşya.

nesne ilişkileri Bir kişiyle başkaları ya da başka nesneler arasında kurulan duygusal bağlar.

nesne ilişkileri kuramı Benlik ve kişilerarası ilişkilerin gelişiminin, bebeğin anne ve çevresindeki diğer kişilere yönelik ilk duygusal bağları temelinde şekillendiğini öne süren kuram.

nesne kavramı Bilişsel gelişim kuramına göre çocuğun, kendi dışındaki bir nesnenin kendisiyle aynı fiziksel ortamda bulunduğunu ve onun da bir varlığı olduğunu algılama yetisi.

nesne kaybı Ruhsal çözümlemeye göre, sevilen bir kişinin ölüm, hastalık, terk vb. nedenlerle kaybedilmesi ya da bir kayıp tehlikesinin ortaya çıkması.

nesne seviciliği Aslında cinsel anlamı olmayan, fakat birey için simgesel anlamda cinsel çekicilik kazanmış olan nesneyle, doğrudan ya da o nesneyi aracı yaparak cinsel doyuma ulaşma tutkusu. Ayakkabı, iç çamaşırı, başka bir giyim eşyası ya da bazı vücut bölgeleri sevi nesnesi olabilir. Fetişistik bozukluk da denir.

nesne sürekliliği Jean Piaget'in tanımladığı, çocuğun 1-2 yaş arasında nesnelerin ondan bağımsız olarak varlığını sürdürdüğünü anlama yetisi. Bu yetisi gelişmiş olan çocuk, gördüğü kişi ya da nesne görüş alanından çıksa bile görüntüsünü usunda sürdürür.

nesnel iyileşme Hastalık belirtilerinin uzmanlar tarafından belirlenmiş ölçütlere uyacak biçimde geçmesi ve işlevselliğin düzelmesi durumu. *Bakınız* iyileşme.

nesnel ruh *Bakınız* ortak bilinçdışı.

nesnel testler Genellikle özgül madde ve sorulara dayanan, profillerin matematiksel ya da sayımbilimsel çözümlemeyle çıkartılabildiği kağıt-kalem testleri. Örneğin, Minnesota Çok Yönlü Kişilik Envanteri.

nevrotik bozukluk *Bakınız* sinirce.

niceliksel değişken Ölçülebilen deneysel etmen.

nikotin bağımlılığı Zararlı etkileri görülmesine karşın tütün kullanmayı bırakamama. Tütün kullanım bozukluğu ve tütün kesilmesi RBTSE-5'te bozukluk olarak sınıflandırılır.

nikotin Tütün bitkisinde bulunan ana ruhsaletkin madde. Merkezi ve özişler sinir dizgesinde uyarıcı ve yatıştırıcı etki yapar. Solunduktan sonra hızla beyne geçer, dikkat ve canlılığı artırır, kaygı ve uyarılganlığı azaltır. Düzenli alımı bağımlılığa neden olur.

nokta yaygınlığı Bir hastalığın belirli bir zamanda var olduğu bilinen toplam sayısı için kullanılan araştırma terimi. *Karşılaştırın* dönem yaygınlığı.

noradrenalin Norepinefrin.

norepinefrin Uyartıcı sinir dizgesinin adrenerjik sinir öbeği sonundaki sinirgözeler tarafından salınan katekolamin türü siniriletici madde. Bedenin 'savaş ya da kaç' kaynaklarının harekete geçirilmesine yardımcı olan hormon. Epinefrinin öncü maddesi olup böbreküstü bezi ve beyinde bulunmaktadır. Beyin sapında mavi çekirdekte üretilir ve beynin geniş bir alanına yayılır. Önemli beyin bölgelerinde norepinefrin özüştürümünde meydana gelen bozulmanın, duygudurum bozukluklarının ortaya çıkışında nedensel etmen olduğu ileri sürülmektedir. Noradrenalin olarak da adlandırılır.

nöbet ardı 1. Sara nöbetinden sonra ortaya çıkan durumlar için kullanılan terim. Örneğin, nöbet ardı çıldırısı. 2. Taşıntı atağı ya da çıldırılı alevlenme gibi herhangi bir ruhsal hastalık nöbetini izleyen dönem.

nöbet Kasılma, bilinç kaybı, ruhsal ya da duyusal rahatsızlık belirtilerinin aniden ortaya çıkması. Sara, madde ya da ilaca bağlı olabilir.

nüfus 1. Bir gruba ait canlıların tümü için kullanılan araştırma terimi. 2. Belirli bir coğrafi bölgede belirli bir zamanda yaşayan insan sayısı.

nüfus bilgisi Belirli bir alanda yerleşik toplumun doğum, evlilik, ölüm oranı, sağlık, coğrafi dağılım, meslek, ekonomik düzey gibi alanlara ait veriler.

nüks *Bakınız* depreşme.

O

OAB ekseni Oda-altı-Alttürek-Böbreküstü ekseni.

oda Omurilikten ve beynin alt bölümlerinden gelen duyusal bilgileri alan yapı. Gelen bilgileri tarar, sınıflandırır, ön işlemden geçirerek beyin kabuğuna iletir. Çekirdekleri beyincik ve beyin kabuğu arasındaki döngülerin geçit yeridir.

oda-altı Özerk sinir dizgesi denetimindeki içorgan işlevlerini alttürek aracılığıyla düzenleyen yönetsel yapı. Önbeyinde odanın hemen altında yerleşiktir. Cinsel etkinlik, su, yağ, karbonhidrat ve ısı düzenleme işlevleri yanı sıra duygudurum ve güdülenim düzenlemesinde de rol alır. Sinir dizgesiyle içsalgı dizgesinin kesiştiği yapıdır.

oda-altı-alttürek-böbreküstü eksen (OAB ekseni) Oda-altı, alttürek ve böbreküstü bezlerinin karmaşık etkileşimlerini oluşturan düzenek. Isı düzenlemesi, sindirim, bağışıklık, duygudurum, cinsellik ve enerji kullanımını düzenler.

odaklanamamama Dikkatini belirli bir noktada yoğunlaştıramama.

odaksız konuşma Kişinin uyaranlara göre konuyu değiştirdiği konuşma örüntüsü.

Oedipus karmaşası Gelişmekte olan çocukta duygu, dürtü ve çatışmaların kümelenmesi. Karşı cinsten anababaya cinsel dürtü ve çekicilik, aynı cinsten olana karşı ise saldırgan, düşmanca ya da kıskanç duygular beslenir. Aynı cinsten olan anababadan gelen gerçek ya da düşlemsel tehditler bu duyguların bastırılmasına yol açar. Oedipus karmaşası ruhsal cinsel gelişimin kamışsal döneminde gerçekleşir. Terim başlangıçta yalnızca erkekler için kullanılmıştır. *Karşılaştırın* Elektra karmaşası.

oğlancılık Yetişkin erkekle erkek çocuk arasında kurulan cinsel ilişki.

oksit giderici C ve E vitamini gibi besinlerle alınan ya da vücutta bireşimi yapılan, serbest köklerin üretimi ve etkilerini azaltan, dolayısıyla bilişsel yeterliği artırdığı söylenen bileşik. Antioksidan olarak da bilinir.

okskarbazepin Üçüncü kuşak tutarıkgiderici ilaç. İki uçlu bozukluk ve davranış bozukluklarında da kullanılır.

Okul Çağı Çocukları için Duygulanım Bozuklukları ve Usyarılımı Görüşme Çizelgesi Şimdi ve Yaşamboyu Şekli (ÇDUG-ŞY) Çocuk ve ergenlerin RB-TSE tanı ölçütlerine göre geçmişteki ve şu anki ruhsal hastalıklarını saptamak amacıyla kullanılan yarı yapılandırılmış görüşme çizelgesi.

okul ürküsü Çocuğun olağandışı şekilde okula gitme korkusu yaşaması ve okulu reddetmesi. Genellikle ayrılık kaygısının yansıması sayılır ancak çöküntü belirtisi de olabilir.

okuma bozukluğu Çocuğun yaşı, eğitim ve zeka düzeyi için beklenenin altında okuma becerisi göstermesi. Zekayla ilgili değildir. *Karşılaştırın* okuma yitimi.

okuma yitimi Beyin hasarı sonucunda yazılı sözcük ve cümleleri okuyamama. Görüş keskinliği bozulmamıştır ancak kişi, harfleri gördüğü halde tanıyamaz. Gelişmiş olan okuma yetisi kaybolur. *Karşılaştırın* okuma bozukluğu.

olağan duygudurum Duygulanımın ne çökkün ne de coşkun olmadığı, olağan duygudurum aralığında bulunduğu duygusal kip.

olağandışı Tanımlama ve kullanım açısından değişiklik gösterebilen bir terim. Kabaca 'ruhsal sayrıl' karşılığında kullanılır ve belirli ölçütlerle tanımlanır. 1. Kültürel olarak belirlenmiş ortalama ve düzgülerden sapan her türlü ruhsal ve davranışsal etkinliği olağandışı olarak değerlendirir. 2. Kişide ağrı, acı ya da yardım arayışına neden olan durumlar olağandışı ya da ruhsal sayrıl olarak değerlendirilir. 3. Ruhsal hastalığın belirtisi olarak kişide olağan işlevsellikten herhangi bir sapma olağandışı olarak değerlendirilir.

olağanlık Ruhsal sayrılığın olmaması durumu. Bilimsel ve mesleki anlamda görüş birliğine varılan ruhsal sağlık durumudur. Olağan insan kendinden hoşnuttur, diğer insanlarla ilişki içerisindedir ve çevreyle uyum içinde yaşamını sürdürür.

olanzapin İkinci kuşak çıldırıgiderici ilaç. Usyarılımı ve taşıntıda kullanılır. İştah artışı ve kilo alımı en önemli yan etkilerindendir.

olasılık Bir olayın gerçekleşme şansının nicel ifadesi. '0' olasılığı, olayın gerçekleşmeyeceğinin kesin olduğu, '1.0' olasılığı ise olayın kesin olarak gerçekleşeceği anlamına gelir.

olaya ilişkin coşku Belirli bir durum ya da olayla ilgili olarak olağandışı, sayrıl mutluluk hali.

olaya ilişkin gizilgüç Ruhsal bedenişlevsel, devinimsel, bilişsel bir eylemle birlikte ya da duyusal bir uyarı sonrasında beyin elektrik dalgalarında değişim olması.

olgu çözümlemesi İrdelemesi yapılan olguyla ilgili olarak toplanan bilgilerin dirimsel, ruhsal çözümlemeci, bilişsel-davranışçı ve ruhsal toplumsal kuramlar ışığında değerlendirilerek tanı, tedavi ve izlem açısından karara varılması.

olgu denetim çalışması Hasta olduğu belirlenmiş olan kişilerde hastalığın bağımlı değişken olduğu çalışma. Bu çalışmalar geriye-dönüktür.

olgu kayıt Merkezi veri bankalarındaki tıbbi kayıtlar.

olgu öykü çalışması Belirli bir hastalığı olan kişilerde geriye dönük olarak yapılan çalışma.

olgu sunumu Ruhsal hastalığı olan bireyin nüfus bilgileri, başvuru biçimi ya da getiriliş şekli, hastalık öyküsü, öz ve soy geçmiş özellikleri, laboratuvar incelemeleri ve ruhsal testler, ruhsal durum irdelemesi, olgu çözümlemesi, ayırıcı tanı ve tanı, gidiş ve sonlanımla ilgili değerlendirme ve yorumlarla ele alınması.

olgu yöneticisi Ciddi ruhsal hastalığı olan ve yeterli desteği bulunmayan hastalarla düzenli olarak görüşen, onların tedavi, iyileştirim ve toplumsal desteklerden yararlanmasını sağlayan meslek kişisi. Toplumsal kurumlarla hastane hizmetleri arasındaki bağlantıyı kurarak hastaların sağlıklı kalması ve toplumsal kaynakları yeterince kullanması için çalışmalar yapar. Görevi 7x24 saat sürelidir.

olgu yönetimi Alanda uzmanlaşmış kişilerce, özellikle aile desteği yetersiz olan yetiyitimli hastaların toplumsal desteklerden, tedavi ve iyileştirim hizmetlerinden yeterince yararlanmasının sağlanması. *Bakınız* olgu yöneticisi, ruhsal iyileştirim.

olgunlaşma bunalımları Uyumlu başa çıkma ve savunma düzeneklerini gerekli kılan yaşam döngüsünün olağan evreleri.

olgunlaşma Büyüme ve gelişme sonucu gerçekleşen yetkinlik.

olgunluk Kişinin tekil ya da tümel özellikleriyle yapı ve görev açısından yetişkinliğe özgü düzeye ulaşma durumu.

oluk Beyin kabuğundaki kıvrımlaşmadan kaynaklanan girintiler.

olumlu aktarım *Bakınız* aktarım.

olumlu çözülümsel deneyim Kişinin, kendisini başka hiçbir şeyi umursamayacak düzeyde bir etkinliğe kaptırma, kendinden geçme, zamanı önemsememe ve olumlu duygusal havaya bürünme yaşantısı. Benlik, beden ve dış dünya algısı olumlu anlamda değişir.

olumlu pekiştirme *Bakınız* pekiştirme.

olumsuz aktarım *Bakınız* aktarım.

olumsuz pekiştirme *Bakınız* pekiştirme.

olumsuzculuk Dışarıdan gelen öneri ve yönlendirmelere sözlü ya da sözsüz olarak karşı çıkma ya da direnç gösterme. Çoğunlukla usyarılımında görülür. Hasta hareket etmeye yönelik tüm girişimlere direnç gösterir ya da istenilenin tam tersini yapar.

olut Algılanabilen herhangi bir nesne, olay ya da oluşum.

olutbilim Neden olan etmenler açısından değil, olayları ya da yaşananları olduğu, göründüğü, algılandığı gibi inceleyen düşünce okulu. Varoluşsal psikiyatriyle ilişkili olarak davranışın nesnel dış gerçeklikten çok kişinin gerçeği algılama şeklinde belirlendiğini ileri sürer.

on üç ürküsü 13 sayısına yönelik olağanüstü korku duyma.

onamlı ölüm Süregelen ağrılı ve ölümcül hastalık durumunda, hastanın yazılı isteği doğrultusunda doktorun uyguladığı ağrısız ölüm. Bazı ülkelerde yasal bir uygulamadır.

onaylanma gereksinimi Başkalarının onayını alma ve onlar tarafından benimsenme gereksinimi. Kişinin düşünce ve davranışlarının başkalarınca onaylanır olacağı duygusu önemli bir güdülenim kaynağıdır.

onur Kişinin kendisini çoğunluğun benimsediği değer yargılarına uyumlu görmesi ve başkalarının da bu durumu onayladığı algısı. Özsaygı olarak da adlandırılan kişisel saygınlık.

OÖH Ortalama Ölçünlü Hata.

opiyat almaçları Sinir hücresi yüzeyinde yer alan, opiyoid ilaçlarla etkileşime geçip farmakolojik eylemlerine aracılık eden özgül bölge. Ayrıca, enkefalin ve endorfinler gibi içkaynaklı opiyoidlerin işlevlerine aracılık ettiği de düşünülmektedir. Başlıca mü, delta, kappa ve nosiseptin olmak üzere dört opiyat almacı vardır.

opiyat karşıtetkinleri Opiyat almaçlarını tutan, ancak onları etkinleştirmeyen, nalokson ve naltrekson gibi ilaçlar. Alkol ve opiyat bağımlılığının koruyucu tedavisinde kullanılır.

opiyat *Papaver somniferum* ya da onun türevi *P. album* gibi haşhaş bitkilerinden çıkartılan afyondan elde edilen morfin ya da diğer alkaloitler. *Ayrıca bakınız* opiyoid.

opiyat yoksunluğu Uzun süreli ya da aşırı doz opiyat kullanımının aniden kesilmesi ya da doz azaltımı sonrasında bunaltı, bulantı-kusma, kas ağrıları, gözbebeklerinde büyüme, gözyaşı ve burun akıntısı, tüylerin dikleşmesi, terleme, ishal, ateş ve uykusuzluk gibi belirtilerle giden tablo.

opiyat zehirlenmesi Opiyat kullanımından kısa süre sonra gelişen coşku, kayıtsızlık, bunaltı, kışkırma, yargılama ve konuşma bozukluğu gibi davranışsal ve ruhsal değişiklikler, gözbebeklerinde daralma, uyuşukluk ya da koma gibi bulgularla giden zehirlenme tablosu.

opiyoid Morfin benzeri farmakolojik etkinliği olan kimyasal maddeler. Örneğin, metadon ve meperidin gibi ağrı kesiciler, enkefalin ve endorfinler gibi içkaynaklı opiyoid peptitler. *Ayrıca bakınız* opiyat.

opiyoid peptit Opiyat almaçlarıyla etkileşime girerek morfine benzer eylemler ortaya koyan peptit. Örneğin, endorfin, enkefalin.

ORB Organik Ruhsal Belirge, Organik Ruhsal Bozukluk.

organcık Hücre içerisinde yer alan çekirdek, mitokondri, golgi aygıtı gibi yapılar için kullanılan terim.

organik bozukluk Yapısal ya da biyokimyasal bozulmadan kaynaklanan hastalık. Bu terim RB-TSE'de geçmemekte fakat yaygın olarak kullanılmaktadır. *Karşılaştırın* işlevsel bozukluk.

organik duygudurum belirgesi Nedensel ilişkisi gösterilmiş organik etkenlerle açıklanan çöküntü ya da taşıntılı duygudurumla giden bozukluk.

organik kaygı belirgesi Nedensel ilişkisi gösterilmiş organik etkenlerle açıklanan tekrarlayıcı ürküntü atakları ya da yaygın kaygıyla giden belirge.

organik kişilik belirgesi RB-TSE'de önbeyin yumru belirgesi için kullanılan terim.

organik Psikiyatride ruhsal hastalığın beyindeki yapısal bir değişiklik ya da kimyasal dengesizlikten kaynaklandığını anlatmak için kullanılan terim. *Ayrıca bakınız* organik bozukluk.

organik ruhsal belirge (ORB) Kafa yaralanması, zehirlenme, yangı, ur gibi geçici ya da kalıcı beyin işlev bozukluklarıyla ilişkili olarak ruhsal ya da davranışsal olağandışılıkların ortaya çıkması. ORB'de sanrı, varsanı gibi çıldırı belirtileri, yönelim yargılama ve dürtü denetiminde bozulmalar görülebilir. Bedensel hastalıklara bağlı olarak gelişen ruhsal bozulmalar artık farklı şekilde sınıflandığı için bu tanı kullanılmamaktadır.

organik ruhsal bozukluk (ORB) Özgül organik etmenlerle açıklanabilen geçici ya da kalıcı beyin işlev bozukluğunun neden olduğu ruhsal bozukluk. Artık böyle bir tanı kullanılmamaktadır. Bunun yerine RB-TSE-5'te her bir ruhsal bozukluğun 'başka bir tıbbi duruma bağlı' ya da 'ilaç/maddeye bağlı' şeklinde alt sınıflaması bulunmaktadır.

organik sanrılı bozukluk Nedensel ilişkisi gösterilmiş organik etkenlerle açıklanabilen, bilinçli durumda iken sanrıların görüldüğü bozukluk.

organik varsanılanım Nedensel ilişkisi gösterilmiş organik etkenlerle açıklanabilen, tam bir uyanıklık halinde görülen belirgin ya da inatçı varsanılarla giden bozukluk.

organizma Canlı varlığı oluşturan organların bütün halinde birliği.

orgon *Bakınız* Reich, Wilhelm.

orta erişkinlik *Bakınız* erişkinlik.

orta uykusuzluk Uykuya daldıktan sonra geceleyin uyanma ve yeniden uyumakta zorlanma. *Karşılaştırın* başlangıç uykusuzluğu, bitiş uykusuzluğu.

orta yaş bunalımı Her iki cinste de 40 ile 50'li yaşlarda görülebilen çökkünlük, madde kötüye kullanımı, yaşlanmayla ilgili endişeler ve ölüm korkusunun olduğu belirge. Psikiyatrik rahatsızlık öyküsü bulunan yetişkinlerde daha sık görülür.

orta zeka geriliği *Bakınız* zeka geriliği.

ortabeyin Beyin sapının üç bölümünden biri. Diğerleri köprü ve soğaniliktir. Omurilikten beyne çıkan yollar ve beyinden omuriliğe inen yollar ortabeyinden geçer. Duyu ve hareket bilgilerinin önemli bir yol istasyonu olan bu kısmın hasar görmesi bilinç kaybına neden olabilir.

ortak bilinçdışı Genel olarak insanlık için ortak olan, farkındalık alanı dışındaki ruhsal içerikleri kapsadığı ileri sürülür. Bu terimi ilk ortaya atan Carl Jung, ortak bilinçdışının türlerin ortak deneyimlerinden türediği ve kalıtsal olarak aktarıldığına, bu şekilde kültürel farklılıkların ötesine geçtiğine ve bu düşüncelere hiç maruz kalmamış bireylerdeki ilkel yansımalarla eski masalsı fikirler arasındaki benzerliğin açıklanabileceğine inanıyordu. Nesnel ruh olarak da adlandırılır.

ortak deneyim Grup tedavisinde, üyelerin tedavi sürecini hızlandıran ortak duygusal deneyimleri tanımlamak üzere S. R. Slavson tarafından ileri sürülen terim. Özdeşim, karşılıklı destek, benlik savunmalarının azalması, akran aktarımı ve eşduyum deneyimleri üyelerin gruba dahil olmasına yardımcı olur.

ortakyaşam İki kişi arasındaki bağlanmayı güçlendiren ilişki. Genellikle anne-bebek ilişkisinin olağan yapısal özelliği olarak ortaya çıkar. Ruhsal hastalığı olan iki kişinin birbirinin sayrılığını güçlendirmesi şeklinde ya da çocukta yoğun ayrılık kaygısı, içe çekilme ve şiddetli gerileme doğuracak şekilde de ortaya çıkabilir.

ortakyaşamsal çıldırı Çocuklarda ruhsal ya da fiziksel olarak anneden ayrılamamayla giden bozukluk. Bu tabloda bulanım, yoğun ayrılık kaygısı ve işlevsel bozulma vardır.

ortalama Değerlerin toplamının değer sayısına bölünmesine dayalı merkezi eğilim ölçüsü. Ortalama, uç değerlere son derece duyarlıdır.

ortalama ölçünlü hata (OÖH) Belirli bir örnek temelinde hesaplanan ortalama değerin ne kadar güvenilir olduğuna dair ölçüm. Örneğin, seçildiği nüfus ortalamasının bir tahmini olarak OÖH, ölçünlü sapmanın örneklemdeki denek sayısının kareköküne bölünmesiyle elde edilir. OÖH'nin sıfır olması alınan örneklemlerin birbirini ve genel nüfusu kusursuz olarak temsil ettiğini gösterir. Özellikle grup karşılaştırmalarında ortalama ± ölçünlü hata olarak verilir.

ortalama sapma *Bakınız* ölçünlü sapma.

ortam tedavisi Hasta için en uygun toplumsal-çevresel düzenlemeleri yaparak iyileşmeyi güçlendirme çalışması. *Ayrıca bakınız* moral tedavi, sağaltıcı topluluk.

ortanca Bir dağılımın ya da sıralı puanlar kümesinin orta noktasında bulunan ve puanları iki eşit kısma ayıran değer. Örneğin, 1, 3, 5, 9, 33 dizisinde 5 değeri ortancadır. Genellikle bakışık olmayan (asimetrik) dağılımlarda kullanılır ve uç değerlerden fazla etkilenmez.

ortomoleküler psikiyatri Ruhsal hastalıkların, belirli maddelere (ör. vitaminler, eser elementler) gereksinim artmasına yol açan biyokimyasal bozulmalar nedeniyle ortaya çıktığını ileri süren kuramsal düşünce okulu.

ortomoleküler tedavi Psikiyatri hastalarına yüksek dozlarda vitamin, eser element ya da diğer maddelerin verildiği tedavi uygulaması.

ortopsikiyatri Ruh sağlığını sürdürme-iyileştirme çalışma ve uygulamalarına yönelik yaklaşım. Ruh hekimliği, ruhbilim, toplumbilim, toplumsal çalışma, tıp ve ilgili diğer alanların ilkelerini kullanır. Sağlıklı duygusal gelişim ve büyüme, özellikle de ruhsal sağlıklanımı desteklemeye yönelik önleyici tekniklere vurgu yapar.

Othello belirgesi *Bakınız* ilişki kuşkulanımı.

otistik düşünme Düşüncelerin büyük ölçüde özsever ve benmerkezci olduğu düşünme biçimi. Vurgu, nesnellikten çok öznellik üzerine olup gerçeklik gözardı edilir. Otizm ve gerçek dışılık anlamında kullanılır. Usyarılımı ve otistik bozuklukta görülür.

otizm 1. Dil gelişiminde, toplumsal ilişki kurmada zorlukların olduğu, basmakalıp davranışların görüldüğü ve düş gücünün gelişmediği ya da sınırlı kaldığı bozukluk. 2. Gerçeklerden kaçınarak imgesel olaylara bağlılık geliştirme ve düşünceleri daha çok dileklerin yönetmesine bırakmayı ifade eden ussal durum. 3. Toplumsal etkileşimde nitel bozulma. *Ayrıca bakınız* otistik düşünme, bebeklik otizmi.

otizm yelpaze bozukluğu Bebeklik döneminde başlayan ve toplumsal iletişimde kusur, eşduyum eksikliği, göz teması kurmada sorun, yineleyici hareket örüntüsü, basmakalıp konuşma ya da hiç konuşmama, çevreye karşı aşırı ya da çok az tepki göstermeyle giden bozukluk. RB-TSE-5'te otizm yelpaze bozukluğu, konuşma ve toplumsal etkileşimde bozulma derecesine göre üç düzeyde ele alınır. *Birinci düzey:* Destek gerekir. *İkinci düzey:* Önemli oranda destek gerekir. *Üçüncü düzey:* Çok önemli oranda destek gerekir. *Ayrıca bakınız* Asperger belirgesi, Rett belirgesi, çocukluk çağı dağılma bozukluğu.

otonom sinir sistemi *Bakınız* özerk sinir dizgesi.

oynak Dengesiz, hızla değişen.

oynak duygudurum Duygudurumdaki coşkunluk, çökkünlük ya da kaygı duygulanımları arasındaki dalgalanmalar.

oynak duygulanım Dış uyaranlardan bağımsız olarak, tekrarlı ve ani biçimde değişen duygu dışavurumu.

oynaklık *Bakınız* duygusal oynaklık.

oyun tedavisi Çocuklarda kullanılan bir tedavi türü. Çocuklar bebek, hamur ve diğer oyuncaklarla sorunlarını düşlem düzeyinde oyunla ortaya koyar. Sağaltman, çocuğun verdiği tepkiler hakkında ek açıklamalar yaparak daha iyi anlamayı sağlamak için araya girebilir. *Ayrıca bakınız* etkinlik grup tedavisi.

Ö

ÖB Özüştürüm Belirgesi.

ödipal dönem *Bakınız* kamışsal dönem. *Ayrıca bakınız* Oedipus karmaşası.

ödül Herhangi bir eylem ya da öğrenimin başarıyla sonuçlanması üzerine verilen doyurucu uyaran.

öğesel varsanı Hasta tarafından tanımlanması güç olan, hışırtı, hayvan, zil sesi gibi belli belirsiz algılamalar.

öğrenilmiş çaresizlik Bireyin denetleyemediği olumsuz olaylara maruz kalması sonucunda ortaya çıkan çaresizlik duygusu ve daha iyiye güdülenmenin kaybolması. Martin Seligman'ın (1942-) 1967 yılında çöküntüyü açıklamak üzere yaptığı hayvan deneyleri sonucunda ileri sürdüğü kavramdır. Sürekli zorlanım ve engellemelerle karşılaşan insanlarda çöküntünün neden geliştiğini açıklar. Öğrenilmiş umutsuzluk olarak da bilinir. *Bakınız* çaresizlik.

öğrenilmiş özerk denetim Kişinin, özerk sinir dizgesinin denetimi altındaki bedenişlevsel tepkileri düzenlenmeyi öğrenmesi. *Ayrıca bakınız* canlı-dönüt.

öğrenilmiş umutsuzluk *Bakınız* öğrenilmiş çaresizlik.

öğrenme Belirli durum ve sorunlara karşı tepki ve davranışlarımızı araya giren başka etkinlik ve yaşantıların etkisiyle değiştirebilme yetisi. Bilgi edinme, belleme. *Bakınız* bellek.

öğrenme bozukluğu *Bakınız* özgül öğrenme bozukluğu.

öğrenme kuramı Davranışların oluşumunda edimsel koşullama, klasik koşullama, toplumsal öğrenme gibi öğrenme türlerinin ve ödül, ceza, pekiştirme, söndürme gibi öğrenme ilkelerinin etkili olduğunu ileri süren öğreti. Bu kurama göre öğrenme, deneyimden kaynaklanan davranış değişimidir.

öğreti Özenle ve ayrıntılı olarak belirlenmiş inançlar dizgesi.

öğretim görebilir Hafif zeka geriliği olan bireylerin (ZK=55-70) ilköğretim düzeyinde akademik beceriler kazanabileceğini belirtmek amacıyla kullanılan eski terim. *Karşılaştırın* eğitilebilir.

ölçüm bozukluğu İstemli hareketlerin genişlik ve gücünü ayarlama yetisinde bozulma. Beyincik hasarlanmalarında görülür.

ölçünlendirilmiş puan Uyumluluk ve yorumlama kolaylığı nedeniyle ortalaması 0, değişkesi 1 olacak şekilde dönüştürülen puanların ortak adı. Z-puanı olarak bilinen temel ölçünlü puan biçimi, belirli bir puanın ölçünlü sapma birimleriyle ortalamadan uzaklığını gösterir.

ölçünlü sapma (ÖS) Örneklem değerlerinin ortalamadan hangi uzaklıkta olduğunu, dağılımın yaygınlığını, genişliğini gösteren değer. Örneklemi oluşturan bireyler arasındaki farklılığın ölçüsüdür. Ölçünlü sapma büyüdükçe dağılım yaygınlaşır. Olağan dağılım için, değerlerin yaklaşık yüzde 68'i ortalama puan ±1 ÖS aralığında kalırken yüzde 95'i ortalama puan ±2 ÖS aralığında yer alır. ÖS bazen Yunanca sigma yazacı (σ) ile temsil edilir.

ölçüt bağımlı geçerlik Ölçekten elde edilen puan ile başka bir dış ölçüt arasındaki ilişkiyle açıklanan geçerlik. *Bakınız* dış geçerlik.

ölçüt geçerliği Ölçme aracının geçerliğinin ölçüt olarak kabul edilen başka bir araçla karşılaştırılarak yapılması. Yordayıcı ve uyum geçerliği şeklide yapılabilir.

ölü düşkünlüğü Cansız bedenlerle sayrıl düzeyde meşgul olma.

ölü seviciliği Cansız bedenleri cinsel açıdan çekici bulma ya da onlarla cinsel ilişkide bulunma.

ölü ürküsü Cansız bedenlerden olağandışı korkma.

ölüm bilimi Ölüm, ölüme yol açan süreçler ve sonrasında gelişen durumlarla ilgili çalışma alanı.

ölüm içgüdüsü *Bakınız* saldırganlık dürtüsü.

ölüm ürküsü Ölüm olayından olağandışı korkma.

ölümcül ailesel uykusuzluk Dikkat ve bellek bozukluğu, özerk sinir dizgesi işlev bozukluğu (ateş, terleme, hızlı kalp atımı) ve uykusuzlukla giden ilerleyici, kalıtımsal beyin hastalığı. Beynin *prion*lara bağlı olarak yangılanması sonucu oluşur. Ortalama 18 ayda ölümle sonuçlanır.

önbeyin yumru belirgesi Önbeyin yumrusunda hasarlanma sonucu duygusal oynaklık, dürtü denetimi ve yargılama bozukluğu, belirgin kayıtsızlık ve ilgisizlik gibi örüntülerin olduğu kişilik değişimiyle giden ruhsal hastalık.

önbeyin yumrusu Beynin dört yumrusundan önde olanı. Genellikle beynin çıktılarını yöneten, hareketleri örgütleyip düzenli çalışmasını sağlayan yumrudur. Enönbeyin yumrusu, birincil hareket kabuğu ve Broca alanı önemli alanlarıdır.

önbeyin-şakak bunaması *Bakınız* Pick hastalığı.

önbilinç Freud'un bölgesel modelinde ruhsal yapının üç bölümünden biri. Diğerleri bilinç ve bilinçdışıdır. Farkındalığın hemen sağlanmadığı ancak çabayla bilinçli olarak anımsanabilen ussal içeriklerin tümü.

öncü belirtiler Hastalık ortaya çıkmadan hemen önceki dönemde görülen işaret ve belirtiler. Örneğin, usyarılımı başlamadan önce ilgi değişmesi, kendine bakımda azalma, uyku düzensizlikleri, ders başarısında düşme, içe kapanım gibi davranış değişiklikleri olur. *Karşılaştırın* uyarıcı işaretler.

önduyum Sara nöbeti ya da migren atağından önce gelen haberci duyusal belirtiler.

öne kaymış uyku evreli günlük dizem uyku-uyanıklık bozukluğu Alışılagelenden daha erken olan uyku-uyanıklık evreleriyle giden bir günlük uyku-uyanıklık dizem bozukluğu. Bozukluğu olan bireyler 'tarlakuşları' olarak nitelenir.

önemli diğerleri 1. Kişinin yakın ilişkide olduğu eş, aile ve arkadaşlar gibi bireyler. 2. Bireyin toplumsal kural ve değerleri benimseme, kendilik imgesini geliştirmesi üzerinde etkili olan kişiler için H. S. Sullivan tarafından kullanılmış olan terim. *Ayrıca bakınız* genelleştirilmiş başkası.

önemli farklılıklar *Bakınız* sayımbilimsel anlamlılık.

öngörü Hastanın durumuna ve hastalığın genel seyrine dayalı olarak hastalığın gidişi ve olası sonuçları hakkında uzman görüşü.

önsevişme Cinsel ilişkiden önce yapılan sevişme eylemleri.

önuyaran engellemesi (ÖUE) Olağan koşullarda irkilmeye neden olan güçlü bir görsel, dokunsal ya da işitsel uyarandan 30-500 milisaniye önce zayıf bir önuyaran verilirse uyarana verilen irkilme tepkisinde azalma olur. Duyusal kapılama dizgesinde sorunların olduğu usyarılımı, delişmen kişilik bozukluğu, takıntı-zorlantı bozukluğu, dikkat eksikliği hareket aşırılığı gibi bazı hastalıklarda bu özelliğin bozulduğu gösterilmiştir.

önyargı Yeterli bilgi ve gerekçeye dayanmadan oluşturulmuş yanlış yargı ya da görüş. Irkçı önyargılarda olduğu gibi mantıkdışı kuşku ya da nefret öğelerini içerir.

örneklem Belirli bir nüfus içinden seçilen gözlem alt kümesi için kullanılan araştırma terimi.

örnekseme Başka birini gözlemleme ya da öykünme yoluyla yeni bir beceri ya da davranış öğrenme.

örselenme Özgün ruhsal hastalığa neden olabilen ya da mevcut hastalığı şiddetlendirebilen yıkıcı deneyim.

örselenme sonrası zorlanım bozukluğu (ÖSZB) Savaş, tecavüz, deprem ya da trafik kazası gibi beklenmedik bir olaydan sonra ortaya çıkan ruhsal ve davranışsal belirtilerden oluşan bozukluk. Öne çıkan belirtiler arasında olayla ilgili anıları sürekli anımsama, kabus ya da gerigelişlerle yeniden yaşantılama, anımsatıcılardan kaçınma, geri çekilme ve aşırı uyarılmışlık vardır. Geç başlangıçlı da olabilir. Örseleyici sinirce de denmektedir. *Ayrıca bakınız* iven zorlanım bozukluğu.

örseleyici beyin hasarı Fiziksel bir etkiyle, beyin yapısının bilişsel işlevsellik, duygudurum ve davranış değişikliklerine neden olacak şekilde hasara uğraması. Kaza ve savaş yaralanmalarında sık görülür.

örseleyici sinirce *Bakınız* örselenme sonrası zorlanım bozukluğu.

örtük bellek *Bakınız* işlemsel bellek.

örtük duyarlılaştırma Davranışı hoşa gitmeyen bir sonuçla ilişkilendirerek davranışın görülme sıklığını azaltma yöntemi.

örüntü ruhbilimi Öncelikle algısal süreçlerle ilgilenen, asıl öğretisi 'bütünün parçaların toplamından farklı olduğu' görüşü olan ruhbilim okulu. Almanca *gestalt* sözcüğü örüntü ya da biçimlenim anlamına geldiği için bu adı almıştır. Gelişimine özellikle Max Wertheimer, Wolfgang Koehler ve Kurt Koffka katkı sağlamıştır. *Ayrıca bakınız* tümcülük.

örüntü tedavisi Frederick S. Perls (1893-1970) tarafından geliştirilen ve kişinin bir bütün olarak tedavisini vurgulayan ruhsaltedavi. Kişinin bedensel bileşenleri ve organik işleyişine, algısal yapılanmasına ve dış dünyayla olan ilişkilerine odaklanır. Bireysel ya da grup tedavisi ortamında uygulanabilir. Geçmiş yaşantı ya da gelecekteki beklentilerden çok şimdi ve buradaki deneyimlerin farkındalığı üzerinde durur. Hastanın büyüme sürecini ve gelişimini artırmak için rol oynama ve diğer teknikleri kullanır.

ÖS Ölçünlü Sapma.

ÖSD Özerk Sinir Dizgesi.

ÖSZB Örselenme Sonrası Zorlanım Bozukluğu.

ötegörü Görüş alanı dışında olanı ya da görülemeyeni algılama becerisi olduğu düşünülen duyu-ötesi algı yeteneği.

ÖUE *Bakınız* önuyaran engellemesi.

öyküleme Meslek töresi çerçevesinde hastanın birikimlerinden oluşan tıbbi geçmiş öyküsünün alınması. Hasta ve çevresiyle görüşme yaparak gerçekleştirilir.

öykünme Başka birinin davranışlarını benimseyerek olduğu gibi yineleme. *Ayrıca bakınız* özdeşim.

öykünmeci özkıyımlar Başkalarının özkıyım davranışlarına özenerek yapılan özkıyım girişimleri. Genellikle ergenler arasında kısa bir zaman aralığında ortaya çıkar. *Ayrıca bakınız* toplu özkıyımlar.

öyküsel bellek *Bakınız* açık bellek.

özbildirim Kişinin kendisi hakkında yaptığı değerlendirme.

özçözümleme Kişinin kendi ruhsal bileşenlerini araştırması. Yöntemin sağaltıcı olması için gereken bağımsız tutumu az sayıda kişi gösterebildiği için sınırlı olarak gerçekleşir.

özdenetim Daha önemli bir ereğe erişebilmek için kişinin tepkisel davranışlarını ya da araya giren başka gerekçelere yönelme eğilimini denetme gücü.

özdeş ikiz *Bakınız* tek yumurta ikizi.

özdeşim Kişinin başkasının davranış örüntülerini tamamen benimsediği bilinçdışı savunma düzeneği. Bu süreçte benlik neredeyse tümüyle değişime uğrar. *Ayrıca bakınız* sağlıklı özdeşim, öykünme.

özdeşim kurma Gelişmekte olan çocuk ya da ergenin benliğine örnek olarak annesi, babası ya da önemli başka birini seçip ona benzemeye çalışması.

özdoyurum Cinsel haz amacıyla kişinin üreme organlarını uyarması.

Bakınız özsevicilik.

öze saldırı Herhangi bir engellenme karşısında kendini suçlama ve kendine zarar verme davranışı.

özedönük Benmerkezcil ya da içgözlemsel anlamlarında kullanılan terim.

özel hastane Yatırımcısına kar sağlayan, yataklı özel sağlık kurumu.

özellik Kişi, nesne, durum ya da olayın gözlenebilen ya da ölçülebilen ayırt edici niteliği.

özerk benlik işlevi Doğuştan varolan algı, düşünme, konuşma, dil ve devinimsel gelişimle ilgili işlevler. İlk olarak Heinz Hartmann (1894-1970) tarafından tanımlanmıştır. *Ayrıca bakınız* benlik ruhbilimi.

özerk dizge yan etkisi Çıldırıgiderici ya da çöküntügiderici ilaçların, özellikle de fenotiyazin grubu ve üç halkalı türevlerin kullanımından kaynaklanan özerk sinir dizgesi işlev bozukluğu. Bu tür maddelerin sık görülen yan etkileri kan basıncı düşmesi, görme bulanıklığı, burun tıkanıklığı, ağız kuruluğu ve kabızlıktır.

özerk sinir dizgesi (ÖSD) Merkezi ve çevresel sinir dizgesinin ağırlıklı olarak içorgan işlevlerini denetleyen kısmı. Özerk denmesinin nedeni işlevselliğini kendi kendine düzenlemesidir. Solunum, kalp atımı, dolaşım, üreme ve sindirim gibi içorgan işlevlerini yöneten sinir dizgesinin, işleyişi birbirine karşıtlık gösteren iki bileşeni vardır: Uyartıcı ve gevşeltici sinir dizgesi. İçorganların çoğu her iki sinir dizgesi tarafından da denetlenir. Dizgeler, her zaman olmamakla birlikte, genelde birbirine ters etkili davranır. Uyartıcı dizge yıkımsal özüştürümde (katabolizma) işlev görürken gevşeltici dizge yapımsal özüştürümde (anabolizma) işlev görür.

özeyabancılaşma Yoğun zorlanım ya da yorgunluk etkisinde kalan kişinin kimliği, bedeni ya da bedeninin bir parçasına duyduğu yabancılık hissi. Usyarılımı, çözülüm bozuklukları ve delişmen kişilik bozukluğunda görülür.

özezerlik Cinsel doyumun, kendisi ya da eşi tarafından uygulanan, fiziksel ya da ruhsal eziyet yoluyla sağlandığı çarpık cinsellik. İlk olarak Avusturyalı roman yazarı Leopold von Sacher-Masoch (1836–1895) tarafından tanımlandığı için bu adı almıştır. *Ayrıca bakınız* elezerlik, elezer-özezer ilişki.

özfarkındalık Kişinin ruhsal süreçlerine yönelik içgörüsü olması, kendisini rahatsızlıkları açısından tanıma durumu. Çoğu ruhsaltedavinin ana hedefidir.

özgecilik Fransız filozof Auguste Comte (1798–1857) tarafından ileri sürülmüş olan ve çıkar gözetmeksizin kendini başkalarının iyiliğine adamayı ifade eden kavram. Akrabaların ya da grubun sağkalımına yarayan evrimsel bir özelliktir. Töreyle yakından ilişkilidir.

özgül gelişimsel bozukluk *Bakınız* özgül öğrenme bozukluğu.

özgül okuma güçlüğü *Bakınız* gelişimsel okuma bozukluğu.

özgül öğrenme bozukluğu Erken çocukluk döneminde başlayan ve çocuğun genel zekasına uygun olmayan okuma, yazılı anlatım ve/veya matematik konusunda öğrenme becerilerinde kalıcı zorluk ya da gecikmeyle giden sinirgelişimsel bozukluk. RB-TSE-5'te özgül öğrenme bozukluğu; okuma, yazılı anlatım ya da matematik bozukluğuyla giden diye belirtilir. Daha önce özgül gelişimsel bozukluk olarak adlandırılmaktaydı. *Karşılaştırın* yaygın gelişimsel bozukluk.

özgül ürkü Bir nesne, durum ya da olaydan korkma ve kaçınmayla giden kaygı bozukluğu.

özgüllük Araştırmada, hastalığı olmayan birinde, testin beklendiği gibi olumsuz çıkma olasılığı. *Karşılaştırın* duyarlılık.

özgün alkol zehirlenmesi Az miktarda alkol alımıyla ortaya çıkan, bellekyitimiyle giden alkol zehirlenme belirgesi. Bu miktar çoğu insanda zehirlenmeye neden olmaz. Sayrıl zehirlenme olarak da adlandırılır.

özgür istenç Kişinin bilinçdışı süreçler, bedenişlevsel ya da çevresel etkilere bağlı olmaksızın yaptığı seçimle davranışlarını yönlendirmesi. Seçimin nedeni önceden belirlenemez. Belirlenemezlik olarak da adlandırılır. *Karşılaştırın* belirlenimcilik.

özişlem Bilinçli düşünce tarafından denetlenmeden gerçekleşen, istemsiz, özişler hareket ve davranışlar. Ruhsal devinimsel sarada, çözülümsel kaçışta, katılakalım türü usyarılımında ya da sara nöbeti sonrasında görülür. Bu davranışlar sırasında kişi bilinçli gibi gözükse de gerçekte geçiye benzer bir durumundadır.

özişler boyun eğme Kendisine söylenenleri, sonucunu düşünmeksizin, eleştirmeksizin robot gibi yerine getirme. Uyutumda ve katılakalım türü usyarılımında görülür.

özişlerlik Becerinin bilinçli bir çaba ya da yönlendirme olmaksızın özişler şekilde gerçekleşmesi. Özişler hale gelen beceriler birbirinden kopma eğiliminde olup istencin denetiminden çıkarlar.

özkadın sevgisi Erkeğin kendisinin kadına dönüştüğünü hayal ederek cinsel olarak uyarıldığı cinsel kimlik bozukluğu.

özkeşif Ruhsal çözümlemede çevredeki önemli kişilerin istekleri doğrultusunda bastırılmış olan benlik içeriğinin serbest bırakılması.

özkıyım düşüncesi Kişinin yaşamını sonlandırmaya yönelik düşünce ya da planları.

özkıyım Kişinin kendi canına kıyma eylemi. Her ne kadar yaşamı sonlandırmaya yol açan etmenler o kişi tarafından tam olarak anlaşılmasa da özkıyımın niyetli olarak yapıldığı düşünülür.

öznel iyileşme Kişinin kendisiyle ilgili iyileşme algısı. Hastalık belirtileri devam ediyor olsa bile, kişi kendince doyumlu bir yaşam sürmektedir. *Bakınız* iyileşme.

öznellik Değerlendirme ve yorumlamanın kişinin duygu ve düşüncelerinden etkilenmesi durumu.

özsever kişilik bozukluğu Yüceltilmiş özdeğer duygusu, sınırsız başarı düşlemleri, gösterişçi şekilde hayranlık ve dikkat gereksinimini açığa vurma, öncelikli olmayı hak ettiği düşüncesi, eleştiri ya da benlik saygısına yönelik tehditlere karşı aşırı tepki gösterme ve kişilerarası ilişkilerde sorunlarla giden kişilik bozukluğu.

özseverlik Başkaları tarafından hoş karşılanmayacak düzeyde kendini sevme durumu. Ruhsal çözümleyici kuramda, birincil ve ikincil olmak üzere iki türe ayrılmıştır. Birincil özseverlik, nesne ilişkisinin geliştiği erken çocukluk dönemindedir; çocuk kendini dış dünyadan ayırt edemez ve tüm haz kaynaklarının gerçekçi olmayan bir şekilde kendi içinden geldiğini düşünür, bu durum da çocuğa sahte bir tümgüçlülük duyumu verir. İkincil özseverlik, severkin dış sevgi nesnelerine bağlandıktan sonra, tekrar kendine yönelmesidir.

özsevici boğma Özdoyurum sırasında beyne giden kan akışını azaltarak dorudoyumun yoğunluğunu artırmak amacıyla bilinçli olarak yapılan boğma davranışının neden olduğu havasız kalma durumu. Ölüm riski yüksektir.

özsevicilik 1. Başka birinin katılımı olmadan kendini cinsel olarak uyarma. Terim Havelock Ellis (1859-1939) tarafından önerilmiş olup özdoyurumla eşanlamlı olarak kullanılmaktadır. 2. Ruhsal çözümlemede, nesne ilişkileri gelişimindeki özseverlik evresinden önce gelen ilkel evre. Özseverlikte bir sevgi nesnesi vardır ama özsevicilikte sevgi nesnesi yoktur.

özümseme Kişinin, dünyayı kendi bilgi ve deneyim süzgecinden geçirdiği öznel süreç. Yeni bilgiler eski deneyimlerin ışığında yeniden yorumlanarak varolan bilişsel yapılarla tutarlı hale getirilir. Kişi kurulu usyapı aracılığıyla yeni deneyim elde etmiş olur.

özürlülük *Bakınız* engellilik.

özüştürüm belirgesi (ÖB) Özüştürüm işlemlerinde bozulmayla giden, ciddi sağlık sorunlarının göstergesi olan belirge. Bel çevresinde büyüme (erkeklerde >102 cm, kadınlarda >88 cm), açlık kan şekerinde artış (>100mg/dL), kan basıncında artış (>130/80 mmHg), trigliserid düzeyinde yükselme (>150 mg/dL), yüksek yoğunluklu lipoprotein (HDL) düzeyinde azalma (erkeklerde <40 mg/dL, kadınlarda <50 mg/dL) vardır.

özüştürüm Küçük molekülleri büyük olanlara (yapım) ve büyük molekülleri küçük olanlara (yıkım) dönüştüren, hücresel işlev ve onarımı sağlayan kimyasal süreçler.

özyaşamöyküsü belleği Kişinin yaşam öyküsüne dair duygu, düşünce, davranış ve olaylarla ilgili belleği. Dönemsel ve anlamsal belleği içerir.

P

P 300 Ender karşılaşılan bir olaydan (ör. sık tekrarlanan bap sesleri arasında bip sesi gibi) 300 milisaniye kadar sonra deneğin kafa derisi üzerinden kaydedilen elektriksel tepki.

paliperidon İkinci kuşak çıldırıgiderici ilaç. Aylık ve 3 aylık uzun etkili depo biçimlerinin olması kullanım kolaylığı sağlamaktadır.

parafreni *Bakınız* yandan usyarılımı.

paranoid *Bakınız* kuşkucu.

parapsikoloji *Bakınız* yandan-ruhbilim.

parçalı bellekyitimi *Bakınız* bölgesel bellekyitimi.

parçalı sanrı Belirgin bir bağlantısallığı olmayan, ayrıntılandırılmamış sanrı.

Parkinson hastalığı *Bakınız* Parkinsonizm.

parkinson üçlüsü Titreme, kas katılığı ve hareket yavaşlamasından oluşan üçlü belirti.

Parkinsonizm Dinlenme durumunda titreme, katılık, hareket yavaşlaması ve duruş düzensizlikleriyle giden piramit-dışı hareket dizgesi bozukluğu. Ortabeyinde bulunan kara özdekte kasları ve hareketi denetleyen dopamin üretiminin azalması sonucunda gelişir. Çoğunlukla altta yatan neden bilinmemektedir. Orta ya da geç yaşlarda başlayıp kademeli ilerleme ve uzun süren bir seyirle gider. Buna kışkırmalı felç, Parkinson hastalığı, idiyopatik parkinsonizm de denir. Fenotiyazin ya da butirofenon gibi çıldırıgiderici ilaçlarla tedavi sırasında parkinson belirgesi gelişebilir. İlaca bağlı parkinsonizm, neden olan ilaç kesildiğinde ya da dozu azaltıldığında geri dönüşlüdür.

parkinsonizm giderici ilaç Parkinsonizm belirtilerini yatıştıran ilaç. Merkezi sinir dizgesi üzerinde etki ederek çıldırıgiderici ilaçların neden olduğu kas gerimi ve istemsiz hareketleri azaltır.

parmak tanımazlık Parmakları adlandırma yetisinde azalma ya da kayıp. Tanımazlık, baskın olan yan beyin yumrusundaki hasarla ilişkilidir.

paroksetin Seçici serotonin geri-alım engelleyici özellikli ilaç. Çökün-tügiderici ve kaygıgiderici olarak kullanılır.

patlayıcı kişilik Katılık, bencillik, dindarlık, yalıtıklık, patlayıcılık ve engellenmeye karşı aşırı kızgınlık gibi tepkilerle giden kişilik yapısı. Öncesi ve sonrasında kısa süreli bilinç değişikliği olursa sara kişiliği olarak adlandırılır.

Pavlov koşullaması Klasik koşullama. *Bakınız* koşullama.

Pavlov, Ivan Petrovich (1849-1936) Koşullama çalışmalarıyla ünlü Rus fizyolog. 1904'te bedenişlev alanında Nobel Ödülü almıştır.

Pavlovculuk Ruhsal süreçlerin bedenişlevsel süreçlerden oluştuğunu ve bu yoldan incelenebileceğini savunan Pavlov'un koşullamayla ilgili görüşlerini benimseyen akım.

paylaşılmış çıldırı bozukluğu Hastanın sanrısının daha önce başka bir kişide oluşmuş benzer sanrı dizgesiyle yakın ilişki içinde olduğu az görülen ruhsal bozukluk. Bir aile ya da sınırlı topluluk içinde iki ya da daha fazla kişi aynı sanrısal düşünceyi paylaşır. Paylaşılmış psikotik bozukluk, uyarılmış psikotik bozukluk, çifte delilik ve ailesel delilik olarak da adlandırılmaktadır.

paylaşılmış sanrılı bozukluk *Bakınız* paylaşılmış çıldırı bozukluğu.

PCP Fensiklidin.

PDB Piramit-dışı Belirge.

pekiştireç Pekiştirici özelliği olan nesne, durum, olay ya da kişi.

pekiştirici Pekiştiren uyaran. *Bakınız* pekiştirme.

pekiştirme Bir uyaran karşısında gösterilen tepkiyi olumlu ya da olumsuz başka bir uyaran yardımıyla güçlendirme edimi. Olumlu pekiştirme, uygulanan uyaranın davranışın tekrar ortaya çıkma olasılığını arttırdığı süreci ifade eder. Olumsuz pekiştirme, hoş olmayan bir uyarının ortamdan çekilmesinin istenen sonucu güçlendirdiği süreci açıklar. Gıda gibi doğal pekiştirme özelliği olan uyarıcılara birincil pekiştirici denir. Birincil pekiştiriciyle eşleştirilerek pekiştireç özelliği kazandırılan uyaranlara koşullu pekiştirici denir, örneğin para. *Ayrıca bakınız* koşullama.

pekiştirme düzenleri Edimsel koşullama çalışmalarında, bir davranışın önceden belirlenen ve tepki sayısına ya da tepkiden sonra geçen süreye dayanarak ödüllendirildiği ya da cezalandırıldığı pekiştirme düzeni. Aralıklı dört zaman çizelgesi ya yeniden geliştirme için fırsat sunulmadan önce gereken yanıt sayısını ya da belirli bir sürenin geçmesini temel alır. (l) *Sabit oranlı düzen*, belirli bir sayıda yanıt oluştuktan sonra, örneğin her onuncu yanıttan sonra verilen pekiştirme düzeni. (2) *Değişken oranlı düzen,* pekiştirmenin belirli bir oranda rastgele bir programla değiştiği, örneğin üçüncü, altıncı, sonra ikinci yanıttan sonra değiştiği değişken oranlı düzen. (3) *Sabit aralıklı düzen,* belirli bir süre geçtikten sonra, örneğin her 10 dakikada bir, ilk gerekli yanıta bağlı olarak pekiştirmenin verildiği düzen. (4) *Değişken aralıklı düzen,* örneğin, 3, 6 ve 2 saat sonra gibi değişken zaman aralıklarının ardından pekiştirmenin verildiği düzen. *Ayrıca bakınız* pekiştirme.

pepeleme *Bakınız* kekemelik.

peptit Kısa aminoasit zinciri.

PET *Bakınız* artıcık yayıcı kesitçekim.

Piaget, Jean (1896–1980) Çocuklarda bilişsel gelişim üzerine yaptığı araştırmalarla ünlenen ruhbilimci. Anlaksal gelişimi dört ana döneme ayırmıştır: (1) Duyu-devinim dönemi; doğumdan 2 yaşına kadar olan süreyi kapsar. Bu dönemde nesne sürekliliği gelişir. (2) İşlem öncesi dönem; 2-6 yaş arasını kapsar. Bu dönemde simgesel işlevler ve dil gelişir, dış dünyayla etkileşim artar. Benmerkezcilik vardır, büyüsel düşünce ve düşlemler karışabilir. (3) Somut işlemler dönemi; akılcı ve mantıklı düşünme süreci olup 7-11 yaş arasını kapsar. Başkalarının bakış açısının anlaşıldığı dönemdir. (4) Soyut işlemler dönemi; soyut, kavramsal ve çıkarımsal düşünmenin geliştiği evre olup 12 yaşından sonraki dönemi kapsar.

Piblotko Eskimolarda, genellikle kadınlarda görülen, bağırma, ağlama, karlı havada çıplak vaziyette koşma, bazen özkıyım ya da elkıyım eğiliminin olduğu kültüre özgü belirge.

Pick hastalığı Beyinde özellikle önbeyin ve şakak yumrularındaki sinirgözelerde *tau* protein birikimiyle (Pick cisimcikleri olarak adlandırılır) giden, 45-50 yaşlarında başlayan bunama türü. Daha çok önbeyin-şakak bunaması olarak adlandırılır. Kişilik değişikliklerinin bellek bozukluğundan önce başlamasıyla Alzheimer hastalığından ayrılır.

Pickwick belirgesi Şişmanlık, nefes darlığı, aşırı uyku, kalp yetmezliği, kas seğirmesi ve halsizliğin olduğu belirge.

pimozid Birinci kuşak çıldırıgiderici ilaç.

Pinel, Phillipe (1745-1826) Ruhsal hastalık nedeniyle hastaneye yatırılan kişiler üzerindeki fiziksel kısıtlamanın kaldırılması konusunda çalışmalarıyla ünlü Fransız hekim. Yazdığı *Delilik* adlı kitabıyla ruhsal hastalıkların sınıflandırmasını yapmış olan Pinel, bazı kesimlerce psikiyatrinin babası olarak da bilinir.

piramit hücreler Beyin kabuğunda yer alan piramit şeklinde büyük sinirgözeleri. Denizatı ve bademde bulunur. Her iki ucunda bolca saçak vardır. Aksonları piramit yapının tabanından çıkar. Yan dalları aracılığıyla sinirgözeler arasındaki iletişime katkıda bulunur. Beyin kabuğunun farklı alanları arasında bağlantı kurar, yarıkürelerin bakışık alanlarını birbirine bağlar, beyin kabuğuyla kabukaltı yapılar (temel çekirdekler, beyin sapı, omurilik) arasında bağlantı sağlar. Beyin kabuğu-omurilik yolunun temel hücreleridir.

piramit-dışı belirge (PDB) Merkezi sinir dizgesinde piramit yolu dışındaki devinim yollarının, özellikle temel çekirdeklerin hasarlanmasıyla ilgili hareket düzensizlikleri. Örneğin, parkinsonizm, kasışım, kasıntı, geç kasılım.

piramit-dışı dizge Devinimsel davranışı etkileyen temel çekirdekler ve ilgili kabukaltı çekirdekleri içeren bağlantılı sinir yolları. Beyinde piramit hücrelerden oluşan beyin kabuğu-omurilik (kortiko-spinal) devinim dizgesiyle yakın ilişkisi nedeniyle bu ad verilmiştir. Temel çekirdekler hareketin düzenlenmesinde, bilişsel ve duygusal işlevler üzerinde etkilidir. Hareketlerin düzenlenmesine başka beyin bölgesi ve dizgelerinin de katılması nedeniyle bu terim giderek daha az kullanılmaktadır. Terim daha çok çıldırı giderici ilaçların yan etkileri olarak ortaya çıkan temel çekirdeklerin işlev bozukluğu için piramit-dışı belirge (PDB) şeklinde kullanılmaktadır.

piramit-dışı yan etki Çıldırıgiderici ilaçların neden olduğu tuhaf, istemsiz deviminler. *Bakınız* piramit-dışı belirge.

pislik ürküsü Kir ya da pislikten olağandışı biçimde korkma.

PKU Fenilketonüri.

plaklar Çeşitli hastalıklar sonucu dokuda biriken karmaşık yapılı proteinler. Sağlıklı proteinler olağan yapı ve işlevini yitirdiğinde amiloid plaklara dönüşerek hücrelerin çevresini sarmakta, doku ve organların işlevselliğini bozmaktadır. Merkezi bir amiloid çekirdeği olan sinirgöze, akson ve saçak kitlelerin oluşumu Alzheimer hastalığıyla ilişkilendirilir.

plato evresi Cinsel yanıt döngüsünde cinsel organ bölgesine kan akışının arttığı ve cinsel heyecan duygusunun görüldüğü evre. Dorudoyumun hemen öncesinde gerçekleşir. Masters ve Johnson tarafından tanımlanmıştır.

plazma düzeyi *Bakınız* kan düzeyi.

PNBÖ Pozitif ve Negatif Belirge Ölçeği.

pons *Bakınız* köprü.

Pozitif ve Negatif Belirge Ölçeği (PNBÖ) Usyarılımında ve diğer çıldırılı bozukluklarda taşkınlık (7 adet) ve yoksulluk belirtileri (7 adet) ile genel ruhsal sayrıl (16 adet) belirtileri hafiften ağıra 7'li derecelendirmeyle değerlendiren 30 maddelik ölçek. Ölçek üç ya da beş faktör yapısıyla kullanılmaktadır.

Prader-Willi belirgesi 15. kromozomda küçük bir silinme sonucu oluşan gelişimsel bozukluk. Belirtiler arasında zorlantılı yeme, şişmanlık, zeka geriliği, eşeysel yetersizlik, küçük yapı, kas gevşekliği, küçük el ve ayaklar vardır. Ayrıca çocuklar karşıt olma karşı gelme davranışları sergiler.

pridoksin *Bakınız* B_6 vitamini.

Prince, Morton (1854–1929) Çoğul kişilikle ilgili çalışmalarıyla tanınan Amerikalı ruh hekimi. *Journal of Abnormal Psychology*'nin (1905) ve Harward Psikoloji Kliniği'nin (1927) kurucularındandır. Ruhsal belirtilerin bilinçdışı nedenleriyle ilgili açıklamalarını Freud ile aynı dönemde yapmıştır. Ruhsal çözümlemenin bilimsel yaklaşımdan uzaklaşarak bir tarikata dönüşme tehlikesine dikkat çeken önemli bir araştırmacıdır.

prion hastalıkları Yalancı sargan da denen *prion* adı verilen bulaşıcı yangısal proteinin neden olduğu bozukluk sınıfı. Creutzfeldt–Jakob hastalığı (CJH), Gerstmann–Straussler–Scheinker bozukluğu, kuru ve ölümcül ailesel uykusuzluğu içerir.

prozodi *Bakınız* bürün.

Psikiyatri Hemşireleri Derneği Türkiye'de psikiyatri hemşireliği alanında uzmanlaşmış hemşireler tarafından eğitim, araştırma, politika belirleme ve mesleki dayanışma amacıyla 2000 yılında kurulmuş olan meslek örgütü. Dernek yıllık kongreler düzenlemekte ve 2010 yılından bu yana *Psikiyatri Hemşireliği Dergisi*'ni yayımlamaktadır.

psikiyatri hemşiresi Genellikle kurumsal ortamda, ruh sağlığı ekibinin üyesi olarak görev yapan uzman hemşire. Bireysel ruhsaltedavi, aile ya da grup tedavisi, ruhsal eğitim etkinliklerini yürütür.

psikiyatrik acil Acil tedavi gerektiren duygu, düşünce ya da davranış bozukluğunun olduğu durum. Örneğin, özkıyım girişimi, taşkınlık ve çıldırı atağı acil girişim gerektiren durumlardır.

psikiyatrik hastalık *Bakınız* ruhsal bozukluk.

psikiyatrik iyileştirim *Bakınız* ruhsal iyileştirim.

psikiyatrik sosyal çalışmacı Genellikle kurumsal ortamda, ruh sağlığı ekibinin üyesi olarak görev yapan sosyal çalışmacı. Hastalıklarda aile, çevre ve toplumsal etmenlerin rolünü değerlendirir, yeni hastaları karşılar, taburculuktan sonra takip ve danışmanlık yapar. Kliniğin toplumsal kuruluşlarla eşgüdümlü çalışmasını sağlar.

psikiyatri-ötesi Değişen bilinç durumları, bütüncül sağlık ve yandan-ruhbilimle ilgilendiğini savlayan uğraş alanı.

psikiyatrist Ruh hekimi ile eşanlamlı terim. Psikiyatr olarak da söylenir. *Bakınız* ruh sağlığı ve hastalıkları uzmanı.

psikoaktif madde *Bakınız* ruhsaletkin madde.

psikodinamik *Bakınız* ruhsal devimsel.

Psikofarmakoloji Derneği (TAP) Psikiyatri ve psikofarmakoloji alanında çalışan uzmanlar tarafından 2005 yılında kurulmuş olan meslek örgütü. Dernek yıllık uluslararası kongreler düzenlemektedir. 2016 yılından bu yana *Psychiatry and Clinical Psychopharmacology* (2010-2016 arasında *Klinik Psikofarmakoloji Bülteni- Bulletin of Clinical Psychopharmacology* adıyla) ile 2011 yılından bu yana *Psychiatry and Behavioral Sciences* dergilerini yayımlamaktadır. *Psychiatry and Clinical Psychopharmacology* dergisi Genişletilmiş Bilim Atıf Göstergesinde (G-BAG, SCI-E) yer almaktadır.

psikomotor ajitasyon *Bakınız* ruhsal devinimsel kışkırtı.

psikopatolojik *Bakınız* ruhsal sayrıl.

psikosomatik hastalık *Bakınız* ruhsal bedensel hastalık, beden sağlığını etkileyen ruhsal etmenler.

psikoterapi *Bakınız* ruhsaltedavi.

psikotik *Bakınız* çıldırık.

psikoz *Bakınız* çıldırı.

psilosibin Meksika'da yetişen çeşitli varsandıran mantarların etkin maddesi. Algı, duygudurum ve bilinç değişiklikleri yapar. Bir çeşidine psilosin denir.

psilosin *Bakınız* psilosibin.

pul ekonomisi Klinik ya da sınıf gibi kurumsal ortamların yönetiminde edimsel koşullama ilkelerinin uygulandığı izlence. Olumlu davranışlar karşılığında pul ya da puanlar (koşullu pekiştiriciler) verilir. Bunlar, yemek, televizyon saati ya da hafta sonu izni gibi çeşitli olumlu pekiştiricilerle değiştirilir.

R

RAM Rehberlik Araştırma Merkezi.

Rank, Otto (1884–1939) Avusturyalı ruhsal çözümleyici. Uzun süre Viyana Psikanaliz Derneği'nin sekreterliğini ve yazmanlığını yapmıştır. Sigmund Freud'un ilk takipçilerindendir ancak daha sonra kısa ruhsaltedavinin temeli olarak da kullanacağı doğum örsesine verdiği önem nedeniyle Freud'dan ayrı düşmüştür. *Doğum Örselenmesi* ve *Kahramanın Doğuşu Miti* Rank'ın önemli yapıtlarındandır.

rasgele pekiştirme Tepki ve pekiştirmenin seçkisiz eşleştiği pekiştirme. Bu tür olaylar ürkü ve diğer sinirceli davranışların gelişiminde önemli olabilir.

raydan çıkma Engelleme olmadan düşünce dizisinde sapmaların olması. Bazen çağrışım gevşekliğiylc eş anlamlı kullanılır. Konuşma bir konudan diğerine atlayarak gider ve söz bittiğinde konuşmanın baştaki konuyla ilgisi kalmaz.

RB-TSE Ruhsal Bozuklukların Tanısal ve Sayımsal Elkitabı.

RDİ Ruhsal Durum İrdelemesi.

rehberlik araştırma merkezi (RAM) Eğitim-öğretim kurumlarındaki rehberlik ve psikolojik danışma hizmetlerini düzenleyen, özel eğitim gerektiren öğrencilerin eğitsel değerlendirme, tanılama ve yönlendirme hizmetlerini yürüten T.C. Milli Eğitim Bakanlığı kurumu.

Reich, Wilhelm (1897–1957) 1939'da Amerika Birleşik Devletleri'ne göç eden Avusturyalı ruhsal çözümleyici. Evrende yaygın bulunan fiziksel ve biyolojik enerji türü olarak tanımladığı, özgürce ifade edilmeyi ve dorudoyum yoluyla serbest bırakılmayı bekleyen bastırılmış severk olarak ifade ettiği *orgon* terimini ileri sürdü. Son yıllarını cezaevinde geçiren Reich'in büyüklük, kötülük görme ve alınganlık sanrıları olduğu söylenir. *Orgonun Keşfi 1, 2, Karakter Analizi, Cinsel Devrim, Faşizmin Kitle Psikolojisi, Dinle Beni Küçük Adam, Eter, Tanrı ve Şeytan* yazdığı önemli kitaplarındandır.

reseptör *Bakınız* almaç.

reserpin *Rauwolfia serpentina* bitkisinden elde edilen, daha önce yatıştırıcı etkileri nedeniyle çıldırıgiderici etken olarak kullanılmış, ancak şimdilerde başlıca kanbasıncı düşürücü etkisi için kullanılan alkaloid. Kabus görme ve özkıyım düşünceleriyle giden çöküntüye yol açma riski nedeniyle kullanımı sınırlıdır. Reserpinin bu istenmeyen etkisi merkezi sinir dizgesindeki kritik bölgelerde katekolaminlerin tükenmesiyle ilişkili olabilir.

Rett belirgesi *Bakınız* Rett bozukluğu.

Rett bozukluğu 6 ay ile 2 yaş arasında kız çocuklarında ortaya çıkan, ruhsal devinimsel gelişimde gerileme, iletişim bozukluğu ve basmakalıp el hareketleriyle giden ilerleyici sinirgelişimsel bozukluk. RB-TSE-5'te bu bozukluk, otizm yelpaze bozukluğu (İkinci düzey: Önemli oranda destek gerekir) olarak tanılandırılır.

RHUB Ruhsal Hastalıklar için Ulusal Birlik.

risk etmeni Hastalık olasılığının artmasından sorumlu tutulan etmen. *Ayrıca bakınız* atfedilebilir risk.

risperidon İkinci kuşak çıldırıgiderici ilaç. Ağızdan tedavi formları yanı sıra iki haftalık depo iğne uygulaması da vardır.

rivastigmin Sinirbilişsel bozukluk tedavisinde kullanılan kolinesteraz engelleyici özellikte ilaç.

Rogers, Carl R. (1902–1987) Kişi merkezli ya da danışan merkezli kişilik ve ruhsaltedavi kuramını geliştiren Amerikalı ruhbilimci. Kendini gerçekleştirme ve kendini yönlendirme kavramlarını kullanmıştır. İnsanların öznel deneyimleri üzerinde durarak kendiliği hem uyum hem de uyumsuzlukta birincil etken olarak kabul etmiştir. *Danışmanlık ve Psikoterapi: Uygulamada Yeni Kavramlar, Danışan-odaklı Tedavi: Kuram ve Uygulamalar, Kişi Olma Üzerine: Terapistin Psikoterapi Görüşü, Karşılaşım Grupları Üzerine* önemli kitapları arasında yer alır.

rol çatışması Kişide kendisinden beklenen, birbiriyle uzlaşması zor iki ya da daha fazla rolü oynamak zorunda kalmanın doğurduğu ruhsal gerginlik.

rol değiştirme Bir davranış tipinden diğerine belirli sürelerde geçiş yapma örüntüsü.

rol oynama Kişilerarası ilişkileri geliştirmek ve gerçek yaşam rollerinde daha etkin olabilmek için denemeler şeklinde ortaya konan ruhsal oyunlama tekniği. Sağaltıcı ortamda, katılımcılar üstlendiği rolü denemek ve başarısız olmakta özgürdür, çünkü başarılı olana kadar tekrar deneme fırsatı verilir. Böylece korkulan durumlar için yeni yaklaşımlar öğrenilir, tedavi ortamı dışında gerçek yaşamda da uygulanabilir hale gelir.

rol örneği Kişinin hedef, tutum ya da davranışlarını örnek aldığı ve özdeşim kurduğu insan/lar ya da grup.

rol Toplumsal yapı içinde belirli bir konum ya da kimlikle ilişkili olarak kişiden beklenen tutum ve davranışlara uygun hareket etme. Kişinin çevresindeki önemli insanların etkisi altında gelişir ve kendisi için de beklendik görev haline gelir.

Romberg testi Denge sorununun sinir dizgesindeki kaynağını anlamak üzere yapılan test. Dengeyi sürdürmek için derin duyu (uzamsal beden konum duyumu), görme ve iç kulaktaki denge aygıtının işlevlerine gereksinim vardır. Bu üç duyudan en az ikisinin sağlam olması denge için yeterlidir. Ayaklar birleştirilip dik durulduğunda ve gözler kapatıldığında vücut belirgin olarak sallanmaya başlarsa Romberg testi olumlu olarak yorumlanır ve bir duyunun hasarlı olduğu anlaşılır. Klasik olarak omuriliğin arka sütun derin duyu dizgesindeki işlev bozukluğunu gösterir. Döndürme bozukluğunu ayırıcı tanısında kullanılır.

Roschach Testi Ruh hekimi ve ruhsal çözümleyici Hermann Rorschach (1884-1922) tarafından geliştirilen yansıtmalı test. Kişiye bir dizi mürekkep lekesi resmi gösterilir ve resimlerin yaptığı çağrışımlar (yorumlar) üzerinden değerlendirme yapılır. Özellikle düşünce süreçleri hakkında açıkça konuşmayan hastaların çözümlemesinde uygun bir araçtır.

Rosenhan deneyi Ruhbilimci David Rosenhan (1929-2012) tarafından 1973 yılında yapılan, psikiyatrik tanıların geçerliğini sorgulayan deney. Kendisinin de içinde olduğu, herhangi bir rahatsızlığı olmayan 8 kişi kulağına sesler gelmesi gibi çıldırı yakınmalarıyla değişik hastanelere başvurmuştur. Hepsi de şizofreni tanısıyla yatırılarak ilaç tedavisine alınmış, yatış sırasında artık ses duymadıklarını söylemelerine rağmen hemen taburcu edilmemişlerdir. Deney, uzmanların tanı ve tedavi konusunda yanlı davrandıklarını göstermesiyle ünlenmiştir. Aynı deney, hiçbir sahte hasta gönderilmediği halde, 'size sahte hastalar da başvuracak' şeklinde bir uyarıyla tekrarlandığında, uzmanların gerçek hastaların bir kısmını sahte hasta olarak yorumlama eğiliminde olduğunu da göstermiştir.

röntgencilik bozukluğu *Bakınız* gözetlemecilik.

RSH Ruh Sağlığı ve Hastalıkları.

RSHU Ruh Sağlığı ve Hastalıkları Uzmanı.

ruh 1. Kişiliği oluşturan duyusal, düşünsel, duygusal, algısal ve davranışsal özelliklerin tümü. 2. Beynin genel işleyişiyle ortaya çıkan, beyin ve bedenden farklılaşarak soyut varlık kazanan işlev. 3. Sigmund Freud'un bölmesel modelinde bilinç, önbilinç ve bilinçdışı olarak tanımlanmış yapı. 4. Bir varlığın, durumun, işin, olayın özü.

ruh hekimi *Bakınız* ruh sağlığı ve hastalıkları uzmanı.

ruh hekimliği Ruhsal hastalıkların önlenmesi, saptanması, sağaltım ve iyileştirimiyle ilgilenen uzmanlık alanı. *Bakınız* ruh sağlığı ve hastalıkları.

ruh sağlığı 1. Kişinin yaşam uyumunda başarılı olması, dilek ve isteklerini toplumla uzlaşarak karşılayabilmesi. 2. Bireyin, yaşadığı toplumda rahat şekilde işlev görebildiği, kişisel başarı ve özelliklerini doyurucu bulduğu duygusal iyilik hali. 3. Ruhsal bir hastalık yaşamaksızın günlük yaşamın sıkıntı ve acılarına katlanabilme. 4. Ruhsal rahatsızlığa rağmen doyumlu ve işlevsel şekilde günlük yaşamı sürdürebilme.

Ruh Sağlığı ve Bozuklukları Türkiye'de ruh sağlığı ve hastalıkları uzmanlık eğitiminde en çok okunan kitap. M. Orhan Öztürk tarafından yazılmış olan kitabın ilk baskısı 1988 yılında, 15. Baskısı ise 2018 yılında (N. Aylin Uluşahin'le ortak yazarlı) yapılmıştır. Ruhsal çözümlemeye daha fazla yer verirken bilişsel davranışçı kuramlara az yer vermekle eleştirilmiştir.

ruh sağlığı ve hastalıkları (RSH) Ruh sağlığı ve hastalıklarını konu alan çalışma alanı. Ruh sağlığının geliştirilmesi, hastalıkların önlenmesi, tedavisi ve iyileştirim çalışmalarını kapsar.

ruh sağlığı ve hastalıkları uzmanı (RSHU) Uzmanlığı ruhsal bozuklukların araştırılması ve tedavisi olan tıp doktoru. Tıp doktorluğu derecesini aldıktan sonra, hastane ortamında 4 yıllık eğitimle ruh sağlığı ve hastalıkları alanında mesleki deneyim kazanır. Bir tez hazırlayarak ve kurul tarafından yapılan sınavda başarılı olarak uzman olur. Ruh hekimi ya da psikiyatrist olarak da bilinir.

ruhargınlığı Korku ve ürkülerle giden belirgeyi tanımlamak için Pierre Janet tarafından önerilen eski bir terim.

ruhbilim Ruhsal süreçler ve davranışlarla ilgili bilim dalı.

ruhbilim-ötesi Genellikle deneysel doğrulama alanının ötesinde olan kurgusal ruhbilim alanı. *Ayrıca bakınız* yandan-ruhbilim.

ruhsal ağrı Ruhsal nedenlerle ortaya çıkan ağrı bozukluğu.

ruhsal bağışıklık bilimi Bağışıklık dizgesi ve ruhsal olutlar arasındaki ilişkiyi inceleyen bilim dalı.

ruhsal bedenişlevsel bozukluk *Bakınız* beden sağlığını etkileyen ruhsal etmenler.

ruhsal bedensel bozukluk *Bakınız* beden sağlığını etkileyen ruhsal etmenler.

ruhsal bedensel hastalık Ruhsal kökenli beden hastalıkları. Ülser, astım, migren, kan basıncı yüksekliği, spastik kolon gibi çoğu zaman ruhsal nedenlerle gelişen ya da alevlenme gösteren fiziksel hastalık. RB-TSE-5'te beden sağlığını etkileyen ruhsal etmenler olarak sınıflanır.

ruhsal belirlenimcilik Tüm ruhsal olutların, genellikle bilinçdışı düzeyde yer alan özgün öncü nedenlere bağlı olduğunu açıklayan kavram.

ruhsal bozukluğa yorulamayan durumlar Ruhsal bir bozukluk olmasa da uzman tarafından müdahale gerektirebilecek düzeyde sorunu olduğu düşünülen bireyler için önerilen RB-TSE kategorisi. Evlilik sorunları, mesleki sorunlar, yaşam evreleri ya da diğer yaşam koşullarıyla ilgili sorunlar, sayrıcalık, artsorunlu yas, akademik sorunlar, diğer kişilerarası sorunlar, belirli ailevi durumlar ve tıbbi tedaviye uyumsuzluk bunlar arasında yer alır.

ruhsal bozukluk Duygu, düşünce, algı, bilinç, bellek ve davranış gibi ruhsal alanlarda işlev bozulmasıyla kendini gösteren rahatsızlık ya da hastalık. Olağan kabul edilen ruhsal durumdan sapma açısından değerlendirilir. Değerlendirmede kültürel etmenler dikkate alınır.

Ruhsal Bozuklukların Tanısal ve Sayımsal Elkitabı (RB-TSE) Ruhsal hastalıkları nedenleri ya da kuramları açısından incelemek yerine onları tanımlayan ve sınıflandıran elkitabı. İlk olarak 1952'de Amerikan Psikiyatri Birliği tarafından RB-TSE-I olarak yayımlanmıştır. RB-TSE-II 1968'de, RB-TSE-III 1980'de, RB-TSE-II-R 1987'de, RB-TSE-IV 1994'te, RB-TSE-IV-TR 2000 yılında, 5. sürüm olan RB-TSE-5 ise 2013 yılında yayımlanmıştır. Ruhsal hastalıkları tanılama açısından kılavuz niteliğindedir.

ruhsal cerrahi Ruhsal bozukluğun tedavisi için, ilişkili olduğu düşünülen beyin dokusunun kesilmesi ya da çıkarılmasını içeren cerrahi işlem.

ruhsal cinsel bozukluk Tamamen ya da kısmen ruhsal etmenlerin neden olduğu cinsel işlev, arzu ya da başarım bozukluğu.

ruhsal cinsel gelişim 1. Genel olarak, kişinin yaşam döngüsü boyunca cinselliğinin olgunlaşması ya da gelişmesi. 2. Daha özgün olarak ruhsal çözümlemede, her bireyin geçirdiği ve sonraki yaşamda temel kişilik özelliklerini etkilediği öne sürülen bir dizi devimsel ve önemli gelişim evresi. Bu evreler dönemin özelliğine göre adlandırılır: Ağızsal, makatsal, kamışsal, gizillik ve cinsel.

ruhsal çaresizlik *Bakınız* çaresizlik.

ruhsal çözümleme 1. Temelde Sigmund Freud'un görüşlerine dayanan gelişim ve davranış kuramı. Çocukluk dönemi yaşantılarının ve bilinçdışı etkenlerin kişiliğin gelişiminde belirgin rol oynadığını ileri sürer. Freud ve izleyicileri arasında bazı farklar olsa da temel olarak ruhsal cinsel gelişim evreleri, haz ve acı ilkesi, içgüdüler, savunma düzenekleri ve benlik yapılanması üzerinde durulur. 2. Uyumsuz davranışların kaynağı olarak görülen bilinçdışı çatışma ve güdüleri araştırarak davranış sorunlarını çözme yöntemi. Ruhsaltedavi biçimi olarak severk ve içgüdü kuramları ile benlik ruhbilimi rehberliğinde, bilinçdışı güdülenim, çatışma ve simgelere içgörü kazandırarak uyumsuz davranışı değiştirmek için çözümleme teknikleri kullanılır. Bu teknikler serbest çağrışım, rüya, direnç, aktarım çözümlemesi ve yorumlardır. Derinlemesine çözümleme de denir.

ruhsal çözümleyici grup psikoterapisi Bireysel ruhsal çözümleyici tedavinin işevuruk ilkelerine dayanan grup tedavisi yöntemi. Hastaların aktarım, direnç ve savunmalarının çözümleme ve yorumları grup ortamında gerçekleşir.

ruhsal çözümleyici Ruhsal çözümleme alanında eğitim almış, kendisi de çözümlemeden geçmiş olan, tedavi ortamında çözümleme tekniklerini kullanan ruhsal sağaltman.

ruhsal devimsel 1. Tüm değişim ve gelişim süreçlerine vurgu yapan ruhsal kuram ve dizgeler. İnsan davranışı ve ruhsallığında dürtü ve güdülenimlere merkezi rol verir. 2. Ruhsal çözümleme karşılığında kullanıldığı da olur.

ruhsal devinimsel Hem ruhsal hem fiziksel etkinlikle ilgili.

ruhsal devinimsel kışkırtı İçsel karmaşa duygusuyla ilişkili fiziksel ve ruhsal aşırı etkinlik durumu. Huzursuzluk olarak da adlandırılır. Çöküntü ve taşkınlık belirtileriyle giden usyarılımında sık görülür.

ruhsal devinimsel sara *Bakınız* karmaşık kısmi nöbet.

ruhsal devinimsel uyarıcı Merkezi uyartıcı özellikleriyle hastayı canlandıran ilaç. Örneğin, amfetamin, metilfenidat.

ruhsal devinimsel yavaşlık Ruhsal ve fiziksel etkinlikte genel yavaşlama durumu. Çöküntü ve yoksulluk belirtileriyle giden usyarılımında sık görülür.

ruhsal dilbilim Dilin gelişimi ve kullanımında yer alan ruhsal etmenleri inceleyen bilim dalı.

ruhsal dirimsel Adolf Meyer'in, insan varlığının ruhsal, toplumsal ve dirimsel işlevleri bütünleyen birim olarak çalışılmasına gönderme yapan terimi.

ruhsal durum Bilinç, duygudurum, duygulanım, düşünme, konuşma, devinimsel hareketler, bellek, dikkat, soyutlama, yargılama, içgörü, severk, iştah, uyku ve davranış gibi ruhsal işlevselliğin çeşitli alanlarını içeren ussal ve davranışsal süreçler.

ruhsal durum irdelemesi (RDİ) Uzman tarafından yapılan klinik değerlendirme. Hastanın ruhsal ve davranışsal yaşantılarına dair gözlem, izlenim ve incelemelerin tümünü içerir. Başlıca genel görünüm, ilişki kurma, bilinç, bellek, dikkat, yönelim, algı, konuşma, zeka, soyut düşünme, yargılama, içgörü, düşünce süreci, düşünce içeriği, duygulanım, davranış, uyku, iştah, cinsellik alanlarında değerlendirme yapılır. Saptanan bulgular diğer inceleme sonuçlarıyla birleştirilerek tanıya gidilir.

ruhsal eğitim Ruhsal sıkıntısı ya da hastalığı olan bireyler için yapılan hastalık, tedavi ve önlemeye yönelik bilgilendirici eğitim.

ruhsal erkeveren Herhangi bir çöküntügiderici ya da uyarıcı ilaç için ender olarak kullanılan terim.

ruhsal etkili ilaç *Bakınız* ruhsal sağaltıcı ilaç.

ruhsal hastalık *Bakınız* ruhsal bozukluk.

Ruhsal Hastalıklar için Ulusal Birlik (RHUB) Birleşik Devletlerde ciddi ruhsal hastalığı olan bireylerin aile üyeleri tarafından 1979 yılında kurulmuş olan etkili bir kendine yardım örgütü.

ruhsal içsalgı bilimi Hormonların duygu, düşünce ve davranış bozuklukları üzerindeki rolünü inceleyen bilim dalı.

ruhsal ilaç bilimi İlaçların ruhsal ve davranışsal etkilerini inceleyen bilim alanı. *Ayrıca bakınız* ilaç hareketliliği.

ruhsal ilaç tedavisi Ruhsal hastalıkların ilaçlarla tedavi edilmesi.

ruhsal iyileştirim Ciddi ruhsal hastalık nedeniyle yetiyitimi olan bireylerin toplumsal işlevselliğini ve iyileşme algılarını artırmaya yönelik düzenlenen planlı, kapsamlı, eşgüdümlü, sürekli ve bütüncül iyileştirme çalışmaları. Ruhsal iyileştirimin temel bileşenleri: Hastalık özyönetimi, toplumsal beceri eğitimi, bilişsel onarım, aile eğitimi, mesleki iyileştirim, olgu yönetimi, yerinde girişken tedavi ve toplumsal desteklerdir. Ruhsal toplumsal iyileştirim ya da psikiyatrik iyileştirim olarak da adlandırılır.

ruhsal kalıtım Ruhsal kalıtımı, birey ya da türün başlangıç ve gelişimi açısından inceleyen ruhbilim alanı.

ruhsal kanser bilimi Kanserin önlenme, tanı ve tedavisi açısından ruhsal etmenlerin rolü ve ilişkisini inceleyen bilim alanı.

ruhsal kökenli ağrı bozukluğu Organik bir nedenin olmadığı, 6 aydan uzun süren ağrı yakınmaları nedeniyle tedavi arayışlarının olduğu durum. Ruhsal ağrı, bedensi ağrı bozukluğu olarak da geçer.

ruhsal kökenli Belirti ya da hastalığın oluşum ve ortaya çıkışında ruhsal etmenlerin rolüne işaret eden terim.

ruhsal kökenli bellekyitimi Altta yatan organik bir neden olmaksızın bellekte saklanan bazı bilgileri anımsayamama şeklinde ortaya çıkan çözülümsel bozukluk. Başka bir yere gitme ve yeni bir kimlikle yaşamayla ilişkilendirildiğinde, duruma ruhsal çözülümsel kaçış denir. *Ayrıca bakınız* çözülümsel bellekyitimi.

ruhsal oyunlama Jacob Moreno (1889-1974) tarafından oluşturulan, kişilik özellikleri, kişilerarası ilişkiler, çatışmalar ve duygusal sorunların oyunlama yoluyla anlatıldığı ve araştırıldığı ruhsaltedavi yöntemi. İçerdiği öğeler: (1) Kahraman ya da hasta; duygusal sorunları sunan kişi. (2) Yardımcı benlikler; hastanın farklı yönlerini harekete geçirmek ve oyunlamak, belirli bir sahnede duygularını ifade etmesine yardımcı olmak için çağrılan kişiler. (3) Önder ya da sağaltman; verimli ve sağaltıcı bir oturumun gerçekleşmesi için oyuna katılanlara rehberlik eden yönetici.

ruhsal ölçüm Ruhsal olguların niceliksel olarak incelenmesi. Ruhsal süreçlerin ölçülmesinde kullanılan araç ve yöntemleri inceleyen ruhbilim dalı.

ruhsal örselenme Düşünce, duygu ya da davranışlar üzerinde etki bırakacak düzeyde yaşanan cinsel ve fiziksel şiddet gibi olaylara bağlı ruhsal zorlanma.

ruhsal rahatsızlık Amerikan Psikiyatri Birliği'nin *Ruhsal Bozuklukların Tanısal ve Sayımsal Elkitabı* ya da Dünya Sağlık Örgütü'nün *Uluslararası Hastalık Sınıflandırması*'nda geçen herhangi bir ruhsal bozukluk, psikiyatrik bozukluk ya da ciddi uyum bozukluğu için kullanılan terim. *Ayrıca bakınız* ruhsal bozukluk.

ruhsal sağaltıcı ilaç Olağandışı düşünce, duygu ya da davranışı gidermek için kullanılan ilaç. Geleneksel olarak çıldırıgiderici, çöküntügiderici, taşıntıgiderici ve kaygıgiderici ilaç sınıflarına ayrılır. Ruhsal etkili ilaç olarak da adlandırılır.

ruhsal sağaltman Ruhsal, duygusal ve davranışsal bozuklukları tedavi etmek için eğitim almış, belgelendirilmiş ve yetkilendirilmiş kişi. Terim, genellikle ruhbilim temel eğitimi üzerine klinik ruhbilim yüksek lisans ya da doktora yapmış kişiler için kullanılır.

ruhsal sağlıklanım 1. Ruh sağlığının oluşumu ve korunmasına yardımcı olan uygulamalar. 2. Ruhsal hastalıkların önlenmesi ve erken tedavisiyle ilgilenen alan. *Ayrıca bakınız* ortopsikiyatri.

ruhsal savunma düzeneği *Bakınız* savunma düzeneği.

ruhsal sayrıbilim Ruhsal bozuklukları nedenler ve oluşum biçimleri açısından inceleyen bilim dalı.

ruhsal sayrıl Olağandışı, uyumsuz davranış ya da ruhsal etkinliği ifade etmek için kullanılan terim. Ruhsal işleyiş ve düzeneklerde bozulmanın olması.

ruhsal sayrılı kişilik Değertanımaz kişilik bozukluğu için eskiden kullanılan terim. Psikopat ya da sosyopat olarak da bilinir.

ruhsal sinirce *Bakınız* sinirce.

ruhsal sinirsel bağışıklık bilimi Ruhsal etmenlerin, özellikle bağışıklık dizgesiyle ilişkili olarak, hastalıkların nedeni ya da seyri üzerindeki etkisini inceleyen bilim dalı. *Ayrıca bakınız* ruhsal bağışıklık bilimi.

ruhsal siyaset 1. Siyasal davranışın ruhsal boyutlarını inceleyen ruhbilim alanı. 2. Ruhbilimsel stratejiler kullanarak kendilerine yarar sağlamayı amaçlayan politikacıların özel taktikleri.

ruhsal tanılama Ruhsal bozuklukları tanılamak için yapılan test ve incelemeler.

ruhsal tarih Tarihsel olayları özellikle ruhsal çözümleyici yaklaşımlarla inceleyen bilimsel alan. Bireysel ve toplumsal düşünce ve duygularla daha geniş tarihsel akımlar arasında bağlantı kurmaya çalışır. Sıklıkla tarihsel kişiliklerin ruhsal çözümlemesi ya da ruhsal özyaşamöyküsü şeklinde çalışmalar yapar.

ruhsal tasarım Dürtü kaynaklı uyaranların ruhsal ifadeleri olan duygu, düşünce, anı, düşlem gibi iç dünya olutları.

ruhsal toplumsal cücelik Ciddi davranış bozukluklarının eşlik ettiği boy kısalığı. Büyüme hormonu yetersizliği vardır. Genellikle 2-3 yaşlarında ortaya çıkan bu durumun bakıcı-çocuk ilişkisindeki sorunlar nedeniyle olduğu düşünülür. Çocuklar daha elverişli bir bakım ortamına yerleştirildikten sonra herhangi bir tıbbi ya da psikiyatrik tedavi gerektirmeksizin düzelme olur. Ayrıca ruhsal toplumsal nedenli kısa boy da denir.

ruhsal toplumsal gelişim İlk kez Erik Erickson tarafından tanımlanan, kişinin toplumsal ilişkiler ve toplumsal gerçeklik açısından gelişim sürecini anlatan kavram. Özgün gelişimsel aşamaları, bebeklikten yetişkinliğe doğru ardı sıra gelen takvim dönemleri çerçevesinde tanımlar: Temel güvene karşı güvensizlik (bebeklik), özerkliğe karşı utanç (ilk çocukluk dönemi), girişkenliğe karşı suçluluk (okul öncesi dönem), beceriye karşı aşağılık duygusu (okul dönemi), kimlik kazanımına karşı kimlik karmaşası (ergenlik dönemi), yakınlığa karşı yalıtılmışlık (genç yetişkinlik dönemi), üretkenliğe karşı kısırlık (yetişkinlik dönemi), benlik bütünlüğüne karşı umutsuzluk (yaşlılık dönemi).

ruhsal toplumsal iyileştirim *Bakınız* ruhsal iyileştirim.

ruhsal toplumsal nedenli kısa boy *Bakınız* ruhsal toplumsal cücelik.

ruhsal toplumsal yoksunluk Toplumsal ve düşünsel uyarıcılardan yoksun bırakılma durumu. Çocuklarda zeka geriliği ve duygusal bozukluk gelişiminde nedensel bir etmen olduğuna inanılır.

ruhsal toplumsal zorlayıcı *Bakınız* zorlanım.

ruhsal uyarıcılar Merkezi sinir dizgesi etkinliğini artıran ruhsaletkin ya da ruhsal etkili ilaçlar için kullanılan genel terim. Uyanıklık ve güdülenimi artıran kafein, kokain, modafinil, metilfenidat, amfetamin gibi madde ve ilaçlardır. *Ayrıca bakınız* diriltken.

ruhsal yemezlik Ciddi ve bazen yaşamı tehdit edici olabilen, çok zayıf olduğu halde kendisini kilolu ya da şişman algılama ve zayıflama çabalarıyla giden beden imgesi bozukluğu. İştah genellikle korunmuştur, diyet kısıtlamaları vardır, sonuçta beslenme yetersizliği olur.

ruhsaletkin madde bağımlılığı Madde bağımlılığı için kullanılan RB-TSE terimi.

ruhsaletkin madde kaynaklı ruhsal bozukluk İlaç ya da maddenin sinir dizgesi üzerine doğrudan etkilerinden kaynaklanan ruhsal bozukluk. RB-TSE'de listelenen maddeler şunlardır: Alkol; yatıştırıcı, uyutucu ya da kaygısavarlar; uçucular; opiyoidler; kokain; amfetamin ya da benzer şekilde etki gösteren uyartıcı etkili maddeler; feniklidin (PCP) ya da benzer şekilde etki gösteren arilsikloheksilamin; varsandıranlar; esrar; nikotin; kafein.

ruhsaletkin madde kötüye kullanımı *Bakınız* madde kullanım bozukluğu.

ruhsaletkin madde Ruhsal yapı üzerinde uyarıcı, baskılayıcı ya da yatıştırıcı etki yapan ilaç ya da yasadışı maddeler için kullanılan genel terim.

ruhsaltedavi Uzmanla hasta arasında kurulan mesleki bir sözleşme gereğince hastanın getirdiği düşünce, duygu ve davranış sorunlarının belirli yöntemler kullanarak konuşma ve kişilerarası ilişkiler aracılığıyla iyileştirilmesi. Duygusal rahatsızlığı hafifletme, uyumsuz davranış kalıplarını değiştirme ve kişilik gelişimi temel hedeflerdir. Ruhsaltedavi türlerinin kendine özgü yöntemleri vardır.

ruh-sinir hekimliği Ruh sağlığı ve hastalıkları ile sinirsel hastalıkları birleştiren uzmanlık alanı. Sinirsel hastalıkların ruhsal belirtileri, ruhsal belirtilerin sinirsel kökenleri, davranış sinirbilimi, sinirsel-ruhsal tanı yöntemleri inceleme alanlarından bazılarıdır.

Rush, Benjamin (1745-1813) Amerikan Psikiyatrisinin babası olarak bilinir. Yazdığı *Medical Inquires and Observation upon the Diseases of the Mind* (1812) adlı kitap 19. yüzyılın sonuna kadar Amerika'da psikiyatri üzerine okunan tek ders kitabıdır.

rüya hali Aniden gelişen ve genelde birkaç dakika süren rüya benzeri bilinç değişikliği durumu. Görme, işitme ve kokuyla ilgili varsanılar eşlik edebilir. Genellikle şakak yumrusundaki hasarlarla ilişkilendirilir.

rüya kaygı bozukluğu *Bakınız* karabasan bozukluğu.

rüya Uyku sırasında düşünce, duygu ve imgelerin gerçekmiş gibi yaşandığı ussal etkinlik. Genellikle uykunun hızlı göz hareketleri dönemiyle ilişkilidir. Freud'a göre rüyalar kabul edilmeyen dürtü ve arzuların bilinçdışında kılık değiştirerek ortaya çıkış biçimidir.

S

saat çizme testi Sinirbilişsel bozuklukların tanısı için kullanılan yalın bir test. Hastadan bir saat kadranı çizmesi, üzerine bütün sayıları yazması ve saat kollarını verilen yönergeye göre yerleştirmesi istenir.

sabit aralıklı düzen *Bakınız* pekiştirme düzenleri.

sabit fikir Her türlü değişim çabasına inatla direnen saplantılı düşünce.

sabit oranlı düzen *Bakınız* pekiştirme düzenleri.

Sacks, Oliver Wolf (1933-2015) Sinirsel hastalıkları hem hastaların yaşantılarıyla hem de kendi yaşam deneyimleriyle bezeyerek yazmış olduğu kitaplarıyla ünlü sinir hastalıkları uzmanı. Benimsediği çok boyutlu yaklaşımla örnek bir çözümleyici olmuştur. Kitapları beyni ve hastalıklarını merak eden tüm okuyucuların kolayca anlayabileceği tarzdadır. Türkçe'ye çevrilmiş olan kitapları; *Uyanışlar, Karısını Şapka Sanan Adam, Mars'ta Bir Antropolog, Renkkörleri Adası, Sesleri Görmek: Sağırların Dünyasına Bir Yolculuk, Tungsten Dayı: Kimyasal Bir Çocukluğun Anıları, Dayanacak Bir Bacak, Migren, Müzikofili, Halüsinasyonlar. Uyanışlar* kitabı 1990 yılında beyazperdeye aktarılmıştır.

saç yolma bozukluğu Saçsızlıkla sonuçlanacak şekilde saç yolma zorlantısı. RB-TSE-5'te takıntı zorlantı ve ilişkili bozukluklar grubunda sınıflandırılır. *Bakınız* deri yolma bozukluğu.

saçak Sinir hücresi gövdesinden çıkan, çokça dallanmış, bağlaçlarda akson uzantılarıyla sinir-iletici alışverişi olan dikensi yapı.

saçma konuşma Dikkatli bir dinlemeyle bile kavramanın mümkün olmadığı anlamsız konuşma. Taşıntı, usyarılımı ve sinirsel bozukluklarda ortaya çıkar.

saçsızlık Saç kaybı. *Ayrıca bakınız* saç yolma bozukluğu.

sağaltıcı etken İyileşmeyi güçlendiren herhangi bir madde, kişi ya da araç.

sağaltıcı etmenler Irvin Yalom'a göre grup tedavilerinde sağaltıcı etkisi olan etmenler. Bunlar; evrensellik, umut, özgecilik, içgörü geliştirme, boşalım, bağlılık, kişilerarası öğrenme, öykünmecilik, varoluşsal etmenler, rehberlik ve aile ortamının yeniden yaşantılanmasıdır.

sağaltıcı görev Kişinin sıkıntı veren durumu giderme, iyileştirme ya da hafifletmeyi amaç edindiği konum.

sağaltıcı grup Ruhsaltedavi amacıyla, sağaltman öncülüğünde, birlikte çalışmak üzere bir araya gelen hasta grubu.

sağaltıcı işbirliği Sağaltman ve hasta arasındaki bilinçli ilişki. Her iki taraf da sorunların çözümü için birlikte çalışmaları gerektiğini örtük olarak kabul eder. Hastanın benliği hem gözlemleyen hem deneyimleyendir. İyi bir sağaltım işbirliği, özellikle olumsuz aktarımların olduğu evrelerde tedavinin devamı için gereklidir.

sağaltıcı ortam Tüm sağaltıcı, olgunlaştırıcı ve büyümeyi destekleyen ekinsel, toplumsal ve tıbbi etkenlerin bir araya geldiği ortam.

sağaltıcı topluluk Hastaneye yatırılmış hastaların tedavi ve iyileştiriminde toplumsal çevre ve kişilerarası ilişkilerin önemine ağırlık verecek şekilde düzenlenmiş kurumsal tedavi ortamı. *Ayrıca bakınız* ortam tedavisi.

sağaltım Hastalığı ya da bozukluğu giderecek etkenleri ve bu etkenleri kullanım yöntemlerini bularak hastanın sıkıntılarını giderme, iyileştirme işi. Dirimsel, ruhsal ya da hem dirimsel hem de ruhsal girişimlerle olabilir.

sağaltman Ruhsaltedavi alanında yetkinliği bulunan ve ruhsal sorunların çözümü için çalışan uzman kişi.

sağkalım belirgesi Savaş, deprem, sel gibi büyük felaketlerden kurtulan kişide yaşanan kayıpların ardından ortaya çıkan ruhsal belirtiler. Belirtiler örselenme sonrası zorlanım bozukluğundakine benzer. Suçluluk duyguları da eşlik edebilir. Sağkalım suçluluğu da denir.

sağkalım suçluluğu *Bakınız* sağkalım belirgesi.

sağlık sigortası Kişinin tıbbi tedavi masraflarını ya da yetiyitiminden kaynaklanan gelir kayıplarını karşılayan güvence dizgesi. Ruhsal bozuklukların tedavisini de kapsamaktadır.

sağlıklı özdeşim Kişinin, bilinçli ya da bilinçdışı olarak, sağlıklı ruhsal yapıya sahip başka bir kişiyi örneksemesi. Bu tür özdeşimler yapıcı sonuçlar doğurur. *Ayrıca bakınız* öykünme.

saldırganla özdeşim Kişinin dış dünyada kendisi için engel olan başka bir kişinin ussal imgesini içselleştirmesine dayanan bilinçdışı süreç. Gelişmekte olan benliğin hizmetinde çalışan ilkel bir savunmadır. Bu savunmanın tipik bir örneği kamışsal dönemin sonlarına doğru ortaya çıkar. Ana sevgi ve haz kaynağı annesi olan erkek çocuk, annesi için güçlü bir rakip olarak engellenmişliğin kaynağını temsil eden babayla özdeşleşir. Çocuk babasından kaçamaz ya da ona üstünlük kuramaz, bu nedenle onunla özdeşim kurmak zorunda kalır. *Ayrıca bakınız* Stockholm belirgesi.

saldırganlık dürtüsü Freud'un ikili içgüdüsel ruhsal çözümleme kuramındaki iki temel dürtü ya da içgüdüden birisi. Diğeri cinsel dürtüdür. Kendine ya da başkasına yöneltilen, parçalama ve ölümü amaçlayan ve yineleme-zorlantı ilkesiyle işleyen, bilinçdışı yıkıcı dürtü ya da itki. Ayrıca ölüm içgüdüsü olarak da bilinir.

saldırganlık Genellikle başka bir kişiye yönelik sözel ya da fiziksel şiddet içerikli davranışlar.

salgın 1. Yangısal (enfeksiyon) bir hastalığın bölgesel ya da küresel olarak yayılması. Örneğin, İspanyol gribi salgını, taçlı sargan salgını. 2. Bireysel bir davranış ya da tutumun kısa sürede topluma yayılması. Örneğin, ünlü bir kişinin özkıyım girişiminin ardından, genellikle benzer yöntemle, yeni özkıyım girişimlerinin olması.

saltık eşik Bir tepki oluşturmak için gerekli olan en düşük uyarı miktarı.

saltık tedavi direnci *Bakınız* tedaviye direnç.

sanal sevi bağımlılığı Cinsel doyum sağlamak için, internet pornografisi ve cinsellik içeren sohbet odaları gibi internet alanlarını bağımlılık düzeyinde kullanma.

sanal zorbalık Değertanımaz şekilde, internetin yasa dışı eylemler için araç olarak kullanılması. Örneğin, uydurma ürün satma, çocuk cinselliğiyle ilgili filmler gösterme, izinsiz çekilmiş cinsel içerikli videoları yayma, tehdit, dolandırma vb.

sanat tedavisi Hastanın kendiliğinden yaptığı yaratıcı çalışmaların tedavi amaçlı kullanılması. Çizimler, genellikle altta yatan duygusal sorunların ifadesi olarak yorumlanır.

sanki duymuştum Kişinin o an duyduğu bir şeyi daha önce de aynı şekilde duymuş olduğu yanılsaması.

sanki düşünmüştüm Kişinin yeni düşündüğü bir olay ya da durumu daha önce de düşünmüş olduğu yanılsaması.

sanki görmemiştim Daha önce görmüş olduğu bir şeyi tanımama ve ilk defa gördüğünü sanma.

sanki görmüştüm Kişinin yeni bir yaşantıyı eskiden de yaşamış olduğu şeklindeki yanılgısı.

sanki kişilik Kişinin çevresindeki kişileri taklit ederek ya da beklenen davranış ve duyguları göstererek çevreye uyumlu göründüğü kişilik özelliği. Yalıtık, sınır ve gösterişçi kişiliklerde görüldüğü söylenir.

sanrı Karşılığında nesnel ve açık kanıtlar olmasına rağmen dış dünya gerçeklerine dair doğru olmayan çıkarımlara dayanan yanlış inanç. Aynı kültürden diğer insanlar tarafından paylaşılmaması sanrısal düşüncenin kültüre bağlı olmadığını gösterir. Günlük yaşamla ilgili olabileceği gibi (MİT beni takip ediyor), çok tuhaf, inanılması tümden olanaksız da olabilir (uzaylılar bağırsaklarımı tıkadı).

sanrılı bozukluk Usyarılımında olduğu gibi tuhaf nitelikler taşımayan, günlük yaşamla ilişkili olabilen inatçı sanrıların olduğu çıldırılı bozukluk türü. Örneğin, aşk, büyüklük, kıskançlık, kötülük görme ve bedensel sanrı türleri olabilir.

sanrılı çöküntü Sanrılarla giden çöküntü bozukluğu. RB-TSE'de çıldırılı özellikli, şiddetli yeğin çöküntü olarak geçer.

sapkınlık Beklenen düzgüden sapma. Ruhsal alanda genellikle cinsel sapmaya işaret eder. *Ayrıca bakınız* çarpık cinsellik.

saplanma 1. Ruhsal cinsel gelişimin tamamlanmadan herhangi bir evrede duraklaması. 2. Anne, baba ya da eş gibi başka bir kişiye yaşamı kısıtlayacak derecede aşırı bağlanma. 3. İlk çocukluk dönemlerine bağlı kimi özellikleri benliğinde tutma ve sonraki dönemlerde bırakmama.

saplantı-zorlantı bozukluğu İstenmeyen düşünce, dürtü ve imgelerin kişinin usuna sıklıkla geldiği, bunların doğurduğu bunaltıyı azaltmak ya da ortadan kaldırmak için bazı davranışları yinelemek zorunda kaldığı bozukluk.

sapma Ölçünlü ya da ortalama olandan sapma, ayrılma.

sara bunaması Ruhsal ve bilişsel bozulmanın eşlik ettiği sara türü. Sık tekrarlayan tutarık ataklarında oluşan dolaşım bozukluklarının hücre yozlaşması ve bunamaya neden olduğu düşünülür.

sara eşdeğeri Ne büyük ne de küçük nöbete uyan sara durumu. *Ayrıca bakınız* karmaşık kısmı nöbet.

sara kişiliği Sara hastalarının bir kısmında gözlenen, nöbetlere tepki olarak oluştuğu ileri sürülen kişilik yapısı. Sara kişiliği yerine patlayıcı kişilik teriminin kullanımı yeğlenmektedir. *Ayrıca bakınız* patlayıcı kişilik.

sara Yapısal olarak olağan ya da hastalıklı beyin kabuğundaki sinirgözelerin ani, aşırı, düzensiz şekilde ateşlenmesinden kaynaklanan sinirsel bozukluk. Kısa süreli bilinç bozukluğu, istemsiz kasılmalar, ruhsal ya da duyusal bozukluklar ya da bunların birlikteliğiyle gidebilir. Tanımlanabilir organik neden olmadığında nedeni belirsiz sara olarak adlandırılır.

sarsaklanım Fiziksel ya da ussal eşgüdüm eksikliği. 1. Sinir hastalıklarında kas eşgüdüm eksikliği anlamına gelir. 2. Ruh sağlığı ve hastalıkları alanında içsel sarsaklanım terimi duygu ve düşünceler arasındaki eşgüdüm eksikliği anlamında kullanılır. Usyarılımı ve takıntı zorlantı bozukluğunda görülür.

sarsılım Kafa yaralanmaları sonucunda ortaya çıkan beyin işlevlerinde anlık ya da geçici bozukluk. Genellikle bilinç durumunda değişiklik görülür.

savaş şoku Savaş deneyimi sonucunda ortaya çıkan iven ruhsal bozukluk için kullanılan Birinci Dünya Savaşı terimi. *Bakınız* örselenme sonrası zorlanım bozukluğu.

savaş ya da kaç tepkisi Özerk sinir dizgesinin uyartıcı kolunun tetiklediği, bedeni bir tehditle yüzleşip uğraşmaya ya da ondan kaçmaya hazırlayan bedensel tepkiler grubu.

savaş yorgunluğu Askeri mücadelenin zorlamaları nedeniyle fiziksel ve ruhsal tepki verme yetisinin bozulması. Günümüzde örselenme sonrası zorlanım bozukluğu olarak adlandırılmaktadır.

savunma düzeneği Dürtü ve güdülerden kaynaklanan kaygı ve çatışmayı rahatlatmaya çalışan bilinçdışı uyum süreci.

savunma Kişinin benliğini, değer duygusunun yitirilmesi ve kaygı gibi hoş olmayan duygu ve algılara karşı kendiliğinden savunmaya yarayan ruhsal işleyiş.

savunmacı duygu Ortaya çıkması durumunda kaygıya neden olabilecek daha az kabul edilebilir bir duygu için paravan görevi gören güçlü duygu. Örneğin, hasta için kızgınlık duygusunu ifade etmek, kızgınlığın örtbas ettiği korku duygusunu ifade etmekten daha kabul edilir olabilir. Bu durumda kızgınlık savunma duygusudur.

savuşturma Hoşlanmadığı bir özelliğiyle yüzleşmeme ya da beğenmediği bir şeyden kasıtlı olarak kaçma eylemi. Genellikle işine gelmeyen düşünceyi bastırarak onun yerine, onunla yakından ilgili başka bir düşünceyi koyma şeklinde görülür. Yandan mantık olarak da bilinir.

sayımbilimsel anlamlılık Bir sonucun tek başına şansa bağlı olma olasılığının yüzde 5'ten az olduğu, yeterli büyüklüğün sonucunu ya da etkisini gösteren gözlem örneğine dayanan, deney sonucuna işaret eden araştırma terimi. *Ayrıca bakınız* birinci tür hata.

sayımbilimsel çıkarım Küçük bir gruba dayalı çalışma hakkında genel bir açıklama yapmak ya da iki grup arasındaki farkın şansa mı yoksa şans olmayan etmenlere mi bağlı olduğuna karar vermek için kullanılan araştırma terimi.

sayrı Ruhsal ya da bedensel işlev bozukluğu. Sağlığın bozulması, hastalık.

sayrı ürküsü Olağandışı hastalık ya da acı çekme korkusu. Hastalık ürküsü de denir.

sayrı yadsıma Sinirsel bozukluğun varlığının farkına varmama ya da kabul etmeme durumu.

sayrıbilim Hastalıkların oluşum düzeneklerini inceleyen bilim dalı.

sayrıcalık Belirli bir hedefe ulaşmak amacıyla herhangi bir hastalığı oynamak. Örneğin, istenmeyen bir sorumluluktan kaçmak için bilerek ateşini yükseltip sağlık kurumuna gitmek. *Karşılaştırın* yapay bozukluk.

sayrıgöstergesel Belirli bir hastalığın varlığına yönelik özgün tanısal belirti ya da bulgular için kullanılan terim.

sayrıl kıskançlık Kuşku düzeyini aşmış, belirgin ya da şiddetli kıskançlık düşüncesi. *Ayrıca bakınız* kıskançlık sanrısı.

sayrıl kumar oynama Kumar oynama zorlantısı. Dürtü denetim bozukluklarından biridir. *Ayrıca bakınız* kumar oynama bozukluğu.

sayrıl zehirlenme *Bakınız* özgün alkol zehirlenmesi.

Schneider ilk sıra belirtileri Alman ruh hekimi (1887-1967) olan Kurt Schneider'in usyarılımı tanısı koymada önemli yeri olduğunu belirttiği işitilebilen düşünceler, tartışan sesler, düşünce sokulması, düşünce çekilmesi, düşünce yayılması, bedensel edilginlik, sanrısal algı gibi belirtiler.

Schreber olgusu Sigmund Freud'un olgularından biri. Freud (1911), Daniel Paul Schreber'in *Sinirceli Anılar (1903)* adlı özyaşamöyküsünü çözümleyerek sanrısal süreçler ve düşüncelerin temel anlamını, özellikle de baskılanmış eşcinsellik ve yansıtmalı savunmalar arasındaki ilişkiyi açıklamıştır.

SDK Serotonin-Dopamin Karşıtetkin.

seçici algı Eldeki bilginin yalnızca belirli küçük bir kesimine bakarak sonuç çıkarma. Önyargıları doğrulayacak olan bilgiye odaklanıp diğerlerini görmezden gelen bilişsel çarpıtma.

seçici dikkatsizlik Harry Stack Sullivan'ın tanımladığı kaygı yaratan durumlar karşısında gösterilen özel bir dikkatsizlik.

seçici serotonin geri-alım engelleyicileri (SSGE) Beyinde geri alımını engelleyerek bağlaç aralığında serotonin yoğunluğunu artıran ilaçlar. Yaygın olarak çöküntü ve kaygı bozukluklarının tedavisinde kullanılır. Antikolinerjik yan etkilerinin olmaması önemli özellikleridir.

seçici konuşmazlık Seçtiği ve konuşmak istediği kişilerle konuşan çocuğun, okul ya da diğer toplumsal ortamlarda konuşmayı reddettiği çocukluk dönemi ruhsal bozukluğu. RB-TSE-5'te kaygı bozuklukları kategorisinde değerlendirilir.

seçilim yanlılığı Hatalı sonuçlara neden olacak şekilde temsil gücü olmayan örneklemin seçilmesini anlatan sayımbilimsel terim.

seçkisiz örneklem Belirli bir nüfustan seçilen örneklemde kişilerin, nüfusun her bir üyesinin eşit seçilme olasılığına sahip olacak şekilde seçildiğini anlatan terim.

seçkisiz Seçme ya da planlama niyeti olmaksızın, rastgele ortaya çıkan anlamına gelen terim.

seğirti Karşı konulamayan içsel itkiyle harekete geçen, istemsiz, ani, kısa ve hızlı devinimsel hareket ya da sesletim. Yaygın görülen hareket seğirtileri arasında göz kırpma, başatma ve yüzburuşturma; ses seğirtilerinde ise öksürme, boğaz temizleme ve homurdanma bulunmaktadır. Seğirtilerin simgesel anlamları olabilir. *Ayrıca bakınız* Tourette bozukluğu.

seğirti bozuklukları Küçük bir grup kas ya da sesin istemsiz, kasılmalı, basmakalıp hareketlerinden oluşan, çoğunlukla ruhsal kökenli hareket bozuklukları sınıfı. Zorlanım ya da kaygı durumlarında şiddeti artar. Organik hastalıklar sonucunda da ortaya çıkabilir. RB-TSE-5'te iki tür seğirti bozukluğuna yer verilmiştir: Tourette bozukluğu ve süreğen devinimsel ya da sessel seğirti bozukluğu.

semiyoloji *Bakınız* belirtibilim.

senatoryum Hastaların süreğen fiziksel ya da ruhsal hastalıkları nedeniyle uzun süre tedavi gördükleri ya da toparlanma dönemini geçirmek üzere kaldıkları kurum.

sentetik ilaç Taklit edilmiş olan ilaca uygulanan kısıtlamaların dışında kalması için bir ilacın kimyasal yapısının değiştirildiği sürüm. Genellikle bilinç durumunu değiştirmek için ya da zevk verici olarak kötüye kullanılır.

serbest çağrışım Ruhsal çözümlemede çözümlenen bireyin bilinç alanında yer alan anı, düşünce ve duyguları hiçbir sansürden geçirmeden dile getirmesi.

serotonin almaçları Beyinde, çevresel sinir dizgesinde, mide-barsak kanalında ve düz kaslarda bulunan, serotonine duyarlı ya da serotonin bağlayan yapılar. Almaçların özelliği, eşetkin ya da karşıtetkin özelliklerine göre etki eden ilaçların duygudurum, uyku, yeme, bulantı, ağrı, vücut ısısı, kan basıncı gibi pek çok işlevi değiştirmesidir. 5-HT_{1A}, 5HT_{1B}, 5-HT_{2A}, 5-HT_{2B}, 5-HT_{2C} diye numaralanan 15 civarında serotonin almacı vardır.

serotonin belirgesi Yüksek dozda alınan serotonin ilaçlarına bağlı olarak beyinde miktarı artan serotoninin neden olduğu bulanım, delirim, titreme ve ateş yükselmesiyle giden klinik durum.

serotonin Diyetteki triptofandan bireştirilen, mide-barsak yolunda, kan pulcuklarında ve merkezi sinir dizgesinde bulunan içkaynaklı bir indolamin. Merkezi sinir dizgesinde siniriletici madde olarak görev yapar. Uyku, cinsel davranış, saldırganlık, devinimsel etkinlik, iştah, algı (özellikle ağrı) ve duygudurum gibi çeşitli işlevlerde önemli rol oynar. Beyin sapında rafe çekirdeklerinden salgılanır.

serotonin eşetkinleri Serotonin almaçlarına bağlanan ve bu almaçları doğrudan uyaran maddeler.

serotonin-dopamin karşıtetkinleri (SDK) Beyinde hem serotonin hem de dopamin almaçlarını ketleyen ilaçlar. İkinci kuşak ya da sıradışı çıldırıgidericiler olarak da bilinir. *Karşılaştırın* dopamin almaç karşıtetkinleri.

serotonin-norepinefrin geri-alım engelleyicileri (SNGE) Beyinde hem serotonin hem de norepinefrinin geri alımını engelleyen, genel olarak çöküntü tedavisinde kullanılan ilaçlar.

sersemlik Uykuya eğilim ya da uyku isteğiyle ilişkili olarak farkındalığın bozulması.

sertleşme bozukluğu Kamış sertliğini cinsel birleşmeyi tamamlayacak şekilde sürdürememe. Zamansal açıdan yineleyen ya da süreğen olabilir. *Ayrıca bakınız* iktidarsızlık.

sertleşme Erkek cinsel organının dikleşmesi. Kadın cinsel organı olan kamışçığın da sertleşme özelliği vardır.

sertralin Seçici serotonin geri-alım engelleyici özellikli çöküntügiderici ilaç.

serum düzeyi *Bakınız* kan düzeyi.

ses bozukluğu Sesin niteliği, perdesi ve şiddetindeki olağandışılıklarla giden iletişim bozukluğu. RB-TSE-5'te konuşma sesi bozukluğu olarak geçer.

ses ürküsü Sesli konuşmaya dair olağandışı korku.

sesletim bozukluğu Beyinde oluşturulmuş seslerin konuşmaya dönüşmesini sağlayan devinim dizgesindeki sorunlar nedeniyle sözcük sesletiminde bozulma. *Bakınız* gelişimsel sesletim bozukluğu.

sessiz oyun El-kol hareketleriyle yapılan anlatım. Sözcük kullanımı olmaksızın gerçekleşen ruhsal oyunlama.

sesyitimi Sesin kaybı.

sevda deliliği *Bakınız* aşk çıldırısı.

severk artışı Cinsel dürtü ve ilgide artış. Coşuntu ve taşıntıda sık görülür.

severk Ruhsal çözümlemede, cinsel dürtüyle (yaşam içgüdüsü) ilişkili olan ruhsal enerji, sevme ve sevi erkesi.

sevicilik Kadın eşcinselliği.

sezgi Bilinçli bir düşünme dizisinin ürünü olarak ortaya çıkmayıp ansızın, aracısız olarak beliriveren duygu ve düşünceler.

SGK Sosyal Güvenlik Kurumu.

sıfır varsayımı İki grup, durum ya da belirli bir grupla genel nüfus arasında gözlenen farklılığın rastlantısal ve şans eseri olduğu varsayımı için kullanılan araştırma terimi. *Ayrıca bakınız* birinci tür hata, ikinci tür hata.

sıklık Başlangıcı belirli zaman dilimi içerisinde gerçekleşmiş olan bir hastalığın olgu sayısı için kullanılan araştırma terimi. Göreli sıklık, bozukluğu olan herhangi bir gruptaki (ör. cinsiyet ya da yaş) olgu sayısını verir. *Ayrıca bakınız* yaygınlık.

sıklık dağılımı Bir veri kümesinde her bir aralığa düşen olgu sayısı bakımından ham verilerin sayımbilimsel olarak tanımlanması.

sıklık oranı Bir hastalık ya da durumla ilgili yeni olguların gerçekleşme oranı. Toplumda 1000 kişide görülen olgu oranı. Belirli bir süre içerisinde (genellikle 1 yıl) gerçekleşen yeni olguların sayısının o süre içerisinde risk altında olan ya da maruz kalan kişi sayısına bölünüp 1000 ile çarpılmasıyla elde edilir.

sınıflama Veri ya da görüntüleri doğal ilişkilerine ya da bağlı oldukları ilkelere göre kümeleme.

sınıflamalı düşünce Jean Piaget tarafından soyut düşünmeye atıfta bulunmak için kullanılan terim. *Ayrıca bakınız* ikincil düşünme süreci.

sınır bağlantı kabuğu *Bakınız* bağlantı alanları.

sınır çıldırı *Bakınız* sınır durum.

sınır dizge Beynin ortasında, önbeyin, yanbeyin ve şakak yumrusunun iç sınırlarında yer aldığı için sınır adını almış yapılardan oluşan dizge. Beyin yarıkürelerini birleştiren bağlantı özdeği (corpus callosum) çevresinde ve altında yerleşiktir. Kuşak kıvrımı (singulat girus), denizatı (hipokampus), denizatını çevreleyen kıvrım (parahipokampal girus), badem (amigdala), oda-altı (hipotalamus), koku (olfaktör) yumruları, mememsi (mamiller) cisimcikler ve denizatı ile mememsi cisimcikleri birleştiren kemer (forniks) yapıdan oluşur. Sınır dizge duygular, cinsel dürtü, yeme davranışı, şiddet, bellek ve güdülenimle ilişkilendirilir. İlkel beyin kabuğu olarak da anılır.

sınır durum Hastanın çıldırılı olup olmadığını söylemenin zor olduğu, çıldırı benzeri belirtilerin geçici ya da belirsiz olduğu durum.

sınır kişilik bozukluğu Çeşitli alanlarda dengesizlikle giden kişilik bozukluğu. Temel özellikleri aşırı uç değerlendirme ve deneyimler, dürtüsellik, özkıyım girişimleri, kendine zarar verici davranışlar, duygusal dengesizlik, kimlik bunalımı, boşluk ve sıkıntı duygusudur.

sınır zeka işlevselliği Zeka geriliği ölçütlerini karşılamayan ancak zeka yetisi ortalamanın altında (ZK=70-80) kalan bireyler için kullanılan terim.

sınırlanmış sanrı Davranış üzerinde belirgin etkisi olmayan, parçalar halinde, iyi ayrıntılandırılmamış, görünür bir bağlantısı olmayan sanrı.

sınırsız toplumsal katılım bozukluğu (STKB) Çocuğun yabancı erişkinlere aileden biriymiş gibi aşırı yakın davrandığı, kolayca iletişim kurduğu toplumsal ilişki bozukluğu. Sayrıl bakım vermenin bir sonucu olduğu varsayılır.

sıradanlaşma Değer, ülkü ve hedeflerin azalması ya da kaybından kaynaklanan umutsuzluk ve yabancılaşma duygusunu anlatan terim. Toplumbilimci Émile Durkheim (1858-1917) tarafından özkıyımın ana nedeni olarak ileri sürülmüştür.

sıradışı 1. Bilinen bir bozukluğun alışılmadık ya da ender görülen türü. 2. Klasik olmayan, yeni tür ilaçları niteler.

sıradışı çıldırı Diğer çıldırı bozukluğu türlerine uymayan ancak çıldırı belirtisiyle giden durum. Belirli bir kültürle (ör. Koro), belirli bir zaman ya da olayla (ör. doğumardı) ya da özgün bir belirti kümesiyle (ör. Capgras belirgesi) ilgili olabilir. RB-TSE-5'te 'başka türlü adlandırılamayan çıldırılı bozukluk' olarak adlandırılır.

sıradışı çocuk Kişilik gelişimi bozulmuş olan çocuk. Genellikle beyin hasarlı ya da otistik çocuklarla ilişkili olarak kullanılır.

sıradışı çöküntü Diğer çöküntü bozukluklarına uymayan ancak çökkünlük belirtileriyle giden çöküntü bozukluğu. Kilo alımı ve aşırı uyku ayırt edici özelliğidir.

sıralı oluşum ilkesi Benliğin duygusal, bilişsel ve toplumsal gelişim evrelerini belirtmek için Erik Erickson tarafından ileri sürülen terim. Her evrede belirli kriz dönemleri yaşanır, bunların çözülmesi ile ileri evrelere geçiş olur. Buna göre, bazı dönemlerin çözülmemiş krizleri kişide uyumsuz davranışlara neden olur. *Ayrıca bakınız* ruhsal toplumsal gelişim.

siklozosin Morfin ve eroinin etkilerini ketleyen karşıtetkin madde.

silik sinirsel işaretler Sinir dizgesi bakısında kaba muayeneyle saptanamayan, ancak özgül bakıyla saptanabilen sinirsel bulgular. Sinir-yapısal açıdan yerleşimi tam olarak gösterilemez ve belirgin bir sinirsel hastalığın doğrudan belirtisi değildir. Günlük yaşamda yakınma konusu olmadıkları için bu belirtiler nedeniyle kişiler tedavi arayışında bulunmaz. Avuç içine yazılan harfi tanıyamama gibi duyusal bütünleştirme sorunu, bir elin parmaklarıyla diğer elin avucuna sırayla önlü arkalı vurmayı sürdürmede zorluk gibi devinimsel eşgüdüm, ritim tutma gibi sıralı-karmaşık hareketleri yapamama ya da yakalama hareketi gibi ilkel tepkeler görülebilir. Usyarılımı gibi ciddi ruhsal hastalığı olan bireylerin yarısından fazlasında saptanır.

simgeselleştirme Bir düşünce ya da nesnenin, ortak özellikleri nedeniyle birbirinin yerine geçtiği bilinçdışı savunma düzeneği. Benzerlik ve ilişkilendirmeye dayalı olup kişiyi özgün düşünce ya da nesneyle ilişkili oluşabilecek kaygıdan korur.

singulat girus *Bakınız* kuşak kıvrımı.

sinir ağları Birbiriyle bağlantılı sinir lifleri ağı. Sinir dizgesi bu ağlardan oluşur. Bu ağlardaki karmaşık uyarıcı ve engelleyici bağlaçlar yoluyla sinirgözeler arasındaki etkileşim bilişsel işlevleri oluşturmaktadır.

sinir almaçları Sinir ileticiler ve/ya da ruhsal etkili ilaçlar tarafından uyarılan ya da etkisizleştirilen sinirgöze alanları.

sinir argınlığı Fiziksel ve ruhsal yorgunluğu tanımlamak üzere eskiden kullanılan bir terim. Amerikalı ruh hekimi George M. Beard (1839–1883) tarafından önerilmiştir.

sinir dizgesi Bedenin bütün sinir dokularını kapsayan dizge. Beyin, beyincik, omurilik ve çevresel sinirler.

sinir geliştiren etmenler Sinirgözelerin ayrımlaşma, gelişme, yerleşim ve sağkalımını sağlayan, beyin gelişiminde büyük önem taşıyan etmenler. Örnekleri: Sinir büyüme etmeni, beyin kökenli sinir geliştiren etmen, destekgöze kökenli sinir geliştiren etmen, sinir geliştiren-3, sinir geliştiren-4/5, insülin benzeri büyüme etmeni.

sinir hastalıkları bilimi Sinir dizgesinin organik hastalıklarıyla ilgilenen uzmanlık alanı.

sinir hastalıkları uzmanı Sinir dizgesi hastalıkları üzerinde uzmanlaşmış olan hekim.

sinir kılıfı Sinir dizgesindeki aksonların üzerini kaplayan ve sinyallerin gönderilme hızını belirleyen yağlı yalıtım kılıfı.

sinir krizi Zorlu bir durumun ardından aniden ortaya çıkan, genellikle denetlenemeyen çığlık atma, bağırma-çağırma, titreme, fiziksel ya da sözel saldırganlıkla giden belirge. Bazen gündelik dilde ruhsal hastalık atağı için de kullanılır.

sinir lifi Bir ya da birkaç sinirgözeden çıkan akson ya da akson demeti. Merkezi sinir dizgesinde ve çevresel sinir dizgesinde getiren ve götüren işlevli sinir lifleri bulunur.

sinir yozlaşması Sinirgözelerde hücresel öğeler ya da hücreler arasındaki bağlantılarda düzensizlik ya da kopmaların olduğu fiziksel değişimler. Hücre ölümüyle sonuçlanır. Yaşlanmayla birlikte beyinde oksitleyici zorlanım artışı, enerji dengeleniminde bozulmalar, nükleik asit hasarlanmaları ve hasarlanmış protein birikimine bağlı olarak yozlaşma gerçekleşir. Çeşitli kalıtımsal ya da çevresel nedenlerle beyin hücreleri böylesi yozlaşmaya daha yatkın ve duyarlı olabilir.

sinir zehiri Sinir dokusunun yıkımına neden olan antikor gibi bir etken.

sinirbilim Sinirlerin ve sinir dokusunun yapısı, işlevi, biyokimyası ya da moleküler biyolojisini, özellikle de bunların davranış ve öğrenmeyle ilişkisini inceleyen bilim dalı.

sinirbilişsel bozukluk Bunama karşılığında kullanılan RB-TSE-5 terimi. Şiddet açısında hafif ya da yeğin (ağır) olarak derecelendirilir.

sinirce Öncelikle kaygıyla ilişkilendirilen ruhsal bozukluğu ifade etmek için eskiden kullanılan terim. Kaygı, klinik tabloda doğrudan yaşantı şeklinde ortaya çıkabileceği gibi çeşitli ruhsal düzenekler tarafından bilinçdışında değiştirilmiş ve denetlenmiş olarak öznel sıkıntı şeklinde de ortaya çıkabilir. Sinirceye gerçeklik algısında önemli bir bozulma ya da ciddi kişilik bozukluğu eşlik etmese de kişinin belirtileriyle birlikte olağan işlevsellik bozulur. Organik bir kaynağı yoktur, görece yineleyici ve tedavi edilebilirdir. Ruhsal sinirce olarak da adlandırılır.

sinirceli süreç Bilinçdışı çatışmaların sinirceli belirtilerle ya da kişilik bozukluğuyla ifade edildiği süreç.

sinir-dolaşımsal argınlık *Bakınız* DaCosta belirgesi.

sinirdüzenleyici *Bakınız* sinir-peptit ileticiler.

sinirgelişimsel bozukluklar Bebeklik ya da çocukluk çağında başlayan, yetişkinlikte devam eden ve kişinin olağan işlevselliğini engelleyen bozukluklar. RB-TSE-5'te anlaksal yetiyitimi, iletişim bozuklukları, otizm yelpaze bozukluğu, dikkat eksikliği hareket aşırılığı bozukluğu, özgül öğrenme bozukluğu, devinim bozuklukları ve seğirti bozuklukları için kullanılan çatı terim.

sinirgöze Sinir dizgesinin en temel işlevsel birimi olan sinir hücresi. Hücre gövdesi, saçaklar ve aksondan oluşur. Beyinde yaklaşık 100 milyar sinirgözesi olduğu ve her birinin diğer hücrelerle yaklaşık 10 bin bağlantı kurduğu hesaplanmaktadır. Sinirgözeler bedenin en geniş hücreleri olup aksonlarıyla birlikte 1 metreye kadar uzanabilmektedir.

siniriletici Bir sinir hücresinin bir başka hücre ile arasındaki bitişme yerinde (bağlaç-önü) salgıladığı ve genellikle bağlaç-ardı hücrenin uyarı düzeyini artırma ya da azaltma etkisiyle bu hücrenin sinyal iletme oranını etkileyen kimyasal madde.

sinirişlev bilimi Sinir dizgesinin işlevlerini inceleyen bilim.

sinir-peptit ileticiler Sinirileticilere benzer etkinlik gösteren, iki ya da daha çok aminoasitten oluşan peptitler. Özel almaçlara etki edebildiği gibi sinirileticilerin almaçları üzerindeki etkilerinde düzenleyici rol de oynayabilir. Anjiyotensin, bradikinin, kalsitonin, sekretin, nöropeptit Y, vazopressin, P maddesi, tirotropin salıverici hormon bazı örnekleridir. Sinir dizgesi dışında genellikle hormon etkisi gösterirler. Sinirdüzenleyici olarak da adlandırılır.

sinirsel bellekyitimi Sinir dizgesinde oluşan sorunlar nedeniyle ortaya çıkan bellekyitimi. (1) İşitsel bellekyitimi: Ses ya da konuşmaları anlama yetisinin kaybı. *Ayrıca bakınız* Wernicke sözyitimi. (2) Dokunsal bellekyitimi: Nesnelerin şekillerini dokunarak kavrama yetisinin kaybı. *Ayrıca bakınız* dokunu tanımazlığı. (3) Sözel bellekyitimi: Sözcükleri anımsama yetisinin kaybı. (4) Görsel bellekyitimi: Tanıdık nesne ya da basılı sözcükleri tanıma ve anımsama yetisinin kaybı.

sinirsel bozukluklar Sinir dokusunun düzeni ve işleviyle ilgili bozukluklar. Organik sayrılık temelinde gelişen çevresel sinirler, omurilik ve beyinle ilgili hastalıkları içerir.

sinirsel esneklik Merkezi sinir dizgesinin işlevsel birimlerini deneyimlerle değiştirebilme yetisi. Gelişim sırasında sinir devresini şekillendirmek, bilginin işleme yönünü değiştirmek ve yaralanmaları tamir etmek için bir düzenek olarak işlev gören değişim sığasıdır.

sinirsel hormon Sinirsel salgı hücreleri tarafından oluşturulan ve kan dolaşımına salınan kimyasal iletici.

sinirsel içsalgı bilimi Sinir dizgesi ve içsalgı düzenekleri arasındaki yapısal ve işlevsel ilişkiyle ilgilenen üst uzmanlık alanı. *Ayrıca bakı-*

nız ruhsal içsalgı bilimi.

sinirsel kimya Sinir dizgesi bileşenleri ve işlevleriyle ilgilenen kimya dalı.

sinirsel sayrıbilim Sinir dizgesindeki bozukluk ve hastalıkların oluşumunu inceleyen bilim dalı.

sinirtutan ilaç *Bakınız* çıldırıgiderici ilaç.

sinirtutan kötücül belirge (SKB) Çıldırıgiderici ilaç tedavisinin yaşamı tehdit eden bir artsorunu. Kas katılığı, ateş yüksekliği, terleme, kışkırma, bilinç bulanıklığı gibi belirtiler görülür. Kreatin fosfokinaz ve beyaz küre yüksekliği tipik laboratuvar bulgusudur.

sitalopram Seçici serotonin geri-alım engelleyici özellikli çöküntügiderici ilaç.

sitokrom P450 Birçok ilacın karaciğerde yıkılmasına aracılık eden enzim dizgesi. Ruhsal hastalıkların tedavisinde kullanılan kimi ilaçlar P450 dizgesini yavaşlatır ya da uyarır, bu da ilaçların daha hızlı ya da yavaş yıkılmasına ve önemli kan düzeyi değişimlerine neden olur.

sivri nesne ürküsü Sivri uçlu nesnelerden olağandışı biçimde korkma.

siyanokobalamin *Bakınız* B_{12} vitamini.

SKB Sinirtutan Kötücül Belirge.

Skinner, B. Frederic (1904-1990) Edimsel koşullama konusundaki çalışmalarıyla ünlü Amerikalı davranış psikoloğu ve yazar. Özgür istencin bir yanılsama olduğunu ileri sürmüştür. *Organizmaların Davranışı: Deneysel Bir Çözümleme, Bilim ve İnsan Davranışı, Sözel Davranış, Özgürlük ve Onurun Ötesinde* ve *Davranış Çözümlemesinde Yeni Gelişmeler* önemli yapıtlarındandır.

skotom 1. Psikiyatride, kişinin ruhsal farkındalığındaki kör nokta. *Ayrıca bakınız* kör nokta. 2. Nörolojide, görsel alanda bölgesel kusur.

SNGE Serotonin-Norepinefrin Geri-alım Engelleyicileri.

sokak ilaçları Kolayca bulunabilen, yasa dışı yollardan edinilen ruhsaletkin maddeler. Örneğin, esrar, eroin, kokain, taş.

Sokrat türü sorgulama Sağaltmanın, danışan ya da hastanın öğrenme sürecine katılımını artırmak, işlevsel olmayan düşünce ve davranış örüntülerini kavramasını sağlamak için yaptığı tümevarımsal soru sorma biçimi.

solunumla ilişkili uyku bozuklukları Solunum dizgesi rahatsızlığından kaynaklanan uyku bozuklukları. RB-TSE-5'te geçen çatı terim olup uykuda tıkayıcı nefesyitimi, uykuda merkezi nefesyitimi ve uykuyla ilişkili nefes azlığı olmak üzere üç türü vardır.

somut düşünme Soyutlamalar yerine, gerçek olaylar ve anlık deneyimlerle anlatılan düşünme biçimi. Çocuklarda, organik ruhsal bozukluklarda ve usyarılımlı bireylerde görülür. *Karşılaştırın* soyut düşünme.

somut işlemler *Bakınız* Piaget, Jean.

Songar, Ayhan (1926-1997) Cerrahpaşa Tıp Fakültesi Psikiyatri Anabilim Dalı'nın kurucusu olup, 34 yıl kürsü başkanlığı yapmıştır. Türkiye'de çağdaş psikiyatrinin öncülerinden olan Songar, Aydınlar Ocağı, Türkiye Millî Kültür Vakfı ve Türk Edebiyatı Vakfı'nın da kurucuları arasında yer almış, Türkiye Yeşilay Cemiyeti Genel Başkanlığı, Adli Tıp Kurumu Müşadehane Şubesi Müdürlüğü yapmıştır. Şiir ve müzik konularında çokça yazısı bulunan Songar'ın bazı kitapları; *Psikiyatri Psikobiyoloji ve Ruh Hastalıkları, Ruhi Hayatımız, Kıbrıs'ın Bedeli, Ruh Hekiminin Hatıraları*'dır.

sonuca atlama *Bakınız* keyfi çıkarım.

sonuç değişkeni *Bakınız* bağımlı değişken.

sorumluluk 1. Kişinin kendi davranışlarının ya da yetki alanına giren herhangi bir olayın sonuçlarını üstlenmesi. 2. Ruhsal esenlik açısından kişilerin yakınlarıyla ilgili sorumluluğu Türk Medeni Kanunu'nun 369. maddesinde 'ev başkanı, ev halkından olan küçüğün, kısıtlının, akıl hastalığı ya da zayıflığı bulunan kişinin kendisini ya da başkasını tehlike ya da zarara düşürmemesi için gerekli önlemleri almakla yükümlüdür' şeklinde tanımlanmıştır. Bu sorumluluk yerine getirilmediği takdirde Türk Ceza Kanunu'nun 175. maddesine göre sorumlu kişi cezalandırılır.

sorun çözme becerisi Kişinin herhangi bir sorunu doğru değerlendirip etkin çözümler üretebilme becerisi.

sorun çözme Bir engelin üstesinden gelme. Hedefe ulaşmak için etkili ve yararlı olan araç-gereçleri, davranış ve tutumları özellikle seçip kullanma edimi. Sorun çözmenin aşamaları (1) sorunu anlamak, (2) çözüm için seçenekler üretmek, (3) seçenekleri olumlu ve olumsuz yanlarıyla tartmak, (4) uygun seçenek için kaynak araştırmak, (5) uygun seçeneği uygulamak için zaman belirlemek ve (6) uygulamayı gerçekleştirmek şeklindedir.

soruna yönelik kayıt Hasta ya da danışanla yapılan görüşmeler ve izlem sürecinde sorun listesi, tedavi uygulamaları ve ilerleme notlarının tutulması.

Sosyal Güvenlik Kurumu (SGK) Türkiye Cumhuriyeti yurttaşlarının belirli miktarda prim ödemeleri karşılığında elde ettiği emeklilik ve sağlık hizmeti işlemlerini düzenleyen kurum.

sosyopatik davranış *Bakınız* değertanımaz davranış.

soyaçekim Kalıtım. Çevre etkileriyle köklü olarak değiştirilemediğine inanılan özelliklerin döllenme sırasında dişi ve erkeğin kromozomları aracılığıyla bir kuşaktan ötekine geçmesi.

soyağacı Aile üyelerinin sayı, yaş, cinsiyet, kişilik özellikleri ve üyeler arasındaki bağları gösteren şema.

soyut düşünme Düşünsel bir kurulum oluşturma, durumun farklı yönleri arasında geçiş yapabilme, olayın farklı yönlerini aynı anda akılda tutabilme, bütünü tümüyle ve parça özellikleriyle kavrayabilme, genel özellikleri ayırt etme, plan yapma, kurgusal oyunları kavrama, simgesel düşünme yetilerini içeren düşünme biçimi. Organik ruhsal bozukluk ve usyarılımı hastalarında soyut düşünme genellikle bozulur. *Karşılaştırın* somut düşünme.

soyut düşünsel işlemler Jean Piaget'nin tam olarak gelişmiş mantıksal düşünme kapasitesi için kullandığı terim. *Ayrıca bakınız* Piaget, Jean.

soyut tutum *Bakınız* soyut düşünme.

soyutlama Düşünce ya da fikirlerin somut durum ya da nesnelerden ayrıştırılıp genelleştirilme süreci. Örneğin, *demir tavında dövülür* sözünden bir işi zamanında yapmanın önemi anlaşılır. Atasözlerinin somut olarak yorumlanması usyarılımında olduğu gibi soyutlamanın bozulduğunu gösterir.

soyyapı Döllenmede anne ve babadan alınan bir dizi genin oluşturduğu kalıtımsal donanım. *Karşılaştırın* dışyapı.

sömürgen davranış Başka insanları, onların gereksinimlerini dikkate almaksızın kendi doyumu için kullanma. E. Fromm bu kişiler için sömürücü karakter terimini kullanır. Özsever ve değertanımaz kişiliklerde sık görülür.

sönme Koşullanmış davranışın pekiştirilmediğinde daha az gerçekleşmesi.

söylem bozukluğu Anlatımın yanlış biçimlendirildiği bozuk konuşma. Sözcükler niyeti yansıtıyor gibi olsa da düşüncelerle uyumsuzdur ve tamamen uygunsuz ifadeler şeklinde olabilir.

söylem çözümlemesi Tümce sınırlarını aşarak daha üst düzeyde yer alan söz ürünlerine yönelik çözümleme.

söylenti İddia edilen konunun doğruluğunu kanıtlama çabasına yönelik olarak sunulan, somut veriye dayanmayan bilgi.

söyleyiş Konuşma eyleminin öğeler arasındaki bağlantı, durak, vurgu ve titrem gibi söyleme tarzını ifade eden yanı.

söz düşkünlüğü *Bakınız* söz ishali.

söz ishali Fazla miktarda, basınçlı ama tutarlı, denetlenemeyen ve aşırı düzeyde konuşma. İki uçlu bozukluğun taşıntı evresinde görülür. Aynı zamanda hızlı konuşma, söz düşkünlüğü ve çalçene olarak da bilinir.

sözce Söz söyleme edimiyle ortaya çıkan söylem.

sözcük çağrışım testi Sunulan uyarıcı sözcükler karşısında akla gelen ilk sözcüğün söylenmesinin istendiği bir tür yansıtma testi. Bu yöntemle kişilerin bilinçdışı düşünceleri anlaşılmaya çalışılır.

sözcük çarpıtma Bir sözcüğün başka bir sözcükle yer değiştirdiği olağandışı konuşma biçimi. İlgisiz sözcük genellikle beklenen sözcüğü yapısal, anlamsal ya da ses açısından andırır. *Eldiven* yerine *meldiven* ya da *flüt* yerine *flüttürü* gibi tuhaf bir sözcük gelebilir. Usyarılımı ve organik sözyitiminde görülür. *Ayrıca bakınız* adaktarma, sözcük yakıştırma.

sözcük körlüğü Okuma yitimi için eskiden kullanılan terim.

sözcük salatası Tutarsız, aslı anlaşılmayan sözcük ve ifadeler karışımı. İlerlemiş usyarılımı olgularında sık görülür. *Ayrıca bakınız* tutarsız konuşma.

sözcük unutkanlığı Bir ismi ya da sözcüğün doğrusunu anlık olarak unutma durumu. *Bakınız* ketlenme.

sözcük yakıştırma Sözcüklerin alışılmadık ya da uygunsuz biçimde kullanılması ya da bilinen sözcük oluşturma kurallarına göre geliştirilen yeni sözcükler kullanma. Örneğin, *eldiven* için *el ayakkabısı* ya da *saat* için *zaman ölçer* gibi. *Ayrıca bakınız* sözcük çarpıtma.

sözcük yineleme Sözcük ya da ifadelerin anlamsız ve basmakalıp şekilde yinelenmesi. Usyarılımında görülür. Laf kalabalığı olarak da adlandırılır. *Ayrıca bakınız* yineyineleyim.

sözcükleme Kökeni anlaşılamayan yeni sözcük ya da ifade oluşturma. Örneğin, *maytos* ya da *mikropük* gibi. Usyarılımında görülür.

sözdizimsel (merkezi) sözyitimi Düşünce ve ifadede belirgin bozulmayla giden, sözlü konuşmanın anlaşılmasında zorluğun görüldüğü sözyitimi türü. Sözdizimi, dilbilgisi kurallarına uymaz. Bunamalarda görülür.

sözdizimsel deneyim kipi Harry Stack Sullivan'ın kişilerarası iletişimin en üst düzeyini belirtmek üzere kullandığı terim. Tümüyle gerçekliğe dayanır ve sağlıklı gelişimin beklenen sonucu olarak kabul edilir. *Ayrıca bakınız* ikincil süreç.

sözel bellekyitimi *Bakınız* sinirsel bellekyitimi.

sözleşme Sınırları belirli, iyi tanımlanmış bir eylem planını içeren çift taraflı ve açık bağlılık sözü. Grup tedavisi ya da bireysel tedavide tedavi hedefine ulaşmak üzere sağaltman-hasta sözleşmesi oluşturulur.

sözyitimi İşitme ya da sesletim düzeninde herhangi bir aksaklık olmamasına karşın bireyin dilsel bildirişim yetisinde ortaya çıkan bozukluk.

SSGE Seçici Serotonin Geri-alım Engelleyicileri.

Stanford-Binet Ölçeği İlk zeka testi olan Binet-Simon Ölçeği'nin Stanford Üniversitesi'nden Lewis M. Terman (1877-1956) ve arkadaşları tarafından 1911 yılında Amerikan dili ve kültürüne göre düzenlenmiş ve eklemelerle yenilenmiş hali. Sonraki yıllarda bu ölçek de yenilenerek geliştirilmiştir.

Stanford-Binet Zeka Testi Temel olarak anlaksal işlevi inceleyen sözel zeka testi. Sorun çözmeye dayanır. Çocuklara ve yetişkinlere bireysel olarak sıklıkla uygulanan zeka katsayısı (ZK) testlerindendir.

STKB Sınırsız Toplumsal Katılım Bozukluğu.

Stockholm belirgesi Esirlerin, yaşamı daha iyi koşullarda sürdürmek amacıyla, kendilerini esir alan kişi/lerle özdeşleştikleri ve bu kişilere duygudaşlık besledikleri belirge. Terörist-rehine durumlarında görülür. Anna Freud tarafından tanımlanan saldırganla özdeşim kurma olarak da bilinen temel savunma düzeneğidir. *Ayrıca bakınız* saldırganla özdeşim.

STP 2,5-dimetoksi-4-metilamphetaminin argo adı.

streptokok yangılarıyla ilişkili çocukluk çağı özbağışıklık ruhsal sinirsel bozukluğu Yangı (enfeksiyon), özbağışıklık ve davranışsal bozuklukların birlikteliğini vurgulayan terim. Çocuklarda A grubu kan yıkıcı (hemolitik) beta streptokok yangılarının ardından alevlenen takıntı, zorlantı ya da seğirtilerin olduğu belirgedir.

Stroop etkisi *Bakınız* Stroop testi.

Stroop testi John R. Stroop (1897-1973) tarafından geliştirilmiş olan, dikkat çalışmalarında sıkça kullanılan test. Renk ifade eden ancak yazımında başka renklerin kullanıldığı sözcüklerin adlandırma süresi ölçülür. Rengin adı ile yazının rengi aynı olduğunda (ör. kırmızı renkle yazılmış kırmızı sözcüğü) kolayca söylenirken, farklı olduğunda (ör. yeşil renkle yazılmış mavi sözcüğü) daha zor/geç ya da yanlış söylenir. Stroop etkisi olarak adlandırılan bu durum görsel algının simgesel-anlamsal algıya göre daha erken evrimleşmesiyle açıklanır.

su tedavisi Suyun harici uygulamayla hastalıkların tedavisinde kullanılması.

su ürküsü Sudan olağandışı biçimde korkma durumu.

suça sürüklenen çocuk Yasalarda suç olarak tanımlanan bir eylemi gerçekleştirdiği iddiasıyla hakkında soruşturma ya da kovuşturma yapılan ya da hakkında güvenlik tedbirine karar verilen çocuk.

suçluluk sanrısı Suçlu ya da günahkar olduğuna dair gerçekçi olmayan inanç.

suçluluk Yasadışı, değer yargılarına aykırı ya da dinsel açıdan sakıncalı davrandığı düşüncesiyle kendini yargılama, pişman olma ve ceza alması gerektiği inancıyla ilişkilendirilen ruhsal durum. Ruhsal çözümlemede, benlik ve üstbenlik arasındaki çatışmadan kaynaklanan suçluluk duygusu olarak ifade edilir. Çöküntüde ön plana çıkarken değertanımaz kişilik bozukluğunda hemen hiç görülmez. *Bakınız* utanç.

Sullivan, Harry Stack (1892–1949) Kişilerarası ilişkiler kuramıyla tanınan Amerikalı ruh hekimi ve ruhsal çözümleyici. Diğer ruhsal çözümleyicilerden farklı olarak daha çok çıldırılı bozukluk hastalarıyla çalışmıştır. *Psikiyatride Kişilerarası Kuram, İnsan Süreci Olarak Şizofreni* önemli yapıtlarındandır.

sulu beyin Beyin-omurilik sıvısının aşırı birikerek kafa içinde basınç oluşturma durumu. Beyin karıncıklarında genişleme olur.

Susto Latin Amerika'da görülen kültüre özgü ruhsal belirge. Kötü olduğuna inanılan doğaüstü güçlere yönelik yoğun korku vardır.

sübyancılık Çocuğun yetişkinler tarafından cinsel olarak kullanıldığı çarpık cinsellik.

süksinilkolin Duyuyitimi için elektrikli nöbet tedavisinde kas gevşetici olarak kullanılan ilaç.

sürçme Maddeyi bırakma dönemindeki bağımlı kişinin bir kereliğine ya da 24 saatten kısa süre alkol-madde kullanması. Erken tedavi girişimi depreşmeyi önler. *Ayrıca bakınız* kayma.

sürdürüm tedavisi Hastalık düzeldikten sonra, depreşme ve yinelemeleri önleyerek iyileşmeyi güçlendirmek ve sürdürmek için ilaç tedavisinin yeterli olan en düşük sağaltıcı dozda sürdürüldüğü evre.

süreç usyarılımı Usyarılımında özgün çevresel etmenlerden çok içkaynaklı etmenlerin rolünü vurgulamak için eskiden kullanılan terim. *Karşılaştırın* tepkisel usyarılımı.

süreğen devinimsel ya da sessel seğirti bozukluğu Yetişkinlikten önce gelişen, devinim ya da sesle ilgili seğirtilerden oluşan, ancak her ikisini aynı anda içermeyen bir tür hareket bozukluğu. *Karşılaştırın* Tourette bozukluğu.

süreğen yorgunluk belirgesi Genellikle kas ağrısı, baş ağrısı, yutak yangısı, düşük ateş, bilişsel yakınmalar, sindirim dizgesi bulguları ve lenf bezlerinde duyarlılığın eşlik ettiği 6 ay ya da daha fazla süren yorgunlukla giden hastalık. Nedeni bilinmemektedir.

sürekli değişken Tanımlamayla değil de gerçek ölçümle elde edilen sayısal veri. Ağırlık, boy, kan şekeri, ölçek puanı gibi.

sürekli pekiştirme İstenen tepkinin elde edildiği her seferde ödül verilen pekiştirme düzeni.

sürtünmecilik Cinsel uyarılmanın, genellikle cinsel ilişki olmaksızın başka birinin vücuduna sürtünerek sağlandığı çarpık cinsellik. Sürtünmecilik bozukluğu da denir.

sürtünmecilik bozukluğu *Bakınız* sürtünmecilik.

sürü içgüdüsü Bir gruba ait olma ve toplumsal etkinliklerin içinde yer alma arzusu için beyin cerrahisinin öncülerinden olan Wilfred Trotter'in (1872-1939) toplumsal ruhbilime katkısı olan terim. İnsanlarda toplumsal içgüdü olduğu varsayımına dayanır. Ruhsal çözümlemede sürü içgüdüsü, bir içgüdüden çok toplumsal olgu olarak görülür.

süslü yalan *Bakınız* düşsel yalan söyleme.

süt hormonu Alttürek (hipofiz) bezinin ön kısmından salgılanan, doğumdan sonra memelerden süt gelmesini uyaran hormon. Salınımı dopamin tarafından denetlendiği için, çıldırıgiderici ilaç kullanımında kan düzeyi ölçümü dopamin almaçlarının ilaç tarafından ketlenme oranı hakkında bilgi verir.

sütgelimi Kanda süt hormon düzeyinin yükselmesi sonucunda memelerden süt akması. Bir nedeni, çıldırıgiderici ilaçların dopaminin süt hormonunu baskılayıcı özelliğini engellemesidir.

Ş

şahsiyet Jung psikolojisinde, kişinin asıl benliğine karşıt olarak dünyaya sunduğu maske kişiliği.

şakak yumrusu İşitme, koku alma, görsel tanıma, dil ve bellek işlevleri için önemli yapı ve işlevleri olan beyin alanı. Solda işitsel bellek, sağda görsel bellek baskındır.

şakak yumrusu sarası *Bakınız* karmaşık kısmi nöbet.

şaman İlkel kabilelerde hastayı iyileştirmek için doğaüstü güçler kullandığı savlanan şifacı.

şehvet devinimi Açıkça ifade edilen cinsel arzu ve yetiler. Harry Stack Sullivan tarafından tanımlanmıştır.

şehvetlendiren Cinsel isteği artıran madde ya da ilaç.

şehvetli Cinsel duygusu canlanmış.

şekillendirme Davranış tedavisinde kullanılan ve istenen davranışa giderek daha yakın yaklaşımların seçici bir şekilde pekiştirilmesiyle hedefe adım adım ulaşıldığı edimsel koşullama tekniği.

şekil-zemin algısı Sınırları belirli bir şeklin tektürel (homojen) ve ayrıntı düzeyi düşük olan çevresinden ya da dış dünyadan farklı ve ayrıntılı biçimde algılanması.

şema Kavram ya da değişkenler arasındaki önemli temel ilişkileri belirten biçimsel örnek. Bilgi işlemenin altında yatan, kural ya da kalıp gibi işlev gören şekillenmiş düşünme biçimidir. Çevreden gelen bilgilerin elenmesi ve anlamlandırılmasında işe yarayan temel bilişsel yapılardır.

şeytan çıkarma Ruha girmiş olduğu düşünülen kötü varlığı çıkarmak için sihirli sözlerin söylendiği, duaların okunduğu büyü uygulaması.

şifahane Şifa bulunan ya da verilen yer anlamında Osmanlı döneminde hastane için kullanılmış olan ad. Hastalar yurdu anlamında Bimarhane olarak da kullanılmıştır. Bu kurumlarda ruhsal hastalığı olan bireylerin tedavileriyle de uğraşılmıştır.

şifreçözüm Konuşulan dili anlama süreci için kullanılan terim.

şifreli konuşma Özel bir konuşma dili

şifreli yazı Özel bir yazı dili

şimdi-burada yaklaşımı Ruhsal rahatsızlıkların geçmiş yaşantılara vurgu yaparak değil de şimdiki duygular ve kişilerarası ilişkilere odaklanarak, bugünü yaşayarak çözülebileceğini ileri süren tedavi yaklaşımları için kullanılan terim.

şişmanlık Kişinin ağırlığının yaş, cins ve beden türüne göre beklenen kilonun %30 üzerinde olması. *Ayrıca bakınız* beden kitle göstergesi.

şive Aynı dil alanında bir yöreye ya da topluluğa özgü konuşma biçimi. Söyleyiş özelliklerinin tümü, ağız.

şok Canlı organizmada birdenbire oluşan fiziksel ve duygusal çökertici tepki.

şok tedavisi Nöbet tedavisi için kullanılan eski terim.

şuur 1. Olayları geçmiş deneyimler, şimdiki koşullar ve gelecek seçenekler ışığında algılayıp işleyen ussal yeti. 2. Bireyin kendisine ve çevresine yönelik farkındalığını sağlayan kuramsal duyu merkezi. Yaygın olmamakla birlikte bilinç yerine kullanılmaktadır.

T

tabu Genellikle kültür tarafından tehlikeli ya da yasak olarak belirlenen davranışlar.

taburculuk sonrası Hastane tedavisi tamamlandıktan sonra hastanın toplumsal yaşama uyumu için yapılacak işlemler. Tedavinin etkisini güçlendirme, ruhsal tedaviyi sürdürme, toplumsal destekleri düzenleme, okul ya da iş yaşamına uyum gibi iyileştirim hizmetlerini kapsar.

takınaklı kişilik bozukluğu Takınaklı kişilik özelliklerinin, kişinin başka insanlarla ilişkisini bozacak derecede olması ve süreklilik göstermesi durumu. *Bakınız* takınaklı kişilik.

takınaklı kişilik Kuralcılık, aşırı vicdanlılık, aşırı titizlik, mükemmeliyetçilik, kararsızlık, cimrilik ve inatçılık gibi davranış örüntüsüyle giden kişilik yapısı.

takıntı Düşünce, dürtü ya da imgelerin istem dışı olarak bilince gelmesi. Çaba gösterilmesine karşın savuşturulamayan ve sıkıntı doğuran takınak. *Ayrıca bakınız* zorlantı.

takıntı zorlantı bozukluğu (TZB) Takıntı ve/ya da zorlantıların günlük işlevselliği bozacak düzeyde inatçı tekrarlarıyla giden ruhsal bozukluk. Kişi zamanının önemli bir kısmını takıntılı düşünce, dürtü, imge ya da zorlantılı davranışlarla geçirir. Kendisi, yakınları ve çevresi için sıkıntı doğuran bu düşünce ve davranışlar benliğe yabancıdır. *Ayrıca bakınız* benliğe uyumsuz.

takıntı zorlantı ve ilişkili bozukluklar RB-TSE-5'te yer alan takıntı zorlantı bozukluğu, deri yolma bozukluğu, saç yolma bozukluğu, biriktiricilik bozukluğu ve beden biçimalgı bozukluğunu içeren tanı kategorisi.

takıntılı kıskançlık bozukluğu Sevgilisi ya da eşinin sadakatsizliğiyle ilgili inatçı düşüncelere sahip olan kişi için kullanılan terim. RB-TSE-5'te tanı olarak yer almaz.

takıntılı kişilik *Bakınız* takınaklı kişilik.

takıntılılık Genellikle gerilimi azaltma aracı olarak kullanılan, tekrarlanan basmakalıp düşünce ya da davranışlar.

takma Ender olarak ilacımsı için kullanılan terim. Örneğin, 'takma ilaç'.

takvim yaşı *Bakınız* zeka katsayısı.

talamus *Bakınız* oda.

tamalgı Deneyim, bilgi, düşünce ve duygular tarafından yeniden işlenerek değiştirilmiş olan duyusal uyaranın anlam ve önemine yönelik farkındalık. İdrak olarak da bilinir. *Ayrıca bakınız* algı.

tamamlayıcı etkileşim Bireyin, kendinde olan bir eksiği başkasıyla etkileşim yoluyla tamamlaması. Bağımlılık gereksinimi olan bir kişinin baskın özellikli sevgili seçimi gibi.

tanecikli akyuvar yitimi Kan dolaşımındaki beyazküre hücre grubundan tanecikli olanların sayısında azalma olması. Bakteri ve mantar yangılarına yatkınlığa neden olur. Klozapin ve karbamazepin kullanımında yan etki olarak ortaya çıkabilir.

tanık bilirkişi Belirli bir alanda danışmanlık düzeyinde yeterli bilgisi olduğu kabul edilen uzman için kullanılan tüzel terim. Örneğin, bir hastanın akıl sağlığı ve ceza sorumluluğu açısından danışılması.

tanıma Daha önce görülmüş ya da öğrenilmiş bir kişi, durum ya da nesne ile karşılaşınca anımsayarak, o olduğunun ayırdına varma. *Bakınız* bellek.

tanımazlık Duyusal uyarıcıların anlam ve önemini anlamada yetersizlik. Duyu yolları ya da duyum merkezindeki bozuklukla açıklanamaz. Tanımazlık, temelde beyin hasarını belirtmek için kullanılır. Bununla beraber, bu terim aynı zamanda usyarılımlı, kaygılı ve çöküntülü hastalarda görülen, duygusal durumlardan ötürü bazı nesneler hakkındaki bilgilerin kullanılamaması ya da seçici kaybı için de kullanılır.

tanımlanmazlık Kişinin özgün yaşantısının anlatılamaz ve tanımlanamaz olduğunu ve onu hiç yaşamamış birine nasıl bir deneyim olduğunu aktarmanın olanaksız olduğunu iddia ettiği coşkunluk durumu.

tanımlanmış diğer beslenme ve yeme bozukluğu *Bakınız* gece yeme belirgesi.

tanımlayıcı araştırma Belirli bir durum, olgu, sorun, hizmet ya da izlenceyi dizgesel olarak tanımlamayı, belirli bir konuda bilgi sağlamayı, belirli bir konuya ilişkin tutumları incelemeyi amaçlayan araştırma türü.

tanımlayıcı psikiyatri Altta yatan ruhsal devimsel süreçlerden ziyade gözlemlenebilir belirti ve davranışsal olutlar üzerine odaklanan psikiyatri yaklaşımı. Emil Kraepelin'in ruhsal hastalıkları dizgeli bir şekilde sınıflaması bunun ilk örneklerindendir. *Ayrıca bakınız* ruhsal devimsel psikiyatri.

tanımlayıcı sayımbilim Örneklem verilerinin ortalama, ortanca, tepe değeri, ölçünlü sapma, ölçünlü hata, değişkenlik katsayısı ve bağıntı çözümlemesi gibi yöntemler kullanılarak nicel bilgilere dönüştürülmesi.

Tanrı 1. Her şeyi bilen, her şeye gücü yeten ve her yerde bulunduğuna inanılan doğaüstü yaratıcı güç. Yahudilik, Hristiyanlık ve İslam inancına göre dünyayı yöneten soyut varlık. 2. Doğa ve insanların yaşamı üzerinde özel güçleri olduğuna inanılan erkek ya da dişi göksel ya da yersel varlıkları belirtmek için kullanılan terim.

TAP Psikofarmakoloji Derneği (Dernek İngilizce kısaltma kullanıyor).

tarama Hastanın belirli bir tedavi yöntemine uygunluğunu irdelemek için tıbbi ve ruhsal öykü, ruhsal durum irdelemesi ve tanı koymayı içeren ilk hasta değerlendirmesi.

Tarasoff kararı Kaliforniya Yüksek Mahkemesi'nin kararına göre, hekim ya da sağaltman, hastanın herhangi birini yaralama ya da öldürme olasılığı olduğuna inandığı durumlarda olası mağduru, akrabalarını ya da arkadaşlarını ve/ya da yetkili makamları, gizlilik kuralının dışına çıkarak, bilgilendirmek zorundadır.

tarikat Dogma ve dinsel öğretilere dayanan, özellikle bir kişi ya da ilkeye sadakatle bağlılığı gerektiren inanç ve töre dizgesi. Böyle bir dizgeye bağlı kişilere tarikatçı denir.

tarikatçı *Bakınız* tarikat.

tarzcılık Kişi için bir anlamı varmış, hedefe yönelikmiş gibi görünen aşırı, gereksiz, uygunsuz ya da beklenmedik yineleyici karmaşık hareketler. İzleyici için tuhaf ve saçma görünür.

tasa-19 2019 Aralık ayında Çin'in Wuhan şehrinde başlayıp kısa sürede küresel salgına yol açan taçlı yapıda sarganın neden olduğu hastalık (ciddi iven solunum belirgesi). Yayılım hızı ve öldürücülüğü yüksek olan hastalık, DSÖ tarafından covid-19 (açılımı: co=corona, vi=virüs, d=disease, 19=2019) olarak tescillendi. Türkçe'de tasa-19 (açılımı: ta=taçlı, sa=sargan, 19=2019) olarak adlandırıldı. Hastalığın nöbet, inme, beyin yangısı gibi sinirsel artsorunları bilinmekle beraber ruhsal artsorunları henüz bilinmemektedir. Sargan, merkezi sinir dizgesine geçebilme özelliğinde olduğu için hastaların ruhsal belirtiler açısından da izlenmesi gerekmektedir.

taş Kokain hidroklorid, su ve karbonat karışımı ısıtılıp katı hale gelecek şekilde kurutulduktan sonra küçük parçalara ayrılarak hazırlanır. Ucuzdur, etkisi hızlı başlar ve yüksek derecede bağımlılık yapar.

taşıntı çöküntü hastalığı Genellikle dönemsel ve yineleyen şiddetli duygudurum değişimleriyle giden bozukluk. Tek uçlu türünde taşıntı evresi, iki uçlu ya da döngüsel olan türünde her bir duygudurum döneminin en az bir evresi geçirilir ve dönemsel olarak bu iki uç arasında gidiş-gelişler olur. Taşıntı çöküntü terimi yerini RB-TSE'de iki uçlu bozukluğa bırakmıştır.

taşıntı Kabarık, uyarılgan ya da coşkun duygudurumla birlikte benlik saygısında artış, aşırı hareketlilik, hızlı düşünme ve konuşma (fikir uçuşması), dikkat dağınıklığı, uyku gereksiniminde azalma ve haz veren davranışlarda artışla giden duygudurum bozukluğu. İşlevsellik belirgin düzeyde bozulur ve hastane yatışı gerekir. Eğer bir haftadan uzun sürerse iki uçlu bozukluk-1'in taşıntı evresi olarak değerlendirilir. *Karşılaştırın* coşuntu.

taşıntıgiderici ilaç Taşıntı belirtilerini yatıştırmak için kullanılan ilaç. Çıldırıgiderici ve tutarıkgiderici ilaçların bu özelliği vardır. Lityum ve tutarıkgiderici ilaçlar hastalığın yinelemelerini önlemede etkilidir.

taşkın Genellikle ruhsal rahatsızlık nedeniyle şiddet ya da mantıksız davranışlar sergileyen kişiyi nitelemek için kullanılır.

taşkınlık belirtileri Varsanı, sanrı, düşünce bozukluğu ve dağınık davranışları içeren çıldırı belirtilerini karşılayan terim. *Karşılaştırın* yoksulluk belirtileri.

tat bozukluğu Tat duyusunun bozulması.

TAT Tema Algı Testi.

tat varsanısı Tat duyusuyla ilgili algı bozukluğu.

tatyitimi Tat alma duyusunun azalması ya da kaybı. Çöküntü ya da sinirsel duyu bozukluğunda görülebilir.

tavşan belirgesi Çıldırıgiderici ilaç kullanımına bağlı yan etki olarak ortaya çıkan alt dudakta ince titremelerin olduğu durum.

tavuk derisi belirtisi Opiyat, amfetamin, alkol, nikotin gibi bağımlılık yapıcı maddenin aniden kesilmesiyle ortaya çıkan titreme ve tüylerin diken diken olması hali.

TBB Tepkisel Bağlanma Bozukluğu.

TCK Türk Ceza Kanunu.

TD Titremeli Delirim.

Teber, Serol (1938- 2004) Ruh hekimi ve radyo programcısı. Çalışmalarını çoğunlukla Almanya'da sürdürmüştür. Çeşitli dergilerde yazılar yayımlayan Teber, bir dönem Açık Radyo'da *Didik Didik Freud* adlı programı yapmıştır. Üretken bir yazar olan Teber'in kitapları; *Davranışlarımızın Kökeni, İşçi Göçü ve Davranış Bozuklukları, Doğanın İnsanlaşması, Nükleer Savaş ve Sonrası, Yeni Osmanlılar ve Paris Komünü, İlk Toplumların Değişimi, Picasso, Politik Psikoloji Notları, İşkence Sonrası Yaşam, Toplama Kampı Sendromu Ruhun Ölümü, Göçmenlik Yaşantısı ve Kişilik Değişimi, Melankoli, Aşiyan'daki Kahin: Tevfik Fikret'in Melankolik Dünyası, Bilimsel Bir Peri Masalı: Freud'un Aile ve Tarihsel Romanı, Tutunamayanlar'ın Politik Psikolojisi*'dir.

tecavüz Kişinin onamı olmadan, genellikle zorlayarak gerçekleşen cinsel ilişki. Çoğunlukla karşıcinsel olmakla birlikte eşcinsel nitelikte de olabilir.

tedavi aralığı Bir ilacın, kişinin yaşı, ırkı, kalıtımsal yapısı ve birlikte alınan diğer ilaçlar gibi etmenlere bağlı olarak beklenen sağaltıcı etkisinin görüldüğü kan düzeyi aralığı. Bu aralığın altındaki ve üstündeki değerler etkisizlik ya da yan etki artışıyla sonuçlanır.

tedavi evreleri Ruhsal hastalığın tedavi sürecinde iyileşme düzeyini yansıtan evreler. İlk evre; uygulanan tedaviye beklenen tepkinin alındığı **yanıt** evresidir. Bu evrede belirtilerin şiddeti azalmaya başlar. İkinci evre; belirtilerin iyice yatıştığı ya da tama yakın geçtiği **düzelme** evresidir. Üçüncü evre; kişinin hastalık belirtilerinin etkisinden kurtulup tümden eski işlevselliğine döndüğü **iyileşme** evresidir. *Ayrıca bakınız* düzelme, iyileşme.

tedavi hakkı Kişinin ruhsal ya da bedensel bir hastalık durumunda yasalarca güvence altına alınmış olan tedavi olma hakkı.

tedavi Hastalıkların ilaç, ruhsaltedavi, ışık, elektrikli nöbet gibi yöntemlerle iyileştirilmesi için yapılan işlem. Uyumsuz, yıkıcı ve zararlı davranışların giderilmesi için yapılan uygulamalar. Hastalık nedeniyle bozulan bedensel, ruhsal ve toplumsal işlevselliğin geri kazanılması için yapılan girişimler.

tedavi nedenli Hekim ya da sağaltmanın yanlış tutumları ya da uygulanan tedavi yöntemine bağlı olarak bedensel ya da ruhsal sorunların ortaya çıkması.

tedavi ret hakkı Kişinin ölümcül bir durum söz konusu olmadıkça kendi isteği dışında tedavi olmaya zorlanamayacağına dair yasal ilke.

tedavi yaygınlığı Tanımlanmış bir coğrafi bölgede, belirli bir hastalık için tedavi gören kişi sayısı.

tedavimsi Gerçek bir tedavi olmayan, başka bir tedavi yönteminin etkinliğini sınamak için uygulanan taklit ya da yapmacık tedavi. *Ayrıca bakınız* ilacımsı.

tedaviye bağımlılık Hastanın onsuz yaşayamayacağı inancıyla tedaviye sayrıl düzeyde bağımlı olması.

tedaviye direnç Uygun doz ve sürede kullanıldığı halde ilaç tedavisine yanıt alınamaması durumu. Genellikle 4-6 haftalık bir tedavi sonrasında klinik belirtilerin önemli oranda azalmaması karşılığında kullanılır. İlaç kan düzeyinin yeterli doza çıkmaması nedeniyle oluşursa göreceli, yeterli doza çıkılmasına rağmen oluşursa saltık tedavi direncinden söz edilir.

tedaviye yanıt *Bakınız* tedavi evreleri.

teğetsellik Kişinin bir soruyu dolambaçlı, yersiz, ilgisiz, konu dışı şekilde yanıtlama biçimi. Konuşmada ana düşünceye gelinmez. Ana düşüncenin gecikmeli ya da dolaylı yoldan ulaşıldığı çevresel konuşmadan ayrılır. Teğetsellik çağrışım gevşekliği ve raydan çıkma terimleriyle eşanlamlı olarak kullanılmaktadır.

tek belirtili kuruntu çıldırısı Bedenle ilgili sanrılardan oluşan sanrılı bozukluk. Sıkça görülen sanrılar böceklenme, biçimsizlik ürküsü ve kötü beden kokularıdır.

tek uçlu çöküntü Yineleyen çöküntü için iki uçlu bozukluktan ayrımını vurgulamak üzere eskiden kullanılan terim.

tek yumurta ikizi Döllenmiş tek yumurtadan gelişen ikiz kardeşler. Özdeş ikiz olarak da adlandırılır.

tekdillilik Yalnızca anadilini konuşma ya da iletişimde tek dil kullanma durumu.

teklik düşkünlüğü Yalnızca tek bir konuyla aşırı uğraşla giden sayrıl ruhsal durum. Kısmi delilik olarak da geçer.

tekrarlama zorlantısı Daha önceki yaşantı ve durumları tekrarlama dürtüsünü ifade eden ruhsal çözümleyici kavram.

Tema Algı Testi (TAT) Murray ve Morgan (1930) tarafından geliştirilmiş olan, üzerinde öykü anlatmaya yönlendiren resimler bulunan 32 karttan oluşan test. Uygulamada genellikle 8-10 kart gösterilir ve gördüğün kartta olan nedir? Bu olay/lara ne/ler yol açmış olabilir? Kişi/ler neler düşünüyor ya da hissediyor acaba? Öykünün sonu nasıl bitmiş olabilir? Gibi sorularla hastanın bilinçdışı savunma ve tutumları anlaşılmaya çalışılır.

temel çekirdekler Beyin yarıkürelerinin derinlerinde, odanın (talamus) etrafında yerleşik olan, hareketin düzenlenmesi ve eşgüdümünde görev yapan çekirdek kümeleri. Harekete duygusal ve bilişsel özellikler katılarak ince ayar yapılmasında önemli rolleri vardır. Kuyruk (kaudat), erik çekirdeği (putamen), soluk küreler (globus pallidus), kara özdek (substansiya nigra) ve oda tabanı (subtalamik) çekirdeklerden oluşur. Kuyruk, erik çekirdeği ve soluk küreler hep birlikte çizgili özdek (korpus striatum) olarak da adlandırılır.

temel duygular Doğuştan gelen, bütün ekinlerde var olan, evrimsel olarak başka türlerle de paylaşılan duygular. Korku, kızgınlık, üzüntü, sevinç, şaşırma ve tiksinmenin temel duygular olduğu kabul edilir. Temel duygular yüz ifadelerine yansır ve çarpıntı, terleme, bulantı, soluk almada hızlanma gibi bedensel belirtilerle birlikte gider. *Ayrıca bakınız* törel duygular.

temel kaygı kuramı Karen Horney'e (1885-1952) göre çatışma insan doğasının bir parçası olmayıp toplumsal durumların sonucu olarak ortaya çıkar. Buna göre çocuğun kaygıları ve güvensizliği, aşırı hoşgörülü, egemenlik kurucu, çelişkili ya da ilgisiz anababa tutumlarından kaynaklanır. *Ayrıca bakınız* kaygı.

temel tanı *Bakınız* birincil tanı.

tepke Bir uyarıcı karşısında kendiliğinden ortaya çıkan, öğrenilmemiş, istemsiz tepki. Altta yatan düzenek kalıtımsal olarak belirlenmiştir.

tepki genellemesi Denek belirli uyaran karşısında belirli bir tepki göstermeyi öğrendikten sonra aynı uyaranın benzer tepkilere de neden olması ilkesi.

tepki süresi Bir uyarıcının sunulması ile ona tepki verilmesi arasında geçen zaman. Basit ya da karmaşık uyarıcılar karşısında düğmeye basma, sözcük söyleme ya da gözleri hareket ettirme gibi tepkiler arasında geçen süre ölçülerek işlemleme hızı değerlendirilir.

tepkisel bağlanma bozukluğu (TBB) *Bakınız* bebeklik ya da erken çocukluk dönemi tepkisel bağlanma bozukluğu.

tepkisel bozukluk Bir ya da daha fazla yaşam olayı ya da durumuna tepki olarak ortaya çıkan bozukluk. Bu yaşam olayları ya da durumu olmasaydı bozukluğun oluşması beklenmezdi. *Ayrıca bakınız* kısa tepkisel çıldırı, tepkisel çöküntü.

tepkisel çöküntü Belirgin bir yaşam olayı ya da zorlayıcı bir duruma tepki olarak gelişen çöküntü.

tepkisel olmayan çöküntü *Bakınız* içkaynaklı çöküntü.

tepkisel usyarılımı Çevresel etmenlerin hazırlayıcı ya da ortaya çıkarıcı olduğu düşünülen usyarılımı türü için kullanılan terim. *Karşılaştırın* süreç usyarılımı.

tepkisizlik dönemi İnsan cinsel tepki döngüsünde dorudoyumdan hemen sonra ortaya çıkan, cinsel uyarılmaya karşı geçici ruhsal bedenişlevsel tepkisizlik durumu. Masters ve Johnson tarafından tanımlanmıştır.

terim Özel bir etkinlik, bilim, sanat, meslek ya da uygulama alanına özgü sözcük. Terimler uzmanlar arasında etkin iletişim sağlanması için gerekli temel öğelerdir. Başka alandan insanların da kolayca öğrenebilecekleri özellikte, anadilden olması gerektiği vurgulanır.

terimbilim Terimleri inceleyen, terimlemeye yön veren ilkeleri belirleyen, terim türetmeyle ilgili sorunları ele alan uygulamalı dilbilim alanı.

tersine dönme Ruhsal çözümlemede, yıkıcı bir dürtünün özezerlikten elezerliğe ya da tam tersine değişiminde olduğu gibi, edilgenden etkine ya da etkinden edilgene değişim göstermesi.

test 1. Bilgi, yetenek ve becerileri ölçmek için oluşturulan sınav yöntemi. 2. Ruhbilimde kullanılan ölçek, döküm, sormaca gibi ölçme ve değerlendirme araçları.

test bataryası Ayrı ayrı testlerin birlikte kullanımından oluşan ruhsal ölçme-değerlendirme araçları.

test-tekrar test güvenirliği Ölçek, aynı örneklem grubuna, belirgin bir değişimin olmayacağı varsayılan kısa bir süre sonra, aynı koşullarda tekrar uygulandığında elde edilen puanlar arasındaki yüksek bağıntı.

teşhircilik *Bakınız* gösterimcilik.

teta dalgası Elektrikli beyin çizeneğinde kaydedilen 4-7 Hz. sıklığında yavaş elektrik dalgası. Hafif uyku ve dalınç durumlarında görülür.

tetrahidrokannabinol (THC) Hint kenevirinden (*cannabis sativa*) üretilen madde, esrarın (marihuana) oluşturduğu ruhsal etkilerin çoğundan sorumludur.

THC Tetrahidrokannabinol.

tıbbi bakım Bakım gereksinimi olan kişiye bakım hizmetleri kapsamında sunulan tıbbi tedavi, iyileştirim, koruma ve destek hizmetleri.

tıbbi denetim Bakım kalitesi ve uygulamalarının geriye dönük değerlendirmesi. Bu değerlendirmede kuşkulanılan sorunlar araştırılır, saptanan sorunlar için çözüm ve düzeltici önlemler önerilir.

tıbbi inceleme Bakım kalitesinin ve tıbbi bakımın ya da servislerin maliyet etkinlik açısından değerlendirilmesi.

tıbbi özet Yatarak tedavi gören hastanın tanı ve tedavi süreçlerini açıklayan kısa yazılı anlatım.

tıbbi tedaviye uyumsuzluk Hastanın, tıbbi tedavisinde tedavi ekibiyle işbirliği yapmadığını belirten RB-TSE kategorisi. Hastalığın inkarı, dini inançlar ya da teklif edilen tedavinin yarar ve zararları hakkında kişisel değer yargılarına dayanan kararlarla ilgili olabilir.

tıkın çıkar hastalığı Yineleyici şekilde çok miktarda yiyeceği denetimsiz, zorlayıcı ve kısa sürede yeme (tıkınırcasına yeme) ve ardından kilo alımını önlemek için kendisini uyararak kusma (çok yiyip kusma). Bu amaçla dışkılatıcı ya da idrar söktürücü kullanımı, diyet ya da çok fazla egzersiz yapılır. Ciddi kilo kaybı görülmez.

tıkınırcasına yeme bozukluğu Kısa süre içinde tekrarlayan, aralıklı, denetimsiz, zorlayıcı ve hızlı miktarda (tıkınırcasına) yemek yeme ve ardından suçluluk duygusuyla giden yeme bozukluğu. RB-TSE-5 tanısıdır. Takıntılı şekilde telafi edici kilo kaybı davranışının olmamasıyla tıkın çıkar hastalığından ayrılır.

tını Yükseklik, yeğinlik ve süreden bağımsız olarak sesleri ayırt etmeye yarayan, ikincil titreşimlerden oluşan özellik.

tıp etiği *Bakınız* tıp töresi.

tıp töresi 1. Mesleki sorumluluklar, hasta, hasta yakını ve toplumun değerleriyle ilgili görüşlere ilişkin neyin doğru ya da yanlış, neyin iyi ya da kötü olduğunu belirleyen törel ilkeler. 2. Sağlık hizmetlerinde çalışanların, hastalarının gereksinim ve çıkarlarına birinci dereceden önem vermek için uyguladığı töresel/ahlaki/mesleksel ilkeler. Tıp etiği olarak da geçer.

tıpsal ruhbilim Ruhbilimin hekimlik alanındaki uygulamaları.

tip 1 hata *Bakınız* birinci tür hata.

tip 1 şizofreni *Bakınız* Crow usyarılımı türleri.

tip 2 hata *Bakınız* ikinci tür hata.

tipik antipsikotik ilaçlar *Bakınız* birinci kuşak çıldırıgiderici ilaçlar.

tiramin Adrenerjik sinirgöze akson uçlarında depolanmış sinirileticileri etkinleştiren uyartıcı etkili amin. Parçalanması monoamin oksidaz (MAO) yardımıyla gerçekleşir. MAO engelleyici ilaç kullanan bir hasta tiramin içeren yiyecekler (ör. peynir, bira, şarap, maya) yerse ölümcül yüksek kan basıncı krizi ortaya çıkabilir.

tiryakilik *Bakınız* madde bağımlılığı.

titrem Sesin yüksekliğindeki değişikliklerle gerçekleşen, ayırıcı, dilbilimsel değer taşıyan bürün olgusu, ses tonu.

titreme Saniyede bir atıştan daha sık olan dizemli hareket değişimi. Titremeler genellikle gevşeme ve uyku sırasında azalır, kızgınlık ve gerginlik durumunda artar.

titremeli delirim (TD) Yoğun alkol alımının kesilmesinden kaynaklanan, iven, bazen de ölümcül olan tepkisel durum. Kesilmeden sonraki 72-96 saat içinde ortaya çıkar. Ayırıcı özellikleri; özerk aşırı etkinlik (çarpıntı, yüksek ateş, aşırı terleme, büyümüş gözbebekleri) ve eşlik eden huzursuzluk, titreme, yanılsama, varsanı ve sanrılardır. RBTSE-5'te alkol yoksunluğu delirimi olarak adlandırılır.

tiyamin *Bakınız* B_1 vitamini.

tiyoridazin *Bakınız* fenotiyazin.

TMK Türk Medeni Kanunu

topiramat Üçüncü kuşak tutarıkgiderici ilaç. Duygudurum düzenleyici olarak ve davranış bozukluklarının tedavisinde de kullanılır.

toplu özkıyımlar Genellikle aynı dönemde ya da aynı ortamda yaşayan kişiler arasında görülen, örnek almanın rol oynadığı toplu özkıyımlar. *Ayrıca bakınız* öykünmeci özkıyımlar.

topluluk Amaçlı ya da amaçsız olarak bir arada bulunan insanlar. Genellikle belirli bir hedef çevresinde oluşur. *Bakınız* sağaltıcı topluluk.

toplum psikiyatrisi Ruhsal bozuklukların ve toplum ruhsallığıyla ilgili sorunların saptanması, önlenmesi ve erken tedavisine odaklanan, daha çok toplum içinde çalışan psikiyatri alanı.

toplum ruh sağlığı merkezi (TRSM) Toplum psikiyatrisinin çeşitli hizmetlerinin sunulmasını sağlayan, yerleşim açısından hastaların kolay ulaşabildikleri ruh sağlığı kuruluşu ya da bağlı kuruluşlar grubu. *Ayrıca bakınız* toplum psikiyatrisi. Türkiye'de TRSM'ler işleyiş açısından daha çok süreğen ruhsal hastalıkların tedavi ve takibine odaklanmıştır.

toplumbilim Grup davranışı ve toplumsal örgütlenmeyle ilgilenen bilim alanı.

toplumbilimsel ölçüm Bir grup ya da toplumun kişilerarası ilişkiler açısından incelenmesi ve değerlendirilmesi.

toplumdışı davranış Toplum karşıtı davranışlar için geçmişte kullanılan terim. Daha çok olumsuz toplumsal koşul ya da gruplar içerisinde yetişen kişilerin gösterdiği töre ve değer karşıtı davranışlar için kullanılmıştır.

toplumsal ağ tedavisi Sağaltmanın, geribildirim ve destek sağlamak için hastanın yaşamında duygusal ya da işlevsel önemi olan kişileri (akraba, arkadaş, meslektaş vb.) bir araya getirdiği tedavi türü. Toplumsal ağ üyelerinin tamamı ya da bir kısmı herhangi bir zamanda toplanabilir. *Ayrıca bakınız* geniş aile tedavisi.

toplumsal algı Kişilerarası ilişkilerin farklı yönlerinin ayrımına varmak ve onları anlamak. En önemli iki öğesi duygu tanıma ve toplumsal ipuçlarını fark etmedir. Karşıdaki kişi ya da kişilerin yüz ve beden hareketlerinden ne anlatmak istediklerini çıkarabilme yetisidir. Toplumsal beceri için gerekli bir yetidir.

toplumsal beceri Kişinin içinde yaşadığı toplumun genel-geçer kurallarına uygun olarak sağlıklı toplumsal ilişkiler geliştirebilme yetisi.

En önemli üç öğesi toplumsal biliş, iletişim ve etkileşim becerileridir.

toplumsal beceri eğitimi Çeşitli toplumsal sorunlarla etkili başa çıkma becerileri kazandırmak için verilen eğitim. Yetiyitimi olan hastalara iletişim, bağımsız yaşam, toplumsal ilişki ve iş ya da akademik yaşama yönelik olarak gerekli becerileri kazanmaları için toplumsal öğrenme ilkeleri çerçevesinde eğitim verilir. Deneyerek ve yaşayarak öğrenmeye dayalı bir eğitimdir. *Ayrıca bakınız* ruhsal iyileştirim.

toplumsal biliş Toplumsal ilişkilerde, başkalarının niyet ve eğilimlerini algılama, yorumlama ve onlara uygun tepkiler vermeyi içeren bilişsel süreçler. Başkaları tarafından nasıl algılanacağını anlamak da toplumsal bilişsel işlevdir. *Ayrıca bakınız* toplumsal algı.

toplumsal bilişsel kuram Kişilik gelişiminin başlıca üç güç tarafından etkilendiğini ileri süren kuram. Çevresel koşullar, bilişsel-kişisel etmenler ve davranışlar. Bunlar birbiriyle etkileşerek bilginin yorumlanması, düzenlenmesi ve uygulamaya geçmesini etkiler.

toplumsal denetim Toplumun ya da onun temsilcisi olan kurum ya da kuruluşların, beklentilerine uyması için bireyler ya da gruplar üzerinde denetleyici etkisi.

toplumsal destek Ciddi ruhsal hastalığı olan bireylerin toplumsal işlevsellik düzeyi ve özgüvenlerini artırmaya yönelik dernek, kulüp, korumalı işyeri, eğlenti alanı ya da eğlence programları gibi hasta, aile ya da gönüllüler tarafından gerçekleştirilen toplumsal etkinlikler. *Ayrıca bakınız* ruhsal iyileştirim.

toplumsal dirimbilim E. O. Wilson (1929-) öncülüğünde başlamış olan, toplumsal davranışın dirimsel temellerini dizgeli bir şekilde inceleyen bilimsel alan.

toplumsal içgüdü *Bakınız* sürü içgüdüsü.

toplumsal ikili Karı-koca, anne-baba, hasta-sağaltman gibi etkileşim halinde olan iki kişiyi ifade eden terim.

toplumsal iletişim bozukluğu Dil gelişim basamaklarında gecikme ya da dilbilgisi yapısında sorunların olduğu dil gelişim yetersizliği.

toplumsal kaygı bozukluğu Başkaları tarafından gözlemleniyor olma ve mahcup olacağı bir hareket yapma endişesinin olduğu kaygı bozukluğu. Örneğin, bir grup insanla konuşurken, toplulukta yemek yerken, başkalarının önünde yazı yazarken, halka açık tuvaletleri kullanırken yüzde kızarma, titreme, terleme, sıkıntı, tutukluk gibi belirtiler olur.

toplumsal kimlik Kişinin birey olarak, bir grubun üyesi olarak ya da insanyavrusu olarak değişik toplumsal kiplerdeki kimlik algısı.

toplumsal kopukluk belirgesi Ruhsal hastalığı olan kişinin uzun süreli olarak kurumda kalması nedeniyle ortaya çıkan bulgu ve belirtilerin hastalık belirtilerine eklenmesi durumu. Örneğin, toplumsal ve mesleki yetersizliğin gelişmesi, aşırı edilgenlik ve süreğen hasta rolünün benimsenmesi.

toplumsal öğrenme kuramı Klasik ve edimsel koşullama öğelerini içeren, bilişsel süreçlerin de önemli aracılar olarak kullanıldığı davranış tedavisi yaklaşımı. Öğrenme, örnekseme, özdeşim ve insan etkileşimleriyle gerçekleşen bir süreçtir.

toplumsal psikiyatri Uyumsuz davranış örüntüsünün beslenmesi, sürdürülmesi ve karmaşıklaşmasıyla ilişkili çevresel, toplumsal, ekinsel değişkenler ve tedavileriyle ilgilenen psikiyatri dalı.

toplumsal ruhbilim Bireyin toplumsal uyarıcılar karşısındaki davranışlarını inceleyen ruhbilim alanı.

toplumsal tedavi Ciddi ruhsal bozukluğu olan bireylerde toplumsal işlevsellik ve yaşam doyumunu artırmak için kullanılan iyileştirim yöntemi. Uğraş tedavisi, sağaltıcı topluluk, eğlenti tedavisi, ortam tedavisi, tutum tedavisi gibi yöntemleri içerir.

toplumsal uyum Bireyin değişen toplumsal koşul ve zorlanımlar karşısında güvenliğini, rahatını, konumunu ve yaratıcı eğilimlerini sürdürmeye, geliştirmeye çalışması ya da bu gibi çabalarla erişilen durum. *Ayrıca bakınız* uyumsal yaklaşım.

toplumsal ürkü *Bakınız* toplumsal kaygı bozukluğu.

toplumsal yetkinlik Kişinin toplumsal becerilerini hedefleri doğrultusunda kullanabilme ve toplumla uyumlu bir yaşam sürdürebilme yetkinliği.

toplumsallaşma Toplumun sıradan bir üyesi haline gelme süreci. Toplumsallaşmayla düşünce, duygu ve dürtüler çevrenin taleplerine uygun olarak ifade edilmeye başlar.

toplumsallık yitimi Toplumsal değer ya da geleneklere kayıtsız kalma, toplumdan çekilme durumu. Usyarılımında görülür.

toprak yeme Boya ve toprak gibi gıda dışı maddelere aşerme ve onları yeme durumu.

tortu usyarılımı *Bakınız* kalıntı usyarılımı

Tourette belirgesi Ender görülen bir hareket bozukluğu. Fransız hekim olan Gilles de la Tourette (1857-1904) tarafından tanımlanmıştır. Çocukluk döneminde başlar ve çoklu istemsiz kas hareketleri (seğirtiler), devinim eşgüdümsüzlüğü, yankılama ve istemsiz küfürlü konuşma gibi en az bir sesletim seğirtisiyle gider.

töre Bir toplumda belirli bir dönemde geçerli olan bireysel ve toplumsal davranış kurallarının tümü. Ahlak ya da moral olarak da bilinir.

törel duygular Temel duyguların toplumsal ilişkilerle şekillenen türevleri olan suçluluk, utanç, pişmanlık, mahcubiyet, kıskançlık, onur, kin, kibir, nefret gibi duygusal tepkiler. Temel duygular evrensel özellikteyken törel duygular ekinsel yapı ve toplumsal bağlama göre değişkenlik gösterir.

törel kaygı Uygun toplumsal davranış ölçülerine uyulmaması durumunda benliğin üstbenlik tarafından cezalandırılma korkusuyla yaşadığı utanma ya da suçluluk duygusu.

tören 1. Takıntı zorlantı bozukluğunda olduğu gibi kişinin kaygıyı azaltmak amacıyla düzenli olarak yaptığı etkinlik. 2. Toplum tarafından benimsenmiş ekinsel etkinlik.

törensel davranış Ekinsel ya da ruhsal kökenli, uygun ortamlarda kendiliğinden ortaya çıkan davranış.

TPD Türkiye Psikiyatri Derneği, Türk Psikologlar Derneği.

transaksiyonel analiz *Bakınız* etkileşimsel çözümleme.

transendental meditasyon *Bakınız* aşkın dalınç.

trazodon Serotonin-2 karşıtetkin/geri-alım engelleyici özellikli çöküntügiderici ilaç.

trifluperazin *Bakınız* fenotiyazin.

TRSM Toplum Ruh Sağlığı Merkezi.

t-testi İki grup ortalaması arasındaki farkın sayımbilimsel açıdan anlamlı olup olmadığını belirlemek için kullanılan değiştirgen test.

tuhaf sanrı Marstan gelen istilacıların beyne elektrot yerleştirmesi, bağırsakların uzaylılar tarafından tıkanması gibi günlük yaşamda olma olasılığı bulunmayan, açıkça saçma olan inanç.

Turner belirgesi Kadınlarda XX yerine XO eşey kromozom oluşumu ve toplamda 46 yerine 45 kromozomun olduğu hastalık. Klasik bedensel özellikleri; boy kısalığı, perdeli boyun, düşük göz kapakları, geniş göğüs kafesi, cinsel gelişim geriliği ve kulak düşüklüğüdür. Sıklıkla zeka geriliği, seyrek olarak da ruhsal hastalık bulguları görülür. Ayrıca, yumurtalık gelişim bozukluğu ya da eşeysel gelişim bozukluğu olarak da adlandırılır. *Ayrıca bakınız* Klinefelter belirgesi.

tutarık Genellikle bilinç kaybıyla giden, istemli kasların şiddetli kasılıp gevşeme durumu. *Ayrıca bakınız* ardışık tutarık, gerimli tutarık.

tutarıkgiderici Beyindeki nöronların aşırı uyarımını önleyerek tutarık ya da nöbet eşiğini düşürme özelliği olan ilaç.

tutarıklı bozukluk *Bakınız* sara.

tutarıklı tedavi Kişide bilinç kaybı ya da kasılma tepkisi elde etmek için kimyasal madde ya da elektrik akımı uygulanması işlemlerini içeren, ruhsal bir hastalığın seyrini olumlu yönde etkilemeyi amaçlayan tedavi. Örneğin, elektrikli nöbet tedavisi, insülin koma tedavisi.

tutarsız konuşma Bütünlüğü ve anlamı bozan bağlantısız, dağınık ya da anlaşılamayan konuşma biçimi. *Ayrıca bakınız* sözcük salatası.

tutku çıldırısı *Bakınız* aşk çıldırısı.

tutku İstenç ve yargıları aşan çok güçlü ve sürekli duygusal örüntü.

tutum 1. Belirli kişi, nesne ya da olaylara karşı belirli biçimde davranmamıza neden olan edinilmiş alışkanlıklar kümesi. 2. Kişinin uyarıldığı ve tepki vermeye hazır olduğu ussal duruş.

tutuşma etkisi Sinir hücresinin yineleyen eşik altı uyarımlar sonucunda eylem gücü yaratması. Organ düzeyinde, beynin bir bölgesinde yineleyen eşik altı uyarımların nöbet oluşumuyla sonuçlanmasına yol açan bedenişlevsel elektriklenme olabilir.

tuvalet eğitimi Çocuğa idrar kesesini ve bağırsak işlevlerini kontrol etmesinin öğretildiği izlence. Bu dönemdeki anababa tutumlarının çocuğun gelişimi üzerinde önemli ruhsal sonuçları olduğuna inanılmaktadır.

tükenme durumu Bedenin zorlanıma yönelik tepkisinin son evresi. Zorlanım dayanılmaz hal almıştır, bedenişlevsel tepkiler iflas eder, tükenmişlik belirtileri ortaya çıkar. *Bakınız* genel uyum belirgesi, tükenmişlik.

tükenmişlik Mesleğini yürütürken, kendisinden beklenen aşırı başarıma tepki olarak kişide fiziksel ya da duygusal güç azalmasının olması. İş başarımında bozulma, yorgunluk, uykusuzluk, fiziksel hastalıklara duyarlılık, alkol ya da diğer maddelere sığınma ve özkıyım eğilimi görülebilir.

tümce Geleneksel dilbilgisinde, anlam açısından eksiksiz sayılan, bir kesinti ya da durakla sınırlanan sözce.

tümcülük Kişiyi farklı özelliklerin toplamı olarak değil, özgün bir varlık olarak bütüncül şekilde ele alma. *Ayrıca bakınız* örüntü ruhbilimi.

tümdengelimsel usyürütme Bir sonucun öncüllerinin mantıksal olarak izlendiği düşünme biçimi. Doğrudan yaşantıya değil, eldeki verilere dayanarak sonuca varma yöntemi. Bu yöntemde önermeler doğru olduğu takdirde sonucun da doğru çıkması beklenir.

tümdeyiş Birden çok düşünceyi tek sözcükle ifade etme durumu. Usyarılımında görülür.

tümevarımsal usyürütme Özelden genele, bireysel gözlemlere dayanarak genel ilkeler ya da yasalar üretme. Veriler göz önüne alınarak sonuca ulaşılan bu düşünme biçiminde sonuçlar farklı kesinlik dereceleriyle ileri sürülür. Her türlü deneysel çalışma tümevarımsal usyürütmeye dayanır.

tümgüçlülük Her istediğini anında elde edebileceğine dair güçlü olma duygusu. Çocuklarda gelişim sürecinin bir parçasıdır. Erişkinlerde özseverlik, taşıntı, sanrılı bozukluk ya da usyarılımının özelliği olarak görülür.

Türk Ceza Kanunu (TCK) Türkiye Cumhuriyeti Devleti ceza yasası. Amacı, kişi hak ve özgürlüklerini, kamu düzen ve güvenliğini, kamu sağlığını ve çevreyi, hukuk devletini ve toplum barışını korumaktır. *Bakınız* ceza sorumluluğu, yetersizlik, sorumluluk.

Türk Medeni Kanunu (TMK) Türkiye Cumhuriyeti Devleti medeni hukuk yasası. Kişiler hukuku, aile hukuku, miras hukuku, eşya hukuku ve borçlar hukuku alanlarına ilişkin kuralları içerir. *Bakınız* evlenme hakkı, kısıtlama, sorumluluk, erginleştirilmiş çocuk, zorunlu yatış.

Türk Nöropsikiyatri Derneği Osmanlı Devleti döneminde 1914 yılında Toptaşı Bimarhanesi'nde 12 hekim tarafından Osmanlı Tababet-i Akliye ve Asabiye Cemiyeti adıyla kurulmuş meslek örgütü. 1918 yılında ilk bilimsel toplantısını yapmış olan cemiyet, Türkiye Cumhuriyeti'nin kurulmasıyla birlikte Türk Tababet-i Akliye ve Asabiye Cemiyeti adını aldı. Ruh sağlığı ve hastalıkları alanında Türkiye'nin ilk derneği olan örgüt daha sonra Türk Nöropsikiyatri Derneği adıyla etkinliklerini sürdürdü. 1964 yılında ilk ulusal kongresini düzenleyen dernek 1963 yılından bu yana *Nöropsikiyatri Arşivi Dergisi*'ni yayımlamaktadır. Dergi, Genişletilmiş Bilim Atıf Göstergesinde (G-BAG, SCI-E) yer almaktadır.

Türk Psikologlar Derneği (TPD) Ruhbilim ve ruhsaltedavi alanında çalışan uzmanlar tarafından 1976 yılında kurulmuş olan meslek örgütü. Yıllık ulusal kongreler ve kurslar düzenleyen dernek 1978 yılından bu yana *Türk Psikoloji Dergisi*'ni yayımlamaktadır. Dergi, Toplum Bilimleri Atıf Göstergesinde (TBAG, SSCI) yer almaktadır.

Türk Psikolojik Danışma ve Rehberlik Derneği (Türk PDR Derneği) Psikolojik Danışma ve rehberlik alanında çalışan uzmanlar tarafından 1989 yılında kurulmuş meslek örgütü. Dernek 1990 yılından bu yana *Türk Psikolojik Danışma ve Rehberlik Dergisi*'ni çıkarmakta ve ulusal kongreler düzenlemektedir.

Türkiye Çocuk ve Genç Psikiyatrisi Derneği (ÇOGEPDER) Türkiye'de yaşayan çocuk ve ergen ruh sağlığı ve hastalıkları uzmanı ve asistan hekimlerin meslek örgütü olarak 1991 yılında kurulmuştur. *Çocuk ve Gençlik Ruh Sağlığı Dergisi*'ni yayımlamakta, yıllık kongreler ve kurslar düzenlemektedir.

Türkiye Psikiyatri Derneği (TPD) Ruh sağlığı ve hastalıkları uzmanı ve asistan hekimler tarafından 1995 yılında kurulmuş olan meslek örgütü. Dernek, ruh sağlığı ve hastalıklarıyla ilgili kitaplar çıkarmakta, süreli olarak *Psikiyatride Güncel* dergisini yayımlamakta, ulusal kongreler, kurs ve seminerler düzenlemekte, bilimsel çalışma birimleriyle araştırmalar yapmaktadır.

Türkiye Sinir ve Ruh Sağlığı Derneği 1954 yılında Rasim Adasal tarafından Ankara Nöro-Psikiyatri Cemiyeti olarak kurulan dernek 1962'de Türkiye Sinir ve Ruh Sağlığı Derneği adını almıştır. 1990 yılından bu yana yayımladığı *Türk Psikiyatri Dergisi* alanda yapılan çalışmaların etkisi, bilgi ve deneyimin yayılması açısından önemli bir yayındır. Dergi, Toplum Bilimleri Atıf Göstergesinde (TBAG, SSCI) yer almaktadır.

Türkiye Sosyal Psikiyatri Derneği ve İntiharı Önleme Derneği Toplum psikiyatrisi alanına ilgi duyan uzmanlar tarafından 1992 yılında kurulmuş olan meslek örgütü. Dernek, ulusal sosyal psikiyatri kongreleri düzenlemekte, toplumsal psikiyatri anlayışının yayılması için çalışmalar yapmakta ve 1992 yılından bu yana Ankara Üniversitesi işbirliğiyle *Kriz Dergisi*'ni çıkarmaktadır.

türoluşsal Türlerin gelişimine ilişkin. *Karşılaştır* bireyoluşsal.

tütün bağımlılığı *Bakınız* nikotin bağımlılığı.

tütün yoksunluğu Uzun süre tütün kullanımının ardından aniden kesme ya da azaltma sonrasında ortaya çıkan kızgınlık, kaygı, odaklanma zorluğu, iştah artışı, çökkünlük, huzursuzluk, uykusuzluk gibi belirtilerle giden durum.

TZB Takıntı Zorlantı Bozukluğu.

U

uçucu Solunum yoluyla alınan benzin, çakmak gazı, püskürtme boyalar ya da tutkal gibi uçucu özelliği olan bağımlılık yapan maddeler.

UG Uyarılmış Gizilgüç.

uğraş tedavisi Hastanın diğer hastalar ve hastane çalışanlarıyla etkileşim içinde olduğu sağaltıcı bir toplumsal ortamda takı-tasarım, müzik, resim, egzersiz gibi yararlı ve amaçlı etkinlikler yaptığı tedavi türü.

uğraşman Toplum ruh sağlığı merkezlerinde ya da klinik ortamlarda, diğer ruh sağlığı uzmanlarıyla birlikte çalışan, belirli sanat dallarında uzmanlığı olan ya da ilgili meslek okullarından mezun olan yetkin kişi.

UHS Uluslararası Hastalık Sınıflandırması.

uluma Çıldırılı ya da sinirceli hastanın, köpek ulumasını andırırcasına, anlamsızca bağırması.

Uluslararası Hastalık Sınıflandırması (UHS) Dünya Sağlık Örgütünün, üye olan tüm ülkeler tarafından onaylanan hastalık sınıflama listesi. İlk defa 1900 yılında Uluslararası Ölüm Nedenleri Sınıflaması adıyla yayımlanmaya başlayan kitap sürekli gözden geçirilerek yenilenmiştir. UHS-6 1948, UHS-7 1957, UHS-8 1968, UHS-9 1978, UHS-10 1994 yılında yayımlanmıştır. UHS-11 2019 yılında kabul edilmiş olmasına rağmen 2022 yılında uygulamaya geçeceği söylenmektedir.

unutkanlık sözyitimi Bilinmesine karşın nesneleri adlandırma yetisinde azalma ya da kayıp.

unutma Eskiden öğrenilenleri anımsayamama, bellekteki bilgi ya da anı izlerinin silinmesi.

us azması Us bozulması, delirmek, çıldırmak.

us İnsanın çevresini bütün olarak, belirli ilişkiler dizgesi çerçevesinde anlama, kavrama, yorumlama, nesne ve oluşumları anlamlandırarak aralarındaki bağlantıyı kurmasını sağlayan bilme, düşünme, planlama ve karar verme, iyi-kötü, doğru-yanlış gibi kavramlarla düşünebilme yetisi. Bu yetinin işlevi bozulduğunda us sayrısından (akıl hastalığı) söz edilir. Usun bozulması düşünme, algılama, kavrama, yorumlama, anlamlandırma, karar verme ve yürütme işlevlerinin de bozulması anlamına gelir.

usabürüme Benlik için acı ve kaygı veren durumlarda, akla yatkın görünen sıkıntı vermeyecek bir neden, açıklama bulmak şeklinde işleyen, Ernest Jones'un (1879-1958) tanımladığı bilinçdışı savunma düzeneği. Akla uygunlaştırma olarak da adlandırılır.

USB Uzun Süreli Bellek.

usçuluk Bilgilerimizin ussal süreçlerden geldiğini ileri süren öğreti.

usdışı Ussal olmayan, akıl dışı anlamındadır.

usdışıcılık Yaşamda ya da bilgide usdışı ögelere tek yanlı olarak ağırlık veren; sezgi, duygu ve içgüdüleri bilgi kaynağı olarak gören görüş.

usgörü 1. Usyapıda işleyen süreçlerin ayrımında olmak. Kalıplaşmış davranış ve alışkanlıkların farkına vararak onların tuzağına düşmeden algı, düşünce ve duygusal süreçlere odaklanmak. 2. Bir çeşit algılama kipi. Gerçek değişimi gösteren herhangi bir veriyle karşılaşmamakla birlikte çevrede değişim olduğunu duyumsamak. 3. Görme yetisi yetersizliğine karşın beynin seçenek yolları etkinleştirerek görme işlevini kısmen de olsa yerine getirmesi. Akılla görme olarak da bilinir. *Ayrıca bakınız* kör görüşü.

uskörlüğü Doğru çıkarımda bulunma yetisinden yoksun olma, başkalarının duygu ve düşüncelerini önemsememe düzeyinde eşduyum yoksunluğuyla giden düşünsel durum.

uskuramı 1. Kişinin kendi usu ve başkalarının usunun nasıl çalıştığı, duygu, istek ve inançların nasıl oluştuğuyla ilgili düşünme yetisi. Çocukların 4-5 yaşlarına kadar bu yetiyi geliştirdiği varsayılır. 2. Diğer insanların davranışlarının altında yatan ruhsal süreçleri anlama ve davranışlarını öngörme yetisi. Zihin kuramı ve ussallaştırım olarak da bilinir.

ussal alıştırma Bir devinim becerisinin beden hareketleri olmadan imgesel olarak prova edilmesi. Örneğin, tenis topuna vurulduğu imgelenip hatalı hareketlerin ussal olarak çalışılması sağlanır.

ussal imgelem Duyusal girdinin yokluğunda duyusal deneyiminin yaşanması. Belleğe yardımcı olarak kullanılan ussal resimlerdir.

ussal kurulum Soruna nasıl yaklaşılacağıyla ilgili olarak geçmişteki deneyim ya da çözüme ulaşma yollarına dayanan kanı.

ussal olgunluk Erişkin zeka ve davranış düzeyine ulaşmış olma durumu.

ussal örnek Bir sorunun, usyapıda, çözümü kolaylaştırabilecek şekilde somut olarak canlandırılması.

ussal sapma Olağan düşünceden sayrıl biçimde sapma. Kişinin zeka düzeyiyle ilişkili değildir.

ussal süreç Algı, bellek, düşünme, duygu, rüyalar gibi bilişsel süreçler.

ussal tarama Bir imgenin usyapıda taranmasıyla gerçekleşen ussal imgeleme süreci.

ussal temsil 1. Nesne ve olayların usta canlandırıldığı varsayımı. Bazı kuramcılar bu canlandırmayı, canlandırdığını iddia ettikleri özelliklerle birleştirir (ör. ussal resim), bazıları bunların matematikçilerin kullandığı mantık önermeleri gibi soyut kavramlar olduğunu, bazıları da kişiden kişiye değişen özel bir simge olduğunu ileri sürer. 2. Algı, düşünce, inanç, imge, anı ve varsayımların ussal içeriği. Usyapıda bir şeye karşılık gelen ancak onunla eşdeğer olmayan simge.

ussal yetersizlik Zeka geriliği karşılığında kullanılan terim. Zeka katsayısı 70'in altında olan kişiler için kullanılır. *Bakınız* anlak gelişim bozukluğu.

ussallaştırım Bakışlar, yüz, göz hareketleri, ses titremindeki değişmeler gibi sözel olmayan iletişime dayanan verilerden çıkarımlar yaparak karşıdaki kişinin ussal durumunu anlama yetisi. *Bakınız* uskuramı.

usyapı Bilinç, dikkat, bellek, düşünme, algı, duygu, dürtü, kavrayış ve zeka işlevlerinin tümel oluşumu. Ussal özelliklerin birbiriyle ilişkisellik içerisinde yapılanış ve donanımı.

usyarılımı Eugen Bleuler tarafından erken bunama yerine 1911 yılında önerilen terim. Düşünce, algı, duygulanım ve davranış bozukluklarıyla giden süreğen çıldırılı ruhsal bozukluk karşılığında kullanılır. Düşünce bozukluğu, gerçeğin çarpıtılması, sanrı ve varsanılar öne çıkan özelliklerdir. Uygunsuz, ikircikli ya da donuklaşmış duygusal tepkileri içeren duygudurum belirtileri, kayıtsızlık, toplumdan çekilme ya da tuhaf etkinlikler gibi davranış değişimleri görülebilir. Usyarılımı alt tipleri (dağınık, katılakalım, kuşkucu, ayrışmamış ve kalıntı) RB-TSE-5'te yer almamaktadır.

usyarılımlı duygudurum bozukluğu (UDB) Hem duygudurum bozukluğu hem de usyarılımıyla uyumlu belirtileri olan çıldırılı bozukluk. Çıldırılı duygudurum bozukluğunun tersine, usyarılımlı duygudurum bozukluğunda belirgin duygudurum belirtilerinin olmadığı, ancak çıldırı belirtilerinin varlığını sürdürdüğü en az 2 haftalık bir süre vardır.

usyarılımsı bozukluk Usyarılımı belirtilerinin görüldüğü 1-6 ay süreli bozukluk türü. 6 aydan uzun sürerse tanı usyarılımı olarak değişir.

usyürütme Bir konu hakkında ayrıntılı biçimde düşünerek karar verme. Bilgilerden yola çıkarak bu bilgilerin ötesine geçen sonuçlara varan bilişsel işlemler ya da sonuç çıkarma sürecidir. Bilinen ya da doğru olarak kabul edilen belirli önermelerden yeni önermeler çıkarılır. Duygusallık bir yana bırakılarak salt ussal hesaplama yapılır ve bunun sonucuna göre karar verilir. Akıl yürütme, muhakeme yapma olarak da bilinir. *Bakınız* tümdengelimsel usyürütme, tümevarımsal usyürütme.

utanç Toplumun değerlerini çiğnediği, kurallara aykırı ya da uygunsuz davrandığı düşüncesiyle kişinin kendisini yargılamasından kaynaklanan duygu. Toplumsal yargı dolayısıyla hissedilen suçluluktan ayrılır. *Ayrıca bakınız* suçluluk.

utangaçlık bozukluğu Çocukluk ya da ergenlik dönemindeki çekingenlik için kullanılan terim.

uyaklama *Bakınız* uyaklı çağrışım.

uyaklı çağrışım Sözcük seçiminin anlamlı ilişkilerle değil de ses benzerliğine göre yapıldığı, böylece anlaşılması güçleşen ve gereksiz sözcükler içeren bir konuşma biçimi. Usyarılımı ya da taşıntıda sık görülür.

uyanık koma Gözlerin açık kaldığı koma türü. Çoğunlukla yaygın yangıyla ilişkili iven organik ruhsal belirgelerde görülür.

uyanma varsanısı Uyanmadan hemen önce ortaya çıkan varsanı. Sayrıl olarak değerlendirilmez. *Bakınız* uykuyla ilişkili varsanılar.

uyarı Duyu organlarında bedenişlevsel etkinliklerin başlamasını sağlayan, içerden ya da dışardan gelen herhangi bir fiziksel güç.

uyarıcı işaretler Usyarılımı ve iki uçlu bozukluk gibi süreğen, düzelme ve yinelemelerle giden bir ciddi ruhsal bozukluğun depreşme öncesinde ortaya çıkan ve yeni bir atağın habercisi olarak değerlendirilen belirtiler. *Karşılaştırın* öncü belirtiler.

uyarıcı maddeler Merkezi sinir dizgesini uyararak ruhsal devinimsel etkinliği artıran ilaç ve maddeler. Örneğin, metilfenidat, kafein, amfetaminler. Ruhsal uyarıcı olarak da adlandırılır.

uyarıcı yoksunluğu Uzun süreli amfetamin, kokain gibi uyarıcı madde kullanımının aniden kesilmesi ya da azaltılması sonrasında bunaltı, yorgunluk, uyku düzeninde bozulma, iştah artışı, ruhsal devinimsel yavaşlık, kışkırma gibi belirtilerin ortaya çıktığı durum.

uyarıklık Dış uyaranlardan etkilenmeksizin kışkırmış, amaçsız devinim halinde olan.

uyarılgan duygudurum Kişinin kolayca sinirlenebildiği, kızgınlaşabildiği ve kışkırtılabilir olduğu duygudurum. Asabiyet olarak da adlandırılır. *Ayrıca bakınız* uyarılganlık.

uyarılganlık Sinirlilik, kızgınlık ya da sabırsızlığın kolayca tetiklenebildiği aşırı ya da olağandışı uyarılmışlık hali. Uyaranlar karşısında güç ve önemine uygun düşmeyecek biçimde aşırı tepkide bulunma eğilimi vardır.

uyarılma Bedensel ve ruhsal olarak uyanık, canlı ya da uyaranlara tepkili olma durumu.

uyarılmış gizilgüç (UG) Tekrarlayan uyaranların ardından, ortalama beyin elektriksel etkinliğinin çoğundan geriye kalan özellikli EBÇ dalga oluşumu. Bedenduyumsal ya da özel duyu yollarının işlevsel bütünlüğünü değerlendirmede klinik olarak yararlıdır.

uyarılmış psikotik bozukluk *Bakınız* paylaşılmış çıldırı bozukluğu.

uyarım zehirlenmesi Sinir hücrelerinin yaralanma ya da siniriletici maddelerle aşırı uyarımı sonucunda ölmesi.

uyarlanım Belirli bir durum ya da yaşam olayına uyum sağlama tepkisi.

uyarlanım bozukluğu Belirli bir durum ya da yaşam olayına karşı verilen uyumsuz tepkiler. Zorlu koşullar sona erdiğinde yatışması beklenir. RB-TSE-5'te, belirtilere göre ayrışmış alt grupları vardır: Kaygıyla giden, çöküntülü duygudurumla giden, karma kaygı ve çöküntülü duygudurumla giden, davranım bozukluğuyla giden, karma duygu ve davranım bozukluğuyla giden, tanımlanmamış.

uyartıcı etkili ilaç Etkileri uyartıcı sinir dizgesinin uyartma özelliğine benzer olan ilaç. Örneğin, amfetamin, epinefrin.

uyartıcı sinir dizgesi Özerk sinir dizgesinin omuriliğin göğüs ve bel kısımlarından çıkarak içorganlara ulaşan kısmı. Bedenişlevsel etkileri canlandırıcı olup (ör. kalp atımı artar, çevresel damarlar daralır, gözbebekleri genişler, tükürük salgısı azalır, bağırsak hareketleri azalır, solunum yolları genişler, böbreküstü bezinden adrenalin ve noradrenalin salgılanır, karaciğerde şeker depoları kullanıma girer, idrar kesesi gevşer) tehlikeli ya da tehdit edici durumlara yanıt olarak savaş ya da kaç tepkisini ortaya çıkarır.

uydumculuk Kabul edilme ve sevilme gibi güdüler, bazen de korkuyla kişinin düşünce, inanç, tutum ve davranışlarını, içinde yaşadığı toplum ya da grubun egemen inanç ve tutumlarıyla çatışmayacak şekilde değiştirmeye ve onları benimsemeye eğilimli olması. *Ayrıca bakınız* Asch uydumculuk deneyi.

uygulama etkisi Bir görevde tekrarlanan denemeler sonucunda başarımın artırılmasına atıfta bulunan terim.

uygun duygulanım Düşünce ya da konuşmaya uyumlu şekilde eşlik eden duygusal titrem.

uygunsuz duygulanım Eşlik eden düşünce ya da konuşmayla uyumsuz duygusal titrem. Usyarılımında görülür.

uyku bozuklukları Olağan uyku-uyanıklık döngüsünün bozulduğu klinik durumlar. Uyku bozuklukları arasında uyku bozulmaları (uykusuzluk bozukluğu, aşırı uyku bozukluğu, uyku-uyanıklık dizem bozukluğu) ve uyku çarpıklıkları (karabasan bozukluğu, uyurgezerlik bozukluğu, uykuda korku bozukluğu, HGH uykusu davranış bozukluğu, huzursuz bacak belirgesi) vardır. *Bakınız* uyku-uyanıklık bozuklukları.

uyku bozulmaları Zamanlamasında oluşan bozulmalar. *Bakınız* uykusuzluk bozukluğu, aşırı uyku bozukluğu ve günlük uyku-uyanıklık dizem bozukluğu. *Karşılaştırın* uyku çarpıklıkları.

uyku çarpıklıkları Uyku, uyku evreleri ya da uyku sırasında ortaya çıkan olağandışı davranış, yaşantı ya da bedenişlevsel olaylarla giden bir grup işlev bozukluğu. RB-TSE-5'te üç alt türü tanımlanmıştır: HGH-D uykudan uyanma bozuklukları (uyurgezerlik türü, uykuda korku türü, karabasan bozukluğu), HGH uykusu davranış bozukluğu, huzursuz bacak belirgesi.

uyku dönemleri Uykunun gittikçe derinleştiği dört evresi olan HGH-D uykusu ile daha çok rüyaların görüldüğü çelişkisel uyku da denen HGH uykusu şeklinde iki dönemi vardır. Uyku yaklaşık 70-80 dakika süren HGH-D dönemiyle başlar, ardından HGH dönemi gelir. Her 90 dakikada bir bu döngü tekrarlanır. Başlangıçta HGH dönemleri kısa iken sabaha doğru uzar. *Bakınız* hızlı göz hareketi dışı uyku.

uyku iğcikleri *Bakınız* hızlı göz hareketi dışı uyku.

uyku sağlıklanımı Her gün aynı saatte kalkmak, gündüz uyumamak, akşamları uyarıcı madde alımı ve spor etkinliğinden kaçınmak, uyku öncesi ağır yemek yememek, uyku gelmeden yatağa gitmemek, yatağı yalnızca uyumak amacıyla kullanmak gibi uyku düzenini güçlendirici alışkanlıklar edinmek.

uyku sarhoşluğu Uyku uyanıklık arasındaki dönemin uzamasıyla giden aşırı uykululuk, sersemlik, bilinç bulanıklığının olduğu geçici durum. Kışkırtı, saldırganlık ve kavgacılık eşlik edebilir.

uyku Yineleyen göreceli bilinçsizlik dönemi. Uyanıklığın durdurulmasıyla başlayan etkin bir süreçtir. Uyku sırasında yaşanan duyu-devinimsel etkinliklere özellikli elektrikli beyin çizeneği değişiklikleri eşlik eder. Düzenli aralıklarla ardışık olarak gelen HGH (hızlı göz hareketi) ve HGH-D (hızlı göz hareketi dışı) uyku bölümlerinden oluşur. Uykunun temel işlevleri (1) beden ısısının ayarlanması, (2) bedenin zehirli oluşumlardan arındırılması, (3) doku onarımı, (4) beyinde esneklik, öğrenme ve belleğin güçlendirilmesidir. Uyku-uyanıklık düzeninin işleyişinde dengelenim ve günlük dizem ya da dirimsel saatin önemli rolü vardır.

uyku yoksunluğu Gecenin ilk yarısında, ikinci yarısında ya da tamamında uykusuz bırakma şeklinde uygulanabilen bir tedavi tekniği. Çöküntü tedavisinde uygulanmaktadır.

uykuda korku bozukluğu Uyku sırasında genellikle ürküntü ve çığlıkla başlayan ani uyanma dönemlerinin olması. Konuşma, bilinç bulanıklığı ve özerk sinir dizgesinde etkinleşme olur. Uyanınca zor anımsanır. RB-TSE-5'te HGH-D uykudan uyanma bozuklukları alt türü olarak geçer, gece korkusu da denir. *Ayrıca bakınız* uyku çarpıklıkları.

uykuda merkezi nefesyitimi Merkezi sinir dizgesi düzeneklerinde bozulma nedeniyle nefes almanın uyarılamaması sonucu ortaya çıkan tekrarlayan nefesyitimi ve yüzeysel ya da düzensiz solunumla tanımlanan uyku bozukluğu. RB-TSE-5'te üç alt tür tanımlanmıştır: Nedeni bilinmeyen, Cheyne–Stokes solunum örüntüsü, opiyoid kullanımına eşlik eden. *Karşılaştırın* uykuda tıkayıcı nefesyitimi.

uykuda tıkayıcı nefesyitimi Uyku sırasında üst solunum yollarının belirli dönemlerde işlevsel tıkanması şeklinde ortaya çıkan uyku bozukluğu. Kan oksijen düzeyinin azalmasına neden olur, kısa bir süre sonra solunum olağanlaşır.

uykululuk Kişinin uyarıldığında olağan bilinç durumuna dönebildiği sayrıl uykululuk ya da uyuşukluk hali.

uykusuzluk bozukluğu Uykuya dalmakta ya da uykuyu sürdürmekte zorluk çekme. Başka bir ruhsal hastalıkla ilgili, bilinen bir organik etmenle (bedensel bozukluk ya da bir ilaç gibi) ilgili ya da birincil (bilinen bir organik etmen ya da başka ruhsal bozuklukla ilgili olmayan) olabilir. *Ayrıca bakınız* başlangıç uykusuzluğu, orta uykusuzluk, bitiş uykusuzluğu.

uyku-uyanıklık bozuklukları RB-TSE-5'te uyku bozuklukları için kullanılan çatı terim. Uykusuzluk bozukluğu, aşırı uyku bozukluğu, uyuyakalım, solunumla ilişkili uyku bozuklukları ve uyku çarpıklıkları alt kategorileri vardır. *Bakınız* uyku bozuklukları.

uyku-uyanıklık düzen bozukluğu Kişilerin uyumak istediklerinde uyuyamadıkları, ancak diğer zamanlarda uyuyabildikleri uyku bozukluğu. Uyanık olmak istediklerinde de tümden uyanık olamazlar. Uluslararası Hastalık Sınıflandırması'nda yer alır.

uykuyla ilişkili nefes azlığı Uyku sırasında yineleyen yüzeysel solunum dönemleriyle ya da solunum rahatsızlıkları sırasında ortaya çıkan uyarılmalarla giden uyku bozukluğu. *Ayrıca bakınız* solunumla ilişkili uyku bozuklukları.

uykuyla ilişkili varsanılar Uykunun başlangıcında (dalma varsanısı) ya da uyanırken (uyanma varsanısı) ortaya çıkan varsanılar. Genellikle görseldir ve uyuyakalım bozukluğu olan hastalarda sık görülür.

uykuyla ilişkili yeme bozukluğu Gece uyandıktan sonra bir şey yemeden ya da içmeden uykuya dalamamayla giden uyku bozukluğu. Çoğunlukla bebek ve çocuklarda görülür.

uyum İşlevselliği destekleyen davranışsal ya da ruhsal değişikliklerle çevreye uyum sağlama ya da uyum süreci. *Ayrıca bakınız* uyarlanım.

uyum geçerliği Geçerliliği sınanan ölçekle birlikte geçerliği daha önce ortaya konmuş olan ölçeğin değerleri arasında yüksek bağıntı olması. Eşzamanlı ya da birlikte geçerlik de denir.

uyuma ürküsü Uyumaktan olağandışı biçimde korkma durumu.

uyumlu davranış Özgün bir çevre ya da duruma uygun davranma. Fiziksel ve toplumsal çevreye uyarlanım sağlar. Genellikle sağlıklı, olağan ya da normal olarak değerlendirilir. Uyumluluk olarak da adlandırılır. *Karşılaştırın* uyumsuz davranış.

uyumluluk 1. Uyumlu davranış. 2. İkiz çalışmalarında, her çiftin, üyeleri arasında özgül bir karakterin olup olmamasına dayanan benzerlik derecesi. *Karşılaştırın* uyumsuzluk.

uyumsuz davranış Yaşamsal sorunlar ve zorlanımlarla etkili şekilde başa çıkamayıp işlevsel olmayan davranışlar sergileme. Uyumsuzluk olarak da adlandırılır. *Karşılaştırın* uyumlu davranış.

uyumsuzluk 1. *Bakınız* uyumsuz davranış. 2. İkiz çalışmalarında her çiftin iki üyesi arasında belirli bir özelliğin varlığı ya da yokluğuna göre farklılık derecesi. *Karşılaştırın* uyumluluk.

uyunç İki ya da daha fazla kişi arasında bilinçli olarak gerçekleşen uyumluluk, duygudaşlık ve karşılıklı duyarlılık halinde davranma. Hem bireysel hem de grup ortamlarında sağaltım sürecine katkıda bulunur.

uyurgezerlik Genellikle gecenin ilk üçte birinde HGH-D uyku döneminde (3. ve 4. evre) tekrarlayan yataktan kalkıp dolaşmalar. Uyandığında kişi atağı anımsamaz. Erkeklerde daha sık görülür, çocuklarda fazladır ancak yaş ilerledikçe azalır. Erişkinlerde, genellikle yalıtık kişilik bozukluğu ve usyarılımı gibi diğer ruhsal bozukluklarla ilişkilidir.

uyurgezerlik bozukluğu Uykuda yürüme için kullanılan RB-TSE-5 terimi. HGH-D uykudan uyanma bozuklukları sınıfında incelenir. *Ayrıca bakınız* uyku çarpıklıkları.

uyuşturucu Ağrı yitimi, sersemlik, bulanım ve uzun süreli kullanımda bağımlılığa yol açan her türlü doğal ya da yapay morfinimsi madde. *Ayrıca bakınız* opiyoid.

uyuşturucu ketlemesi Eroin gibi damar-içi uygulanan opiyoidlerin yüksek dozlarının doğurduğu etkilerin naloksan, naltrekson ve metadon gibi yapısal olarak opiyoidlere benzer ilaçlarla engellenmesi.

uyuşturum İlaç aracılığıyla hem davranış hem de bedenişlevlerin belirgin olarak azalması, tepkisizlik durumuna gelmesi.

uyuşturum çözümlemesi *Bakınız* uyuşturum tedavisi.

uyuşturum tedavisi İlaç (barbitürat) etkisiyle kendinden geçmiş, yarı-uyanıklık durumundaki hasta ile yürütülen ruhsaltedavi. İlk olarak orduda savaş ortamlarında ortaya çıkan bozuklukların tedavisinde kullanılmıştır. Narkoanaliz, narkosentez olarak da bilinir.

uyutucu Uyku sağlama/getirme amacıyla kullanılan ilaç. *Karşılaştırın* yatıştırıcı.

uyutum Bilincin yapay olarak uyarılmış değişimi. Eğindirime yatkınlık ve yönerge alma gücünde artış söz konusudur.

uyutum durumu Freud'un, dönüşümcenin duygusal zorlanım dönemlerinde tipik olarak ortaya çıkan bilinç değişimini ifade etmek için kullandığı terim. Eğindirime yatkınlık vardır ve bedensel belirti oluşumu için temel oluşturur.

uyutumlu çözümleme Hastanın sıradan sağaltıcı manevralar aracılığıyla açığa çıkaramadığı bilinçdışı süreçlerine erişim sağlamak amacıyla ruhsal çözümlemede uyutumun kullanılması.

uyutumlu oyunlama Uyutumlu geçi altında uygulanan ruhsal oyunlama. Hasta uyutumlu geçi durumuna sokulur ve geçmiş deneyimlerini canlandırması desteklenir.

uyutumlu tedavi Uyutum yönteminden yararlanan tedavi türü.

uyuyakalım Tekrarlayan, kısa süreli, denetlenemeyen uyku dönemlerinin olduğu uyku bozukluğu. Genellikle yığılakalımla ilişkilendirilir. *Ayrıca bakınız* aşırı uyku.

uzaduyum Başkalarının ussal etkinliklerini duyu-dışı algılama.

uzak bellek *Bakınız* uzun süreli bellek.

uzaktan psikiyatri Görüntü ve ses iletimi üzerinden yapılan psikiyatrik görüşme ve tedavi yöntemi.

uzam tanımazlık Uzamsal (mekan) ilişkileri tanımada yetersizlik ya da kayıp.

Uzman, Mazhar Osman (1884-1951) Türkiye'de ilk çağdaş ruh hastalıkları hastanesini (Bakırköy Ruh ve Sinir Hastalıkları Hastanesi) kuran ve uzun süre (1927-1941) yöneticiliğini yapan ruh ve sinir hastalıkları uzmanı. Türk Nöropsikiyatri Cemiyeti ve İçkiyle Mücadele Cemiyeti'nin kurucusu olan Uzman'ın *Tababeti Ruhiye Fasikül I (Tababeti Ruhiye Seririyatı), Tababeti Ruhiye Fasikül II (Ruh Hastalıklarında Arazlar), Keyif Veren Zehirler* gibi kitapları vardır. Ruh sağlığı ve hastalıklarıyla ilgili konularda toplumu aydınlatmaya yönelik etkinlik ve yayınlarıyla ünlenmiştir. Türkiye'de psikiyatrinin babası olarak bilinir. Yöneticiliğini yaptığı hastane bir dönem Mazhar Osman Hastanesi adıyla da anılmıştır.

uzun süreli bellek (USB) Uzak geçmişte deneyimlenmiş olan yaşantıların ya da bilgilerin yeniden oluşturulması, tanınması ya da anımsanması. Bellek malzemesi (1) gereksinim, arzu ve beğeniye göre şekillenir, (2) bellek izleri zamanla değişime direnecek şekilde sağlamlaşır, (3) gerektiğinde çağrılabilecek şekilde önemsiz malzeme ketlenir, (4) artık kullanılmayacak olan malzeme silinir. Uzak bellek olarak da bilinir. *Karşılaştırın* anlık bellek, kısa süreli bellek.

uzun süreli güçlendirme Bağlaçta önceden gerçekleşmiş olan bir etkinlikten dolayı bağlaç-ardı sinirgözenin uyarılmasında artışın olması. Öğrenme ve belleğin sinirsel temeli bu işlevdir.

uzunkoşu grup tedavisi George Bach ve Frederick Stoller tarafından geliştirilen uzun süren oturumları tanımlayan yöntem. Oturumlara yalnızca yemek ve uyumak için ara verildiği, genellikle 8-72 saat süren (bazıları bir hafta sürebilmektedir) grup toplantılarını içerir. Grup yöneticisi içtenliğin gelişmesi ve duyguların açık bir şekilde ifade edilmesi için çalışır.

Ü

üç halkalı çöküntügidericiler Adını üç-halkalı yapısından alan imipramin, klomipramin, amitriptilin gibi çöküntü giderici ilaç grubu. Ağız kuruluğu, görme bulanıklığı, kabızlık ve idrar tutukluğu gibi asetilkolin karşıtı yan etkileri olmasına karşın çöküntü tedavisinde kullanımı sürmektedir.

üçaktaran Kromozom sapması. İki katlamlı (diploid) hücrelerde normalde iki olması gereken kromozomun, Down belirgesindeki gibi üç tane olması durumu.

üçaktaran 21 belirgesi *Bakınız* Down belirgesi.

üçlü Üç kişi arasında gerçekleşen etkileşimli ilişki. İlk örneği anne-baba-çocuk ilişkisidir. Bu ilişki yansıtmalı olarak grup tedavisinde de gelişebilir.

üçlü tedavi, üç köşeli tedavi *Bakınız* birlikte-tedavi, birleşik tedavi.

üçüncü kulak Hasta gruplarında ya da bireysel hasta görüşmelerinde gözlemleri yorumlamak için sezgi, duyarlılık ve eşikaltı ipuçlarının farkındalığını kullanma yetisi. Alman filozof Friedrich Nietzsche'nin ileri sürdüğü bu terim daha sonra Theodor Reik (1888-1969) tarafından çözümleyici ruhsaltedavide kullanılmıştır.

üçüncül koruma *Bakınız* koruyucu psikiyatri.

ülküleştirim Kişinin bilinçli ya da bilinçdışı olarak başka birinin hayran olunan özellik ya da yönlerine fazlaca değer yüklediği savunma düzeneği.

Ürgüp, Fikret (1914-1977) İç hastalıkları uzmanlığı üzerine Amerika'da ruhsal çözümleyici eğitim almış olan ruh hekimi. Yalnızlık ve yabancılaşma üzerine özgün öyküler yazmıştır. 1964 yılında Türkiye'de konusunda ilk örnek olan *Şizofreni Monografisi*'ni yayımlayan Ürgüp'ün *Van* ve *Kısa Lodos Hikayeleri* başlıklı öykü kitapları vardır.

ürkeklik Olası bir zararla ilgili herhangi bir nesnel kanıt bulunmadığında bile kötü karşılık göreceği endişesiyle kişinin çekingen davranması, kendisini öne çıkarmama durumu.

ürkü Olağan koşullarda korkulmayacak bir durum ya da nesneyle karşılaşınca ortaya çıkan korku. Kalıcı, sayrıl, gerçekçi olmayan, nesnel bir durumdan dolayı ortaya çıkan yoğun korkudur. Ürken kişi korkunun mantık dışı olduğunu bilir ancak yine de engelleyemez. Örneğin, yükseklik, açık alan, sivri nesne, gök gürültüsü ve şimşek, derinlik, kan görme ve yabancı ürküsü.

ürkü bozukluğu Ürkü ile eşanlamlı olarak kullanılan eski terim.

ürkü sinircesi Ürkü şeklinde ortaya çıkan sinirce. Bu terim yeni sınıflamalarda kullanılmamaktadır.

ürkü-karşıtı Ürküsü olan kişinin meydan okurcasına, korktuğu durumun içinde bulunmayı yeğlemesi.

ürküntü İven, yoğun kaygı atağı olup kişilikte dağılma duygusuyla gider. Bunaltıcı özelliktedir. Yaklaşmakta olan büyük tehlikeler olduğu duygusu vardır. Ürküntü bozukluğu, usyarılımı, yeğin çöküntü ve bedenselleştirme bozukluğunda görülür.

ürküntü bozukluğu Yoğun kaygı ataklarıyla giden kaygı bozukluğu sınıflandırması. Dakikalarca süren kaygı nöbetlerinin olduğu ve sürekli olarak yeni bir atağın geleceği beklentisinin yaşandığı bozukluk türü. Nöbet sırasında yoğun korku, nefes darlığı, çarpıntı, terleme, titreme, dengesini kaybetme, delirme ve ölüm korkuları olur.

üstbenlik Freud'un yapısal modelindeki ruhsal aygıtın üç bileşeninden biri. Diğerleri benlik ve altbenliktir. Toplumun içselleştirilmiş değer, ülkü ve tutumlarını temsil eder. Bilinçte suçluluk, özeleştiri ve vicdan şeklinde kendini gösterir. Çocuğun aile ve çevreyle özdeşleşmesi yoluyla gelişir. *Ayrıca bakınız* vicdan.

üstbeyin İnsan ve diğer memelilerde iki yarıküreden oluşup arabeyin, oda ve oda-altını da kapsayan merkezi sinir dizgesi yapısı. Beyin sapı ve beyinciği kapsamaz.

üst-çözümleme Yanlılığı ortadan kaldırmak amacıyla aynı alanda belirli özellikleri olan çalışmaların ortak veri tabanını kullanan genel çözümleme.

V

valproat İkinci kuşak tutarıkgiderici ilaç. Taşıntı tedavisinde, iki uçlu bozukluğun koruyucu tedavisinde ve davranış bozukluklarında kullanılır.

van Gogh belirgesi Kamış kesme, kulak kesme, göz çıkarma gibi davranış bozukluklarına verilen ad.

vardiyalı çalışmaya bağlı günlük dizem uyku-uyanıklık bozukluğu Gece vardiyasından kaynaklanan uyku düzeni bozukluğu. Uykusuzluk, aşırı uyku ya da ikisi birden olabilir.

vareniklin Tütün kullanım bozukluğunda kullanılan nikotin almaç kısmi eşetkin özellikli ilaç.

varoluş Varlığının ayırt edici özelliği olarak 'burada olan kişi' ya da varoluş kipindeki kişinin, herhangi bir zaman ve yerde var olduğunun farkında olma kapasitesi ve böylece yakın gelecekte ne olacağına dair sorumluluk üstlenmesi.

varoluş çözümlemesi Bireyin değerleri, inançları, ilişkileri ve kişi olarak varoluşunu yeni ve daha doyurucu varoluşsal tarzlar yaratmak üzere çözümlemesi.

varoluşçu ruhsaltedavi Varoluşçu felsefeye dayanan ruhsaltedavi türü. Akılcı düşünme yerine şimdi-burada etkileşimlerine ve duygusal yaşantılara vurgu yapar. Bu tedavi oturumlarında hastanın dirençleri üzerinde pek durulmaz, sağaltman hasta ile aynı düzey ve derecede sürece katılmaya dikkat eder. *Ayrıca bakınız* olutbilim, varoluş çözümlemesi.

varoluşçuluk Bireyin varoluşu, dünyadaki konumu, amaçları ve tasarımları konusunda seçme özgürlüğü, yaşamın amacı ve ölüm gibi konuları irdeleyen felsefi düşünce.

varsandıran *Bakınız* varsandırıcı ilaç.

varsandırıcı ilaç Varsanıya neden olan LSD ve meskalin benzeri kimyasal madde.

varsanı İlgili duyu ile bağlantılı herhangi bir dış uyaran olmadığı halde ortaya çıkan duyusal yanlış algı. Kişi bu algıyı gerçek olarak değerlendirir. İşitsel, görsel, dokunsal, tatsal, kokusal ve bedensel varsanı olabilir.

varsanılanım Kişinin bilincinde olduğu varsanı deneyimi. Kişi varsanıyı gerçek dışı olarak değerlendirir.

varsayım Belirli önerme ve denemelerden yola çıkarak oluşturulmuş görüş.

vasi Bireyin çıkarlarını korumak ve yükümlülüklerini üstlenmek için belirlenen yasal koruyucu.

vasiyet ehliyeti Kişinin vasiyetini hazırlama yetkinliğinde olma durumu.

vejetatif *Bakınız* bitkisel.

vekil Birinin yerini alan, yedek kişi.

vekil anne Ruhsal çözümlemede, hastanın gerçek annesine karşı hissettiği duygu ve tutumlarını, gerçek dışı ve uygunsuz şekilde bilinçdışı olarak aktardığı anne imgesi yerine geçen kişi.

vekil baba Ruhsal çözümlemede, hastanın babasıyla ilgili duygu vc tutumlarını, gerçek dışı ve uygunsuz şekilde bilinçsiz olarak aktardığı, babası yerine düşlediği kişi.

velayet Anababanın çocuk üzerindeki yasal haklarını tanımlamak için kullanılan terim. Tartışmalı velayet durumunda, çocuğun çıkarlarına en uygun olan taraf öncelenir.

venlafaksin Serotonin/noradrenalin geri-alım engelleyici özellikli çöküntügiderici ilaç.

vesayet Küçük yaşta olan ya da işlerini idare edemeyen kişiye varlıklarının bakım ve yönetimi için başka bir kişinin mahkeme kararıyla atanması.

vestibüler dizge *Bakınız* denge aygıtı.

vicdan 1. Kişinin tasarladığı ya da yapmakta olduğu davranışlarının uygun olup olmadığını kestirmesini sağlayan dizgeli törel değerler. 2. İçsel olarak kabul edilmiş doğru-yanlış değerlendirmeleri. Kişinin kendi değer ve eylemlerini yargılayan benliği. Sıklıkla üstbenlikle eşanlamlı olarak kullanılır.

Vineland Uyumsal Davranış Ölçeği (VUDÖ) Doğumdan 47 aya kadar olan çocukların anne babalarına sorularak uyumsal davranışlarının değerlendirildiği ölçek. İletişim, günlük yaşam becerileri, toplumsallık ve devinimsel beceri alanlarını ele alır.

vitamin tedavisi *Bakınız* ortomoleküler psikiyatri.

von Domarus ilkesi İki şeyin yalnızca benzer özellikleri olduğu için özdeş oldukları düşüncesini açıklamak üzere Eilhard von Domarus (1946) tarafından önerilmiş olan görüş. Usyarılımındaki somut düşünceyi açıklar.

VUDÖ Vineland Uyumsal Davranış Ölçeği.

vurgu Sözcük ya da sözcük öbeğindeki bir ya da daha çok sesletimi öbürlerine oranla daha belirgin, baskılı kılan yeğinlik.

vurgun belirgesi Skuba ve derin deniz dalgıçlarında görülen, kan azot düzeyinde yükselmeyle ilişkili olarak yönelim bozukluğu ve beceri kaybıyla giden çıldırı. İven başlayıp kendi kendini sınırlayan bu ruhsal bozuklukta duyu yoksunluğunun da etkisi olur. Azot uyuşturumu olarak da adlandırılır.

W

Watson, John B (1878-1958) Ivan Pavlov'un klasik koşullama kuramını insan davranışlarını açıklamak için kullanan Amerikalı ruhbilimci. *Ayrıca bakınız* Küçük Albert.

WBÖ Wechsler Bellek Ölçeği.

WÇZÖ Wechsler Çocuklar İçin Zeka Ölçeği.

Wechsler Bellek Ölçeği (WBÖ) Öğrenme ve bellek işlevlerini değerlendirmek üzere Wechsler tarafından 1945 yılında geliştirilmiş ölçek. Kişisel ve güncel bilgiler, yer ve zaman yönelimi, ussal denetim, mantıksal bellek, dikkat ya da anlık bellek, görsel bellek ve sözel bellek alt alanlarını değerlendirmektedir. 2009 da 4. sürümü yayımlanmıştır.

Wechsler Çocuklar için Zeka Ölçeği (WÇZÖ) 5-15 yaş arasındaki çocuklarda anlaksal işlevselliği ölçen zeka testi. Wechsler-Bellevue zeka ölçeğinden 1942 yılında geliştirilmiş, sonraki yıllarda yeni sürümleri oluşturulmuştur.

Wechsler Erişkin Zeka Ölçeği (WEZÖ) Yetişkinlerde anlaksal işlevi değerlendiren zeka testi. Wechsler-Bellevue zeka ölçeğinden 1955 yılında geliştirilmiştir. Sözel (genel bilgiler, sözcük dağarcığı, sayı dizisi, matematik, kavrama, benzerlikler) ve başarım (resim düzenleme, resim tamamlama, küplerle desen, parça birleştirme, şifre) alt ölçekleri vardır. 2008'de dördüncü sürümü çıkmıştır.

Wechsler Okul Öncesi ve İlköğretim Dönemi Zeka Ölçeği (WOÖ-İDZÖ) Çocuklarda 30 aylıktan itibaren kullanılabilen, zekayı sözel ve başarım olmak üzere iki bilişsel düzeyde değerlendiren ölçek. Wechsler-Bellevue zeka ölçeğinden 1967 yılında geliştirilmiştir.

Wechsler-Bellevue Zeka Ölçeği David Wechsler (1896-1981) tarafından 1939 yılında geliştirilmiş olan, anlaksal işlevi sözel ve başarım alanlarında iki ayrı kategoride değerlendiren zeka ölçeği.

Wernicke alanı Beynin sol yarıküresinin dili anlama işlevinde rolü olan kısmı. Yanbeyin, şakak ve arkabeyin alanlarının birleşme yerindedir. Wernicke alanı hasarlı olan bireyler dili anlayamaz, o nedenle konuşmaları düzgün görünse de anlamsızdır. *Bakınız* akıcı sözyitimi.

Wernicke beyinsayrısı Süreğen alkol bağımlılığında B_1 vitamini (tiyamin) eksikliğine bağlı olarak ortaya çıkan göz kası felci, sarsaklanım ve bilinç bulanıklığıyla giden sinirsel bozukluk. Alman sinir hastalıkları uzmanı Carl Wernicke (1848-1905) tarafından tanımlanmıştır. Bazı hastalar, kısa süreli bellekte ve aynı hastalık sürecinin daha ileri ve süreğen evresi olarak görülen Korsakoff çıldırısında (alkole bağlı bellekyitimi belirgesi) görülen diğer bilişsel işlevlerde bozukluklar gösterir. Wernicke beyinsayrısı B_1 vitamini tedavisine hızlı yanıt verir.

Wernicke sözyitimi *Bakınız* akıcı sözyitimi.

Wernicke-Korsakoff belirgesi Wernicke beyinsayrısına bunama belirtilerinin eklendiği belirge. Alkol bunaması olarak da adlandırılır. *Ayrıca bakınız* Wernicke beyinsayrısı, Korsakoff çıldırısı.

WEZÖ Wechsler Erişkin Zeka Ölçeği.

WHO *Bakınız* DSÖ.

Williams belirgesi 7. Kromozomdaki minik silinmeyle ilişkili olan 'peri benzeri' yüz özellikleri, hafif ya da orta düzeyde zeka geriliği, kalp-damar hastalığı, aşırı işitme, kalsiyum aşırılığı, sinir-kas-iskelet ve böbrekle ilgili olağandışılıklarla giden kalıtımsal bozukluk.

Wilson hastalığı Karaciğer ve çizgili özdekte aşırı derecede bakır birikmesine yol açan otozom çekinik kalıtımsal bakır özüştürüm bozukluğu. Parkinson benzeri belirtiler ön plandadır. Ancak, duygusal oynaklık, anlaksal gerileme, çökkünlük ve saldırganlık gibi ruhsal belirtiler gösterebilir. Tedavi edilmezse ölümcüldür.

Windigo Kanadalı Kızılderililerde görülen kültüre özgü belirge. İnsan eti yiyen korkutucu doğaüstü bir canavar olan Windigo'ya (wihtigo) dönüşme ya da onun tarafından ele geçirilme sanrısı vardır.

Wisconsin Kart Eşleme Testi (WKET) Soyut düşünme, ussal esneklik ve ortamın öngördüğü değişimlere göre davranışı değiştirebilme yetisini değerlendiren test. David A. Grant ve Esta A. Berg tarafından 1948 yılında geliştirilmiştir. Test üzerinde farklı renk (kırmızı, yeşil, mavi, sarı), sayı (1, 2, 3, 4) ve şekiller (üçgen, yıldız, artı, daire) bulunan 128 karttan oluşmaktadır. Kartların denek tarafından, testi verenin doğru ya da yanlış diye verdiği geribildirimlere göre değişen kural dahilinde önce renk sonra şekil daha sonra sayıya göre sınıflandırılması gerekir. Her kategoriden 10 yanlışsız deneme sonrasında diğer kategoriye geçilir. Deneğin sınıflandırma kuralının değiştiğini fark etmesi ve ona göre devam etmesi beklenir.

WKET Wisconsin Kart Eşleme Testi.

WOÖ-İDZÖ Wechsler Okul Öncesi ve İlköğretim Dönemi Zeka Ölçeği.

WPA *Bakınız* Dünya Psikiyatri Birliği.

Y

ya hep ya hiç ilkesi Tek bir sinirgözedeki itkinin, uyarım şiddetinden bağımsız olduğu kuralı. Sinirgöze ya tamamıyla tepki gösterir (eylem potansiyelinde ateşlenir) ya da hiç tepki göstermez. Tepki için uyarımın eşik değeri geçmesi yeterlidir.

yabancı ürküsü Yabancılardan olağandışı şekilde korkma.

yabancılaşma Psikiyatride, kişinin kendinden ya da toplumdan kopma duygularını tanımlamak, duygusal yaşantıdan kaçınmasını belirtmek ya da duygularından kendini yabancılaştırmasını tanımlamak için kullanılır. *Karşılaştırın* ilişkisellik. *Ayrıca bakınız* yalıtım.

yadsıma Doğruluğu kabul edilmeyen, hoşa gitmeyen gerçeklerin varlığının reddedildiği savunma düzeneği. Kabul edilirse kaygı yaratacak herhangi bir iç ya da dış gerçekliği bilinçli farkındalıktan uzak tutmaya yarar.

yakın bellek Son birkaç gündeki olayları anımsamayı sağlayan bellek işlevi.

yakın geçmiş bellek Son birkaç aydaki olayları anımsama.

yakınlık gereksinimi Birlikte çalışma, arkadaş olma, duygusal ya da cinsel amaçlar için başka kişilerle yakın ilişki kurma isteği.

yalan düşkünlüğü *Bakınız* düşsel yalan söyleme.

yalan söyleme Kişinin aldatmak amacıyla, bilinçli olarak düzmece olduğunu bildiği açıklamalarda bulunması. Yalan söylediğinin bilincinde olmadığı masal uydurma durumundan ayırt edilmelidir. *Ayrıca bakınız* masallama, düşsel yalan söyleme.

yalancı anlaşma Gerçek olmayan ancak aktarıma dayanan yakınlık, ilişki ya da işbirliği duygusu.

yalancı bunama 1. Uygun tedaviyle geri döndürülebilen ve organik beyin hastalığından kaynaklanmayan bunama benzeri bozukluk. Genellikle çöküntüye bağlı olarak gelişir. 2. Ruhsal bozukluğa bağlı olmaksızın hastanın çevresine abartılı şekilde ilgisizlik göstermesi.

Genellikle bakımevinde uzun süre kalanlarda görülür.

yalancı devinimsel kışkırtı Huzursuzlukla giden ve genellikle amacı olmayan aşırı fiziksel ve ruhsal etkinlik. Kışkırtılı çöküntüde görülür.

yalancı gebelik Hamile olmayan kadında karın şişmesi, göğüslerde büyüme, pigment artışı, adet kesilmesi ve sabah bulantısı gibi hamilelik bulgu ve belirtilerinin görüldüğü durum.

yalancı parkinsonizm Çıldırıgiderici ilaçların kullanımıyla ortaya çıkabilen Parkinson hastalığına benzeyen belirtiler kümesi. İlaca bağlı parkinsonizm de denir.

yalancı saldırganlık Özezer dürtü ve duygularını yadsıyan kişinin, bilinçdışı olarak kendisine kötü davranılmasını sağlamak amacıyla, başkasına saldırganlık göstermesi.

Yale-Brown Takıntı Zorlantı Ölçeği (YB-TZÖ) Takıntı ve zorlantıların türü ve şiddetini değerlendiren 10 maddelik (takıntı=5, zorlantı=5) ölçek. Her madde şiddet derecesine göre 0-4 arasında puanlanır.

yalıtık düşlem Çatışmaları çözmek ve doyum sağlamak amacıyla kişinin düşlem yoluyla iç dünyasına çekilmesi. Kişi ilişkiden kaçınır ve bu ayrıksı tutum başkalarından uzaklaşmasına yol açar. Kişi düşlemlerine tümden inanmaz ve bunların dışavurumuyla ilgili bir ısrarı olmaz.

yalıtık kişilik bozukluğu Toplumsal ilişkilerde yetersizliğin olduğu, duygusal soğukluk, karşı cinse ilgisizlik ve sınırlı ilgi alanlarıyla giden kişilik yapısı. İçedönük kişilik bozukluğu olarak da adlandırılır.

yalıtık patlayıcı bozukluk Kişinin, başkalarına karşı hissettiği şiddetli dürtüye engel olamaması durumunda tek ataklık dürtü denetim bozukluğu.

yalıtım 1. Ruhsal çözümlemede, bir düşünce ya da anının bağlı olduğu duygu bağlamından ayrılmasını içeren savunma düzeneği. Kabul edilemeyen düşünsel içerikler bu düzenekle rahatsız edici ve hoş olmayan duygusal yükten bağımsızlaşır. 2. Başkalarıyla ilişkiyi en aza indirerek kendi dünyasında yaşama eğilimi. *Karşılaştırın* ilişkisellik. *Ayrıca bakınız* yabancılaşma.

yalnızlık ürküsü Yalnız başına kalma korkusu.

Yalom, Irvin David (1931-) Amerikalı ruh hekimi, ruhsal çözümleyici ve yazar. Varoluşçu ruhsaltedavinin yaşayan en önemli temsilcilerindendir. Grup tedavisinde iyileştirici etmenleri açıklayan önemli çalışmaları vardır. *Ayrıca bakınız* sağaltıcı etmenler. Türkçe'ye çevrilmiş olan bazı kitapları: *Aşkın Celladı ve Diğer Psikoterapi Öyküleri, Annem ve Hayatın Anlamı, Bağışlanan Terapi Yeni Kuşak Terapistlere ve Hastalarına Açık Mektup, Bugünü Yaşama Arzusu: Schopenhauer Tedavisi, Divan, Grup Psikoterapisinin Teori ve Pratiği, Güneş'e Bakmak: Ölümle Yüzleşmek, Her Gün Biraz Daha Yakın, Kısa Süreli Grup Terapileri, Nietzsche Ağladığında, Varoluşçu Psikoterapi, Günübirlik Hayatlar.*

yan etki Beklenen sağaltıcı etki dışında olan, beden için zararlı nitelikte ilaç etkisi. Beklenen etkiye ikincil, olumsuz tepki ya da sonuçlar.

yanallık Beyin baskınlığına bağlı olarak belirli bir taraftaki beden organlarını öncelikli olarak kullanma eğilimi. Yazı yazarken sağ elini, telefonla konuşurken sol kulağını kullanma gibi. *Ayrıca bakınız* beyin baskınlığı.

yanbeyin yumrusu Arkasında arkabeyin, altında şakak, önünde de önbeyin yumrusunun bulunduğu beyin bölgesi. Dokunma ve beden konumuyla ilgili duyusal bilgileri alan bedenduyum kabuğunu içerir. Uzamsal ilişkileri algılamada ve dilin yorumlanmasında önemli görevleri vardır.

yanbeyin-şakak-arkabeyin bağlantı kabuğu *Bakınız* bağlantı alanları.

yandan düşünce Sanrısal düşünce dizgesinin yavaş yavaş gelişmesiyle kendisini gösteren ruhsal belirge. Genellikle kötülük görme, alınma ve büyüklük sanrıları vardır. RB-TSE-5'te sanrılı bozukluk olarak geçer.

yandan mantık *Bakınız* savuşturma.

yandan usyarılımı Sanrı ve varsanıların eşlik ettiği usyarılımı türü. Belirgin yıkımın olmaması ve ileri yaşlarda başlaması ayırt edici özelliği olarak ileri sürülür. RB-TSE-5'te yer almaz.

yandan yanıt *Bakınız* ilgisiz yanıt.

yandan-ruhbilim Bugüne dek dizgeli ruhbilimin inceleme alanına girmeyen ruhsal olayları (uzaduyum, ruhlarla bağlantı kurma, düşünceyle hareketlendirme gibi) incelediğini ileri süren alan.

yangın düşkünlüğü Zorlantılı yangın çıkarma davranışı. Kişi bu davranıştan zevk alabilir.

yanılsama Var olan bir nesne ya da canlıyı yanlış ya da değişik olarak algılama. Genellikle görsel algıda ortaya çıkar ancak diğer duyu alanlarında da görülebilir.

yankılama Kişinin, başkası tarafından söylenen sözcükleri sayrıl şekilde yinelemesi. Başta katılakalım olmak üzere usyarılımının belirli türlerinde görülür.

yanlılık Sayımbilimde, değerlendirme aracı oluşturulurken ortaya çıkan bir sonucun diğerine yeğlenme hatası.

yanlış bellek belirgesi *Bakınız* kurtarılmış bellek belirgesi.

yanlış bellek Kişinin gerçekte olmamış bir olaya inanması ya da onu anımsaması. Yanlış bellek belirgesinde kişiler yaşamın erken dönemlerinde duygusal, fiziksel ya da cinsel bir örselenme yaşadıklarına inanır.

yanlış olumlu Gerçekte hasta olmayan kişide testin olumlu sonuçlanması ve hatalı olarak hastalık tanısı konması.

yanlış olumsuz Gerçekte hastalığı olan kişide testin olumsuz sonuçlanması ve hastalık yok şeklinde hatalı tanı konması.

yanlış tanıma 1. Bellek bozukluğu ya da bilinç bulanıklığına bağlı olarak bildiği birini tanıyamama. 2. Kişi, yer, nesne ya da olayları hatalı tanıma. Kişiler benzerleriyle ya da kötü olan başkalarıyla yer değiştirmiştir, aynı kişi değişik kılıklarda karşısına çıkmaktadır, iki kişi birbirinin yerine geçmiştir, öznel ikizi dünyayı dolaşmaktadır gibi sanrılı bozukluk kapsamına giren düşünce bozukluğu. Bunamalarda da görülür. Ayrıca bakınız Capgras belirgesi, Fregoli belirgesi.

yanlışlanabilir varsayım Onaylanabilen ya da yanlış olduğu gösterilebilen varsayım.

yanolut Başka bir olay ya da sürece eşlik eden, onunla birlikte ortaya çıkan, ancak o olay ya da sürecin bir parçası olmayan oluşum. Örneğin, uykuda gerçekleşen sinirişlevsel ve biyokimyasal süreçlerle birlikte görülen rüya bir yanolut olarak değerlendirilir.

yansılama Hastanın karşısındaki kişinin hareketlerini yinelemesi, taklit etmesi. Bazı katılakalım usyarılımı olgularında görülür.

yansıtma İç çatışmadan kaynaklanan kaygıdan korunma biçimi olarak kişi, istenmeyen ya da kabul edilemez olan bilinçdışı düşünce, duygu ve dürtüleri bir başkasına yükler. Kabul edilemez olanı dışsallaştırarak onunla kendinden ayrı bir durum olarak ilgilenme biçiminde bilinçdışı ilkel savunma düzeneğidir. *Ayrıca bakınız* kör nokta.

yansıtmalı özdeşim 1. Çocuğun kendisinde olmasını istediği özellikleri anababaya yansıtarak onlarla özdeşim kurması. 2. Kendiliğin istenmeyen yönlerinin başka bir kişiye yansıtılarak o kişiye yakıştırılması ve yansıtmanın yapıldığı kişiyle özdeşim kurulması.

yansıtmalı test Gerçek duyguları, kişiliği ya da ruhsal sayrılığı dolaylı yolla anlamayı sağlayan test. Kişinin doğrudan anlatmaya çekindiği özelliklerini resim ya da çizimleri yorumlaması istendiğinde dolaylı olarak açığa vurduğu varsayımına dayanır. Örneğin, Tema Algı Testi, Rorschach Testi.

yapay bozukluk Fiziksel ya da ruhsal belirtilerin istemli olarak üretilmesiyle giden ruhsal bozukluk. Belirtiler tümüyle kişi tarafından kurgulanmış sahte göstergelerdir. Sayrıcalığın aksine burada belirgin bir amaç ya da açık bir yararlanım yoktur. Kişide yalnızca hasta olma gereksinimi vardır. Munchausen Belirgesi de denir. *Karşılaştırın* sayrıcalık, bedensel belirti bozukluğu, bedensi bozukluk.

yapay zeka İnsan anlağının gerçekleştirmiş olduğu işlemlerin bilgisayar ya da makine tarafından yapılması.

yap-boz Kişinin gerçekte yaptığı ya da yaptığını düşündüğü olumsuz bir eylemi yüksüzleştirmek, etkisini ortadan kaldırmak ya da yapılmamış gibi saymak amacıyla yürütülen, tersine yineleyici işlemler şeklinde dışa vurulan savunma düzeneği. Bir çeşit büyüsel giderme (kefaret) davranışıdır. Genellikle takıntı zorlantı bozukluğunda görülür.

yapı geçerliği Ölçme aracının ölçtüğünü iddia ettiği yapı ya da kavramı ne derece doğru ölçebildiğini gösteren sayımbilimsel hesaplama. Kavram geçerliği de denir.

yapı Kişinin kendisine özgü ruhsal ve fiziksel donanımı. Genel anlamda kalıtsal ve çevresel etmenlerin etkileşimiyle ortaya çıkan özellikler toplamıdır. Daha dar bir bakışla kalıtsal ya da genetik olarak belirlenmiş özellikleri tanımlar.

yapılandırılmamış görüşme Görüşmecinin klinik yargısına dayanarak soruları seçtiği ya da hastanın kendiliğinden getirdiği sorunlarla ilgili soruların sorulduğu görüşme türü.

yapılandırılmış görüşme Görüşmecinin belirli konular hakkında belirli sorular sorduğu, aynı soruların tüm hastalara sorulduğu görüşme türü.

yapılandırılmış etkileşimsel grup tedavisi Harold Kaplan ve Benjamin Sadock tarafından geliştirilen ve sağaltmanın, grup etkileşimleri için yapısal bir ortam sağladığı, en önemli özelliği her oturumda farklı bir üyenin etkileşimin odak noktası olduğu grup tedavisi.

yapımcı steroidler Protein yapımına katkıda bulunmak üzere kullanılan yapay testosteron türevleri. Uzun süreli kullanımı çöküntü ve davranış sorunlarına yol açabilir.

yapımsal beceriyitimi Beyin hasarı sonucunda küp, saat ya da beşgen gibi çizimleri kopyalama becerisinde kayıp olması.

yapısal aile tedavisi Aile yapısındaki sıradüzen ilişkilerine ve aile alt grupları ya da üyeleri arasındaki ilişkilere odaklanan aile tedavisi türü. Salvador Minuchin (1921-2017) tarafından geliştirilmiştir.

yapısal çözümleme Ruhsal bozuklukların değişik benlik durumları arasındaki sayrıl ilişkilerden kaynaklandığı görüşüne dayanan, Eric Berne (1957) tarafından tanımlanmış ruhsaltedavi türü. *Ayrıca bakınız* etkileşimsel çözümleme.

yapısal düşünce bozukluğu *Bakınız* düşünce süreci bozukluğu.

yapısal kişilikler Kişilerin fiziksel yapılarına dayanan ayırt edici ruhsal özellik kategorisi. Tarihsel değeri olan bu sınıflama artık kullanılmamaktadır.

yapısalcılık Olguları bir bütünün öğeleri olarak ve bu bütün içindeki ilişkileri bakımından ele alan, yapı incelemelcri yapan, dılbilim yanı sıra başka insan bilimlerinde de önemli yer tutan akımlara verilen ortak ad.

yaratıcı düşünme 1. Sorun çözmede alışılmamış çözüm yolları bulma ve deneme yapma. 2. Bilinenlerle bilinmeyenler arasında yeni, kılgısal ilişkiler kurabilme, bilinenleri yeni durumlara uygulayabilme yetisi.

yaratıcılık Yeni bir şey üretme yetisi. Silvano Arieti yaratıcılığı, birincil ve ikincil süreçlerin dengeli şekilde birleştirildiği üçüncül süreç olarak tanımlamıştır. Bu süreçte altbenlikteki malzemeler benliğin hizmetinde kullanılır.

yardım hattı Krize müdahale için oluşturulmuş telefonla yardım hizmeti.

yardımcı bakım Hastaların tedavi ve iyileştirimi için sağlanan yardımcı ya da ikincil hizmetler.

yardımcı benlik Grup tedavisinde sahnedeki üyenin rolünü oynamasına ya da ortak sorunun çözümüne yardımcı olan kişi.

yardımcı hekim Tıp fakültesinden mezun olduktan sonra uzmanlık eğitimi alan doktor. Ruh sağlığı ve hastalıkları uzmanı (psikiyatrist) olabilmek için 4 yıllık eğitim gereklidir.

yardımcı sağaltman Genellikle grup tedavilerinde grubu yöneten yönetici ya da sağaltmana yardımcı olan kişi. *Ayrıca bakınız* birlikte-tedavi.

yargı ve tutum çarpıtması Harry Stack Sullivan'ın, çocukluk çağındaki deneyimlerle oluşmuş kalıplar temelinde kişilerarası ilişkilere yönelik yargı ya da tutumlardaki çarpıtmalar için kullandığı terim. Örneğin, anababanın çocuğa soğuk, reddedici ve eleştirel davranmasının yol açtığı değersizlik duygusu yetişkin yaşamda başkalarının tutumlarını yanlış yorumlamaya yol açar.

yargılama Belirli değerler dizgesi çerçevesinde, eylem planı belirlerken seçenekleri karşılaştırma ya da değerlendirme süreçlerini içeren usyürütme edimi. Eğer seçilen eylem planı gerçeklikle ya da olgun bir yetişkinin davranış ölçünleriyle bağdaşıyorsa, yargılama bozulmamış ya da olağan olarak değerlendirilir.

yargılama bozukluğu Durumun nesnel gerçekliğini anlama yetisinin kaybolması. Gerçekliğe açıkça uyumsuz, anlık gereksinimlere yönelik dürtüsel kararlardan oluşan seçimler söz konusudur. *Ayrıca bakınız* yargılama.

yarıküre baskınlığı *Bakınız* beyin baskınlığı.

yarı-yapılandırılmış görüşme Belirlenmiş konu başlıkları ve sorularla yapılmakla birlikte görüşmeciye esnek davranma şansı tanıyan, değişik yan sorularla görüşmenin akışının yönlendirilebildiği görüşme türü.

yas Sevilen kişinin kaybından sonra görülen, kaybedilen kişiye yönelik aşırı düşünce, ağlama, üzüntü ve anıların yeniden yaşanmasından oluşan belirge. *Ayrıca bakınız* matem, elem.

yasaksevi Yakın bağı olan akrabalar arasındaki cinsel ilişki. Yaygın görülen örüntüleri baba-kız, anne-oğul ve kardeşler arasında olandır. Eşcinsel yönelimli de olabilir.

yaş ayrımcılığı Belirli bir yaş grubuna, özellikle de yaşlılara karşı önyargı ya da ayrımcılık.

yaş dönümü Kadınlarda adetyitimi ve hemen sonraki dönem. Erkekler için de aynı yaş dönemi karşılığında kullanılmaktadır.

yaş gerilemesi Uyutumla hastanın incelenen olayın yaşandığı yaşa kadar geriye götürülerek olayı yeniden yaşamasının sağlanması.

yaşam alanı Kurt Lewin'e göre kişinin belirli bir zamandaki eşsiz gerçekliğini tanımlayan çevresel, dirimsel, toplumsal ve ruhsal etkenlerin toplamı. Kişide tepki doğuran (yakın ya da uzak çevreden) her etki yaşam alanı içine girer.

yaşam beklentisi Nüfusun ortalama ömrüyle karşılaştırıldığında o toplumdaki bir kişi için beklenen yaşam süresi.

yaşam döngüsü Kişinin doğumdan ölüme kadar yaşadığı sürede geçirdiği bebeklik, çocukluk, ergenlik, erişkinlik, yaşlılık gibi evreler. Dirimsel ve ekinsel özellikler gösterir.

yaşam evresi sorunu Psikiyatrik bir tanıyı sağlayacak kadar ciddi olmayan ancak evlilik, iş, iş yeri değişimi, kültür şoku gibi etmenlere bağlı olarak ortaya çıkan ve işlevselliği engelleyen sorunları ifade eden RB-TSE kategorisi.

yaşam içgüdüsü *Bakınız* severk, cinsel dürtü.

yaşam kararı Hastaların hekimlerine yaşam desteklerinin kesilmesiyle ilgili olarak verdiği yönergeyi içeren yasal belge. Örneğin, hasta bilincinin açık olduğu dönemde 'ölüm anında beni hayata döndürmeyin' yazısını imzalayarak kendi yaşamı üzerine karar verebilir.

yaşam olayları Kişinin yaşamındaki doğum, evlenme, boşanma, hastalık, ölüm, göç, iş değişikliği gibi ruhsal yapıyı etkileyen önemli olaylar.

yaşamboyu beklenti Kişinin yaşadığı toplumda beklenen yaşam süresi içerisinde belirli bir hastalığa yakalanma olasılığı.

yaşamboyu yaygınlık Yaşamlarının herhangi bir döneminde belirli bir hastalığa yakalanmış olan iyileşmiş ya da iyileşmemiş birey sayısının risk altındaki nüfusa oranı.

yaşlanma Kalıtsal etmenler temelinde doğuştan gelen özellikler ve yaşam olaylarının belirlediği doğal yıpranma süreci. İnsan bedenişlevinde yaşlanmanın, tam bir işlevsel kapasiteyi sürdürmek için gerekli olan hücre yenilenmesinde yetersizlik sonucu ortaya çıktığı ileri sürülür.

yaşlı düşkünlüğü Genç birinin kendisinden yaşça büyük olan kimseye cinsel ilgi duyması.

yaşlılık bilimi Yaşlılık ve yaşlanma sorunları ile ilgilenen tıp dalı.

yaşlılık bunaması İlerleyen yaşla ilişkili yaygın beyin büzüşümüne bağlı olarak gelişen bunama. Başlangıç sinsi, ilerleme yavaş olup özgün bir tedavisi yoktur.

yaşlılık Genellikle 65 yaşından sonraki dönem için söylenir. Bu yaş sınırı, yaşam beklentisinin artmasıyla birlikte günümüzde 80 olarak kabul edilmektedir.

yaşlılık öncesi bunama *Bakınız* Alzheimer türü bunama.

yaşlılık öncesi Yaşlılık öncesi dönem, göreli olmakla birlikte genellikle 80 yaş öncesi kabul edilmektedir.

yaşlılık psikiyatrisi İleri yaştaki ruhsal bozukluklarla ilgilenen ruh hekimliği.

yaşlılık ürküsü Yaşlı insanlara ya da yaşlanmaya karşı duyulan korku.

yatılı tedavi kurumu Hastaların özel gereksinimlerine uygun olarak düzenlenmiş olan, tedavi süresince yaşamlarını geçirdiği merkez. Geçici ya da kalıcı, çocuklar, yetişkinler ya da yaşlılar için düzenlenmiş olabilir. *Ayrıca bakınız* geçiş evi.

yatıştırıcı ilaç Merkezi sinir dizgesini baskılayarak yatıştırıcı ya da rahatlatıcı etki yapan ilaçlar (barbitüratlar, klorat hidrat, paraldehit ve benzodiazepinler) için kullanılan eski terim. Kaygı ya da kışkırtıyı azaltır. Kaygıgiderici ilaç olarak adlandırılmaktadır.

yatkınlık Kişinin dirimsel ve ruhsal yapısınca belirlenen eğilimlerin toplamı.

yatkınlık-zorlanım modeli Olağandışı davranışın kalıtsal, yapısal ve toplumsal-ekinsel açıdan yatkın bireylerde bir dizi zorlanım sonucu ortaya çıktığı görüşü.

yavaş dalga uykusu Hızlı göz hareketleri dışı uyku döneminin 3. ve 4. evresi. Elektrikli beyin çizeneğinde yüksek genlikli ve düşük frekanslı özellikte dalga görünümü nedeniyle bu ad verilmiştir. Delta uykusu da denir.

yavaş devinim Olağan doğal hareketlerde azalmayla giden devinimsel etkinlik azalması.

yavaş konuşma Çöküntüde sıkça görülen, olağandışı düzeyde yavaş konuşma.

yavaş okuma Olağan hızda okuma yetisinin azalması.

yavaşlama Ussal ve fiziksel etkinlikte azalma ya da yavaşlama olması.

Çöküntüde ve yoksulluk belirtilerinin baskın olduğu usyarılımında sık görülür.

yaygın gelişimsel bozukluklar Toplumsal beceriler, iletişim kurma ve dış dünyayla temasta ciddi sorunlarla giden gelişimsel bozukluk grubu. Otizm, Asperger belirgesi, Rett belirgesi ve çocukluk çağı dağılma bozukluğu yaygın gelişimsel bozukluk türleri olarak anılır. RB-TSE-5'te otizm yelpaze bozukluğu olarak sınıflanır. *Karşılaştırın* özgül öğrenme bozukluğu.

yaygın gerimli-tutarıklı nöbet Uzuvların gerimli tutarıklı hareketleri, dil ısırma ve idrar kaçırmayla giden nöbet türü. Nöbet sonrasında bilinç ve biliş yavaş yavaş düzelir. Ayrıca büyük nöbet de denir.

yaygın kaygı *Bakınız* yaygın kaygı bozukluğu.

yaygın kaygı bozukluğu Belirli bir düşünce, nesne ya da olaya bağlı olmayan endişe, gerginlik, titreme, kuruntu ve aşırı duyarlılıkla giden kaygı bozukluğu. Sanki kötü bir şey olacakmış korkusu belirgindir.

yaygınlık Belirli bir zamanda (nokta yaygınlığı) ya da belirli bir sürede (dönem yaygınlığı) var olan bir hastalığın toplam olgu sayısı. *Ayrıca bakınız* sıklık.

yaygınlık bilimi Belirli bir nüfusta ruhsal hastalıkların sıklık, yaygınlık, dağılım ve denetimiyle ilgili konuları inceleyen bilim alanı.

yaygınlık oranı Belirli bir zamanda, belirli bir alanda tanı konmuş bir hastalık ya da durumun olgu sayısı, binde yaygınlık oranı olarak, nüfustaki kişi sayısına bölünüp 1.000 ile çarpılarak elde edilir.

yazaç Bir abeceyi oluşturan ve tek başına ya da kendisiyle aynı türden öğelerle birlikte bir ses ya da ses öbeğini göstermek için kullanılan yazı birimi.

yazı bozukluğu Düzgün olmayan yazaç ya da sözcükler ve dilbilgisi kurallarına uymayan yazı.

yazılı anlatım bozukluğu *Bakınız* gelişimsel yazılı anlatım bozukluğu.

yazma düşkünlüğü Aşırı yazma tutkusu, yazmaktan kendini alıkoyamama.

yazmayitimi Önceden edinilmiş yazma yetisinin bozulması ya da yitimi.

YB-TZÖ Yale-Brown Takıntı Zorlantı Ölçeği.

yeğin çöküntü bozukluğu Bir ya da daha fazla çöküntü döneminin bulunması, fakat hiç taşıntı dönemi olmamasıyla giden ciddi duygudurum bozukluğu. Hafif, orta ve ağır şiddette, tek dönem, yineleyen ya da süreğen gidişli olabilir. *Ayrıca bakınız* duygudurum bozukluğu.

yeğin çöküntü dönemi, karaçöküntü türü Yaşlılık karaçöküntüsü yerine geçen RB-TSE tanısı.

yeğin devinimsel nöbet *Bakınız* büyük nöbet.

yeğin duygulanım bozukluğu *Bakınız* yeğin çöküntü bozukluğu.

yeğin sara *Bakınız* büyük nöbet.

yeğin sinirbiliş bozukluğu Şiddetli bunama için kullanılan RB-TSE-5 terimi. *Bakınız* bunama.

yeğin yatıştırıcı *Bakınız* çıldırıgiderici.

yeme bozuklukları Beden sağlığını olumsuz etkileyecek düzeyde yeme davranış bozukluğunun olduğu ruhsal hastalık grubu. RB-TSE-5'te beslenme ve yeme bozuklukları kategorisinde ele alınan tanılar: Ruhsal yemezlik, tıkın çıkar hastalığı, tıkınırcasına yeme bozukluğu, kaçıngan/kısıtlı yiyecek alımı bozukluğu, toprak yeme, bebeklik gevişleme bozukluğu.

yeme ürküsü Olağandışı yeme korkusu.

yeniden çerçeveleme Aile tedavisinde, incelenen sorun ya da çatışmanın sağaltman tarafından tamamen farklı ve bazen şaşırtıcı bir bakış açısıyla ele alındığı, böylece aile üyelerinin nesnelliğe ulaşmalarının sağlandığı teknik.

yeniden güdüleme Hastaları harekete geçirmek ve mesleki becerilerini geliştirmek için kullanılan grup tedavisi tekniği.

yer değişmezliği Hareketsiz bir nesnenin bulunduğu yerin, gözlemciyle olan ilişkisi değiştiği halde aynı kalıyor gibi algılanması.

yer değiştirme 1. Ruhsal enerjinin çağrışımsal bağ nedeniyle bir ruhsal temsilciden diğerine geçmesi. 2. Kabul edilemez düşünce, duygu ya da dürtülerin asıl nesnesinden daha kabul edilebilir nesneye aktarıldığı bilinçdışı savunma düzeneği. Ürkülerde görülür.

yerinde girişken tedavi (YGT) Ciddi ruhsal hastalığı olan bireylerin, günlük yaşam ortamlarında gereksindiği tedavi ve iyileştirim hizmetlerinin sürekliliğini sağlayan ayaktan tedavi programı. Çok disiplinli bir ekibin 7x24 saat göreve hazır olduğu, belirlenmiş ve sözleşmesi yapılmış hastaları düzenli aralıklarla ziyaret ettiği, hastaların tüm tedavi ve iyileştirim gereksinimlerini karşıladığı ya da düzenlediği, ivedi durumlarda hızlı bir şekilde hastaların tedavisini gerçekleştirdiği tedavi ve iyileştirim hizmeti. Ekibin en önemli üyesi olgu yöneticisidir. *Ayrıca bakınız* olgu yönetimi, ruhsal iyileştirim.

yerinekoyum Kişinin imgesel ya da gerçekten varolan bedensel eksiklik ya da ruhsal yetersizliğini başka eylemlerle dengelemeye çalıştığı savunma düzeneği. Bilinçdışı ya da bilinçli olarak gerçekleşebilir.

yerinekoyum sinircesi Maddi kazanç umuduyla yaralanma ya da hastalanma sonrası sinirceli belirtilerin gelişmesi.

yetenek Belirli bir alanda yetkinlik kazanma kapasitesini gösteren doğuştan gelen özellikler toplamı. *Karşılaştırın* yeti.

yeterince iyi annelik Donald W. Winnicott'a (1896-1971) göre çocuğun doğuştan getirdiği gizilgüçleri ortaya çıkararak, sağlıklı ve yaratıcı bir kendilik oluşturabilmesi için gerekli olan annelik tutumu.

yetersizlik Kişinin düşünce süreçlerinin sağlıklı karar verebilmek için yetersiz olduğunu ve uyumsuz ya da olağandışı davranışlara neden olabileceğini belirten tüzel terim. Yasal olarak yetersiz olan kişiler davranışlarından sorumlu tutulamaz. *Ayrıca bakınız* ceza sorumluluğu.

yeti 1. Bir eylemi, ön hazırlık olmadan yapabilme kapasitesi ya da gücü. 2. Ruhsal dirimsel yapının düşünme, algılama, anlama, kavrama gibi anlaksal güçlerinden her biri. *Karşılaştırın* yetenek.

yetim ilaç Az görülen hastalıklar için kullanılan, bu nedenle de üretici firma açısından ekonomik olarak değerlendirilmeyen ilaç.

yetiyitimi 1. Görme, konuşma, bellek ve sorun çözme gibi bedensel ve ruhsal yetilerin azalması ya da kaybı. 2. Tıbbi olarak herhangi bir bedensel ya da ruhsal hastalığın doğurduğu işlevsel kayıplar nedeniyle kişinin gelir elde edebileceği bir işi yürütemeyecek duruma gelmesi.

yetke betisi Gücü temsil eden gerçek ya da yansıtmalı kişi.

yetkinlik Kişinin kendisiyle benzer geçmişi ve eğitimi olan kişilerden beklendiği düzeyde bir eylem ya da görevi yerine getirebilme ya da gerçekleştirme yetisi.

yetmezlik Savunma düzeneklerinin çökmesi nedeniyle ruhsal işleyişin bozulması.

YGT Yerinde Girişken Tedavi.

yığılakalım Geçici ani kas gerim kaybı, halsizlik ve hareketsizlik. Çeşitli duygusal durumlarda ortaya çıkabilir ve genellikle uykuyla devam eder. Uyuyakalımda sık görülür.

yıkanma düşkünlüğü Banyo yapma ve kendini temizlemeyle aşırı uğraşma. Çoğunlukla takıntı zorlantı bozukluğunda görülür.

yıkıcı davranış bozuklukları Dikkatsizlik, aşırı saldırganlık, suça eğilim, yıkıcılık, düşmanlık, olumsuzculuk ya da dürtüsellikle giden bozukluklar grubu. Bu grup dikkat eksikliği hareket aşırılığı bozukluğu, davranım bozukluğu ve karşıt olma karşı gelme bozukluğunu içermekteydi. RB-TSE-5'te yerini yıkıcı bozukluklar, dürtü denetimi ve davranım bozuklukları kategorisi almıştır.

yıkıcı duygudurum düzenleyememe bozukluğu Süreğen sinirlilik ve kızgınlık nöbetleriyle giden, 6-18 yaş arasındaki bireylerde görülen duygudurum bozukluğu. RB-TSE-5 tanısıdır.

yıldızgöze Beyinde yer alan üç çeşit destek hücresinden biri. Sinirgözeleri destekler, besler ve gelişmekte olan sinirgözelerin hedeflerine ulaşmasında kılavuzluk yapar. Sinirgözeler arasındaki iletişimde rolleri olabileceği de söylenmektedir.

yıldönümü tepkisi Geçmişte yaşanmış önemli bir olayın her yıl dönümünde ortaya çıkan belirti, davranış ya da rüyalar. Kişi durumun farkında olmayabilir.

yineleme Daha önce iyileşmiş olan bir hastalık ya da bozukluğun bir süre sonra yeniden ortaya çıkması.

yineleyen kısa çöküntü bozukluğu 2 ila 13 gün arasında süren ve ayda en az bir kez ortaya çıkan çöküntü nöbeti.

yineleyen örüntü Kişinin süreklilik gösteren tutum ya da davranış biçimi. Özişler şekilde ya da bilinçsiz olarak gerçekleşir.

yineleyen yalıtık uyku felci Uyku başlangıcında ya da uyanışta kısmen bilinçli iken istemli hareketleri yapamamanın görüldüğü uyku bozukluğu.

yineyineleyim 1. Farklı sorulara aynı sözlü yanıtın tekrarı ya da farklı uyaranlara aynı yanıtın sayrıl olarak yinelemesi. 2. Konuşma sürecinde belirli sözcük ya da kavramların sürekli tekrarı. Organik ruhsal bozukluklarda, usyarılımında ve diğer ruhsal hastalıklarda görülür. *Bakınız* sözcük yineleme.

yirmi dört saatlik olmayan günlük uyku-uyanıklık dizem bozukluğu Dış çevreyle uyumsuz günlük döngüyle giden uyku-uyanıklık bozukluğu. Körler, görme yetersizliği ve beyin yaralanması olan kişilerde yaygın olarak görülür.

yoğunlaşım Bir simgenin bir grup bileşeni temsil ettiği ussal işlev.

yohimbin Adrenerjik α-almaçlarını ketleyen ilaç. Damar genişlemesine neden olan gevşeltici etkisi nedeniyle penis sertleşmesine yardımcı etken olarak kullanılmaktadır.

yoksulluk belirtileri Usyarılımında görülen düzleşmiş ya da donuk duygulanım, düşünce fakirliği, istençyitimi, hazyitimi, kayıtsızlık ve ilgisizlik gibi belirtiler. Yoksulluk belirtilerinin artması daha fazla işlevsel bozulmayla ilişkilendirilir. Eksiklik belirtileri olarak da bilinir.

yoksulluk sanrısı Bütün mal varlığının elinden alınacağı ya da mal varlığından yoksun kalacağı şeklindeki yanlış inanç.

yoksunluk 1. Yiyecek ya da ilaçlar gibi belirli maddelerin kullanımından ya da bazı etkinliklerden istemli olarak kaçınma davranışı. 2. Ruhsal çözümlemede cinsel birleşmeden kaçınma için kullanılır. 3. Bağımlı olunan maddenin kesilmesi.

yoksunluk belirgesi *Bakınız* kesilme belirgesi.

yordayıcı değişken Gelecek sonucu değerlendirmek ya da tahmin etmek için kullanılan araştırma değişkeni.

yordayıcı geçerlik Test puanının gerçek başarımı yordama düzeyine göre yapılan ölçüt geçerliği.

yordayıcılık değeri Gerçek olumlu ya da gerçek olumsuz testlerin oranı. Test sonuçlarının konulan tanılarla hangi oranda uyuştuğunu gösterir.

yorgunluk Ussal ya da bedensel bir etkinlik döneminden sonra bitkinlik, uykululuk ya da uyarılganlığın olması. Çöküntü, kaygı, sinir argınlığı ve bedenselleştirme bozukluklarıyla birlikte görülür.

York akıl hastanesi En eski akıl hastanelerinden biri. 1792 yılında İngiltere-York'ta iş adamı William Tuke ve diğer Quakerlar (Dostlar Topluluğu üyeleri) tarafından kurulmuştur.

yorumlama Hastanın içsel süreçleri, davranışları ya da sözel ürünlerinin herhangi bir açıdan taşıdığı simgesel önem ya da anlamın sağaltman tarafından algılanan halinin hastaya aktarılması. Hastanın direnci, savunması, aktarımı, rüya ve düşlemleriyle ilgili anlamlı açıklamalar getirilmeye çalışılır.

Young Taşıntı Derecelendirme Ölçeği (YTDÖ) Taşıntı hastalarında belirtilerin şiddetini değerlendiren 11 maddelik ölçek. Uzman tarafından doldurulur. Özellikle tedaviye yanıtın değerlendirilmesi ve depreşmelerin saptanmasında kullanılır.

yön değiştirmiş saldırganlık Engelleme kaynağı olan kişi ya da nesneye değil de farklı bir kişi ya da nesneye yöneltilmiş saldırganlık.

yönelim Kişinin kendisi, çevresi, zaman, mekan ve kişilerle ilgili farkındalık durumu.

yönelim bozukluğu Yer, kişi ve zamanla ilgili farkındalığın bozulması. Bilişsel bozuklukların ayırt edici özelliğidir.

yönetsel psikiyatri Halkla ilişkiler, politika oluşturma, yürütme kararları ve yönetici konumundaki kişilerin görevleriyle ilgili psikiyatri alanı.

yöneyleyim Başkalarını kendi çıkarları için kullanma amaçlı konuşma, davranış ve manevralar. Değertanımaz ve gösterişçi kişilerin özelliğidir.

yönlendirici olmayan yaklaşım Sağaltmanın görüşme sürecini açıkça yönlendirmekten kaçınarak danışanın duygu ve düşüncelerini rahatça dile getirmesini sağladığı ruhsaltedavi yaklaşımı. Bu yaklaşım hem bireysel hem de grup tedavisinde uygulanır.

yönlendirici yaklaşım Sağaltmanın görüşmelerde gizli ya da açık olarak danışana yönlendirmede bulunduğu ruhsaltedavi yaklaşımı. Bazı uyutumlu ruhsaltedaviler yönlendirmeye dayanmaktadır. İyi-kötü, doğru-yanlış gibi yargılayıcı nitelikteki yönlendirmeler ruhsaltedavide kaçınılması gereken davranışlardır.

yöntem Bilgi edinmek için tutulması gereken dizgeli yol.

YTDÖ Young Taşıntı Derecelendirme Ölçeği.

yukarıdan aşağıya işleme Algı, öğrenme, anımsama ve kavramada girdiden çok organizmanın önceki bilgi ve beklentileriyle yönlendirilen bilgi işleme süreci.

yumrukesim Egas Moniz (1874-1955) tarafından uygulanan, beynin bir yumrusundaki bir ya da daha fazla sinir yolunun kesildiği beyin cerrahi işlemi. Enönbeyin yumrukesimi, alın bölgesinde bir ya da daha fazla sinir yolunun ameliyatla alınmasından oluşur ve başka yöntemlere yanıt vermeyen ciddi ruhsal hastalıkların tedavisinde kullanılır. Beyaz cevher kesimi olarak da adlandırılır.

yumuşama Kamış sertleşmesinin geçmesi. Her iki cinsiyette de cinsel organ dolgunluğunun azalmasını ifade etmek için kullanılmaktadır.

yüceleştirme Kabul edilemez dürtü ya da güdülerle ilişkili enerjinin kişisel ve toplumsal olarak kabul edilebilir kanallara yönlendirildiği bilinçdışı savunma düzeneği. Diğer savunma düzeneklerinden farklı olarak dürtü ve güdüler için bir miktar doyum sağlanır.

yüceltim Yoğun coşu ve büyüklük duygusu.

yüklenim Ruhsal çözümlemede, ruhsal enerjinin bir düşünce, kavram, nesne ya da kişiye bilinçli ya da bilinçdışı yolla aktarılması. *Karşılaştırın* yüksüzlük.

yüklü düşünce Mantık sınırlarını zorlayan yanlış inanç ya da düşünce. Sanrıya kıyasla daha az şiddet ve sürede devam etmekle birlikte genellikle ruhsal hastalıkla ilişkilendirilir. *Bakınız* kuruntu.

yüksek güvenlikli birim Bir kurumun, suç işlemiş olan ya da başkaları için tehlikeli olduğu düşünülen ruhsal hastalığı olan bireylere ayrılmış bölümü.

yüksek kan basıncı krizi *Bakınız* yüksek kan basıncına bağlı beyinsayrısı.

yüksek kan basıncına bağlı beyinsayrısı İleri derecede yüksek kan basıncına (çoğunlukla 250/150 mm Hg aralığında) bağlı olarak baş ağrısı, bulantı, kusma, görme bozukluğu, tutarık ve bilinç değişikliklerinin (bilinç bulanıklığı, uykululuk ve koma) ortaya çıktığı iven belirge.

yükseklik ürküsü Yüksek yerlerden olağandışı biçimde korkma.

yükselmiş duygulanım Özgüven artışı ve keyif hali. Sayrılık düzeyinde değerlendirilmeyen artmış neşelilik.

yüksüzleştirme 1. Duygusal olarak yüklü konularda ilgili duygunun azaltılması. 2. Ruhsal çözümlemede, hastanın duygularını düşünce ve davranışlarından koparması ya da başka alana taşıması. Aynı zamanda yüksüzlük olarak da adlandırılır. Kaygı, çözülüm, usyarılımı ve iki uçlu bozuklukta ortaya çıkar. *Karşılaştırın* yüklenim.

yüksüzlük *Bakınız* yüksüzleştirme.

yürütücü benlik işlevi Kişinin ilişkilerini ve gerçeklik duygusunu yöneten ve koruyan benlik işlevi.

yüz buruşturma Yüz ifadesinde bozulma ya da yüzde seğirtilerin olması. Genellikle sinirsel bozukluk sonucu olarak ortaya çıkmakla birlikte katılakalım türü usyarılımında da görülür.

yüzey geçerlik Testin geçerliğinin uzman görüşüne göre belirlenmesi. Öznel bir izlenim olacağı için yanıltıcılık payı yüksektir. Genellikle test geliştirmede ilk aşama olarak kullanılır.

yüzleştirme 1. Savunma düzenekleri ve davranış kalıplarının hastaya/danışana zarar verdiğinin gösterilmesi. 2. Bireyin karşıdaki kişiyle ilişkisinde nerede durduğu, ne yaşadığı ve nasıl algılandığını anlamasını sağlama.

yüztanımazlık Görme keskinliğinde sorun ya da bilinç düzeyinde değişiklik olmaksızın bildik yüzleri tanıyamama durumu.

Z

zaman algısı Zaman aralıklarını hesaplama, güneşin konumuna bakarak zamanı kestirebilme, zamanın geçiş hızını değerlendirebilme gibi zamanla ilgili farkındalık yetisi. Ruhsal duruma göre değişkenlik gösterir.

zaman dirimbilimi Canlı dizgelerde zaman algısının yapısal düzeneklerini nesnel olarak araştırıp ölçen, dirimsel dizemleri inceleyen bilim alanı.

zaman tanımazlığı Zaman akışını algılama yetisinde azalma ya da kayıp. Genellikle beynin şakak bölgesini etkileyen inme, alkol-madde etkisi, kafa yaralanması gibi sorunlardan kaynaklanır.

zaman ürküsü Ürküntü, kaygı ve kapalı alan ürküsüyle giden zaman korkusu. Neredeyse bütün tutukluların bundan bir şekilde etkilenmesi nedeniyle cezaevi sinircesi de denir.

zamanın ruhu Bir dönemin genel anlaksal, törel ve ekinsel iklimini yansıtan terim.

zarar azaltma 1. Davranışların zararlı sonuçlarını azaltmayı hedefleyen girişimler için kullanılan genel terim. 2. Bağımlılık tedavisinde iyileşme yönündeki herhangi bir adımı destekleyen denetimli kullanım girişimleriyle kişinin daha az zarar görmesinin sağlanması. Asıl amaç maddenin tümden bırakılmasıdır.

zarardan kaçınma Kişinin yeni durumlardan ve risk almaktan kaçındığı, doğuştan ve kalıtsal olabilen duygudurum özelliğini tanımlamak için kullanılan terim.

ZDÖ Zung Depresyon Ölçeği.

zehirlenme çıldırısı Beden tarafından üretilen, kimyasal madde olarak ya da ilaç biçiminde alınan zehirli maddeler nedeniyle oluşan çıldırı.

zehirlenme Merkezi sinir dizgesi üzerindeki etkileri nedeniyle uyumsuz davranışlar ortaya çıkaran dış kaynaklı bir maddenin alımına bağlı olarak bedensel ya da ruhsal işlevlerde değişiklik olması. En sık görülen ruhsal değişimler; algı, uyanıklık, dikkat, düşünme, yargılama, duygusal kontrol, devinim ve davranış alanlarındadır.

zehirlenme ürküsü Zehirlenmekten olağandışı biçimde korkma.

zehirlilik Zehirli etki özelliği.

zeka 1. Olay, nesne ya da durumlarla ilgili uyaran ve ilişkileri etkin biçimde kavrama, çözümleme, soyutlama ve bireşim yapmayla ilgili ussal yeti ve becerilerin tümü. 2. Önceden edinilmiş bilgi ve deneyimlerden yararlanarak karşılaşılan sorunları çözme, koşullara uygun davranışlar sergileme ve gelecek için uygun planlar yapma yetisi. 3. Yaşantılardan öğrenme, soyut terimlerle düşünme ve çevreyle etkileşimde bulunma yetisi.

zeka geriliği (ZG) Çeşitli nedenlerle doğum öncesi ve sonrasında beynin sağlıklı gelişiminin engellenmesi sonucu zeka düzeyinin değişik derecelerde düşük kalması. RB-TSE-5'te anlak gelişim bozukluğu olarak geçer. ZG dereceleri hafif (zeka katsayısı = 50-55 ile 69), orta (zeka katsayısı = 35-40 ile 50-55), ağır (zeka katsayısı = 20-25 ile 30-35) ve çok ağır (zeka katsayısı = 20-25 altı) şeklinde sınıflandırılır. *Bakınız* anlak gelişim bozukluğu.

zeka katsayısı (ZK) Bireyin zeka testinde elde ettiği sonucu takvim yaşına bölüp, çıkanı 100 ile çarparak hesaplanan sayısal zeka düzeyi göstergesi. Her takvim yaşı için ortalama zeka bölümü 100'e ayarlanmıştır. Genellikle yabancı kaynaklarda IQ, Türkçe'de ZK şeklinde kısaltılarak verilir.

zeka ölçeği Zekayı ölçen herhangi bir sınama aracı. Bu testler genellikle geniş toplum örneklemine göre ölçünlendirilmiş bir dizi bilişsel beceriyi içerir. Sıklıkla kullanılan zeka testleri Stanford-Binet ve Wechsler zeka ölçekleridir. *Ayrıca bakınız* Stanford-Binet Ölçeği, Wechsler zeka ölçekleri.

zeka yaşı Anlaksal işlevin yaş düzeyi. Genellikle çocuklar için kullanılır.

zekakıtlığı Zeka geriliği için kullanılan eski terim.

zigot Eşeyli üremede iki katlamlı (diploid) hücre oluşturmak için iki hücrenin (sperm ve yumurta) birleşmesiyle oluşan döllenmiş yumurta.

zigota özgü Zigota ait ya da döllenmiş yumurtadan gelişenle ilgili.

zihin kuramı *Bakınız* uskuramı.

zikir Aşkın dalınçta tam bir gevşeme ve bilinç durumunu denetleme amacıyla tekrar tekrar söylenen hece ya da sözcük.

Zimbardo deneyi Philip Zimbardo (1933-) tarafından 1971 yılında Stanford Üniversitesi'nde yapılan önemli bir toplumsal ruhbilim deneyi. Erkek denekler tutuklu ya da gardiyan olmak üzere kura ile gruplanır. Tutukluların zamanla ruhsal sorunlar yaşadıkları ve gardiyanların da acımasız davranışlar sergiledikleri deneye zamanından önce son vermek zorunda kalınır. Deney, kişilerin kendilerine verilen role çok çabuk uyum sağladıklarını göstermektedir. *Ayrıca bakınız* Milgram deneyi.

ziprasidon İkinci kuşak çıldırı giderici ilaç. İştah artışına neden olmaması ve kan yağları üzerinde olumsuz etki yapmaması en önemli özelliğidir.

ZK Zeka Katsayısı.

zolpidem Uykusuzluk tedavisinde kullanılan, benzodiyazepin benzeri etkili ilaç. Kısa süreli kullanımı yeğlenir.

zombi Mezardan çıkıp bilinçsizce ve saldırgan davranışlar gösteren insansı kurgusal yaratık.

zopiklon Uykusuzluk tedavisinde kullanılan, benzodiyazepin benzeri etkili ilaç. Kısa süreli kullanımı önerilir.

zorlanım 1. Canlı organizmanın denge durumunu bozan uyaran. Herhangi bir organizmaya uygulandığı zaman gerginlik ve düzen bozukluğu yaratan, çok güçlü olduğunda yapı ve görevlerde değişme ve çöküntü oluşturan güç. 2. Kişinin yaşamında gerginlik, huzursuzluk ya da bunaltıya neden olan durum.

zorlanım bağışıklığı Duygusal zorlanıma dayanma gücünün yeterince olması. En zor durumlar karşısında bile uygunsuz tepkiler vermeden sağlıklı kalabilme. *Ayrıca bakınız* dayanıklılık, direnç.

zorlanım tepkisi Dışsal ya da içsel zorlanım karşısında gösterilen ruhsal ve bedenişlevsel tepki. Savaş ortamı ya da deprem gibi şiddetli bir zorlanım ardından olabileceği gibi kişinin gerçeklik yönelimli davranışını engelleyecek düzeyde istemsiz olarak, genellikle bilinçdışı gelen yoğun dürtüye tepki olarak da ortaya çıkabilir.

zorlantı 1. Kişinin istemediği davranışları yapmaya kendiliğinden zorlanması ya da bu özellikte davranışlar göstermesi. 2. Bilinçte oluşan takıntıların yarattığı kaygıyı ortadan kaldırmak için yapılan, yineleyici, istem dışı davranışlar. Örneğin, kirlendiği düşüncesiyle aşırı el yıkama, kalıplaşmış biçimde sayı sayma, hava gazı anahtarını defalarca açıp kapama gibi. *Ayrıca bakınız* takıntı.

zorlantılı Davranışlarının uygunsuz ve yersiz olduğunu bilmesine karşın bunları yapmak için önüne geçilmez bir zorlanma hisseden kişi.

zorlu ikna *Bakınız* beyin yıkama.

zorunlu tedavi Kişinin ruh sağlığı konusunda karar verme yetisinin ortadan kalktığı, kendisine ve başkalarına zararının olabileceği durumlarda, kabul etmese bile yasal yetkiyle tedavi kurumlarına alınarak tedavi edilme süreci. *Ayrıca bakınız* istemsiz tedavi, zorunlu yatış.

zorunlu yatış Devletin ruhsal hastalığı olup bakım ve tedaviye gereksinimi olan kişileri, kendilerine ya da başkalarına zarar vermesini engellemek için istem dışı olarak hastaneye yatırması. Türk Medeni Kanunu'nun 432. Maddesine göre: 'Akıl hastalığı, akıl zayıflığı, alkol-madde bağımlılığı, ağır tehlike arz eden bulaşıcı hastalık ya da serserilik sebeplerinden biriyle toplum için tehlike oluşturan her ergin kişi, kişisel korunmasının başka şekilde sağlanamaması halinde, tedavi, eğitim ya da ıslahı için elverişli bir kuruma yerleştirilir. Görevlerini yaparken bu sebeplerden birini öğrenen kamu görevlisi, bu durumu hemen yetkili vesayet makamına bildirmek zorundadır.' *Ayrıca bakınız* istemsiz yatış.

Zöllner yanılsaması Birbirine koşut çizgilerin, kendilerini farklı açılardan kesen başka çizgiler nedeniyle, koşut değilmiş gibi algılanması.

z-puanı *Bakınız* ölçünlendirilmiş puan.

Zung Depresyon Ölçeği (ZDÖ) Kişinin üzüntü, uykusuzluk, iştahsızlık, severk azalması, uyarılganlık ve umutsuzluk gibi çöküntü hastalığının belirtileriyle ilgili sorulara, şiddet derecesine göre 1-4 arasında cevap verdiği 20 maddeli özbildirim ölçeği.

Zürih Okulu Carl Jung'un ruh hekimliğine ilişkin görüşlerini benimseyen kişilerin oluşturduğu topluluk.

SÖZLÜKTE GEÇEN TERİMLERİN İNGİLİZCE-TÜRKÇE KARŞILIKLARI

A

ability yeti
ablation kesi-çıkarım
ablutomania yıkanma düşkünlüğü
abnormal olağandışı
abortion düşük
absence seizure dalma nöbeti
absolute thresold saltık eşik
abstinence ayıklık, yoksunluk
abstinence syndrome yoksunluk belirgesi
abstract attitude soyut tutum
abstract thinking soyut düşünme
abstraction soyutlama
abulia istenç yitimi
abuse kötüye kullanım
acalculia hesapyitimi
acarophobia küçükcanlı ürküsü
acatalepsia kavrayamazlık
acataphasia söylem bozukluğu
acathexis yüksüzlük
accelerated interaction hızlandırılmış etkileşim
accent şive
accent vurgu
acceptance and commitment therapy kabul ve kararlılık tedavisi
acceptance benimseme, kabullenme
accessibility erişilebilirlik
accident proneness kaza yatkınlığı
accreditation denklik
acenesthesia bedenduyum yitimi
achluophobia, nyctophobia karanlık ürküsü
acid asit
acquired immunodeficiency syndrome edinilmiş bağışıklık yetmezlik belirgesi
acromegaly devlik
acrophobia yükseklik ürküsü
acting out eylemevurum
active therapy etkin sağaltım
activity etkinlik
activity group psychotherapy etkinlik grup tedavisi
activity need etkinlik gereksinimi
actualization gerçekleştirim
aculalia saçma konuşma
acute stress disorder iven zorlanım bozukluğu
adaptation uyum
adaptative behavior uyumlu davranış
addiction tiryakilik
adiadochokinesis ardışık hareket yitimi
adjustment disorder uyarlanım bozukluğu
adjustment uyarlanım
administrative psychiatry yönetsel psikiyatri
adolescence ergenlik
adolescent mania ergen taşkınlığı
adrenergic system adrenalin dizgesi
adult erişkin, yetişkin
advanced sleep phase circadian rhythm sleep-wake disorder öne kaymış uyku evreli günlük dizem uyku-uyanıklık bozukluğu
adventitious reinforcement rasgele pekiştirme
adynamia güçyitimi
aerophagia havayutumu
affect duygulanım
affect-fantasy duygulanım düşlemi
affectionate transference duygulanımsal aktarım

affective disorder duygulanım bozukluğu

affective hallucination duygulanımsal varsanı

affective interaction duygulanımsal etkileşim

afferent nerves getirici sinirler

affiliative need yakınlık gereksinimi

after effect ardıl etki

aftercare taburculuk sonrası

age regression yaş gerilemesi

ageism yaş ayrımcılığı

ageusia tatyitimi

aggression saldırganlık

aggressive drive saldırganlık dürtüsü

aging yaşlanma

agitated depression kışkırtılı çöküntü

agitation kışkırma

agnosia tanımazlık

agonist eşetkin

agoraphobia alan ürküsü

agrammatism dilbilgisi yitimi

agranulocytosis tanecikli akyuvar yitimi

agraphia yazmayitimi

aichmophobia sivri nesne ürküsü

akathisia kasışım

akinesia deviniyitimi

akinetic mutism devinimsiz konuşmazlık

alcohol abuse alkol kötüye kullanımı

alcohol abuse and dependence alkol kötüye kullanımı ve bağımlılığı

alcohol amnestic disorder alkole bağlı bellekyitimi bozukluğu

alcohol dementia alkol bunaması

alcohol intoxication alkol zehirlenmesi

alcohol withdrawal alkol kesilmesi

alcohol withdrawal syndrome alkol kesilme belirgesi

alcoholic alkolik

alcoholic blackout alkole bağlı kesinti

alcoholic deterioration alkole bağlı yıkım

alcoholic hallucinosis alkole bağlı varsanılanım

alcoholic psychosis alkol çıldırısı

alexia okuma yitimi

alexithymia duygu körlüğü

algophobia ağrı ürküsü

algorithm akışka

alienation yabancılaşma

alienist akliyeci

alliance işbirliği

alloplasty kendine uydurma

all-or-none principle ya hep ya hiç ilkesi

alogia düşünce fakirliği

alopecia saçsızlık

alpha error alfa hata

alpha waves alfa dalgaları

alphabet abece

alternating role rol değiştirme

altruism özgecilik

ambivalence ikirciklik

ambivalent/resistant attachment kaygılı bağlanma

ambulatory schizophrenia ayaktan tedavi edilen usyarılımı

amentia anlakyitimi

amimia mimik yitimi

amnesia bellekyitimi

amnesic aphasia unutkanlık sözyitimi

amnestic disorder unutma bozukluğu

amygdala badem

amytal interview amital görüşmesi

anabolic steroids yapımcı ssteroidler

anaclitic bağımlı

anaclitic object choice anne benzerini seçme

anaclitic therapy bağımlılaştırıcı tedavi

anal character makatsal kişilik

anal erotism makatsal kösnüllük

anal phase makatsal evre

analeptic diriltken

analgesia ağrıyitimi

analogical transfer benzetimli aktarım

analysand çözümlenen
analysis çözümleme
analysis in depth derinlemesine çözümleme
analysis of variance değişke çözümlemesi
analyst çözümleyici
analytic neurosis çözümleme sinircesi
analytic psychology çözümleyici ruhbilim
anamnesis öyküleme
anancasm takıntılılık
anankastic personality takıntılı kişilik
ancillary care yardımcı bakım
androgen erleyen
androgyny erdişi
androphobia erkek ürküsü
anergia erkeyitimi
anesthesia duyuyitimi
angel dust melek tozu
anger öfke
anhedonia hazyitimi
anima asıl benlik
animism canlıcılık
anniversary reaction yıldönümü tepkisi
anomia adyitimi
anomie sıradanlaşma
anorectic iştah kesen
anorexia nervosa ruhsal yemezlik
anorgasmia dorudoyum yitimi
anosognosia sayrı yadsıma
anosomnia kokuyitimi
antagonist karşıtetkin
anterograde amnesia ileriye dönük bellekyitimi
anthropology insanbilim
antianxiety drug kaygıgiderici ilaç
anticholinergic asetilkolin karşıtı
anticholinergic effects asetilkolin karşıtı etkiler
anticipation beklenti
anticipatory anxiety beklentisel kaygı
anticonvulsant tutarıkgiderici
antidepressant drug çöküntügiderici ilaç
antiepileptic drug saragiderici ilaç
antimanic drug taşıntıgiderici ilaç
antioxidant oksit giderici
antiparkinsonism drug parkinsonizm giderici ilaç
antipsychotic çıldırıgiderici
antisocial behavior değertanımaz davranış
antisocial personality disorder değertanımaz kişilik bozukluğu
anxiety disorder kaygı bozukluğu
anxiety hysteria kaygı dönüşümcesi
anxiety kaygı
anxiety neurosis kaygı sinircesi
anxiety state kaygı durumu
anxiolytic kaygısavar
apathetic withdrawal kayıtsız çekilme
apathy kayıtsızlık
aphasia sözyitimi
aphonia sesyitimi
aphrodisiac şehvetlendiren
apnea nefesyitimi
apoplexy beyin kanaması
apperception tamalgı
appetitive phase iştah evresi
apprehension kuruntu
appropriate affect uygun duygulanım
apraxia beceriyitimi
aprosody bürünyitimi
aptitude, talent yetenek
arbitrary inference keyfi çıkarım
archetype ata simgesi
arithmetic disorder matematik bozukluğu
arousal uyarılma
art therapy sanat tedavisi
articulation sesletim
artificial intelligence yapay zeka
ascetism çilecilik
Asch conformity experiment Asch uydumculuk deneyi
as-if personality sanki kişilik

asociality toplumsallık yitimi
assertive community treatment yerinde girişken tedavi
assertiveness training girişkenlik eğitimi
assessment değerlendirme
assessment scale değerlendirme ölçeği
assimilation özümseme
association areas bağlantı alanları
association çağrışım
associative learning çağrışımlı öğrenme
astasia-abasia duramaz-yürüyemezlik
astereognosis dokunu tanımazlığı
asteriks çırpınma titremesi
asthenia argınlık
astraphobia, astrapophobia gök ürküsü
astrocyte yıldızgöze
asyndesis bağlantısızlık
ataque de nervios sinir krizi
ataractic drug çıldırısavar ilaç
ataxia sarsaklanım
athetosis kıvrılım
atonia gerimyitimi
atrophy büzüşüm
attachment bağlanma
attachment learning bağlanma öğrenmesi
attack atak
attention deficit dikkat eksikliği
attention dikkat
attention span dikkat süresi
attention-deficit hyperactivity disorder dikkat eksikliği hareket aşırılığı bozukluğu
attitude tutum
attributable risk atfedilebilir risk
atypical child sıradışı çocuk
atypical depression sıradışı çöküntü
atypical psychosis sıradışı çıldırı
atypical sıradışı
audit denetim
auditory agnosia işitsel tanımazlık
auditory amnesia işitsel bellekyitimi
auditory hallucination işitsel varsanı
aura önduyum
authority figure yetke betisi
autism otizm
autistic spectrum disorder otizm yelpaze bozukluğu
autistic thinking otistik düşünme
autoagression öze saldırı
autobiographic memory özyaşamöyküsü belleği
autoerotic asphyxia özsevici boğma
autoerotism özsevicilik
autogynephilia özkadın sevgisi
automatic obedience özişler boyun eğme
automaticity özişlerlik
automatism özişlem
automatization özişlerlik
automysophobia kötü kokma ürküsü
autonomic nervous system özerk sinir dizgesi
autonomic side effect özerk dizge yan etkisi
autonomous ego function özerk benlık işlevi
autophobia özerklik ürküsü
autoplasty kendini uydurma
autoscopic psychosis kendini-görme çıldırısı
autotopagnosia kendi kısımlarını tanımazlık
aux de mieux hiç yoktan iyidir
auxiliary therapist yardımcı sağaltman
average, mean ortalama
aversive conditioning kaçındıran koşullama
aversive therapy kaçındırma tedavisi
avoidance and escape learning kaçma ve kaçınma öğrenmesi
avoidant attachment kaçıngan bağlanma
avoidant disorder of childhood or adolescence çocukluğun ya da ergenliğin kaçınma bozukluğu

avoidant personality disorder çekingen kişilik bozukluğu
avoidant/restrictive food intake disorder kaçınmacı/kısıtlayıcı gıda alım bozukluğu
awareness farkındalık
axis diagnosis eksen tanısı
axon akson

B

babbling bebeleme
backward masking geriye dönük maskeleme
bağlam context
basal ganglia temel çekirdekler
basic anxiety temel kaygı
bathophobia derinlik ürküsü
battered child syndrome hırpalanmış çocuk belirgesi
battery tests test bataryası
behavior davranış
behavior modification davranış düzenlemesi
behavior therapy davranış tedavisi
behavioral activation davranışsal etkinleştirme
behavioral contract davranış sözleşmesi
behavioral disorders of childhood çocukluk çağı davranış bozuklukları
behavioral medicine davranışçı tıp
behavioral neurology davranış nörolojisi
behavioral science davranış bilimi
behaviorism davranışçılık
bereavement yas
bestiality hayvanla cinsel ilişki
beta error beta hata
beta waves beta dalgaları
bias yanlılık
big five büyük beşli
bilingualism iki dillilik
binge eating disorder tıkınırcasına yeme bozukluğu
biodynamics canlı-devinimi
biofeedback canlı-dönüt
biogenic amine dirimsel amin
biological dirimsel
biological psychiatry dirimbilimsel psikiyatri
biological rhythm dirimsel dizem
biology dirimbilim
bipolar disorder iki uçlu bozukluk
bipolar I iki uçlu bozukluk-1
bipolar II iki uçlu bozukluk-2
birth trauma doğum örsesi
bisexual çiftecinsel
bisexuality çiftecinsellik
bizarre delusion tuhaf sanrı
blackout kesinti
black-patch syndrome kara yama belirgesi
blank screen boş ekran
blind spot kör nokta
blindsight kör görüşü
blocking ketlenme
blood level kan düzeyi
blood–brain barrier kan-beyin engeli
blunted affect donuk duygulanım
board-certified psychiatrist kurul onaylı psikiyatrist
body dysmorphic disorder beden biçimalgı bozukluğu
body image beden imgesi
body language beden dili
body mass index beden kitle göstergesi
bonding bağ kurma
borderline intellectual functioning sınır zeka işlevselliği
borderline personality disorder sınır kişilik bozukluğu
borderline psychosis sınır çıldırı
borderline state sınır durum
boredom can sıkıntısı
bottom-up processing aşağıdan yukarıya işleme
boufée délirante çılgınlık krizi

bradykinesia yavaş devinim

bradylalia yavaş konuşma

bradylexia yavaş okuma

brain abscess beyin irini

brain beyin

brain imaging beyin görüntüleme

brain stem beyin sapı

brain syndrome beyin belirgesi

brain wave beyin dalgası

brainwashing beyin yıkama

breathing-related sleep disorders solunumla ilişkili uyku bozuklukları

brief psychotherapy kısa ruhsaltedavi

brief psychotic disorder kısa çıldırılı bozukluk

brief reactive psychosis kısa tepkisel çıldırı

broad affect duygulanım genişliği

bruxism diş gıcırdatma

bulimia nervosa tıkın çıkar hastalığı

burnout tükenmişlik

C

cacodemonomania içine şeytan girdi çıldırısı

canal kanal

cannabis kenevir

capitation kişibaşı ödeme

caregiver bakıcı

case control study olgu denetim çalışması

case formulation olgu çözümlemesi

case history study olgu öykü çalışması

case management olgu yönetimi

case manager olgu yöneticisi

case register olgu kayıt

case report olgu sunumu

castration anxiety iğdişlik kaygısı

castration complex iğdişlik karmaşası

cat's cry syndrome miyavlama belirgesi

catalepsy donakalım

cataphasia sözcük yineleme

cataplexy yığılakalım

catastrophic anxiety felaket kaygısı

catastrophizing felaketleştirme

catathymia duyguyakalım

catathymic crisis duyguyakalım krizi

catatonia katılakalım

catatonic excitement katılakalım taşkınlığı

catatonic posturing katılakalım duruş-alımı

catatonic rigidity katılakalım katılığı

catatonic schizophrenia katılakalım türü usyarılımı

catatonic state katılakalım durumu

catatonic stupor katılakalım geçikliği

catchment area hizmet alanı

categorical thought sınıflamalı düşünce

catharsis boşalım

cathexis yüklenim

cause–effect relationship neden-sonuç ilişkisi

cell membrane hücre zarı

cenesthesia bedenduyum

central nervous system merkezi sinir dizgesi

central sleep apnea uykuda merkezi nefesyitimi

cephalalgia başağrısı

cerea flexibilitas mumsu esneklik

cerebral arteriosclerosis beyin damar sertliği

cerebral cortex beyin kabuğu

cerebral dominance beyin baskınlığı

cerebral hemispheres beyin yarıküreleri

cerebrovascular accident beyin-damar olayı

cerebrum üstbeyin

change blindness değişim körlüğü

character analysis ıra çözümlemesi

character defense ıra savunması

character disorder ıra bozukluğu

character ıra

chemical dependence kimyasal bağımlılık
chemotherapy kimyasal tedavi
child abuse çocuğun kötüye kullanımı
child analysis çocuk çözümlemesi
child neglect çocuğun boşlanması
child psychology çocuk ruhbilimi
childhood çocukluk
childhood disintegrative disorder çocukluk çağı dağılma bozukluğu
childhood physical abuse çocuğun fiziksel kötüye kullanımı
childhood schizophrenia çocukluk çağı usyarılımı
childhood sexual abuse çocuğun cinsel kötüye kullanımı
child-onset fluency disorder çocuklukta başlayan akıcılık bozukluğu
Chinese room Çince odası
chromosome kromozom
chronic fatigue syndrome süreğen yorgunluk belirgesi
chronobiology zaman dirimbilimi
chronological age takvim yaşı
chronophobia zaman ürküsü
cingulate gyrus kuşak kıvrımı
circadian rhythm günlük dizem
circadian rhythm sleep-wake disorders günlük dizem uyku-uyanıklık bozuklukları
circumstantiality çevresellik
civil commitment hastaneye kapatım
claims review bilirkişi görüşü
clairvoyance ötegörü
clang association uyaklı çağrışım
clanging uyaklama
classic migraine klasik migren
classical conditioning klasik koşullama
claustrophobia kapalı alan ürküsü
client-centered psychotherapy danışan odaklı ruhsaltedavi
climacterium yaş dönümü
clinical psychologist klinik ruhbilimci
clinical psychology klinik ruhbilim
clonic convulsion ardışık tutarık
clouding of consciousness bilinç bulanıklığı
cluster suicides toplu özkıyımlar
cluttering hızlı-bozuk konuşma
coefficient of variation değişkenlik katsayısı
coercive persuasion zorlu ikna
coexistent culture birlikte varolan kültür
cognition biliş
cognitive ability bilişsel yeti
cognitive circuits bilişsel döngüler
cognitive development bilişsel gelişim
cognitive dissonance bilişsel uyumsuzluk
cognitive distortion bilişsel çarpıtma
cognitive enhancers bilişsel güçlendiriciler
cognitive mapping bilişsel haritalama
cognitive need bilişsel gereksinim
cognitive neuroscience bilişsel sinirbilim
cognitive organization bilişsel düzenleme
cognitive remediation bilişsel onarım
cognitive restructuring bilişsel yeniden yapılandırma
cognitive schema bilişsel şema
cognitive structure bilişsel yapı
cognitive style bilişsel tarz
cognitive theory bilişsel kuram
cognitive therapy bilişsel tedavi
cognitive triad bilişsel üçlü
cognitive-behavioral therapy bilişsel-davranışçı tedavi
cohesion kaynaşma
cohort kuşak
coitus interruptus kesintili cinsel ilişki
cold turkey tavuk derisi belirtisi
collective experience ortak deneyim
collective unconscious ortak bilinçdışı

colloquial speech gündelik dil
coma koma
coma vigil uyanık koma
combat fatigue savaş yorgunluğu
combined therapy birleşik tedavi
command automatism emir özişlerliği
command hallucination emir varsanısı
command negativism emir olumsuzculuğu
commitment kapatım
communication disorder iletişim bozukluğu
communication skills iletişim becerileri
community mental health center toplum ruh sağlığı merkezi
community psychiatry toplum psikiyatrisi
community topluluk
comorbidity ekhastalanım
compensation neurosis yerinekoyum sinircesi
compensation yerinekoyum
competence yetkinlik
competency to stand trial duruşmaya çıkma yetkinliği
competition çekişme
complementarity of interaction tamamlayıcı etkileşim
complex karmaşa
complex partial seizure karmaşık kısmi nöbet
complicated grief/bereavement artsorunlu yas
complication artsorun
compos mentis akli yeterlilik
compulsion zorlantı
compulsive zorlantılı
compulsory hospitalization zorunlu yatış
compulsory treatment zorunlu tedavi
computed tomography bilgisayarlı kesitçekim
conation gayretlenim
concept kavram
conception kavrama
concordance uyumluluk
concrete operations somut işlemler
concrete thinking somut düşünme
concurrent validity eşzamanlı geçerlik
concussion sarsılım
condensation yoğunlaşım
conditioned reinforcer koşullu pekiştirici
conditioned response koşullu tepki
conditioned stimulus koşullu uyaran
conditioning koşullama
conditioning therapy koşullama tedavisi
conditions not attributable to a mental disorder ruhsal bozukluğa yorulamayan durumlar
conduct disorder davranım bozukluğu
confabulation masallama
confidence interval güven aralığı
confidentiality gizlilik
conflict çatışma
conflict of interest çıkar çatışması
conflict-free area çatışmasız alan
conformity uydumculuk
confounding variable karıştırıcı değişken
confrontation yüzleştirme
confusion bulanım
congenital doğumsal
congruent validity uyum geçerliği
coni koni
conjoint therapy bileşik tedavi
conjugal paranoia ilişki kuşkulanımı
connectionism bağlantısallık
conscience vicdan
conscious bilinçli
conscious resistance bilinçli direnç
consciousness bilinç
consensual validation anlaşmalı değerleme
conservation korunum

conservator vasi

constancy hypothesis değişmezlik varsayımı

constipation kabızlık

constitution yapı

constitutional types yapısal kişilikler

constricted affect kısıtlı duygulanım

construct validity yapı geçerliği

constructional apraxia yapımsal beceriyitimi

consultation danışma

consultation-liaison psychiatry danışma-işbirliği psikiyatrisi

contagion salgın

content validity kapsam geçerliği

contingent reinforcement durumsal pekiştirme

continuous reinforcement sürekli pekiştirme

contract sözleşme

control group kontrol grubu

controlling denetleme

conversational catharsis iletişimsel boşalım

conversion disorder döndürme bozukluğu

conversion döndürme

conversion phenomena döndürme olutu

convulsion tutarık

convulsive disorder tutarıklı bozukluk

convulsive therapy tutarıklı tedavi

cooperative therapy işbirlikçi tedavi

coordination eşgüdüm

coordinator eşgüdümleyici

coping mechanism başetme düzeneği

coprolalia küfürlü konuşma

coprophagia dışkı yeme

coprophilia dışkı seviciliği

coprophobia dışkı ürküsü

copy-cat suicides öykünmeci özkıyımlar

corpus callosum bağlantı özdeği

corpus striatum çizgili özdek

correctional psychiatry ıslahevi-cezaevi psikiyatrisi

corrective emotional experience düzeltici duygusal deneyim

correlation bağıntı

correlation coefficient bağıntı katsayısı

cortex kabuk

cortical blindness kabuk körlüğü

cortical deafness kabuk sağırlığı

corticalization kabuklaşma

cortico-spinal tract beyin kabuğu-omurilik yolu

co-therapy birlikte-tedavi

counselee danışan

counseling danışmanlık

counselor danışman

counterphobia ürkü-karşıtı

countertransference karşı aktarım

couple therapy çift tedavisi

course gidiş

couvade baba hamileliği

cover memory koruyucu bellek

covert sensitization örtük duyarlılaştırma

covid-19 tasa-19

crack taş

craving aşerme

creative thinking yaratıcı düşünme

creativity yaratıcılık

cretinism alıklık

Cri-du-chat kedi miyavlaması

criminal responsibility ceza sorumluluğu

crisis bunalım

crisis intervention krize müdahale

criterion validity ölçüt geçerliği

critical period duyarlı evre

critical ratio duyarlı oran

cross dependence çapraz bağımlılık

cross-cultural psychiatry kültürler-arası psikiyatri

cross-over study design çaprazlama çalışma tasarımı

cross-sectional study kesitsel çalışma

cross-tolerance çapraz katlanç

cryptographia şifreli yazı

cryptolalia şifreli konuşma

cult tarikat

cultural anthropology kültürel insanbilim

cultural deprivation kültürel yoksunluk

cultural psychiatry kültürel psikiyatri

culture shock kültür şoku

culture specific syndrome kültüre özgü belirge

cunnilingus dille-ilişki

curiosity bilsem, merak

custody velayet

cyberbullying sanal zorbalık

cybernetics güdümbilim

cybersex addiction sanal sevi bağımlılığı

cycloplegia kirpiksi kas felci

cyclothymic disorder coşkunluk-çökkünlük bozukluğu

cynophobia köpek ürküsü

D

daily life activities günlük yaşam etkinlikleri

dasein varoluş

daseinsanalis varoluş çözümlemesi

day dreaming gündüz düşü

day hospital gündüz hastanesi

day residue gün artığı

death instinct ölüm içgüdüsü

decathexis yüksüzleştirme

decision tree karar ağacı

declerative memory bildirimsel bellek

decoding şifreçözüm

decompensation yetmezlik

decomposition ayrıştırma

deductive reasoning tümdengelimsel usyürütme

deep brain stimulation derin beyin uyarımı

defense mechanism savunma düzeneği

defensive emotion savunmacı duygu

deficit symtoms eksiklik belirtileri

defisit eksiklik

dehumanization insandışılaştırma

deinstitutionalization kurumdışılaştırma

deja entendu sanki duymuştum

deja pense sanki düşünmüştüm

deja vu sanki görmüştüm

delayed ejaculation geç boşalma

delayed sleep phase circadian rhythm sleep-wake disorder gecikmiş uyku evreli günlük dizem uyku-uyanıklık bozukluğu

delirium delirim

delirium tremens titremeli delirim

delta sleep delta uykusu

delta waves delta dalgaları

delusion of control denetlenme sanrısı

delusion of jealousy kıskançlık sanrısı

delusion of negation hiçlik sanrısı

delusion of persecution kötülük görme sanrısı

delusion of poverty yoksulluk sanrısı

delusion of reference alınma sanrısı

delusion sanrı

delusional (paranoid) disorder sanrılı bozukluk

delusional depression sanrılı çöküntü

demans bunama

dementia associated with alcoholism alkole bağlı bunama

dementia infantilis çocukluk bunaması

dementia of the Alzheimer type Alzheimer türü bunama

dementia praecox erken bunama

demography nüfus bilgisi

demophobia kalabalık ürküsü

dendrite saçak

denial yadsıma
dependence on therapy tedaviye bağımlılık
dependency bağımlılık
dependent personality disorder bağımlı kişilik bozukluğu
dependent variable bağımlı değişken
depersonalization özeyabancılaşma
depression çöküntü
depressive neurosis çöküntülü sinirce
depth psychology derinlik ruhbilimi
derailment raydan çıkma
derealization gerçekdışılaşma
dereistic thinking ilksel düşünme
descriptive psychiatry tanımlayıcı psikiyatri
descriptive statistics tanımlayıcı sayımbilim
desensitization duyarsızlaştırma
desicion making karar verme
designer drug sentetik ilaç
detachment ayrılma
determinism belirlenimcilik
detoxification arındırma
detumescence yumuşama
devaluation değersizleştirme
developmental arithmetic disorder gelişimsel matematik bozukluğu
developmental articulation disorder gelişimsel sesletim bozukluğu
developmental coordination disorder gelişimsel eşgüdüm bozukluğu
developmental disorders gelişimsel bozukluklar
developmental expressive language disorder gelişimsel anlatım dili bozukluğu
developmental expressive writing disorder gelişimsel yazılı anlatım bozukluğu
developmental reading disorder gelişimsel okuma bozukluğu
developmental receptive language disorder gelişimsel algısal dil bozukluğu
developmental word blindness gelişimsel sözcük körlüğü
deviation sapma
Diagnostic and Statistical Manual of Mental Disorders Ruhsal Bozuklukların Tanısal ve Sayımsal Elkitabı
dialectical behavior therapy eytişimsel davranışçı tedavi
diathesis-stress paradigm yatkınlık-zorlanım modeli
dichotomic thinking ikili düşünme
diction söyleyiş
diencephalon arabeyin
differential diagnosis ayırıcı tanı
differential reinforcement ayırt edici pekiştirme
differentiation ayrımlaşma
diglossia iki dillilik
diminished libido azalmış severk
dipsomania içki düşkünlüğü
directive approach yönlendirici yaklaşım
disability yetiyitimi
disconnection syndrome bağlantısızlık belirgesi
discontinuation syndrome kesilme belirgesi
discourse analysis söylem çözümlemesi
discrete learning ayrık öğrenme
discriminant analysis ayırt edici çözümleme
discrimination ayırt etme, ayrımcılık
discriminative stimulus ayırt edici uyaran
disinhibited social engagement disorder sınırsız toplumsal katılım bozukluğu
disinhibition engellememe
disintegration dağılma
disorder bozukluk
disorder of written expression yazılı anlatım bozukluğu
disorganized schizophrenia dağınık usyarılımı
disorientation yönelim bozukluğu

displaced aggression yön değiştirmiş saldırganlık

disposition yatkınlık

disruptive behavior disorders yıkıcı davranış bozuklukları

disruptive mood dysregulation disorder yıkıcı duygudurum düzenleyememe bozukluğu

dissociation çözülüm

dissociation syndrome çözülüm belirgesi

dissociative amnesia çözülümsel bellekyitimi

dissociative disorders çözülüm bozuklukları

dissociative fugue çözülümsel kaçış

dissociative identity disorder çözülümsel kimlik bozukluğu

dissociative trance disorder çözülümsel geçi bozukluğu

distortion çarpıtma

distractibility odaklanamama

distractible speech odaksız konuşma

distributive analysis and synthesis çözümleme ve bireşim yaparak sağaltım

dizygotic twins çift yumurta ikizi

doctor–patient relationship hasta-hekim ilişkisi

doctrine öğreti

dominance baskınlık

dopamine hypothesis dopamin varsayımı

dopamine-receptor agonists dopamin almaç eşetkinleri

dopamine-receptor antagonists dopamin almaç karşıtetkinleri

double bind çifte açmaz

double depression çifte çöküntü

double diagnosis çifte tanı

double personality çift kişilik

double-blind study design çift kör çalışma tasarımı

Draw-A-Person Test insan çizme testi

drawing test çizim testi

dread, fear korku

dream anxiety disorder rüya kaygı bozukluğu

dream rüya

dreamy state rüya hali

drive dürtü

drowsiness sersemlik

drug abuse ilaç kötüye kullanımı

drug dependence madde bağımlılığı

drug holiday ilaç tatili

drug interaction ilaç etkileşimi

drug levels ilaç düzeyleri

drug therapy ilaç tedavisi

drug tolerance ilaç katlancı

drug-induced Parkinsonism ilaca bağlı Parkinsonizm

DSM RB-TSE

DSM-5 RB-TSE-5

dual therapy çifte tedavi

dualism ikicilik

dual-sex therapy çifte yönelik cinsel tedavi

dummy takma

dyad toplumsal ikili

dyadic session ikili oturum

dynamic devimsel

dynamic psychiatry devimsel psikiyatri

dysarthria sesletim bozukluğu

dyscalculia hesaplama bozukluğu

dysdiadochokinesis ardışık hareket bozukluğu

dysgeusia tat bozukluğu

dysgraphia yazı bozukluğu

dyskinesia hareket bozukluğu

dyslalia konuşma kusuru

dyslexia okuma bozukluğu

dysmetria ölçüm bozukluğu

dysmorphophobia biçimsizlik ürküsü

dyspareunia ağrılı ilişki

dysphasia konuşma bozukluğu

dysphonia sesletim bozukluğu

dysphoria bunaltı

dysphoric mood bunaltılı duygudurum
dysprosody bürün bozukluğu
dyssocial behavior toplumdışı davranış
dyssomnias uyku bozulmaları
dysthymia çöküntülenim
dystonia kasıntı

E

early ejaculation erken boşalma
early onset erken başlangıç
early warning signs uyarıcı işaretler
eating disorders yeme bozuklukları
echolalia yankılama
echopraxia yansılama
ecological psychology çevre ruhbilimi
ecology çevrebilim
ecopsychiatry çevre psikiyatrisi
ecstasy coşka
educable öğretim görebilir
educational psychology eğitimsel ruhbilim
ego analysis benlik çözümlemesi
ego anxiety benlik kaygısı
ego benlik
ego boundaries benlik sınırları
ego catexis benlik yatırımı
ego complex benlik karmaşası
ego defense benlik savunması
ego development benlik gelişimi
ego drive benlik dürtüsü
ego functions benlik işlevleri
ego ideal benlik ülküsü
ego instinct benlik içgüdüsü
ego model benlik örneği
ego psychology benlik ruhbilimi
ego regression benlik gerilemesi
ego resistance benlik direnci
ego strength benlik gücü
ego-alien benliğe yabancı
egocentric benmerkezci
ego-coping skill benliğin başetme becerisi
ego-dystonic benliğe uyumsuz
ego-dystonic homosexuality benliğe uyumsuz eşcinsellik
egomania ben çılgınlığı
ego-syntonic benliğe uyumlu
eidetic image düşsel imge
ejaculation boşalma
ejaculatory incompetence boşalma yetersizliği
elaboration ayrıntılandırım
elation coşu
electra complex elektra karmaşası
electroconvulsive therapy elektrikli nöbet tedavisi
electrodermal response elektriksel deri tepkisi
electroencephalogram elektrikli beyin çizeneği
electrokardiography elektrikli yürek çizeneği
electromyogram elektrikli kas çizeneği
electroshock therapy elektrikli şok tedavisi
electrostimulation elektrikli uyarı
elementary hallucination öğesel varsanı
elevated mood yükselmiş duygulanım
elimination disorders dışa-atım bozuklukları
elopement hastaneden kaçış
emancipated minör reşit olmayan özgür çocuk
emancipation bağımsızlaşma
emotion duygu
emotional behavior duygusal davranış
emotional control duygu denetimi
emotional dependency duygusal bağımlılık
emotional deprivation duygusal yoksunluk
emotional development duygusal gelişim
emotional disorder duygusal bozukluk
emotional disturbance duygusal rahatsızlık

emotional illness duygusal hastalık
emotional insight duygusal içgörü
emotional instability duygusal dengesizlik
emotional intelligent duygusal zeka
emotional lability duygusal oynaklık
emotional maturity duygusal olgunluk
emotional security duygusal güvenlik
emotional stability duygusal denge
emotional support duygusal destek
empathy eşduyum
empirical görgül
empiricism görgücülük
empty nest syndrome boş yuva belirgesi
encapsulated delusion sınırlanmış sanrı
encephalitis beyin yangısı
encephalization beyinleşme
encephalopathy beyin sayrısı
encopresis dışkı kaçırma
encounter group karşılaşım grubu
endemic bölgesel
endocrine disorder hormon nedenli bozukluk
endogamy içevlilik
endogenous depression içkaynaklı çöküntü
endophenotype içsel dışyapı
engram bellek izi
ensefalizasyon index beyinleşme göstergesi
entomophobia böcek ürküsü
enuresis idrar kaçırma
environment çevre
environmentalism çevrecilik
epidemiology yaygınlık bilimi
epigenesis kalıtışım
epigenetic principle sıralı oluşum ilkesi
epilepsy sara
epileptic dementia sara bunaması
epileptic equivalent sara eşdeğeri
epileptic personality sara kişiliği
epiphenomenon yanolut
epiphysis üsttürek
episodic dönemsel
episodic memory dönemsel bellek
epistemology bilgibilim
erectile dysfunction sertleşme bozukluğu
ereksiyon sertleşme
eremophobia yalnızlık ürküsü
ergomania iş düşkünlüğü
erogenous zone kösnül bölge
eros kösnü
erotic kösnül
erotic transference kösnül aktarım
erotomania aşk çıldırısı
erythrophobia kızarma ürküsü
escape learning kaçma öğrenimi
estrogen dişileyen
ethics töre
ethnocentrism budun-merkezcilik
ethnology budunbilim
ethology gelişimsel davranış bilimi
etiology nedenbilim
etymology kökenbilim
euphoria coşku
euphoric mood coşkulu duygulanım
euphorohallucinogen coşkulu varsandıran
euthanasia onamlı ölüm
euthymia olağan duygudurum
euthymic olağan duygudurumlu
evasion savuşturma
event related euphoria olaya ilişkin coşku
event related potential olaya ilişkin gizilgüç
evoked potential uyarılmış gizilgüç
evolution evrim
exacerbation alevlenme
exaltation yüceltim
excited uyarıklık
excitement phase heyecan evresi
excitotoxicity uyarım zehirlenmesi
excoriation disorder deri sıyırma bozukluğu

executive ego function yürütücü benlik işlevi
exhaustion state tükenme durumu
exhibitionism gösterimcilik
existential psychotherapy varoluşçu ruhsaltedavi
existentialism varoluşçuluk
exogamy dışevlilik
exogenous dışkaynaklı
exorcism şeytan çıkarma
expansive mood kabarık duygudurum
experience deneyim
experiencing deneyimleme
experiment deney
experimental bias deneysel yanlılık
experimental design deney tasarımı
experimental group deney grubu
experimental neurosis deneysel sinirce
experimental psychology deneysel ruhbilim
expert witness tanık bilirkişi
explicit memory açık bellek
exploitative behavior sömürgen davranış
exploratory behavior keşifçi davranış
explosive personality patlayıcı kişilik
expressed emotion duygu dışavurumu
expression anlatım
expressive aphasia anlatımsal sözyitimi
expressive dysphasia anlatımsal konuşma bozukluğu
expressive therapy dışavurumcu tedavi
extended-family therapy geniş aile tedavisi
external environment dış çevre
external validity dış geçerlik
externalization dışsallaştırma
extinction sönme
extra sensory perception duyu-dışı algı
extrapsychic conflict dışsal çatışma
extrapyramidal side effect piramit-dışı yan etki
extrapyramidal syndrome piramit-dışı belirge
extrapyramidal system piramit-dışı dizge
extraversion dışadönüklük
extrovert dışadönük
eye movement desensitization and reprocessing göz hareketi duyarsızlatırması ve yeniden işlemleme

F

face validity yüzey geçerlik
factitious disorder by proxy bakıcının yapay bozukluğu
factitious disorder yapay bozukluk
factor analysis etmen çözümlemesi
failure to thrive büyüme yetersizliği
false memory yanlış bellek
false negative yanlış olumsuz
false positive yanlış olumlu
falsifiable hypothesis yanlışlanabilir varsayım
family constellation soyağacı
family education aile eğitimi
family neurosis ailesel sinirce
family therapy aile tedavisi
fatal familial insomnia ölümcül ailesel uykusuzluk
father substitute vekil baba
father surrogate vekil baba
fatigue yorgunluk
feeble-mindedness kıt akıllı
feedback geribildirim
feeding disorder of infancy or childhood çocukluk ya da bebeklik çağı beslenme bozukluğu
fellatio ağızla ilişki
female orgasmic disorder kadın dorudoyum bozukluğu
femaleness kadınlık
feminine identity kadın kimliği
fetal alcohol syndrome bebek alkol belirgesi

fetishism nesne seviciliği
fibromyalgia doku-ağrısı
fidgetiness huzursuzluk
field dependence alan bağımlılığı
field theory alan kuramı
field work alan çalışması
figure-ground perception şekil-zemin algısı
finger agnosia parmak tanımazlığı
five-factor theory beş etmen kuramı
fixation saplanma
flagellantism, flagellation kırbaçlama
flashback gerigeliş
flashback hallucinosis gerigeliş varsanılanımı
flashbulb memory çakar bellek
flat affect düz duygulanım
flight from reality gerçeklikten kaçış
flight of ideas fikir uçuşması
floccillation çarşaf-yırtım
flooding baskınlama
flow akış yaşantısı
fluent aphasia akıcı sözyitimi
folie à deux ikili delilik
follow-up examination izlem bakısı
forensic psychiatry adli psikiyatri
forensic psychology adli psikoloji
foreplay önsevişme
foreward masking ileri maskeleme
forgetting unutma
formal operations soyut düşünsel işlemler
formication karıncalanma
fragile X syndrome kırılgan X belirgesi
fragmentary delusion parçalı sanrı
frame of reference alınma dayanağı
free association serbest çağrışım
free floating anxiety bağlantısız kaygı
free will özgür istenç
frequency distribution sıklık dağılımı
frequency sıklık
frigidity cinsel soğukluk
frontal lobe önbeyin yumrusu
frontal lobe syndrome önbeyin yumru belirgesi
frontotemporal dementia önbeyin-şakak bunaması
frottage, frotteurism sürtünmecilik
frustration engellenme
frustration tolerance engellenme katlancı
fulfillment doyma
functional disorder işlevsel bozukluk
functional fixedness işlevsel saplanma
functional imaging işlevsel görüntüleme
functional işlevsel
functional neurological symptom disorder işlevgören sinirsel belirti bozukluğu
functionalism işlevselcilik
fusiform face area iğsi yüz tanıma alanı
fusion birleşme

G

galactorrhea sütgelimi
galvanic skin response galvanik deri tepkisi
gambling disorder kumar oynama bozukluğu
gamophobia evlenme ürküsü
gargoylism çörtenlik
gatekeeper gözetçi
gateway drugs geçiş maddeleri
gating kapılama
gay gey
gen kalıt
gender dysphoria cinsiyet bunaltısı
gender identity cinsiyet kimliği
gender identity disorder cinsiyet kimliği bozukluğu
gender role cinsiyet rolü
general adaptation syndrome genel uyum belirgesi
general paralysis genel felç
general systems theory genel dizgeler kuramı

generalization genelleme
generalized anxiety disorder yaygın kaygı bozukluğu
generalized anxiety yaygın kaygı
generalized other genelleştirilmiş başkası
generalized tonic–clonic seizure yaygın gerimli-tutarıklı nöbet
genetic counseling kalıtım danışmanlığı
genetic endowment kalıtsal yapı
genetic marker kalıtsal belirteç
genital phase cinsel evre
genito-pelvic pain ağrılı cinsel ilişki
genotype soyyapı
geriatric psychiatry yaşlılık psikiyatrisi
geriatrics yaşlılık bilimi
gerontology yaşlılık bilimi
gerontophilia yaşlı düşkünlüğü
gerontophobia yaşlılık ürküsü
gestalt psychology örüntü ruhbilimi
gestalt therapy örüntü tedavisi
gesture devini
glia destekgöze
global aphasia genel sözyitimi
global assessment of functioning scale işlevselliği genel değerlendirme ölçeği
global developmental delay genel gelişim gecikmesi
globus hystericus dönüşümceli düğümlenme
glossolalia dilden konuşma
goal-directed behavior amaca yönelik davranış
go-around dahil etmek
gonadal dysgenesis eşeysel gelişim bozukluğu
good enough mothering yeterince iyi annelik
grafomania yazma düşkünlüğü
grand mal epilepsy büyük nöbet
grandiose delusion büyüklük sanrısı
grandiosity büyüklenme
gray-out syndrome göz kararması belirgesi
grey matter gri (boz) cevher
grief elem
grimace yüz buruşturma
group analytic psychotherapy çözümleyici grup tedavisi
group cohesion grup kaynaşması
group dynamics grup devimleri
group grup
group mind grup ruhu
group practice grup çalışması
group pressure grup baskısı
group process grup süreci
group psychotherapy grup (ruhsal) tedavisi
group relations theory grup ilişkileri kuramı
growth principle büyüme ilkesi
guardianship vesayet
guilt suçluluk
gustatory hallucination tat varsanısı
gynandry dişil-er
gynecomastia meme büyümesi
gynephobia kadın ürküsü
gyrectomy kıvrım-çıkarım
gyrification index kıvrımlaşma göstergesi
gyrus kıvrım

H

habeas corpus ihzar emri
habit alışkanlık
habit deterioration alışkanlık yozlaşması
habituation alışma
halfway house geçiş evi
hallucination varsanı
hallucinogen varsandıran
hallucinogenic drug varsandırıcı ilaç
hallucinosis varsanılanım
halo effect ayla etkisi
handicapped engelli
haphephobia dokunulma ürküsü
haplology hece atlama

haptic hallucination dokunsal varsanı
harm avoidance zarardan kaçınma
harm reduction zarar azaltma
hashish kubar
health insurance sağlık sigortası
healthy identification sağlıklı özdeşim
hearsay söylenti
hebephrenia hebefreni
hedon haz
hedonism hazcılık
hedonistic utilitarianism hazcı yararcılık
helplessness çaresizlik
hematophobia kan ürküsü
hemispheric dominance yarıküre baskınlığı
herd instinct sürü içgüdüsü
here-and-now approach şimdi-burada yaklaşımı
heredity soyaçekim
heredity-predisposition theory kalıtımsal yatkınlık kuramı
hermaphrodite çifteşeyli
heroin eroin
heterogeneity ayrışıklık
heterosexuality karşıcinsellik
heterozygous melez
heuristic buluşsal
high expressed emotion aşırı duygu dışavurumu
histrionic personality disorder gösterişçi kişilik bozukluğu
hoarding disorder biriktiricilik bozukluğu
holism tümcülük
holophrastic tümdeyiş
homeless evsiz
homeostasis dengelenim
homophobia eşcinsel ürküsü
homosexual panic eşcinsellik ürküntüsü
homosexuality eşcinsellik
honor onur
hostile transference düşmancıl aktarım
hostility düşmanlık
hotline yardım hattı
house-tree-person test ev-ağaç-kişi testi
human immunodeficiency virus insan bağışıklık yetmezliği sarganı
humanistic theory insancıl kuram
humiliation küçük düşme
humor mizah
hunger açlık
hydrocephalus sulu beyin
hydrophobia su ürküsü
hydrotherapy su tedavisi
hyperactivity aşırı hareketlilik
hyperalgesia ağrı duyarlığı
hyperalgesia aşırı ağrı
hyperarousal aşırı uyarılmışlık
hyperesthesia aşırı duyum
hyperkinesis aşırı etkinlik
hyperkinetic syndrome aşırı etkinlik belirgesi
hypermnesia aşırı anımsama
hyperorexia aşırı iştah
hyperphagia aşırı yeme
hyperpragia aşırı düşünme
hypersensitivity aşırı duyarlılık
hypersexuality aşırı cinsellik
hypersomnia aşırı uyku
hypersomnolence disorder aşırı uyku bozukluğu
hypertensive crisis yüksek kan basıncı krizi
hypertensive encephalopathy yüksek kan basıncına bağlı beyinsayrısı
hyperthyroidism kalkan bezi hormon aşırılığı
hyperventilation aşırı soluma
hypervigilance aşırı uyanıklık
hypesthesia azalmış duyum
hypnagogic hallucination dalma varsanısı
hypnoanalysis uyutumlu çözümleme
hypnodrama uyutumlu oyunlama

hypnoid state uyutum durumu
hypnophobia uyuma ürküsü
hypnopompic hallucination uyanma varsanısı
hypnosis uyutum
hypnotherapy uyutumlu tedavi
hypnotic uyutucu
hypoactive sexual desire disorder azalmış cinsel istek bozukluğu
hypoactivity azalmış hareketlilik
hypochondriacal neurosis hastalık kuruntulanımı
hypochondriasis hastalık kuruntusu
hypoglycemia düşük kan şekeri
hypomania coşuntu
hypophysis alttürek
hypothalamus oda-altı
hypothesis varsayım
hypothyroidism kalkan bezi hormon yetmezliği
hysteria dönüşümce
hysterical anesthesia dönüşümceli duyuyitimi
hysterical personality dönüşümceli kişilik
hysterics dönüşümceli
I
ICD UHS
I-it ben-o
International Classification of Diseases Uluslararası Hastalık Sınıflandırması
I-you ben-sen
iatrogenic tedavi nedenli
ice buz
id altbenlik
idea of reference alınma düşüncesi
idealization ülküleştirim
ideas of unreality gerçekdışılık düşünceleri
ideational shield düşünsel kalkan
idée fixe sabit fikir
identical twins özdeş ikiz
identification özdeşim
identification with the aggressor saldırganla özdeşim
identity crisis kimlik bunalımı
identity disorder kimlik bozukluğu
identity kimlik
identity need kimlik gereksinimi
idiopathic nedeni bilinmeyen
idiot ebleh
idiotropic özedönük
idiot-savant aptal dahi
illness anxiety disorder hastalık kaygısı bozukluğu
illogical thinking mantıkdışı düşünme
illogicality mantıkdışılık
illuminism ışıklanım
illusion yanılsama
imaginary companion düşsel arkadaş
imago büyükler imgesi
imbecile budala
imitation öykünme, taklit
immediate memory anlık bellek
impaired insight içgörü bozulması
impaired judgment yargılama bozukluğu
implosion içsel patlama
impotence iktidarsızlık
imprinting basımlama
improvisation doğaçlama
impulse control dürtü denetimi
impulse itki, dürtü
impulse-control disorders dürtü denetim bozuklukları
impulsion dürtülenim
inappropriate affect uygunsuz duygulanım
incest yasaksevi
incidence rate sıklık oranı
incidence sıklık
incoherence tutarsızlık
incoherent speech tutarsız konuşma
incompetence yetersizlik
incorporation içe alım
increased libido artmış severk

independent living bağımsız yaşam
independent variable bağımsız değişken
individual birey
individual counceling bireysel danışma
individual psychology bireysel ruhbilim
individual therapy bireysel tedavi
individuation bireyleşme
induced psychotic disorder uyarılmış çıldırılı bozukluk
inductive reasoning tümevarımsal usyürütme
industrial psychiatry endüstri psikiyatrisi
industry versus inferiority beceriye karşı aşağılık duygusu
ineffability tanımlanmazlık
infancy bebeklik
infant psychiatry bebek psikiyatrisi
infantile amnesia bebeklik bellekyitimi
infantile articulation bebeksi sesletim
infantile attachment disorder bebeklik bağlanma bozukluğu
infantile autism bebeklik otizmi
infantile behavior bebeksi davranış
infantile dynamics bebeklik devimleri
infantile omnipotence bebeklik tümgüçlülüğü
infantile perseveration bebeksi yineyineleme
infantile sexuality bebek cinselliği
infantilism bebeksilik
inferential statistics çıkarımsal sayımbilim
inferential thinking çıkarımsal düşünme
inferiority complex aşağılık karmaşası
inferiority feeling aşağılık duygusu
information processing bilgi işleme
information theory bilişim kuramı
information, knowledge bilgi
informed consent aydınlatılmış onam
infradian rhythm günötesi dizem
infusion damardan sıvı aktarımı
inhalant uçucu
inhibited female orgasm ketlenmiş kadın dorudoyumu
inhibited male orgasm ketlenmiş erkek dorudoyumu
inhibited sexual excitement ketlenmiş cinsel heyecan
inhibition engelleme
initial insomnia başlangıç uykusuzluğu
inoculation hypothesis aşılama varsayımı
insane deli
insanity defense delilik savunması
insanity delilik
insecure attachment güvensiz bağlanma
insecurity güvensizlik
insight içgörü
insight therapy içgörü tedavisi
insight-oriented psychotherapy içgörü yönelimli ruhsaltedavi
insomnia disorder uykusuzluk bozukluğu
inspiration esin
instability dengesizlik
instinct içgüdü
institutionalization kuruma yerleştirme
instrumental conditioning araçsal koşullama
intake kabul
integration bütünleşme
intellectual developmental disorder anlak gelişim bozukluğu
intellectual insight düşünsel içgörü
intellectualization düşünselleştirme
intelligence quotient zeka katsayısı
intelligence test zeka testi
intelligence zeka
intermediate believes ara inançlar
intermission ara verme
intermittent explosive disorder aralıklı patlayıcı bozukluk
intermittent reinforcement aralıklı pekiştirme
internal environment iç çevre

internalization içselleştirme
interneuron ara sinirgöze
internship çıraklık
interobserver reliability gözlemciler arası güvenirlik
interpersonal conflict kişilerarası çatışma
interpersonal psychiatry kişilerarası psikiyatri
interpersonal psychotherapy kişilerarası ruhsaltedavi
interpersonal skill kişilerarası beceri
interpretation yorumlama
interrater reliability değerlendiriciler arası güvenirlik
intervening variable ara değişken
interview görüşme
intoxication zehirlenme
intrapersonal conflict iç çatışma
intrapsychic ataxia içsel sarsaklanım
intrapsychic conflict içsel çatışma
intrapsychic içsel
intravenous damariçi
introjection içe atım
intropunitive içsel cezalandırma
introspection içebakış
introversion içedönüklük
introvert içedönük
introverted personality disorder içedönük kişilik bozukluğu
intuition sezgi
inversion döneklik
involuntary admission istemsiz yatış
involuntary discharge istemsiz taburculuk
involuntary treatment istemsiz tedavi
involutional melancholia içeçekilim karaçöküntüsü
involutional psychosis içeçekilim çıldırısı
irrational usdışı
irrationalism usdışıcılık
irregular sleep-wake type circadian rhythm sleep-wake disorder düzensiz uyku-uyanıklık türü günlük dizem uyku-uyanıklık bozukluğu
irrelevant answer ilgisiz yanıt
irresistible impulse karşı konulamayan dürtü
irritability uyarılganlık
irritable mood uyarılgan duygudurum
isolated explosive disorder yalıtık patlayıcı bozukluk
isolation yalıtım
isophilic eşsever

J

jamais vu sanki görmemiştim
jargon aphasia jargon sözyitimi
jealousy kıskançlık
jet lag jet gecikmesi
judgment yargılama
jumping to conclusion sonuca atlama
justice adalet
juvenile delinquency çocuk suçluluğu

K

kindling effect tutuşma etkisi
kinesiology hareketbilim
kinesis devinim
kinesthetic hallucination hareketsel varsanı
kinesthetic sense hareket duyusu
kleptomania çalma düşkünlüğü

L

la belle indifférence güzel aldırmazlık
labile affect oynak duygulanım
labile mood oynak duygudurum
labile oynak
lability oynaklık
laconic speech kısa konuşma
lacunar amnesia boşluklu unutkanlık
lalophobia konuşma ürküsü
langua dilyetisi
language acquisition dil edinimi
language dil
language disorder dil bozukluğu

lapse sürçme

lapsus linguae dil sürçmesi

late language emergence gecikmiş dil gelişimi

late luteal phase dysphoric disorder geç sararma evresi bunaltı bozukluğu

latency phase gizillik evresi

latent content gizil içerik

latent homosexuality gizil eşcinsellik

latent schizophrenia gizil usyarılımı

latent time gizil zaman

laterality yanallık

law of association çağrışım yasaları

learned autonomic control öğrenilmiş özerk denetim

learned helplessness öğrenilmiş çaresizlik

learned hopelessness öğrenilmiş umutsuzluk

learning disorder öğrenme bozukluğu

learning öğrenme

learning theory öğrenme kuramı

lesbianism sevicilik

lesion hasar

lethologica sözcük unutkanlığı

letter yazaç

leukotomy beyaz cevher kesimi

Lewy body disease Lewy cisimcikli hastalık

liaison nursing işbirliği hemşireliği

liaison psychiatry işbirliği psikiyatrisi

libido severk

life cycle yaşam döngüsü

life events yaşam olayları

life expectancy yaşam beklentisi

life instinct yaşam içgüdüsü

life space yaşam alanı

lifetime expectancy yaşamboyu beklenti

lifetime prevalence yaşamboyu yaygınlık

lilliputian hallucination cüce varsanısı

limbic association cortex sınır bağlantı kabuğu

limbic system sınır dizge

linguistic level dil düzeyi

living will yaşam kararı

lobotomy yumrukesim

localized amnesia bölgesel unutkanlık

location constancy yer değişmezliği

locus ceruleus mavi çekirdek

locus of control denetim odağı

logorrhea söz ishali

logotherapy anlam tedavisi

longitudinal study boylamsal çalışma

long-term memory uzun süreli bellek

long-term potentiation uzun süreli güçlendirme

looking-glass self ayna benlik

loosening of associations çağrışım gevşekliği

loyalty bağlılık

lumbar puncture belden girim

lust dynamism şehvet devinimi

lying yalan söyleme

M

macropsia irigörü

magical thinking büyüsel düşünce

magnetic resonance imaging manyetik yankılaşım görüntülemesi

maintenance therapy sürdürüm tedavisi

major affective disorder yeğin duygulanım bozukluğu

major depressive disorder yeğin çöküntü bozukluğu

major depressive episode, melancholic type yeğin çöküntü dönemi, karaçöküntü türü

major epilepsy yeğin sara

major motor seizure yeğin devinimsel nöbet

major neurocognitive disorder yeğin sinirbiliş bozukluğu

major tranquilizer yeğin yatıştırıcı

maladaptive, discordance uyumsuzluk

male erectile disorder erkekte sertleşme bozukluğu
male hypoactive sexual desire disorder erkekte azalmış cinsel istek bozukluğu
maleness erkeklik
malingering sayrıcalık
malpractice hatalı uygulama
mania taşıntı
manic taşkın
manic–depressive illness taşıntı çöküntü hastalığı
manifest content açık içerik
manipulation yöneyleyim
mannerism tarzcılık
mantra zikir
marathon group therapy uzunkoşu grup tedavisi
marijuana esrar
marital counseling evlilik danışmanlığı
marital problems evlilik sorunları
marriage therapy evlilik tedavisi
masculine identity eril kimlik
masculine protest eril başkaldırı
masculinity-femininity scale erillik-dişilik ölçeği
masking maskeleme
masochism özezerlik
masturbation özdoyurum
maternal deprivation anne yoksunluğu
matriarchal anaerkil
maturation olgunlaşma
maturational crises olgunlaşma bunalımları
maturity olgunluk
maximization and minimization abartma ve azımsama
maximum security unit yüksek güvenlikli birim
mean deviation ortalama sapma
median ortanca
medical audit tıbbi denetim
medical care tıbbi bakım
medical ethics tıp töresi
medical psychology tıpsal ruhbilim
medical record tıbbi özet
medical review tıbbi inceleme
medication-induced movement disorders ilaca bağlı hareket bozuklukları
meditation dalınç
megalomania büyüklenme düşkünlüğü
melancholia karaçöküntü
memesis belletim
memorize belleme
memory bellek
menarche ilk adet
mens rea kasıt
mental aberration ussal sapma
mental age zeka yaşı
mental competence akli yeterlilik
mental deficiency ussal yetersizlik
mental disease ruhsal hastalık
mental disorder ruhsal bozukluk
mental health ruh sağlığı
mental hygiene ruhsal sağlıklanım
mental illness ruhsal rahatsızlık
mental imagination ussal imgelem
mental maturity ussal olgunluk
mental model ussal örnek
mental patient akıl hastası
mental practice ussal alıştırma
mental process ussal süreç
mental representation ussal temsil
mental retardation zeka geriliği
mental status examination ruhsal durum irdelemesi
mental status ruhsal durum
mentalizing ussallaştırım
merycism geviş
meta-analysis üst-çözümleme
metabolic syndrome özüştürüm belirgesi
metabolism özüştürüm
metamorphosis başkalaşım

metaphysics fizikötesi
metapsychiatry psikiyatri-ötesi
metapsychology ruhbilim-ötesi
method yöntem
metonymy adaktarma
microcephaly küçükkafa
micropsia küçükgörü
midbrain ortabeyin
middle adulthood orta erişkinlik
middle insomnia orta uykusuzluk
midlife crisis orta yaş bunalımı
migraine migren
mild mental retardation hafif zeka geriliği
mild neurocognitive disorder hafif sinirbilişsel bozukluk
milieu therapy ortam tedavisi
mimicry taklitçilik
mind reading akıl okuma
mind us
mindblind uskörlüğü
mindfullness durugörü
mindset usyapı
mindsight usgörü
minimal brain dysfunction hafif beyin işlev bozukluğu
minor epilepsy küçük sara
minor tranquilizer hafif yatıştırıcı
mirror neurons ayna sinirgözeleri
mirroring aynalama
misidentification yanlış tanıma
mixoscopia eşsevişmesini gözetleme
mnemonic anımsatım
mode kip
modeling örnekseme
moderate mental retardation orta zeka geriliği
molecular psychiatry moleküler psikiyatri
moneme anlambirim
mongolism mongolluk
monolingualism, unilingualism tekdillilik
monomania teklik düşkünlüğü
monosymptomatic hypochondriac psychosis tek belirtili kuruntu çıldırısı
monozygotic twin tek yumurta ikizi
mood disorders duygudurum bozuklukları
mood duygudurum
mood stabilizer duygudurum dengeleyici
mood swing duygudurum dalgalanması
mood-congruent delusion duygudurumla uyumlu sanrı
mood-congruent hallucination duygudurumla uyumlu varsanı
mood-congruent psychotic features duygudurumla uyumlu çıldırılı özellikler
mood-incongruent delusion duygudurumla uyumsuz sanrı
mood-incongruent hallucination duygudurumla uyumsuz varsanı
mood-incongruent psychotic features duygudurumla uyumsuz çıldırılı özellikler
moral anxiety törel kaygı
moral emotions törel duygular
moral treatment moral tedavi
morals töre
morbid jealousy sayrıl kıskançlık
morbid perplexity hastalıklı kafa karışıklığı
moron ahmak
morphology biçimbilim
mother surrogate vekil anne
motivation güdülenim
motivational interview güdüleyici görüşme
motive güdü
motor aphasia devinimsel sözyitimi
motor area devinimsel alan
motor coordination devinimsel eşgüdüm
motor cortex devinim kabuğu
motor development devinimsel gelişim
motor devinim
motor disorders devinim bozuklukları
motor expression devinimsel anlatım

motor learning devinimsel öğrenme
mourning matem
multicollinearity çoklu ortak doğrusallık
multi-infarct dementia çoklu tıkanım bunaması
multiple delusions çoklu sanrı
multiple personality disorder çoğul kişilik bozukluğu
multiple regression çoklu regresyon
multiple therapy çoklu tedavi
multivariate analysis çok değişkenli çözümleme
mutation değişinim
mutism konuşmazlık
mydriasis gözbebeği büyümesi
myelin sinir kılıfı
mysophobia pislik ürküsü
mythomania yalan düşkünlüğü
N
narcissism özseverlik
narcissistic personality disorder özsever kişilik bozukluğu
narcoanalysis uyuşturum çözümlemesi
narcolepsy uyuyakalım
narcosis uyuşturum
narcotherapy uyuşturum tedavisi
narcotic blockade uyuşturucu ketlemesi
narcotic uyuşturucu
naturalistic observation doğal gözlem
nature-nurture controversy doğa-çevre çekişmesi
necromania ölü düşkünlüğü
necrophilia ölü seviciliği
necrophobia ölü ürküsü
need for achievement başarı gereksinimi
need for approval onaylanma gereksinimi
need for power güç gereksinimi
need gereksinim
needle phobia iğne ürküsü
negative reinforcement olumsuz pekiştirme
negative symptoms yoksulluk belirtileri
negative transference olumsuz aktarım
negativism olumsuzculuk
neologism sözcükleme
nerve fiber/fibre sinir lifi
nervous breakdown sinir krizi
nervous system sinir dizgesi
neural network sinir ağları
neuroasthenia sinir argınlığı
neurochemistry sinirsel kimya
neurocirculatory asthenia sinir dolaşım argınlığı
neurocognitive disorder sinirbilişsel bozukluk
neurodegeneration sinir yozlaşması
neuroendocrinology sinirsel içsalgı bilimi
neurohormone sinirsel hormon
neuroleptic drug sinirtutan ilaç
neuroleptic malignant syndrome sinirtutan kötücül belirge
neurological amnesia sinirsel bellekyitimi
neurological disorders sinirsel bozukluklar
neurologist sinir hastalıkları uzmanı
neurology sinir hastalıkları bilimi
neuromodulator sinirdüzenleyici
neuron sinirgöze
neuronal plasticity sinirsel esneklik
neuropathology sinirsel sayrıbilim
neurophysiology sinirişlev bilimi
neuropsychiatry ruh ve sinir hastalıkları
neuroreceptors sinir almaçları
neuroscience sinirbilim
neurosis sinirce
neurotic disorder sinirceli bozukluk
neurotic process sinirceli süreç
neurotoxin sinir zehiri
neurotransmitter siniriletici
neurotrophic factors sinir geliştiren etmenler
nicotine dependence nikotin bağımlılığı
night eating syndrome gece yeme belirgesi

night hospital gece hastanesi
nightmare kabus
night-terror gece korkusu
nihilism hiççilik
nihilistic delusion hiçlik sanrısı
nitrogen narcosis azot uyuşturumu
noesis mehdilik doğuşu
nominal aphasia adlandırma yitimi
nonaffective hallucination duyguyla ilişkisiz varsanı
noncompliance with medical treatment tıbbi tedaviye uyumsuzluk
nondirective approach yönlendirici olmayan yaklaşım
nonfluent aphasia akıcı olmayan sözyitimi
nonparametric değiştirgesel olmayan
non-rapid eye movement (Non-REM) sleep arousal dlsorders hızlı göz hareketi dışı (HGH-D) uykudan uyanma bozuklukları
nonreactive depression tepkisel olmayan çöküntü
normality olağanlık
nosology hastalık sınıflandırması
nosophobia hastalanma ürküsü
not otherwise specified başka türlü adlandırılamayan
nuclear family çekirdek aile
nucleus, ganglion çekirdek
null hypothesis sıfır varsayımı
nymphomania azgın kadınlık
O
obeidence boyun eğme
object concept nesne kavramı
object loss nesne kaybı
object nesne
object permanence nesne sürekliliği
object relation nesne ilişkisi
object relations theory nesne ilişkileri kuramı
objective psyche nesnel ruh
objective recovery nesnel iyileşme
objective tests nesnel testler
observation gözlem
observational learning gözlemsel öğrenme
obsession takıntı
obsessional jealousy disorder takıntılı kıskançlık bozukluğu
obsessive-compulsive and related disorders takıntı zorlantı ve ilişkili bozukluklar
obsessive-compulsive disorder takıntı zorlantı bozukluğu
obsessive-compulsive personality disorder takınaklı kişilik bozukluğu
obsessive-compulsive personality takınaklı kişilik
obstructive sleep apnea uykuda tıkayıcı nefesyitimi
occipital lobe arkabeyin yumrusu
occupational problem mesleksel sorun
occupational psychiatry işyeri psikiyatrisi
occupational therapy uğraş tedavisi
oedipal phase ödipal dönem
Oedipus complex Oedipus karmaşası
olfactory hallucination koku varsanısı
olfactory reference syndrome kokusal alınganlık belirgesi
oligodentrocyt azsaçaklı-göze
oligophrenia zekakıtlığı
omnipotence tümgüçlülük
oneiroid state düşsel durum
ontogenesis bireyoluş
ontogenetic bireyoluşsal
open hospital açık hastane
operant behavior edimsel davranış
operant conditioning edimsel koşullama
operational definition işevuruk tanım
opiate receptor opiyat almacı
opportunism fırsatçılık
oppositional defiant disorder karşıt olma karşı gelme bozukluğu
optical cortex görme kabuğu
optimism iyimserlik

oral aggressivity ağızsal saldırganlık
oral character ağızsal kişilik
oral dependence ağızsal bağımlılık
oral dyskinesia ağız kasılımı
oral erotism ağızsal kösnüllük
oral phase ağızsal dönem
organel organcık
organic anxiety syndrome organik kaygı belirgesi
organic delusional disorder organik sanrılı bozukluk
organic disorder organik bozukluk
organic hallucinosis organik varsanılanım
organic mental disorder organik ruhsal bozukluk
organic mental syndrome organik ruhsal belirge
organic mood syndrome organik duygudurum belirgesi
organic organik
organic personality syndrome organik kişilik belirgesi
organism organizma
orgasm disorders dorudoyum bozuklukları
orgasm dorudoyum
orgasmic phase dorudoyum evresi
orgasmic platform dorudoyum düzlemi
orientation yönelim
orphan drug yetim ilaç
orthomolecular psychiatry ortomoleküler psikiyatri
orthomolecular treatment ortomoleküler tedavi
orthopsychiatry ortopsikiyatri
orthostatic hypotension dikelirken kan basıncı düşmesi
Othello syndrome Othello belirgesi
other interpersonal problems diğer kişilerarası sorunlar
other specified family circumstance başka türlü tanımlanmış ailesel durum
other specified feeding and eating disorder tanımlanmış diğer beslenme ve yeme bozukluğu
outcome variable sonuç değişkeni
outpatient ayaktan hasta
ovarian dysgenesis kusurlu yumurtalık gelişimi
overactivity aşırı-etkinlik
overanxious disorder aşırı kaygı bozukluğu
overcompensation aşırı yerinekoyum
overdetermination aşırıbelirlenim
overgeneralization aşırı genelleme
overt behavior açık davranış
overt homosexuality açık eşcinsellik
overvalued idea yüklü düşünce

P

pain ağrı
pain disorder ağrı bozukluğu
pain principle acı ilkesi
pain-pleasure principle acı-haz ilkesi
palilalia bozuk plak konuşması
panic attack ürküntü atağı
panic disorder ürküntü bozukluğu
panic ürküntü
panphobia herşey ürküsü
pantomime sessiz oyun
paradoxical sleep çelişkisel uyku
parallel distrubited processing koşut dağılımlı işlemleme
paralogia yandan mantık
paralysis agitans kışkırtılı felç
paralytic ileus felçli bağırsak tıkanımı
parameter değiştirge
parametric değiştirgen
parametric tests of significance değiştirgesel anlamlılık testleri
paramnesia çarpık bellek
paranoia yandan düşünce
paranoiac kuşkucu
paranoid delusion kuşku sanrısı

paranoid ideation kuşkucu düşünce

paranoid personality disorder kuşkucu kişilik bozukluğu

paranoid schzophrenia kuşkucu usyarılımı

paraphasia sözcük çarpıtma

paraphilia çarpık cinsellik

paraphrenia yandan usyarılımı

parapraxis davranış sürçmesi

paraprofessional uğraşman

parapsyhcology yandan-ruhbilim

parasempatic nervous system gevşeltici sinir dizgesi

parasomnias uyku çarpıklıkları

parataxic distortion yargı ve tutum çarpıtması

parental image anababa imgesi

parent-child problem anababa-çocuk sorunu

paresis inmece

paresthesia dokunsal yanılgı

parietal lobe yanbeyin yumrusu

parieto-temporal-occipital association cortex yanbeyin-şakak-arkabeyin bağlantı kabuğu

parkinson disease parkinson hastalığı

parkinsonism parkinsonizm

partial hospitalization kısmi hastane yatışı

partial insanity kısmi delilik

passion tutku

passive-aggressive personality disorder edilgen saldırgan kişilik bozukluğu

passive-dependent personality edilgen bağımlı kişilik

passivity need edilgenlik gereksinimi

pastoral counseling manevi danışmanlık

paternalism babacılık

pathological alcohol intoxication özgün alkol zehirlenmesi

pathological gambling sayrıl kumar oynama

pathological intoxication sayrıl zehirlenme

pathology sayrıbilim

pathophobia sayrı ürküsü

pathos sayrı

patognomonic sayrıgöstergesel

patriarchy ataerkil

paucity of speech konuşma yetersizliği

Pavlovian conditoning Pavlov koşullaması

Pavlovianism Pavlovculuk

pavor nocturnus gece korkusu

peccatophobia günah ürküsü

pecking order kıdem düzeni

pedarasty oğlancılık

pedophilia sübyancılık

pedophobia çocuk ürküsü

peer pressure akran baskısı

peer review hakem incelemesi

peer support group akran destek grubu

pellagra kabazar

penetration disorder içe girme bozukluğu

penis envy kamış kıskançlığı

perceive algılama

perception algı

perceptual constancy algısal değişmezlik

perceptual field algı alanı

perceptual filtering algısal süzme

perceptual learning algısal öğrenme

perceptual masking algısal maskeleme

perceptual set algısal kurulum

perceptual unity algısal bütünlük

perceptualization algısallaştırma

perceptual-motor learning algısal-devinimsel öğrenme

perfectionism mükemmeliyetçilik

performance başarım

periferic nervous system çevresel sinir dizgesi

period prevalence dönem yaygınlığı

peripartum depression doğum dönemi çöküntüsü

perseveration yineyineleyim

persistence direşkenlik

persistent (chronic) motor or vocal tick disorder süreğen devinimsel ya da sessel seğirti bozukluğu
persistent complex bereavement disorder inatçı karmaşık yas bozukluğu
persona şahsiyet
personality disorder kişilik bozukluğu
personality kişilik
personality traits kişilik özellikleri
persuasion ikna
pervasive developmental disorders yaygın gelişimsel bozukluklar
perversion sapkınlık
perverted logic sapkın mantık
pessimism karamsarlık
petit mal epilepsy küçük nöbetli sara
phallic overbearance erkeklik zorbalığı
phallic phase kamışsal evre
phantasy düşlem
phantom limb hayalet organ
pharmacokinetics ilaç hareketliliği
pharmacotherapy ilaç tedavisi
phase of life problem yaşam evresi sorunu
phenomenology olutbilim
phenomenon olut
phenotype dışyapı
pheromone kimyasalileti
philogenetic türoluşsal
phlegmatic ağırkanlı
phobia ürkü
phobic disorder ürkü bozukluğu
phobic neurosis ürkü sinircesi
phonological disorder sessel bozukluk
phonophobia ses ürküsü
photophobia ışık ürküsü
phrenology kafabilimi
physical dependence fiziksel bağımlılık
physical disorder fiziksel bozukluk
physiolological psychology bedenişlevsel ruhbilim
pica toprak yeme
Pick disease Pick hastalığı
Pickwickian syndrome Pickwick belirgesi
placebo effect ilacımsı etkisi
placebo ilacımsı
plaques plaklar
plasma level plazma düzeyi
plasticity esneklik
plateau phase plato evresi
play therapy oyun tedavisi
pleasure principle haz ilkesi
pleonexia açgözlülük
pluralism çoğulculuk
point prevalance nokta yaygınlığı
polygenic çok genli
polymorphous perverse sexuality çokyönlü cinsel sapma
polyphagia çokyeme
polysomnography çoklu uyku çizeneği
polysubstance dependence çoklu madde bağımlılığı
polyuria çokidrar
population nüfus
porfiria güvezce
positive dissosiative experience olumlu çözülümsel deneyim
positive reinforcement olumlu pekiştirme
positive symptoms taşkınlık belirtileri
positive transference olumlu aktarım
positron emission tomography artıcık yayıcı kesitçekim
post ictal nöbet ardı
postpartum depression doğumardı çöküntü
postpartum psychosis doğumardı çıldırı
posttraumatic stress disorder örselenme sonrası zorlanım bozukluğu
postural tremor duruşsal titreme
posture beden duruşu
posturing duruş-alım
potance iktidar
potential gizilgüç

poverty of content of speech konuşma içeriği yoksulluğu
poverty of speech konuşma yoksulluğu
practical kılgısal
practice effect uygulama etkisi
preconscious önbilinç
predictive validity yordayıcı geçerlik
predictive value yordayıcılık değeri
predictor variable yordayıcı değişken
prefrontal association cortex enönbeyin bağlantı kabuğu
prefrontal lobotomy enönbeyin yumrukesim
pregenital stages cinsellik öncesi evreler
prejudice önyargı
prematüre ejaculation erken boşalma
premenstrual dysphoric disorder adet öncesi bunaltı bozukluğu
premorbid hastalık öncesi
preoccupation of thought düşünsel aşırı uğraş
prepulse inhibition önuyaran engellemesi
presenil dementia yaşlılık öncesi bunama
presenium yaşlılık öncesi
pressure of speech konuşma baskısı
pressured speech basınçlı konuşma
prevalence rate yaygınlık oranı
prevalence yaygınlık
preventive psychiatry koruyucu psikiyatri
primal father ilk baba
primal scene ilk sahne
primary care physcian birinci basamak hekimi
primary diagnosis birincil tanı
primary emotion birincil duygu
primary gain birincil kazanç
primary mental abilities birincil ussal yetiler
primary narcissism birincil özseverlik
primary parkinsonism birincil Parkinson belirgesi
primary prevention birincil koruma
primary process thinking birincil düşünme süreci
primary reinforcer birincil pekiştirici
primary retarded ejeculation birincil geç boşalma
primary trauma birincil örse
primitive idealization ilkel ülküleştirim
principal diagnosis temel tanı
priniple of organization düzenleme ilkesi
prion disease prion hastalığı
prison neurosis cezaevi sinircesi
prison psychosis cezaevi çıldırısı
privacy gizlilik
privilege ayrıcalık
privileged communication ayrıcalıklı iletişim
probability olasılık
problem oriented record soruna yönelik kayıt
problem-solving skills sorun çözme becerisi
problem-solving sorun çözme
procedural memory işlemsel bellek
process schzophrenia süreç usyarılımı
prodromal symptoms öncü belirtiler
profound mental retardation çok ağır zeka geriliği
prognosis öngörü
projection yansıtma
projective identification yansıtmalı özdeşim
projective test yansıtmalı test
prolactin süt hormonu
proprioception derin duyu
prosody bürün
prosopagnosia yüztanımazlık
prospective study ileriye dönük çalışma
pseudoaggression yalancı saldırganlık
pseudocollusion yalancı anlaşma
pseudocyesis yalancı gebelik

pseudodementia yalancı bunama
pseudologia fantastica düşsel yalan söyleme
pseudomotor agitation yalancı devinimsel kışkırtı
pseudoparkinsonism yalancı parkinsonizm
psychalgia ruhsal ağrı
psychastenia ruhargınlığı
psyche ruh
psychedelic delleten
psychiatric emegency psikiyatrik acil
psychiatric illness psikiyatrik hastalık
psychiatric nurse psikiyatri hemşiresi
psychiatric rehabilitation psikiyatrik iyileştirim
psychiatric social worker psikiyatrik sosyal çalışmacı
psychiatrist ruh sağlığı ve hastalıkları uzmanı, ruh hekimi, psikiyatrist
psychiatry psikiyatri, ruh hekimliği, ruh sağlığı ve hastalıkları uzmanlığı
psychic determinism ruhsal belirlenimcilik
psychic energizer ruhsal erkeveren
psychic helplessness ruhsal çaresizlik
psychic trauma ruhsal örselenme
psychoactive drug ruhsaletkin ilaç
psychoactive substance abuse ruhsaletkin madde kötüye kullanımı
psychoactive substance dependence ruhsaletkin madde bağımlılığı
psychoactive substance ruhsaletkin madde
psychoactive substance-induced mental disorder ruhsaletkin maddeye bağlı ruhsal bozukluk
psychoanalysis ruhsal çözümleme
psychoanalyst ruhsal çözümleyici
psychoanalytic group psychotherapy ruhsal çözümlemeci grup tedavisi
psychobiologic ruhsal dirimsel
psychodiagnosis ruhsal tanılama
psychodrama ruhsal oyunlama
psychodynamic psychiatry ruhsal devimsel psikiyatri
psychodynamic ruhsal devimsel
psychoendocrinology ruhsal içsalgı bilimi
psychogenetic ruhsal kalıtım
psychogenic amnesia ruhsal kökenli bellekyitimi
psychogenic fugue ruhsal kökenli kaçış
psychogenic pain disorder ruhsal kökenli ağrı bozukluğu
psychogenic ruhsal kökenli
psychohistory ruhsal tarih
psychoimmunology ruhsal bağışıklık bilimi
psychokinesis düşünceyle hareketlendirme
psycholinguistics ruhsal dilbilim
psychological defense mechanism ruhsal savunma düzeneği
psychological factors affecting other medical conditions beden sağlığını etkileyen ruhsal etmenler
psychological rehabilitation ruhsal iyileştirim
psychological representation ruhsal tasarım
psychologist ruhbilimci
psychology ruhbilim
psychometry ruhsal ölçüm
psychomimetic drug çıldırtan ilaç
psychomotor agitation ruhsal devinimsel kışkırtı
psychomotor epilepsy ruhsal devinimsel sara
psychomotor retardation ruhsal devinimsel yavaşlık
psychomotor ruhsal devinimsel
psychomotor stimulant ruhsal devinimsel uyarıcı
psychoneuroimmunology ruhsal sinirsel bağışıklık bilimi
psychoneurosis ruhsal sinirce
psycho-oncology ruhsal kanser bilimi

psychopathic personality ruhsal sayrılı kişilik
psychopathological ruhsal sayrıl
psychopathology ruhsal sayrıbilim
psychopharmacology ruhsal ilaç bilimi
psychopharmacotherapy ruhsal ilaç tedavisi
psychophysiological disorder ruhsal bedenişlevsel bozukluk
psychopolitics ruhsal siyaset
psychose passionelle tutku çıldırısı
psychosexual development ruhsal cinsel gelişim
psychosexual disorder ruhsal cinsel bozukluk
psychosis çıldırı
psychosocial deprivation ruhsal toplumsal yoksunluk
psychosocial devolopment ruhsal toplumsal gelişim
psychosocial dwarfism ruhsal toplumsal cücelik
psychosocial rehabilitation ruhsal toplumsal iyileştirim
psychosocial stressor ruhsal toplumsal zorlayıcı
psychosocially determined short stature ruhsal toplumsal nedenli kısa boy
psychosomatic disorder ruhsal bedensel bozukluk
psychosomatic illness ruhsal bedensel hastalık
psychostimulants ruhsal uyarıcılar
psychosurgery ruhsal cerrahi
psychotherapeutic drug ruhsal sağaltıcı ilaç
psychotherapist ruhsal sağaltman
psychotherapy ruhsaltedavi
psychotic breakdown us azması
psychotic çıldırık
psychotic depressive reaction çıldırılı çöküntü tepkisi
psychotic disorders çıldırılı bozukluklar
psychotogenic çıldırıdoğuran
psychotropic drug ruhsal etkili ilaç
psyho-education ruhsal eğitim
puerperal psychosis lohusalık çıldırısı
punishment ceza, cezalandırma
purging disorder çıkartım bozukluğu
pyramidal neurons piramit hücreler
pyromania yangın düşkünlüğü
quality assurance kalite güvencesi
quandrangular therapy dörtlü tedavi
quantitative variable niceliksel değişken

R

rabbit syndrome tavşan belirgesi
random sample seçkisiz örneklem
random seçkisiz
range aralık
rape tecavüz
rapid eye movement (REM) latency hızlı göz hareketi (HGH) gecikmesi
rapid eye movement (REM) sleep behavior disorder hızlı göz hareketi (HGH) uykusu davranış bozukluğu
rapid eye movement (REM) sleep hızlı göz hareketi (HGH) uykusu
rapid eye movement hızlı göz hareketi
rapport uyunç
rapture-of-the-deep syndrome vurgun belirgesi
rating scale derecelendirme ölçeği
rational emotive behavior therapy akılcı duygusal davranış tedavisi
rationalism usçuluk
rationalization usabürüme, akla uygunlaştırma
reaction formation karşıt tepki oluşturma
reaction time tepki süresi
reactive attachment disorder of infancy or early childhood bebeklik ya da erken çocukluk dönemi tepkisel bağlanma bozukluğu

reactive depression tepkisel çöküntü
reactive disorder tepkisel bozukluk
reactive schizophrenia tepkisel usyarılımı
reading disorder okuma bozukluğu
reality adaptation gerçeğe uyum
reality gerçeklik
reality principle gerçeklik ilkesi
reality testing gerçeği değerlendirme
reason mantık
reasoning usyürütme
recall geri çağırma
receiver operating characteristic curve alıcı işletim karakteristik eğrisi
recent memory yakın bellek
recent past memory yakın geçmiş bellek
receptive aphasia alıcı sözyitimi
receptive dysphasia alıcı konuşma bozukluğu
receptor almaç
reciprocal inhibition and desensitization karşılıklı engelleme ve duyarsızlaştırma
recognition tanıma
recovered memory syndrome kurtarılmış bellek belirgesi
recovery iyileşme
recurrence yineleme
recurrent brief depressive disorder yineleyen kısa çöküntü bozukluğu
recurrent isolated sleep paralysis yineleyen yalıtık uyku felci
reflex tepke
refractory period tepkisizlik dönemi
reframing yeniden çerçeveleme
regional cerebral blood flow bölgesel beyin kan akımı
registration kayıt
regression gerileme
regressive-reconstructive approach gerilemeci-yeniden yapılandırıcı yaklaşım
rehabilitation iyileştirim
reinforcement pekiştirme
reinforcer pekiştirici
relapse depreşme
relatedness ilişkisellik
relational problems ilişki sorunları
relative frequency göreli sıklık
relative risk göreli risk
relativity görelilik
relaxation gevşeme
relaxation training gevşeme eğitimi
religion din
religious delusion dinsel sanrı
reminiscence anımsama
remission düzelme
remote memory uzak bellek
remotivation yeniden güdüleme
repetition compulsion tekrarlama zorlantısı
repetitive behavior disorders beden odaklı yineleyici davranış bozuklukları
repetitive pattern yineleyen örüntü
replacement yer değiştirme
repression bastırma
repressive inspirational group psychotherapy bastırıcı-esinleyici grup tedavisi
resident yardımcı hekim
residential treatment facility yatılı tedavi kurumu
residual kalıntı
residual schizophrenia kalıntı usyarılımı
resilience dayanıklılık
resistance direnç
resolution phase çözülme evresi
response generalization tepki genellemesi
restless legs syndrome huzursuz bacak belirgesi
restricted affect sınırlı duygulanım
retardation yavaşlama
retarded ejaculation geç boşalma
retention depolama
reticular formation ağsı oluşum
retina ağtabaka

retroflexion geri tepki
retrograde amnesia geriye dönük bellek-yitimi
retrospective falsification geriye dönük yanlışlama
retrospective study geriye dönük çalışma
reuptake geri-alım
reversal tersine dönme
reward ödül
rhythm dizem
right to refuse treatment tedavi ret hakkı
right to treatment tedavi hakkı
rigidity katılık
risk factor risk etmeni
ritual tören
ritualistic behavior törensel davranış
role conflict rol çatışması
role model rol örneği
role playing rol oynama
role rol
rumination disorder of infancy bebeklik gevişleme bozukluğu
rumination gevişleme

S

sadism elezerlik
sadistic personality disorder elezer kişilik bozukluğu
sadomasochistic relationship elezer-özezer ilişki
sample örneklem
sanatorium senatoryum
satyriasis azgın erkeklik
schedule of reinforcement pekiştirme düzeni
schema şema
schizoaffective disorder usyarılımlı duygudurum bozukluğu
schizoid fantasy yalıtık düşlem
schizoid personality disorder yalıtık kişilik bozukluğu
schizophrenia usyarılımı
schizophreniform disorder usyarılımsı bozukluk
schizotypal personality disorder delişmen kişilik bozukluğu
Schneidarian first rank symptoms Schneider ilk sıra belirtileri
school phobia okul ürküsü
scopophilia gözetlemecilik
screen memory ekran belleği
screening tarama
seasonal affective disorder mevsimsel duygudurum bozukluğu
seasonal pattern mevsimsel örüntü
secondary narcissism ikincil özseverlik
secondary prevention ikincil koruma
secondary process thinking ikincil düşünme süreci
secondary retarded ejeculation ikincil geç boşalma
secondary sexual characteristics ikincil cinsel özellikler
seconder gain ikincil kazanç
seconder messenger ikincil haberci
secure attachment güvenli bağlanma
sedative drug, tranquilizer yatıştırıcı ilaç
seduction theory baştan çıkarma kuramı
seizure nöbet
selection bias seçilim yanlılığı
selective inattention seçici dikkatsizlik
selective mutism seçici konuşmazlık
selective perception seçici algı
selective serotonin reuptake inhibitors seçici serotonin geri-alım engelleyicileri
self kendilik
self-actualization kendini gerçekleştirme
self-anaysis özçözümleme
self-awareness özfarkındalık
self-consept kendilik kavramı
self-control özdenetim
self-deception kendini kandırma
self-defeating personality disorder kendi-

ne zarar veren kişilik bozukluğu
self-disclosure kendini açma
self-discovery özkeşif
self-esteem benlik saygısı
self-expression kendini ifade
self-fulfilling prophecy kendini gerçekleştiren kehanet
self-help group kendine yardım grubu
self-image kendilik imgesi
self-mutilation kendini yaralama
self-objectification kendini nesneleştirme
self-report özbildirim
self-stigmatization kendini damgalama
semantic memory anlamsal bellek
semantic network theory anlamsal ağ kuramı
semantic priming anlamsal hazırlama
semantics anlambilim
semiology belirtibilim
semistructured interview yarı-yapılandırılmış görüşme
senescence yaşlanma
senile dementia yaşlılık bunaması
senium yaşlılık
sensate focus learning duyusal odaklanma alıştırmaları
sensation duyum
sense of self kendilik duyumu
sensitivity duyarlılık
sensitivity training group duyarlılık eğitim grubu
sensitization duyarlılaşma
sensorimotor period duyu-devinim dönemi
sensorimotor psychotherapy duyu-devinim tedavisi
sensorium şuur
sensory aphasia duyusal sözyitimi
sensory deprivation duyusal yoksunluk
sensory extinction duyusal tükenme
sensory inattention duyusal dikkatsizlik
sensory substition duyusal yerinekoyum
sentence tümce
seperation anxiety ayrılık kaygısı
seperation anxiety disorder ayrılık kaygısı bozukluğu
seperation-induviduation ayrılma-bireyleşme
serebellum beyincik
serotonin syndrome serotonin belirgesi
serotonin-dopamine antagonists serotonin-dopamin karşıtetkinleri
serotonin-norepinephrine reuptake inhibitors serotonin-norepinefrin geri-alım engelleyicileri
serum level serum düzeyi
severe mental disorders ciddi ruhsal hastalıklar
severe mental retardation ağır zeka geriliği
sex therapy cinsel tedavi
sexual abuse cinsel kötüye kullanım
sexual arousal disorder cinsel uyarılma bozukluğu
sexual aversion disorder cinsel kaçınım bozukluğu
sexual delusion cinsel sanrı
sexual desire disorder cinsel istek bozukluğu
sexual development cinsel gelişim
sexual deviation cinsel sapma
sexual disorder cinsel bozukluk
sexual drive cinsel dürtü
sexual dysfunction cinsel işlev bozukluğu
sexual identity cinsel kimlik
sexual instinct cinsel içgüdü
sexual masochism cinsel özezerlik
sexual maturation cinsel olgunluk
sexual orientation distress cinsel yönelim sıkıntısı
sexual pain disorder cinsel ağrı bozukluğu
sexual reassigment cinsiyet ataması

sexual sadism cinsel elezerlik
sexual trauma cinsel örse
sexualization cinselleştirme
sham treatment tedavimsi
shaman şaman
shame utanç
shape şekillendirme
shared paranoid disorder paylaşılmış sanrılı bozukluk
shared psychotic disorder paylaşılmış çıldırı bozukluğu
shell shock savaş şoku
sheltered workplace korumalı işyeri
shift work type circadian rythm sleep-wake disorder vardiyalı çalışmaya bağlı günlük dizem uyku-uyanıklık bozukluğu
shock şok
shock treatment şok tedavisi
short-duration depressive episode kısa süreli çöküntü dönemi
short-term memory kısa süreli bellek
shyness disorder utangaçlık bozukluğu
sibling kardeş
sibling rivalry kardeş rekabeti
sick role hasta rolü
side effect yan etki
sign bulgu
signal anxiety im kaygısı
significant differences önemli farklılıklar
significant others önemli diğerleri
similarity principle, law of similarity benzerlik ilkesi
simple phobia özgül ürkü
simultanagnosia eşzamanlı tanımazlık
simultaneous masking eşzamanlı maskeleme
sitophobia yeme ürküsü
situational homosexuality duruma bağlı eşcinsellik
skill beceri
skin picking disorder deri yolma bozukluğu
slang argo
sleep deprivation uyku yoksunluğu
sleep disorders uyku bozuklukları
sleep drunkenness uyku sarhoşluğu
sleep hygiene uyku sağlıklanımı
sleep related hallucinations uykuyla ilişkili varsanılar
sleep related hypoventilation uykuyla ilişkili nefes azlığı
sleep spindles uyku iğcikleri
sleep terror disorder uykuda korku bozukluğu
sleep uyku
sleep-related eating disorder uykuyla ilişkili yeme bozukluğu
sleep-wake disorders uyku-uyanıklık bozuklukları
sleep-wake schedule disorder uyku-uyanıklık düzen bozukluğu
sleepwalking disorder uyurgezerlik bozukluğu
slip kayma
slow-wave sleep yavaş dalga uykusu
social adaptation toplumsal uyum
social anxiety disorder toplumsal kaygı bozukluğu
social breakdown syndrome toplumsal kopukluk belirgesi
social cognition toplumsal biliş
social cognitive theory toplumsal bilişsel kuram
social communication disorder toplumsal iletişim bozukluğu
social competence toplumsal yetkinlik
social control toplumsal denetim
social identity toplumsal kimlik
social instict toplumsal içgüdü
social learning theory toplumsal öğrenme kuramı
social network therapy toplumsal ağ tedavisi

social perception toplumsal algı

social phobia toplumsal ürkü

social psychiatry toplumsal psikiyatri

social psychology toplumsal ruhbilim

social skills toplumsal beceri

social skills trainig toplumsal beceri eğitimi

social support toplumsal destek

social therapy toplumsal tedavi

socialization toplumsallaşma

sociobiology toplumsal dirimbilim

sociology toplumbilim

sociometry toplumbilimsel ölçüm

sociopath değertanımaz

sodomy makatçılık

soft neurological signs silik sinirsel işaretler

soldier's heart asker kalbi

somatic compliance bedensel katılım

somatic delusion bedensel sanrı

somatic hallucination bedensel varsanı

somatic sensory system bedensel duyu dizgesi

somatic symptom and related disorders bedensel belirti ve ilişkili bozukluklar

somatic symptom disorder bedensel belirti bozukluğu

somatic therapy bedensel tedavi

somatization disorder bedenselleştirme bozukluğu

somatoform disorder bedensi bozukluklar

somatopagnosia beden tanımazlık

somnabulism uyurgezerlik

somnolonce uykululuk

spatial agnosia uzam tanımazlık

speaking in tongues anlaşılmaz konuşma

specifity özgüllük

speech disturbances konuşma düzensizlikleri

speech sound disorder konuşma sesi bozukluğu

spesific devolopmental disorder özgül gelişimsel bozukluk

spesific learning disorders özgül öğrenme bozukluğu

spesific reading disability özgül okuma güçlüğü

split brain bölünmüş beyin

splitting bölme

stability dengelilik

stammering pepeleme

standard devation ölçünlü sapma

standard error of the mean ortalama ölçünlü hata

standardized score ölçünlendirilmiş puan

startle reaction irkilme tepkisi

state-dependent learning or memory duruma bağlı öğrenme ya da belleme

statistical inference sayımbilimsel çıkarım

statistical significance sayımbilimsel anlamlılık

stereotypic movement disorder basmakalıp hareket bozukluğu

stereotypy and habit disorder basmakalıplık ve alışkanlık bozukluğu

stereotypy basmakalıplık

stilted speech ağdalı konuşma

stimulant uyarıcı

stimulus uyarı

stop-start technique dur-başla tekniği

street drugs sokak ilaçları

strephosymbolia evrik okuma-yazma

stress immunity zorlanım bağışıklığı

stress reaction zorlanım tepkisi

stress zorlanım

stroke inme

structruted interview yapılandırılmış görüşme

structural analysis yapısal çözümleme

structural family therapy yapısal aile tedavisi

structuralism yapısalcılık

structured interactional group psychotherapy yapılandırılmış etkileşimsel grup tedavisi

study design araştırma deseni

study proposal araştırma önerisi

stupor geçiklik

stuttering kekemelik

subcoma therapy koma tedavisi

subconcious bilinçaltı

subcortex kabukaltı

subject denek

subjective recovery öznel iyileşme

subjectivity öznellik

sublimation yüceleştirme

subliminal perception eşikaltı algılama

substance abuse madde kötüye kullanımı

substance use disorder madde kullanım bozukluğu

substance withdrawal madde kesilmesi

substantia nigra kara özdek

suffering acı çekme

suggestibility eğindirilirlik

suggestion eğindirim

suicidal ideation özkıyım düşüncesi

suicide özkıyım

sulcus oluk

sundowner's syndrome günbatımı belirgesi

sundowning akşam belirgesi

superego üstbenlik

supportive ego yardımcı benlik

supportive psychotherapy destekleyici tedavi

suppression baskılama

surrogate vekil

survivor syndrome sağkalım belirgesi

suspicion kuşku

suspiciousness kuşkuculuk

symbiosis ortakyaşam

symbiotic psychosis ortakyaşamsal çıldırı

symbolization simgeselleştirme

sympathetic nervous system uyartıcı sinir dizgesi

sympathomimetic drug uyartıcı etkili ilaç

sympathy duygudaşlık

symptom belirti

symptom cluster belirti kümesi

symptom formation belirti oluşumu

symptom substition belirti yerinekoyum

symptomatic psychosis belirtisel çıldırı

symtomatology belirtibilim

synapse bağlaç

synaptic cleft bağlaç aralığı

synaptic transmission bağlaç aktarımı

syncop bilinç yitimi

syncretic thought birleşik düşünce

syndrome belirge

synesthesia duyulama

syntactical (central) aphasia sözdizimsel (merkezi) sözyitimi

syntaxic mode of experience sözdizimsel deneyim kipi

synthesis bireşim

syntropy birlikte-gelişen

syphilis frengi

systematic desensitization dizgeli duyarsızlaştırma

systematized delusion dizgeli sanrı

T

taboo tabu

tabula rasa boş levha

tachylogia hızlı konuşma

tactile amnesia dokunsal bellekyitimi

tactile hallucination dokunma varsanısı

talion dread misilleme korkusu

tangentiality teğetsellik

tantrum kudurganlık

taphophobia gömülme ürküsü

tardive dyskinesia geç kasılım

target behavior hedef davranış

task-oriented görev yönelimli

taxonomy sınıflama

telepathy uzaduyum
telepsychiatry uzaktan psikiyatri
temperament huy
temporal lobe epilepsy şakak yumru sarası
temporal lobe şakak yumrusu
temporary admission geçici kabul
tension gerilim
term terim
terminal insomnia bitiş uykusuzluğu
terminology terimbilim
terrorism korkusalıcılık
tertiary prevention üçüncül koruma
test of significance anlamlılık testi
test test
testamentary capacity vasiyet ehliyeti
tetha ritm teta dalgası
thalamus oda
thanatology ölüm bilimi
thanatophobia ölüm ürküsü
theory kuram
theory of mind uskuramı
therapeutic agent sağaltıcı etken
therapeutic alliance sağaltıcı işbirliği
therapeutic atmosphere sağaltıcı ortam
therapeutic community sağaltıcı topluluk
therapeutic factors sağaltıcı etmenler
therapeutic group sağaltıcı grup
therapeutic role sağaltıcı görev
therapeutic window tedavi aralığı
therapist sağaltman
therapy sağaltım
thinking compulsion düşünme zorlanımı
thinking düşünme
third ear üçüncü kulak
third-party payer üçüncü taraf ödeyici
thought broadcasting düşünce yayınlanması
thought content disorder düşünce içeriği bozukluğu
thought control düşünce kontrolü
thought deprivation düşünce yoksunluğu
thought disorder düşünce bozukluğu
thought insertion düşünce sokulması
thought latency düşünce gecikmesi
thought process disorder düşünce süreci bozukluğu
thought withdrawal düşünce çekilmesi
three-cornered therapy üç köşeli tedavi
threshold eşik
tic disorders seğirti bozuklukları
tic seğirti
timbre tını
time agnosia zaman tanımazlığı
time perception zaman algısı
timid, avoidant çekingen
timidity ürkeklik
tinnitus kulak çınlaması
tip of the tongue phenomenon dilimin ucunda olutu
tobacco dependence tütün bağımlılığı
toilet training tuvalet eğitimi
token economy pul ekonomisi
tolerance katlanç
tomography kesitçekim
tone titrem
tonic convulsion gerimli tutarık
top-down processing yukarıdan aşağıya işleme
topectomy kısım-çıkarım
torture işkence
toxic psychosis zehirlenme çıldırısı
toxicity zehirlilik
toxophobia zehirlenme ürküsü
trailing phenomenon izleme olutu
trainable eğitilebilir
training group eğitim grubu
trait özellik
trance geçi
transactional analysis etkileşimsel çözümleme
transcendence aşkınlık
transcendence need aşkınlık gereksinimi

transcendental meditation aşkın dalınç

transcranial magnetic stimulation kafatası manyetik uyarımı

transcultural psychiatry kültürlerarası psikiyatri

trans-dressing karşıt giyinme

transference aktarım

transference neurosis aktarım sinircesi

transference resistance aktarım direnci

transsexualism karşıt cinsiyetçilik

transvestism karşıt giysicilik

trauma örselenme

traumatic brain injury örseleyici beyin hasarı

traumatic neurosis örselenme sinircesi

treated prevalence tedavi yaygınlığı

treatment resistance tedaviye direnç

treatment/therapy tedavi/sağaltım

tremor titreme

trend of thought düşünce eğilimi

triad üçlü

triadic therapy üçlü tedavi

trial-and-error learning deneme-yanılma öğrenmesi

triangular therapy üç köşeli tedavi

trichotillomania saç yolma bozukluğu

tricyclic antidepressants üç halkalı çöküntü giderenler

triskaidekaphobia on üç ürküsü

trisomy 21 syndrome üçaktaran 21 belirgesi

trisomy üçaktaran

true insight gerçek içgörü

t-test t-testi

twilight state alacakaranlık durumu

twin studies ikiz çalışmaları

twirling fırıldanım

type 1 error birinci tür hata

type 2 error ikinci tür hata

type A personality A türü kişilik

type B personality B türü kişilik

U

ultradian rhythm güniçi dizem

ululation uluma

unconditioned response koşulsuz tepki

unconditioned stimulus koşulsuz uyaran

unconscious bilinçdışı

unconscious memory bilinçdışı bellek

unconscious motivation bilinçdışı güdülenim

undifferentiated schizophrenia farklılaşmamış usyarılımı

undoing yap-boz

unio mystica gizemli birlik

unipolar depression tek uçlu çöküntü

universality evrensellik

unstable dengesiz

unstructured interview yapılandırılmamış görüşme

urolagnia idrar düşkünlüğü

utilitarian principle faydacı ilke

utterance sözce

V

vagina dentata dişli kın

vaginismus kın kasılması

validity geçerlik

value değer

value judgment değer yargısı

value system değer dizgesi

variability değişebilirlik

variable değişken

variable-interval schedule değişken aralıklı düzen

variable-ratio schedule değişken oranlı düzen

variance değişke

variation değişkenlik

vascular dementia damarsal bunama

vegetative bitkisel

vegetative nervous system bitkisel sinir dizgesi

vegetative state bitkisel durum

velocardiofacial syndrome kalp-damak-yüz belirgesi
ventricul karıncık
verbal amnesia sözel bellekyitimi
verbigeration sözcük yineleme
verbiomania söz düşkünlüğü
vertigo dönmece
vestibular apparatus denge aygıtı
vicious circle kısırdöngü
visceral learning içorgan öğrenmesi
visual agnosia görsel tanımazlık
visual amnesia görsel bellekyitimi
visual hallucination görsel varsanı
vitamin therapy vitamin tedavisi
vocational rehabilitation mesleki iyileştirim
voice disorder ses bozukluğu
volitional istemli
volubility çalçene
voluntary admission istemli yatış
voluntary control istemli denetim
volunteer bias gönüllü yanlılığı

W

warming-up period ısınma dönemi
waxy flexibility balmumu esnekliği
Wednesday Evening Society Çarşamba Topluluğu
weekend hospital hafta sonu hastanesi
white matter beyaz cevher
white noise beyaz ses
white-out syndrome beyaz-körlük belirgesi
Williams syndrome Williams belirgesi
Wilson disease Wilson hastalığı
withdrawal çekilme
withdrawal syndrome çekilme belirgesi
word approximation sözcük yakıştırma
word association test sözcük çağrışım testi
word blindness sözcük körlüğü
word salad sözcük salatası
working memory işlem belleği
working through çözüm işlemi
World Health Organization Dünya Sağlık Örgütü
World Psychiatric Association Dünya Psikiyatri Birliği

X

xenophobia yabancı ürküsü

Y

York retreat York akıl hastanesi

Z

zeitgeist zamanın ruhu
zombie zombi
zoophilia hayvan seviciliği
zoophobia hayvan ürküsü
z-score z-puanı
zygote zigot
zygotic zigota özgü

KAYNAKLAR

1. Adasal, Rasim (1976) Ruh Hastalıkları. Üçüncü Baskı. Ankara Üniversitesi Tıp Fakültesi Yayınları, Ankara.
2. Akay, Aynur P.; Ercan, Eyüp S.; Perçinel, İpek; Ardıç, Ülkü A.; Güney, Sevay A.; Demirkaya, Sevcan K.; Öztürk, Yusuf; Güler, Ayşegül S.; Yazıcı, Kemal U. (Editörler) (2016) Çocuk ve Ergen Ruh Sağlığı ve Hastalıkları. Türkiye Çocuk ve Genç Psikiyatrisi Derneği. 2. Baskı. Ankara.
3. Amerikan Psikiyatri Birliği (1987) Psikiyatri DSM-III-R. Diagnostic and Statistical Manual of Mental Disorders Third Edition - Revised. Çev: Ertuğrul Köroğlu. Hekimler Yayın Birliği, Ankara, 1989.
4. Amerikan Psikiyatri Birliği (1994), DSM-IV Tanı Ölçütleri Başvuru Elkitabı Çev. Ertuğrul Köroğlu. Hekimler Yayın Birliği, Ankara, 1994.
5. Amerikan Psikiyatri Birliği (2013) Ruhsal Bozuklukların Tanısal ve Sayımsal Elkitabı, Beşinci Baskı (DSM-5), Tanı Ölçütleri Başvuru Elkitabı'ndan Çev: Ertuğrul Köroğlu. Hekimler Yayın Birliği, Ankara, 2013.
6. Arkonaç, Oğuz (1999) Açıklamalı Psikiyatri Sözlüğü. Nobel Tıp Kitabevleri Ltd Şti., İstanbul.
7. Bakırcıoğlu, Rasim (2012) Ansiklopedik Eğitim ve Psikoloji Sözlüğü, Anı Yayıncılık, Ankara.
8. Başkan, Özcan (2006) Dilbilim: Dilde Yaratıcılık. Multilingual, İstanbul.
9. Berrios, German E. (2002) The History of Mental Symptoms. Cambridge University Press, Cambridge.
10. Budak, Selçuk (2009) Psikoloji Sözlüğü. Bilim ve Sanat Yayınları, Ankara.
11. Campbell, Robert Jean (2009) Campbell's Psychiatric Dictionary. Ninth Edition, Oxford University Press, Oxford.
12. Çağbayır, Yaşar (2007) Orhun Yazıtlarından Günümüze Türkiye Türkçesinin Söz Varlığı Ötüken Türkçe Sözlük. Ötüken Neşriyat, İstanbul.
13. Dinçmen, Kriton (1969) Deskriptiv ve Dinamik Psikiyatri. İstanbul.
14. Dökmeci, İsmet; Dökmeci, Handan (2014) Büyük Tıp Sözlüğü. Nobel Tıp Kitabevleri, İstanbul.
15. Dünya Sağlık Örgütü (1992) ICD-10 Ruhsal ve Davranışsal Bozukluklar Sınıflandırması, Klinik Tanımlamalar ve Tanı Kılavuzları. Çev: Orhan Öztürk, Berna Uluğ, Füsun Çuhadaroğlu, İncila Kaplan, Güliz Özgen, Murat Rezaki. Türkiye Sinir ve Ruh Sağlığı Derneği Yayını, Ankara, 1993.
16. Enç, Mithat (1980) Ruhbilim Terimleri Sözlüğü. Türk Dil Kurumu Yayınları, Ankara.
17. Golstein, E. Bruce (2011) Bilişsel Psikoloji. Çev: Orhan Gündüz. Kaknüs Yayınları, İstanbul, 2013.

18. Gülensoy, Tuncer (2011) Türkiye Türkçesindeki Türkçe Sözcüklerin Köken Bilgisi Sözlüğü. Türk Dil Kurumu Yayınları, Ankara.
19. Hançerlioğlu, Orhan (1993) Ruhbilim Sözlüğü. Remzi Kitabevi, İstanbul.
20. Kaplan, Harold I.; Sadock, Benjamin J. (1991) Comprehensive Glossary of Psychiatry and Psychology. Williams & Wilkins, Baltimore.
21. Karamustafalıoğlu, K. Oğuz (2018) Temel ve Klinik Psikiyatri. Nobel Tıp Kitabevleri, İstanbul.
22. Kaşgari, Mahmud (2007) Divanü Lügati't-Türk. Kabalcı Yayınevi, İstanbul.
23. Kırpınar, İsmet (2012) Genç Psikiyatristin Elkitabı, Psikiyatrik Muayene ve Semiyoloji. Timaş Yayınları, İstanbul.
24. Kocatürk, Utkan (2005) Açıklamalı Tıp Terimleri Sözlüğü. Nobel Tıp Kitabevi, İstanbul.
25. Konal, Tarık (2018) Bize öz Türkçe yaraşır. Özel basım, İstanbul.
26. Köksal, Aydın (2003) Dil ile Ekin. Toroslu Kitaplığı, İstanbul
27. Köroğlu, Ertuğrul (2014) DSM-5 Türkçe Çevirisi Üzerine Yazısına Yanıt. Türk Psikiyatri Dergisi, 25:215-217.
28. Köroğlu, Ertuğrul (2015) Psikiyatri Sözlüğü. HYB Yayıncılık, Ankara.
29. Kulaksızoğlu, Işın B.; Tükel, Raşit; Üçok, Alp; Yargıç, İlhan; Yazıcı, Olcay (2009) Psikiyatri. İstanbul Üniversitesi Yayınları, İstanbul.
30. Nişanyan, Sevan (2010) Sözlerin Soyağacı: Çağdaş Türkçenin Etimolojik Sözlüğü. Everest Yayınları, İstanbul.
31. Öz, Fatma (2010) Sağlık Alanında Temel Kavramlar. İkinci Baskı. Kişisel Basım. Ankara.
32. Özakıncı, Cengiz (2001) Dünden Bugüne Türklerde Dil ve Din. 5. Basım. Otopsi Yayınevi, İstanbul.
33. Özaydın, Selim (1984) Psikiyatri. İstanbul Üniversitesi Tıp Fakültesi Yayınları. İstanbul.
34. Öztürk, M. Orhan; Uluşahin, N. Aylin (2015) Ruh Sağlığı ve Bozuklukları. 13. Baskı. Nobel Tıp Kitapevleri, Ankara.
35. Öztürk, Orhan (1997) Ruh Sağlığı ve Bozuklukları. 7. Basım. Hekimler Yayın Birliği, Ankara.
36. Öztürk, Orhan (2012) Özerk Benlik, Kul Benlik. Okuyan Us Yayınları, İstanbul.
37. Öztürk, Orhan (2014) DSM-5 Türkçe Çevirisi Üzerine. Türk Psikiyatri Dergisi, 25:69-71.
38. Plotnik, Rod (2007) Psikolojiye Giriş. Çev: Tamer Geniş. Kaknüs Yayınları, İstanbul, 2009.
39. Reber, Arthur S.; Allen, Rhianon; Reber, Emily S. (2009) Penguin Dictionary of Psychology. Penguin Books Ltd, London.

40. Sadock, Benjamin J.; Sadock, Virginia A.; Ruiz, Pedro (2017) Glossary of Psychiatry and Psychology Terms. Comprehensive Glossary of Psychiatry içinde. Lippincott Williams & Wilkins, Baltimore.
41. Sinanoğlu, Oktay (2007) Açıklamalı Fizik Kimya Matematik Ana Terimleri Sözlüğü. Türk Dil Kurumu Yayınları, Ankara.
42. Songar, Ayhan (1980) Psikiyatri Psikobiyoloji ve Ruh Hastalıkları. Dördüncü baskı. Serhat Dağıtım, İstanbul.
43. Türkçapar, Hakan (2012) Bilişsel Terapi. HYB Yayıncılık, Ankara.
44. Türkçe Sözlük (2009) Hazırlayanlar: Şükrü Haluk Akalın, Recep Toparlı, Nevzat Gözaydın, Hamza Zülfikar, Mustafa Argunşah, Nurettin Demir, Belgin T. Aksu, Beyza Gültekin. Türk Dil Kurumu Yayınları, Ankara.
45. Uzman, Mazhar Osman (1941) Tababeti Ruhiye Fasikül I. İstanbul Üniversitesi Yayınları, İstanbul.
46. Uzman, Mazhar Osman (1947) Tababeti Ruhiye Fasikül II. İstanbul Üniversitesi Yayınları, İstanbul.
47. Ülker, Süreyya (2004) Ülker Tıp Terimleri Sözlüğü. Açıklamalı 3. Bası. İstanbul.
48. Ünal, Süheyla (2003) Psikiyatri Terimleri Sözlüğü, Sendrom Tıp Terimleri Sözlüğü, Cilt 1, Sayı 3.
49. Vardar, Berke (1998) Açıklamalı Dilbilim Terimleri Sözlüğü. ABC Kitabevi Yayın ve Dağıtım, İstanbul.
50. Yıldız M (2014) Ruhsal Bozuklukların Tanısal ve Sayımsal Elkitabı DSM-5'in Türkçe Çevirisi Üzerine. Türk Psikiyatri Dergisi, 25:218-221.
51. Yıldız, Mustafa (2017) Bilim Dili Bağlamında Dil ve Kimlik. Umuttepe Yayınları, Kocaeli.
52. Yörükoğlu, Atalay; Gülmezoğlu, Ekrem; Öztürk, Orhan; Kansu, Ceyhun A.; Onaran, M. Şerif; Örs, Yaman; Özdemir, Emin; Yıldızım, Üstün (1978) Hekimlik Terimleri Kılavuzu. Türk Dil Kurumu Yayınları, Ankara.
53. Yüksel, Nevzat (2020) Ruhsal Hastalıklar. 5. Baskı. Hatiboğlu Yayınevi, Ankara.
54. Ziyalar, Adnan (1981) Psikiyatri Lûgatı. İÜ Cerrahpaşa Tıp Fakültesi Psikiyatri Kliniği Vakfı Yayınları. İstanbul.
55. Zülfikar, Hamza (1991) Terim Sorunları ve Terim Yapma Yolları. Türk Dil Kurumu Yayınları, Ankara.